Le YOGA du corps et de l'esprit

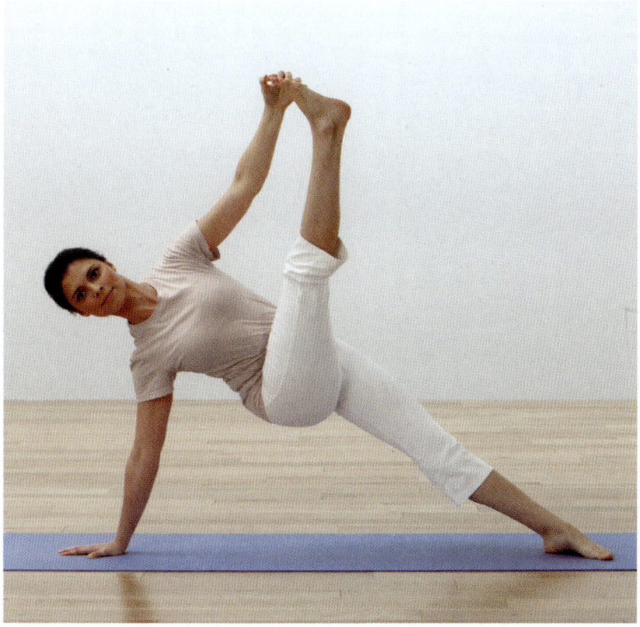

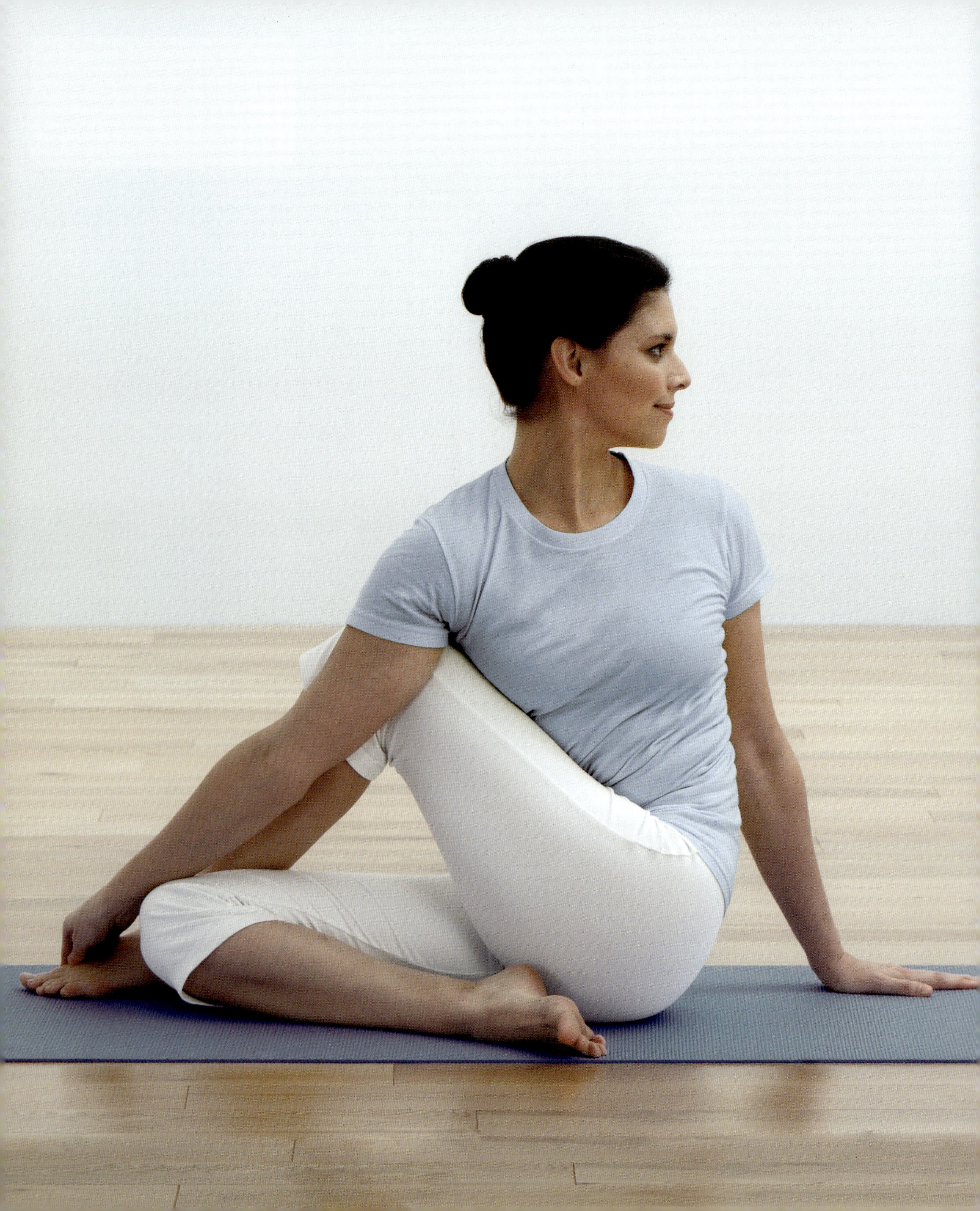

Centre Sivananda de Yoga Vedanta

Le YOGA du corps et de l'esprit

SOLAR
EDITIONS

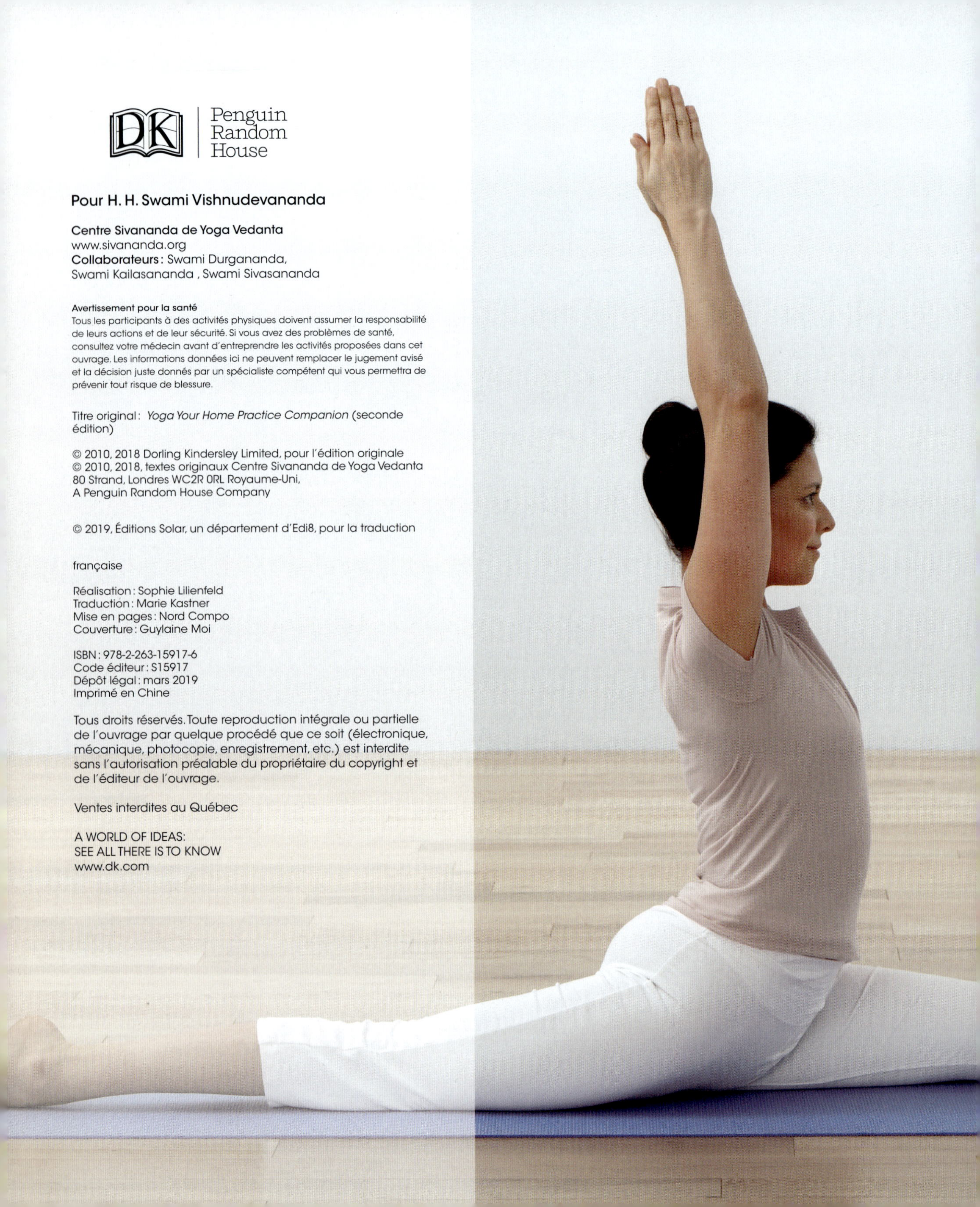

Pour H. H. Swami Vishnudevananda

Centre Sivananda de Yoga Vedanta
www.sivananda.org
Collaborateurs : Swami Durgananda,
Swami Kailasananda , Swami Sivasananda

Avertissement pour la santé
Tous les participants à des activités physiques doivent assumer la responsabilité de leurs actions et de leur sécurité. Si vous avez des problèmes de santé, consultez votre médecin avant d'entreprendre les activités proposées dans cet ouvrage. Les informations données ici ne peuvent remplacer le jugement avisé et la décision juste donnés par un spécialiste compétent qui vous permettra de prévenir tout risque de blessure.

Titre original : *Yoga Your Home Practice Companion* (seconde édition)

Réalisation : Sophie Lilienfeld
Traduction : Marie Kastner
Mise en pages : Nord Compo
Couverture : Guylaine Moi

ISBN : 978-2-263-15917-6
Code éditeur : S15917
Dépôt légal : mars 2019
Imprimé en Chine

A WORLD OF IDEAS:
SEE ALL THERE IS TO KNOW
www.dk.com

Sommaire

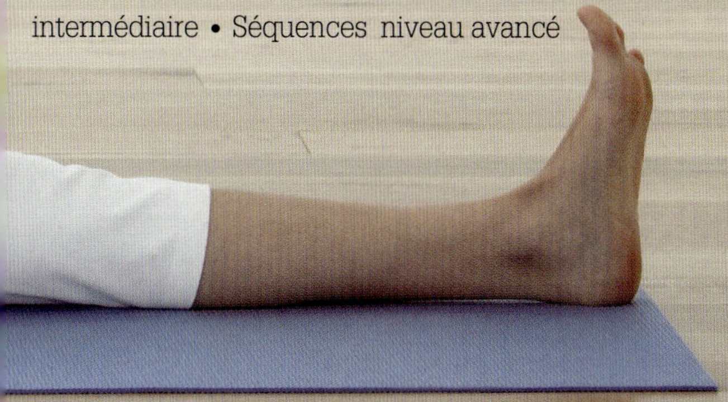

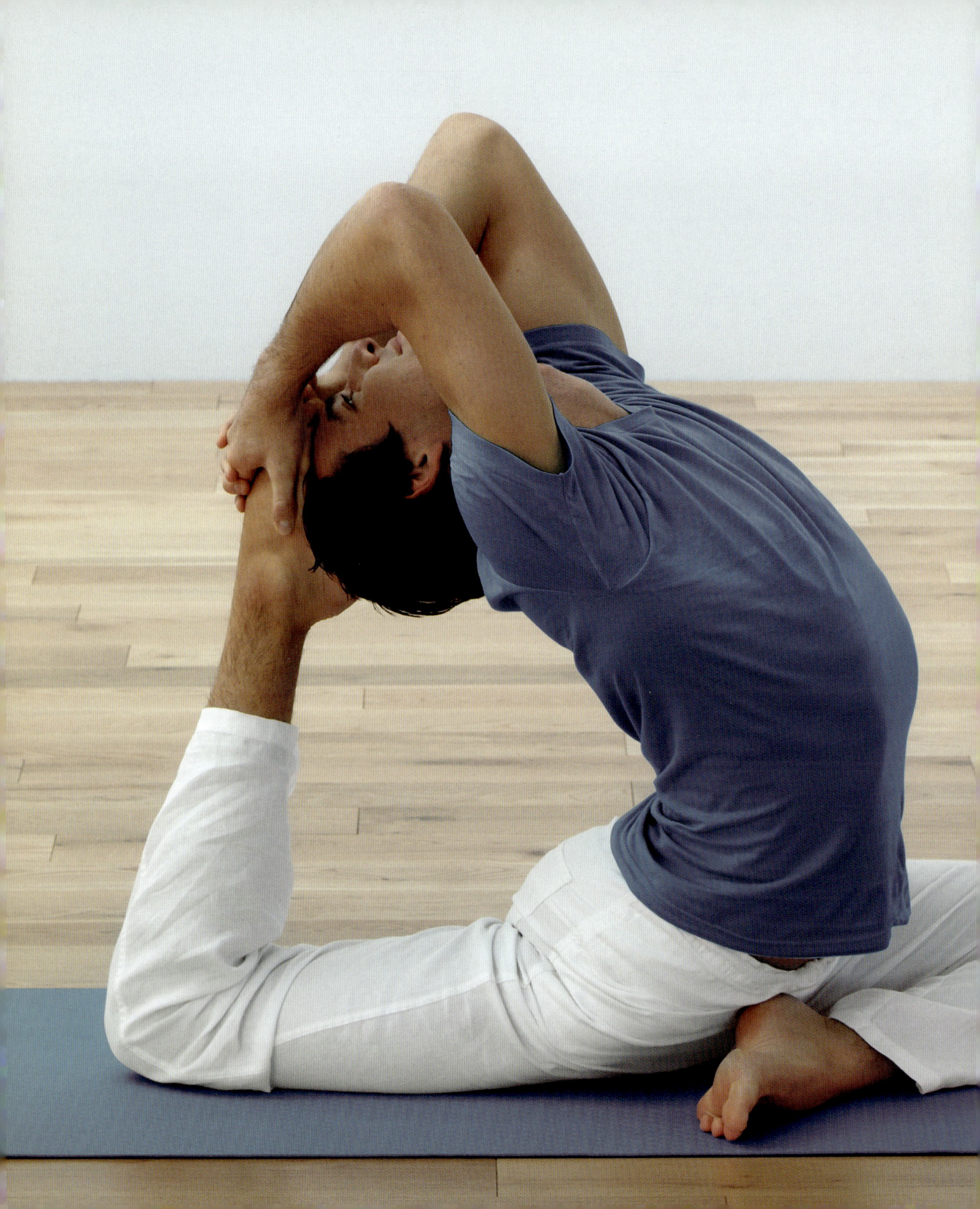

Introduction

Une tradition ancienne au service d'une vie saine

Conçu il y a des siècles par des sages de l'Inde ancienne, le yoga allie de manière unique des exercices physiques à une approche psychologique et philosophique. Il aborde donc la vie de manière globale et peut vous aider à atteindre un meilleur équilibre physique, mais aussi mental et spirituel.

Le yoga pour tous

Pendant très longtemps, le yoga fut réservé à tous ceux qui, partis en Inde chercher un maître, étaient prêts à tout abandonner et à vivre à l'écart du monde. H.H. Swami Sivananda (1887-1963) et Swami Vishnudevananda (1927-1993) figurent parmi les premiers maîtres spirituels indiens à avoir pris la direction de l'Occident et à y avoir rendu le yoga accessible à tous, quels que soient leurs origines, leur âge, leur statut ou leur lieu de résidence.

« Le yoga est une science conçue par les anciens sages de l'Inde, et pas seulement de l'Inde, mais de l'humanité tout entière. C'est une science exacte, un système tout à la fois parfait et concret d'apprentissage personnel. »

Swami Sivananda

Swami Sivananda

Sri Swami Sivananda était un médecin soucieux de soulager les souffrances humaines. En cherchant à amoindrir les douleurs physiques et mentales de ses patients, Sivananda se lança dans une quête personnelle. Il devint alors un *swami* – un moine errant – et, après des années de pratique au cœur de l'Himalaya, il accéda au rang de maître spirituel, spécialiste du yoga et de la méditation. Il fonda alors la société Divine Life (« La Vie divine ») à Rishikesh (nord de l'Inde). Là, il devint formateur pour des apprentis aux multiples confessions venus des quatre coins du globe, leur offrant une synthèse des principales voies du yoga, comprenant le Hatha et le Raja Yoga, le Karma Yoga, le Bhakti Yoga et le Jnana Yoga (voir p. 10). Dans le même temps, il écrivit plus de deux cents ouvrages en anglais pour expliquer en termes simples les aspects les plus complexes de cette discipline.

Swami Vishnudevananda et l'Occident

Swami Vishnudevananda était un proche disciple de Swami Sivananda et un adepte du Hatha et du Raja Yoga (voir p. 10). Un jour de 1957, son maître lui donna l'ordre suivant : « Rends-toi en Occident, tu es attendu. » Swami Vishnudevananda voyagea alors aux quatre coins du globe (États-Unis, Europe, etc.), avec pour tout bagage sa foi et une énergie extraordinaire. Il fit découvrir le yoga en diffusant les enseignements de son maître spirituel et fonda les Centres internationaux Sivananda Yoga Vedanta au cœur de nombreuses capitales. Ces centres permettent d'apprendre le yoga et d'en faire une partie intégrante de son quotidien. Ce grand maître spirituel fonda aussi des ashrams (lieux de retraite) dans de splendides environnement : du cœur de la forêt canadienne aux Bahamas. Il proposa des vacances permettant de se familiariser avec les disciplines yogiques, tout en se reposant.

Une vision apparue au cours d'une méditation poussa Swami Vishnudevananda à plaider pour la paix dans le monde, une campagne connue en anglais sous le sigle TWO (True World Order : « le véritable ordre du monde »), diffusant les slogans suivants : « Unis, nous vivons ; divisés, nous mourons » et « Traversez les frontières créées par les hommes non avec des bombes et des fusils, mais avec des fleurs et de l'amour ». Ayant appris à piloter un petit avion, il survola nombre de zones de conflits de la planète et lâcha des fleurs et des tracts plaidant pour l'amour universel enseigné par les principales religions du monde. Parmi ses nombreux vols, l'un le conduisit au-dessus du canal de Suez durant la guerre du Sinaï en 1971 et un autre au-dessus du mur de Berlin séparant les deux Allemagne en 1983.

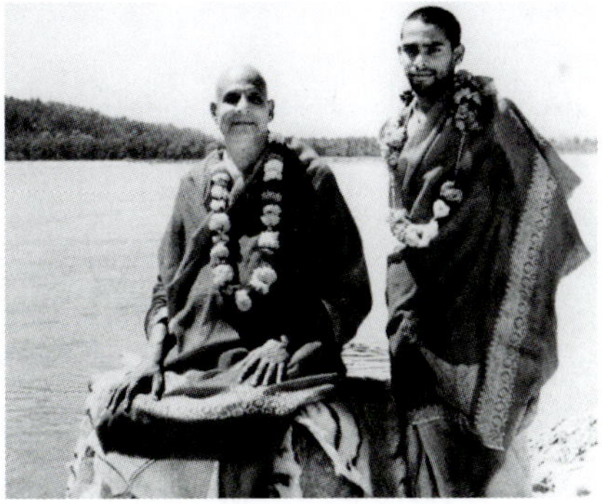

LE DÉBUT DU VOYAGE
Swami Vishnudevananda, debout à côté de son maître, Swami Sivananda, peu avant son départ pour l'Occident.

La formation des professeurs

Convaincu du rôle primordial que pourrait jouer le yoga dans l'avènement d'une paix universelle, Swami Vishnudevananda créa le premier cours de formation des professeurs en Occident en 1969. Cette formation permettait de découvrir un vaste éventail de disciplines liées au yoga (philosophie, psychologie, techniques d'enseignement), mais pendant les quatre premières semaines l'enseignement était centré sur la pratique personnelle et la méditation. Depuis la création de ce cours, vingt-cinq mille personnes de toutes origines ont été formées, diffusant ainsi les enseignements de Swami Vishnudevananda et de Swami Sivananda dans leurs communautés. De nos jours, la popularité de ce type de formation ne cesse de croître et d'embellir.

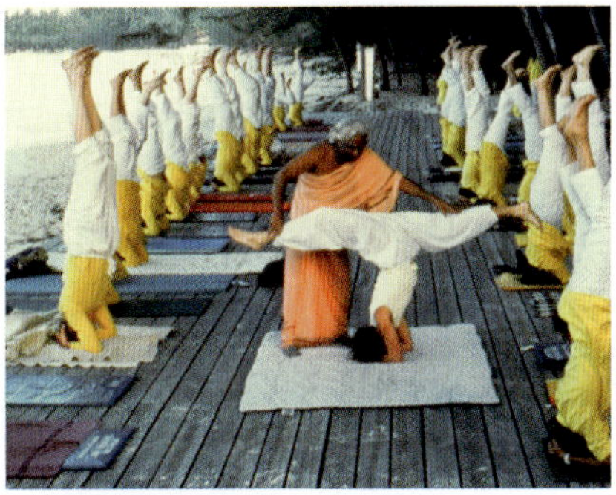

FORMATION DES ENSEIGNANTS
Enseignement des postures lors d'une formation à Nassau (Bahamas). Swami Vishnudevananda travaille avec un élève.

La caractéristique principale de cette approche du yoga est sa simplicité. Quels que soient son âge, sa condition physique, son mode de vie, chacun pourra avancer à son rythme grâce à ce guide progressif des *asanas* (postures), du *pranayama* (respiration), de la relaxation, de l'alimentation, des pensées positives et de la méditation. Ces enseignements primordiaux font l'objet de chapitres qui vous aideront à intégrer cette voie vénérable capable d'apporter l'équilibre dans chacune des facettes de votre vie.

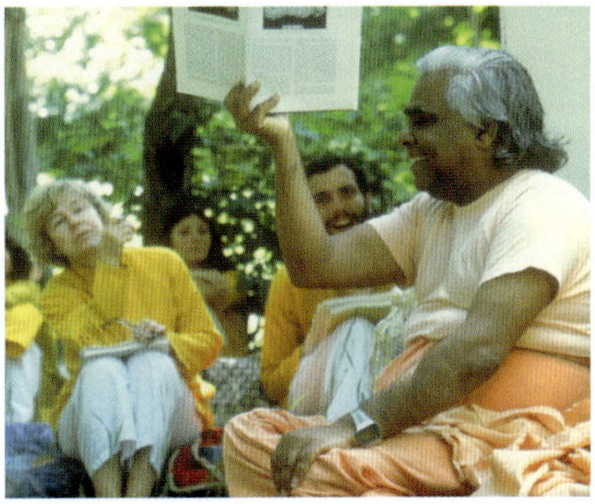

UN PIONNIER
Swami Vishnudevananda fut l'un des premiers maîtres yogis indiens à diffuser l'enseignement du yoga en Occident.

Qu'est-ce que le yoga ?

La tradition recense quatre voies du yoga et, si chacune est une discipline en soi, il est bon d'en suivre plusieurs. L'alliance des quatre voies vous permet de développer harmonieusement votre vie d'un point de vue émotionnel, mais aussi intellectuel et physique.

Les quatre voies du yoga

En Occident, une seule de ces quatre voies est généralement connue et largement pratiquée : il s'agit du Hatha et du Raja Yoga, une voie centrée sur le corps et l'esprit, qui comprend des postures et des exercices de respiration.

LE HATHA ET LE RAJA YOGA C'est la voie du yoga permettant de contrôler le corps et l'esprit. Elle est d'abord connue pour ses aspects pratiques, notamment ses *asanas* (postures) et les *pranayama* (exercices de respiration). Cette voie permet d'apprendre à contrôler son corps et son esprit et comprend la méditation silencieuse. De telles pratiques transforment progressivement l'énergie du corps et de l'esprit en énergie spirituelle. Cette voie convient à ceux qui recherchent une transformation extérieure et intérieure.

LE KARMA YOGA C'est la voie yogique de l'action, à emprunter lorsqu'on peut agir de manière désintéressée, sans rechercher les succès ou les récompenses. Cette voie favorise la purification du cœur et réduit l'influence de l'ego sur ses paroles, ses actions et ses interactions avec les autres. La pratique du Karma Yoga est la meilleure préparation à la médiation silencieuse (voir p. 204). Elle convient aux personnes actives, tournées vers l'extérieur.

LE BHAKTI YOGA Cette voie de la dévotion comprend des prières, des rituels, des vénérations (des chants sont psalmodiés et chantés). Elle aboutit à une expérience de Dieu, incarnation de l'amour. Elle attire particulièrement les personnes émotives.

LE JNANA YOGA C'est la voie yogique de la sagesse et de la connaissance qui comprend l'étude de la philosophie du Vedanta, l'une des six philosophies de l'Inde classique. Cette voie apprend à s'examiner et à analyser la nature humaine. Le but est de parvenir à reconnaître le Soi suprême en soi et dans tous les êtres. Cette voie, qui s'adresse d'abord aux intellectuels, est considérée par beaucoup comme la plus ardue.

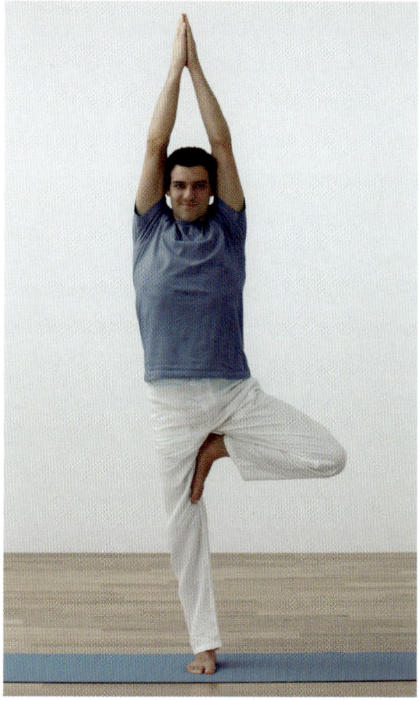

LE HATHA ET LE RAJA YOGA EN ACTION Cette voie comprend la pratique des postures. Chacune exige de trouver l'équilibre juste entre la position, la respiration et la détente.

Les huit étapes du Hatha et du Raja Yoga

Cette voie a été codifiée par le vénérable sage Patanjali dans ses Yoga Sutras, sous la forme d'un système d'entraînement du corps et de l'esprit en huit étapes, et baptisé Ashtanga Yoga (en sanskrit, *ashta* veut dire « huit » et *anga* « division »). Ces étapes purifient le corps et l'esprit jusqu'à l'Illumination.

1 YAMA Décrit les actions dont les yogis doivent s'abstenir. Prône de vivre dans la non-violence et la vérité, en sublimant son énergie sexuelle, en ne volant pas et en n'acceptant ni cadeaux ni pots-de-vin.

2 NIYAMA Détaille les actions que les yogis doivent accomplir. Prône la propreté externe et interne, le contentement, l'autodiscipline, l'étude de textes spirituels et la dévotion à Dieu. Yama et Niyama forment un code moral de conduite éthique. Ils rendent l'esprit plus positif, le purifient et le préparent à la véritable méditation.

3 ASANA Est lié aux postures. Les douze *asanas* (postures) de base et leurs variations préparent le corps aux poses de méditation utilisées aux étapes 6, 7 et 8.

4 PRANAYAMA Est centré sur le contrôle du *prana* ou énergie vitale. Il se fait grâce à des exercices de respiration profonde incluant la pratique de la rétention du souffle (voir pp. 182 à 185).

5 PRATYAHARA Les étapes 3 et 4 font pénétrer dans un monde de perceptions internes intenses. L'étape 5 apprend à stabiliser cette mise à distance des sens, préparant ainsi à la concentration.

6 DHARANA Dans cette étape de la concentration, l'esprit est fixé sur un objet, réel ou imaginaire, à l'exclusion de toute autre pensée. C'est la clé de toutes les techniques de méditation yogique (voir pp. 200 à 204)

7 DHYANA L'étape 6 mène à l'étape 7 de la méditation. Ce flot ininterrompu de pensées a été comparé à de l'huile qui s'écoulerait en continu d'un récipient à un autre.

8 SAMADHI L'étape finale se produit sans effort puisque, durant la méditation, l'esprit est absorbé dans la Conscience absolue, au-delà de tous les états connus de veille, de rêve et de sommeil profond (voir p. 198).

« En pratiquant le yoga, vous acquerrez la paix de l'esprit en toute circonstance. Votre sommeil sera réparateur. Votre énergie, votre force, votre vitalité, votre longévité seront augmentées et votre santé sera excellente. Vous pourrez réaliser un travail efficace en un temps réduit et connaître le succès quel que soit votre mode de vie. »

Swami Sivananda

La voie yogique vers le bien-être

Swami Vishnudevananda a élaboré cinq principes simples qui sont expliqués dans les chapitres de cet ouvrage. Ils réunissent les philosophies et les enseignements souvent complexes des sages indiens sous une forme facile à comprendre et à adapter à votre vie quotidienne, quel que soit l'endroit où vous vivez.

Les cinq principes du yoga

En suivant ces cinq principes simples, disait Swami Vishnudevananda, votre santé physique et mentale s'améliorera, tandis que vous approfondirez le lien entretenu avec les aspects spirituels de votre vie.

Les exercices appropriés

Les *asanas* (voir pp. 42 à 169) régénèrent le corps. Elles agissent essentiellement sur la colonne vertébrale et le système nerveux central. La colonne vertébrale se renforce et s'assouplit, et la circulation, stimulée, apporte nutriments et oxygène à toutes les cellules du corps. Les *asanas* font travailler les articulations et la flexibilité des muscles, des tendons et des ligaments. Elles agissent aussi comme un massage qui dynamise les organes internes.

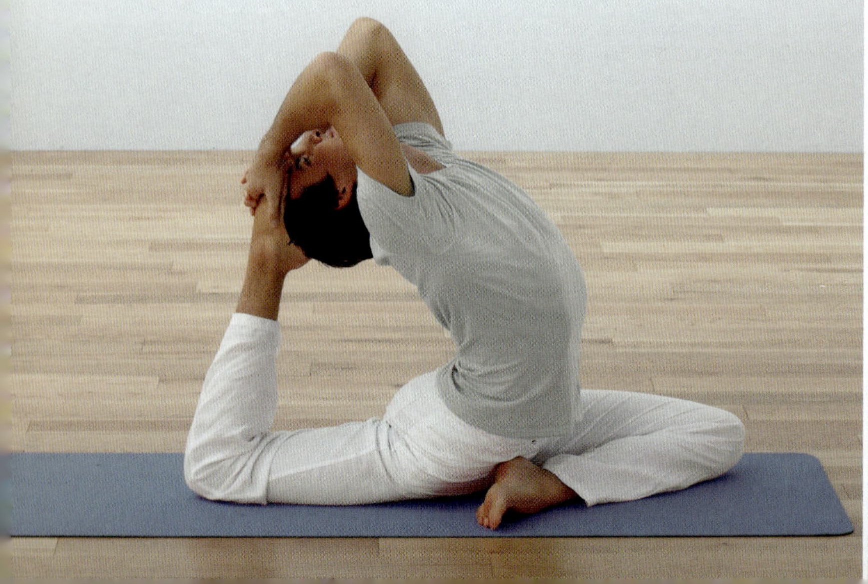

La respiration correcte

Le *pranayama* (voir pp. 176 à 185) stimule les réserves d'énergie du plexus solaire, revitalisant le corps et l'âme. La régulation de la respiration permet d'emmagasiner le *prana*, une réserve de force et de vitalité. Une respiration profonde et consciente permet de dominer la dépression et les tensions. Le contrôle du *prana*, qui passe par la maîtrise du souffle, peut soulager les symptômes d'une maladie, à la manière de l'acupuncture.

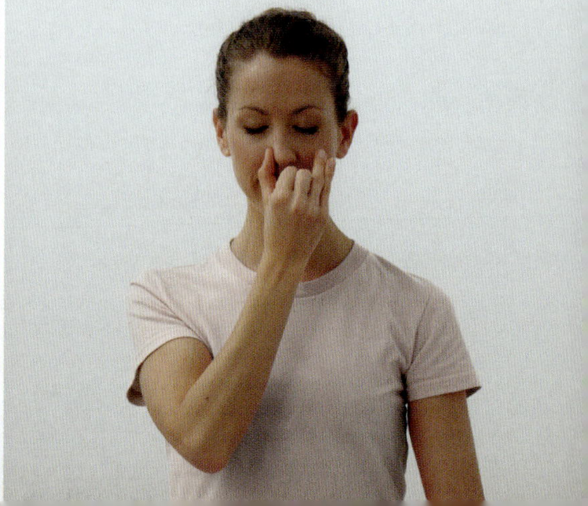

La relaxation parfaite

La relaxation profonde (voir pp. 186 à 195) agit à trois niveaux : physique, mental et spirituel. C'est la façon la plus naturelle de redonner de l'énergie à son corps et à son esprit. Une relaxation régulière agit comme le système de refroidissement d'une voiture, empêchant la surchauffe du moteur et permettant un fonctionnement optimal. Durant la relaxation de fin de cours, le corps n'utilise que l'énergie nécessaire au maintien des fonctions métaboliques. Le reste de l'énergie accumulée durant le cours est stockée.

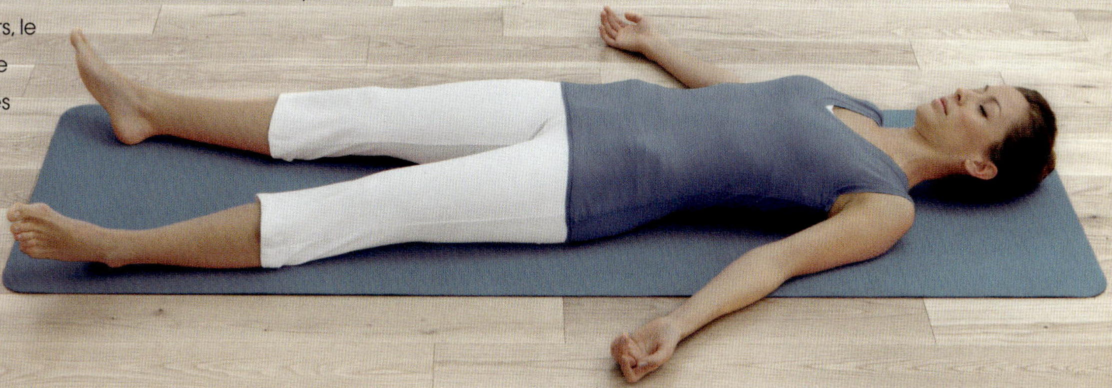

Une alimentation saine

Dans la philosophie du yoga, il faut manger pour vivre et non vivre pour manger (voir pp. 208 à 249). Les yogis choisissent des aliments ayant des effets positifs sur le corps et l'esprit, et le moins d'effets négatifs possibles sur l'environnement et les autres êtres vivants. Le régime lacto-végétarien (céréales, légumes, légumes secs, fruits, noix, graines, produits laitiers) est préconisé, avec des aliments frais et bruts, préparés simplement pour préserver le maximum de nutriments.

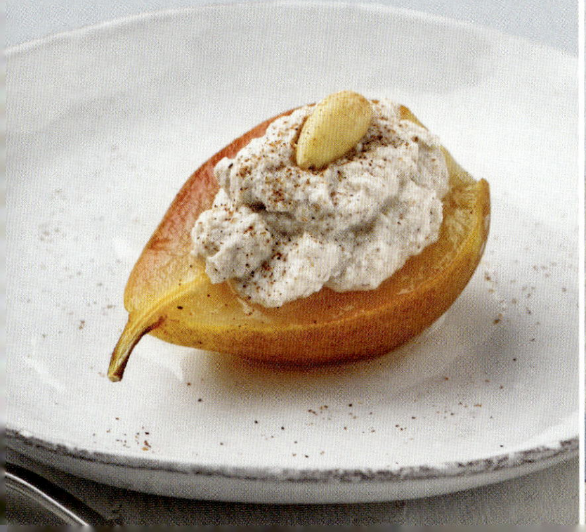

Pensées positives et méditation

Pensées positives et méditation (voir pp. 196 à 207) sont les deux clés de la voie yogique pour la paix de l'esprit. Les techniques de méditation calment l'esprit et améliorent la concentration. Pratiquée régulièrement, la méditation participe au bien-être physique, mental et spirituel. Avant de commencer, il s'agit d'écarter les pensées et les sentiments négatifs, grâce à des exercices favorisant la concentration et les pensées positives.

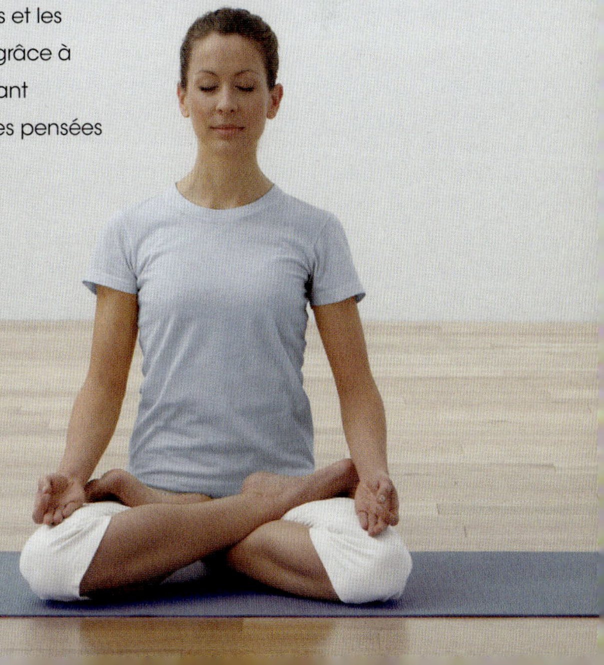

Le Hatha Yoga Pradipika

Le *Hatha Yoga Pradipika* – qui désigne le plus ancien ensemble de textes connus sur le Hatha Yoga écrits par Yogi Swatmarama au XVe siècle – est en réalité issu de sources plus anciennes. Bien que datant donc de plus de cinq siècles, les préceptes énoncés concernant les postures, les exercices de respiration et la philosophie du yoga restent pertinents, et cela quel que soit votre niveau.

Morceaux choisis

Ces six extraits du *Hatha Yoga Pradipika* (« Lumières sur le Hatha Yoga »), ont été choisis pour stimuler votre pratique. Les commentaires vous suggèrent des moyens pour approfondir votre expérience du yoga.

« Ayant salué son professeur, Yogi Swatmarama enseigne le Hatha Vidya [la connaissance] dans le seul but d'accéder au Raja Yoga. » (I, 2)

Cette phrase souligne l'importance de considérer votre pratique comme un moyen de contrôler votre esprit ; c'est la voie du Hatha Yoga et du Raja Yoga (voir p. 10). En Occident, beaucoup considèrent les postures uniquement comme un exercice physique, mais il n'est pas recommandé de les aborder ainsi. Il est impossible de contrôler son esprit sans d'abord contrôler son alter-ego physique, à savoir son corps. C'est ce qui est recherché durant la pratique des postures. Le lien entre le corps et l'esprit est l'un des aspects les plus fascinants du yoga.

« Les asanas raffermissent le corps, le libèrent de la maladie et donnent des membres légers. » (I, 17)

Voici exposés les bienfaits des *asanas*. Ce raffermissement revêt de multiples sens : un meilleur alignement, une meilleure résistance au froid et au chaud, à la faim et à la soif, et une plus grande capacité à l'auto-guérison. Les membres légers ne désignent pas uniquement le poids physique (même si la pratique des *asanas* contribue au maintien d'un poids idéal), mais aussi la capacité des *asanas* à élever le niveau vibratoire de l'énergie corporelle. Cela apparaît dans les mouvements : si une personne de forte corpulence pratique les *asanas*, une légèreté nouvelle apparaîtra dans ses mouvements.

« Une alimentation modérée se définit comme suit : absorber une nourriture agréable et douce, ne remplir qu'aux trois-quarts son estomac et offrir cet acte à Siva. » (I, 58)

Ainsi une alimentation modérée, nourrissante mais légère apparaît décisive dans la pratique réussie du yoga. Les plats végétariens frais, préparés simplement, aisément digérés sont considérés comme une bonne source de *prana*, l'énergie vitale. Swami Sivananda indique que pour être toujours heureux, il faut toujours avoir un petit creux.

« Lorsque la respiration erre (est irrégulière), l'esprit est instable, mais lorsque le souffle est en place, l'esprit l'est aussi et le yogi vit longtemps. Il faut donc maîtriser sa respiration. » (II, 2)

Le contrôle de la respiration est essentiel dans le yoga. *Hatha* désigne l'union du Soleil (*Ha*) et de la Lune (*Tha*), où les deux astres correspondent respectivement à l'inspiration et à l'expiration. Les *asanas* et le *pranayama* offrent d'excellents entraînements pour le souffle, augmentant l'énergie vitale, modulant finement le système nerveux, pour aboutir finalement au contrôle de l'esprit.

« Il devrait progressivement inspirer et tout aussi progressivement expirer. Il devrait aussi pratiquer des rétentions progressives. » (II, 18)

Cette phrase caractérise la respiration d'un pratiquant accompli. La force et la souplesse démontrées dans les postures ne sont pas en elles-mêmes des signes de progrès, contrairement à une respiration subtile, rythmée et équilibrée. Dans la pratique du yoga, il ne faut jamais faire d'effort violent pour contrôler sa respiration ; cela entraîne des tensions du système nerveux.

« Le yogi réussit grâce à son enthousiasme, à sa persévérance, à son courage, à ses connaissances vraies, à la ferme croyance dans les paroles du maître et à l'abandon des mauvaises fréquentations. » (I, 16)

Intérioriser votre pratique du yoga grâce à la connaissance vraie et à la croyance ferme (dans les cinq principes, voir pp. 12-13) ouvre la porte à de nouvelles amitiés avec des êtres engagés dans la même quête. Le but du yoga est de faire en sorte que votre force vitale, endormie ou statique, devienne dynamique. Un but qui exige persévérance, autodiscipline et courage.

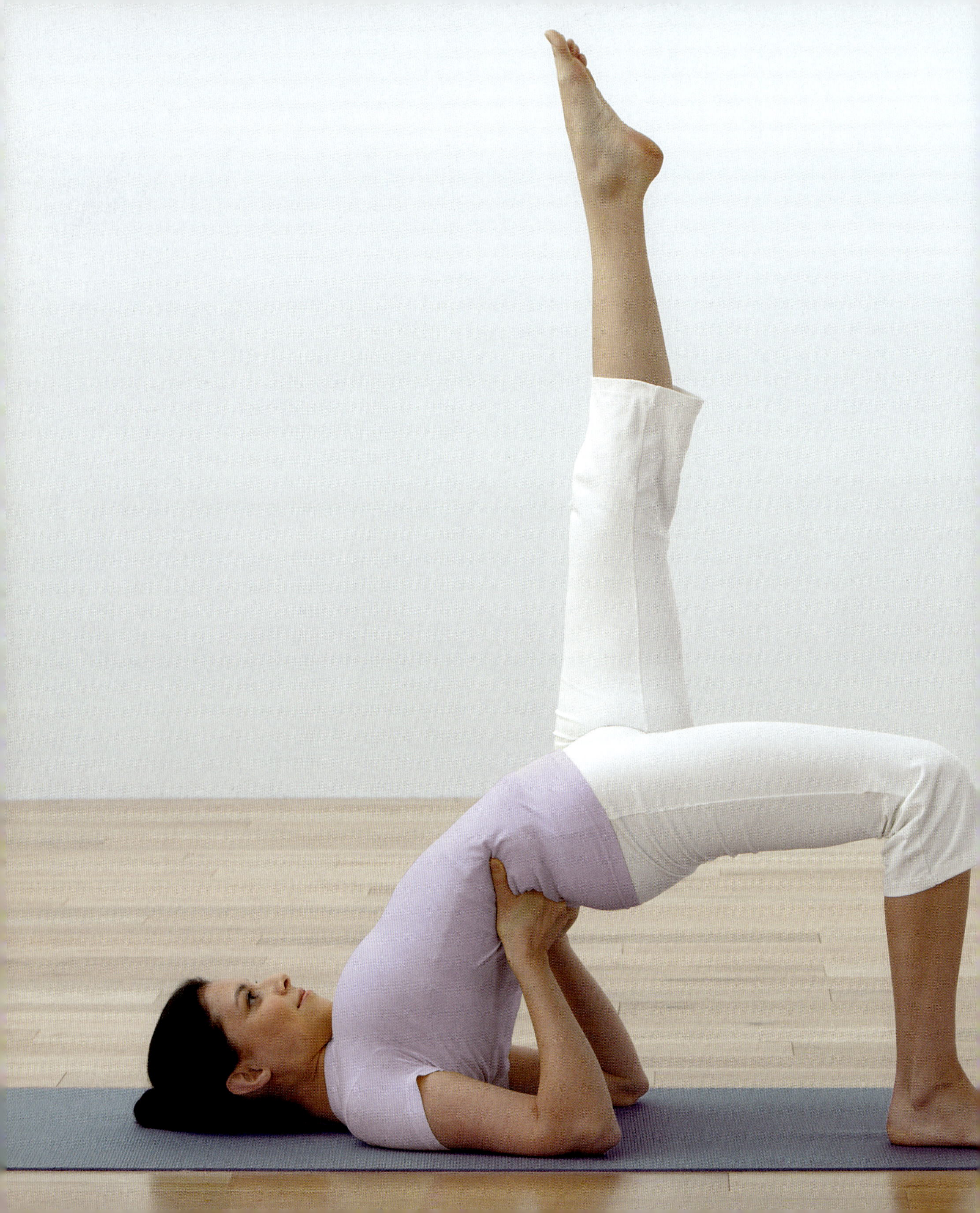

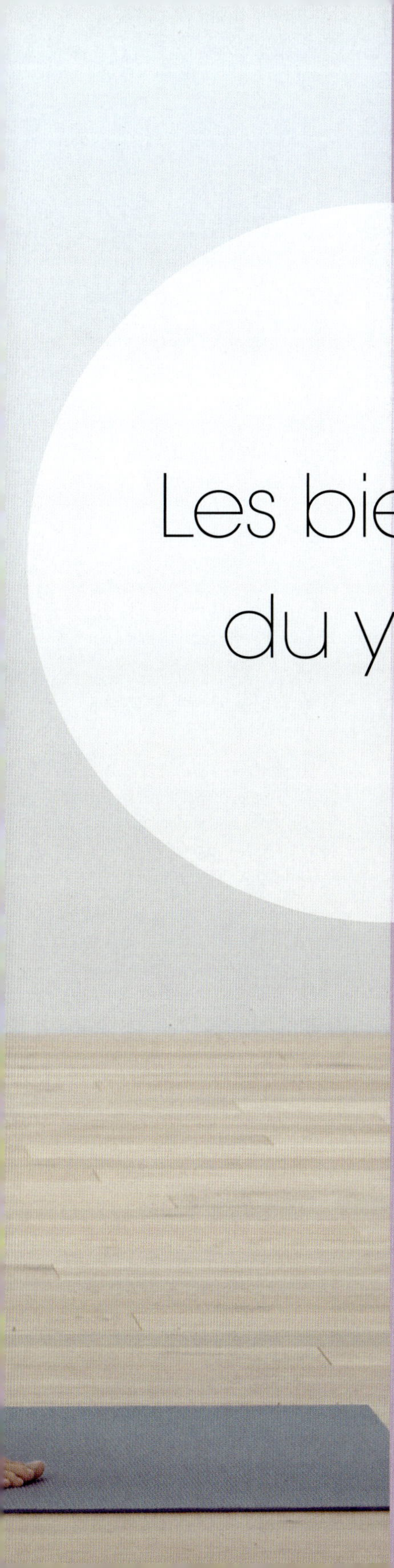

Les bienfaits du yoga

Favoriser l'auto-guérison

Le corps humain est remarquablement intelligent. Il réussit à maintenir un équilibre physiologique complexe nuit et jour, et à chaque étape de la vie. La pratique du yoga aide le corps à conserver cet équilibre qui favorise votre capacité à vous guérir.

La physiologie montre que les systèmes nerveux et endocrinien (voir pp. 34 à 37) font en sorte que les autres grands systèmes corporels, tels que les systèmes digestif et respiratoire, coopèrent de manière « intelligente ». Il en résulte l'homéostasie, mot dérivé du grec signifiant « qui reste le même ». Lorsque l'homéostasie est atteinte, il existe un équilibre parfait entre les fonctions corporelles. Tant que le corps est régulièrement approvisionné en nourriture et en eau et qu'il n'est pas épuisé, il tend naturellement à se guérir. De vénérables yogis ont décrit un système différent mais tout aussi complexe d'homéostasie dans le corps, fondé sur un équilibre subtil entre les cinq éléments (voir encadré ci-contre). Lorsque ces éléments sont en équilibre, le corps et l'esprit tendent naturellement à l'auto-guérison.

Les causes des maladies

Pourquoi le corps succombe-t-il à la maladie, même dans des parties du monde où il y a de la nourriture et de l'eau en abondance, et où le travail n'est pas épuisant ? Dans le yoga, on considère que la principale cause de maladie est liée aux émotions difficiles (inquiétude, désir, colère, haine et jalousie), qui troublent l'équilibre naturel du corps et peuvent conduire à des choix malsains (suralimentation, tabac, etc.). Ces mauvais choix participent à l'apparition de maladies très répandues dans les sociétés modernes.

Équilibrer ses émotions

En pratiquant les pensées positives et la méditation (voir pp. 196 à 207), vous risquerez moins d'être la proie d'émotions négatives et des modes de vie qu'elles induisent. Commencez donc par faire attention à votre corps, en pratiquant les postures du yoga (voir pp. 42 à 169), les exercices de respiration (voir pp. 176 à 185), la relaxation (voir pp. 186 à 195), et nourrissez-vous sainement (voir pp. 208 à 249). Tous ces éléments font le yoga. De fait, le mot sanscrit *yoga* désigne l'« union ». La pratique du yoga permet au corps de trouver son équilibre naturel et enseigne à l'esprit comment être un conducteur intelligent et responsable de ce corps.

Les cinq éléments

Les textes yogiques traditionnels décrivent le corps comme un « étui à nourriture » (*anayamaya kosha*) composé de cinq éléments. On conserve la santé en ajustant constamment le corps pour qu'il soit en harmonie avec ces cinq éléments.

La terre Les os, les muscles et la peau contiennent cet élément que les *asanas* déplacent dans toutes les directions possibles.

L'eau Elle est essentiellement liée au sang. Les *asanas* améliorent la circulation, équilibrent la tension artérielle et renforcent le muscle cardiaque.

Le feu Il est présent dans les variations de la température interne (entre 36 et 39 °C) que peut supporter le corps. La pratique du yoga éduque le corps aux changements climatiques.

L'air Le yoga améliore la circulation de l'air dans le corps. Les exercices de respiration augmentent les échanges gazeux dans les poumons, tandis que les *asanas* stimulent la circulation sanguine, assurant la présence du niveau juste d'oxygène et de gaz carbonique dans chaque cellule.

L'éther ou l'espace Il s'agit d'un espace pratiquement vide au cœur de la matière, comme le décrit la physique quantique. C'est là que circule le *prana* (voir p. 178), l'énergie vitale invisible. Les postures de yoga permettent au *prana* de circuler librement, tandis que les exercices de respiration accroissent son niveau vibratoire.

Les bienfaits pour le cœur

La science moderne est en train de découvrir les nombreux bienfaits des postures de yoga sur la santé du corps et de l'esprit. Parmi les plus importants relevés à ce jour, on trouve leurs effets sur le cœur.

Tous les exercices physiques contribuent à une meilleure circulation sanguine et à un renforcement du muscle cardiaque. Si le yoga est plus doux que la plupart des exercices, il fait cependant bien travailler le cœur. De plus, en pratiquant des poses où la tête est en bas et le corps en haut – comme la posture sur la tête (voir pp. 62 à 75) ou la posture sur les épaules (voir pp. 76 à 79) –, votre cœur bénéficie d'un type de stimulation unique.

Dans ces positions tête en bas, la gravité fait circuler le sang depuis les jambes et les hanches jusqu'au cœur. Ce flux sanguin étire le muscle cardiaque et lui permet de se contracter ensuite avec plus de puissance, en pompant un volume de sang supérieur vers le corps tout entier.

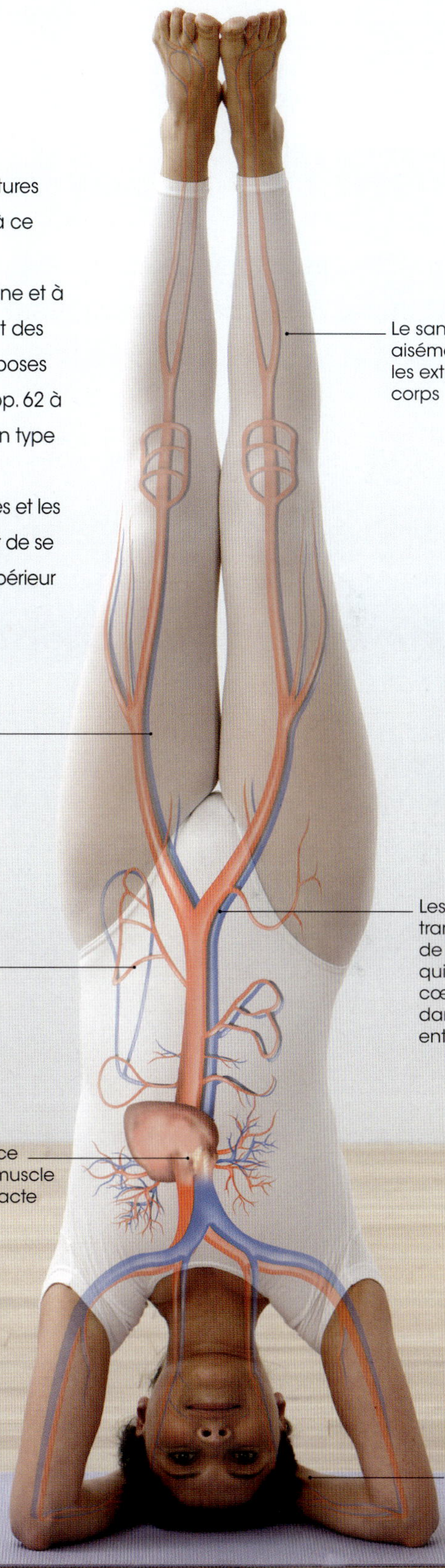

LES POSITIONS INVERSÉES POUR UNE BONNE SANTÉ
Dans les positions inversées, comme **la posture sur la tête**, le flux sanguin en direction du cœur s'accroît, faisant travailler ce dernier sans effort.

Muscles et mouvement

Les *asanas* jouent un rôle positif sur la santé en augmentant la flexibilité des articulations et en préservant la mobilité du corps. Au niveau des articulations, les muscles se présentent par paires d'opposés : lorsqu'un muscle se contracte (et se raccourcit), l'autre se détend (et s'allonge).

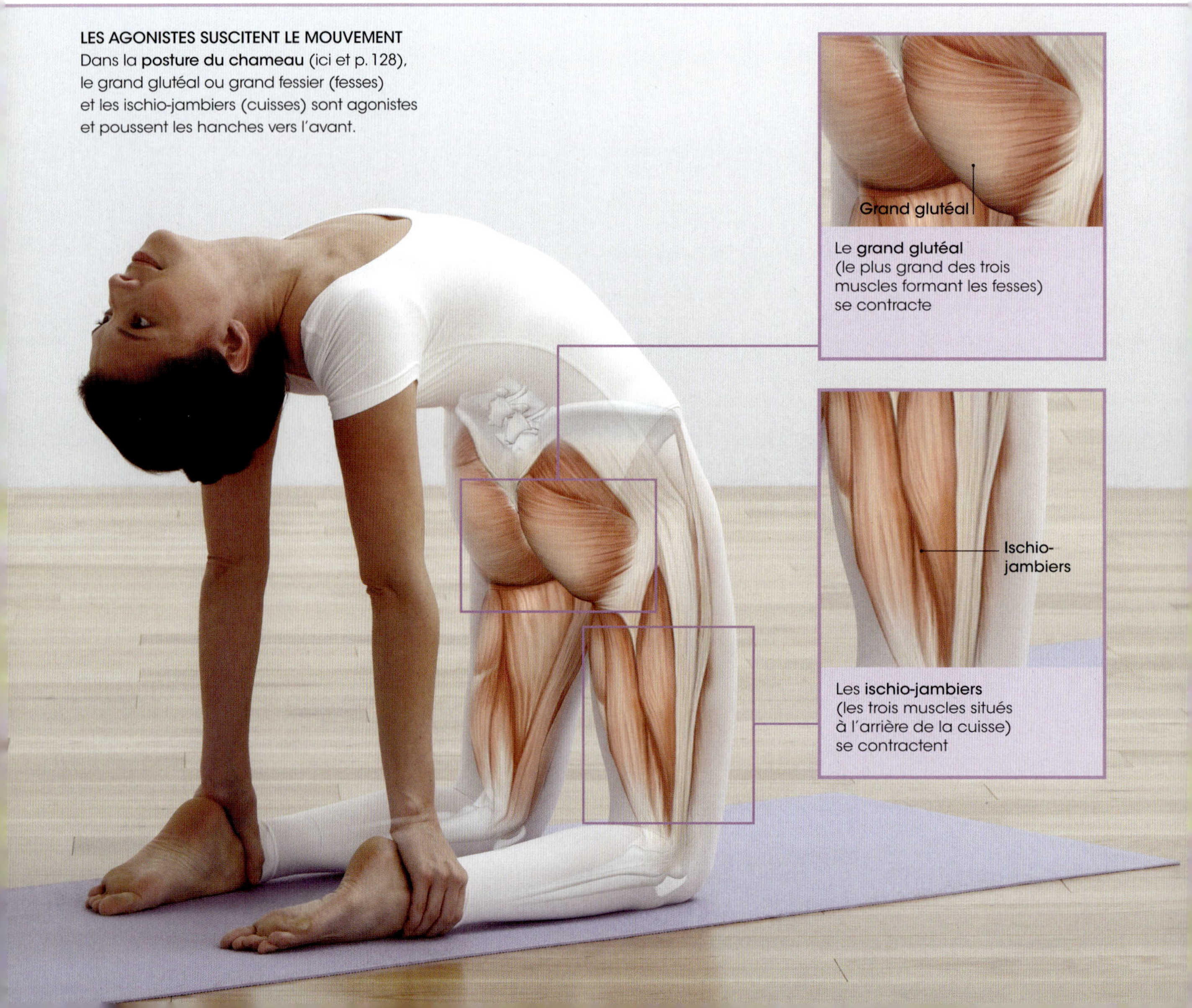

LES AGONISTES SUSCITENT LE MOUVEMENT
Dans la **posture du chameau** (ici et p. 128), le grand glutéal ou grand fessier (fesses) et les ischio-jambiers (cuisses) sont agonistes et poussent les hanches vers l'avant.

Le **grand glutéal** (le plus grand des trois muscles formant les fesses) se contracte

Les **ischio-jambiers** (les trois muscles situés à l'arrière de la cuisse) se contractent

Contraction et détente

LES MUSCLES AGONISTES Un muscle est dit agoniste lorsque sa contraction provoque un mouvement dans une articulation. Dans la posture du chameau, la contraction du grand glutéal (grand fessier) agit comme un agoniste, provoquant le mouvement de la cuisse dans l'articulation de la hanche. Si le grand glutéal n'est pas suffisamment fort pour se contracter totalement, l'articulation de la hanche ne pourra atteindre sa pleine amplitude.

LES MUSCLES ANTAGONISTES Un muscle est dit antagoniste lorsque son rôle dans un mouvement est de s'étirer et de se détendre. Dans la posture du chameau, l'ilio-psoas (permettant la flexion des hanches) agit en antagoniste. S'il ne s'étire pas assez, et même si le grand glutéal est bien contracté, vous ne pourrez obtenir une parfaite mobilité de l'articulation de votre hanche.

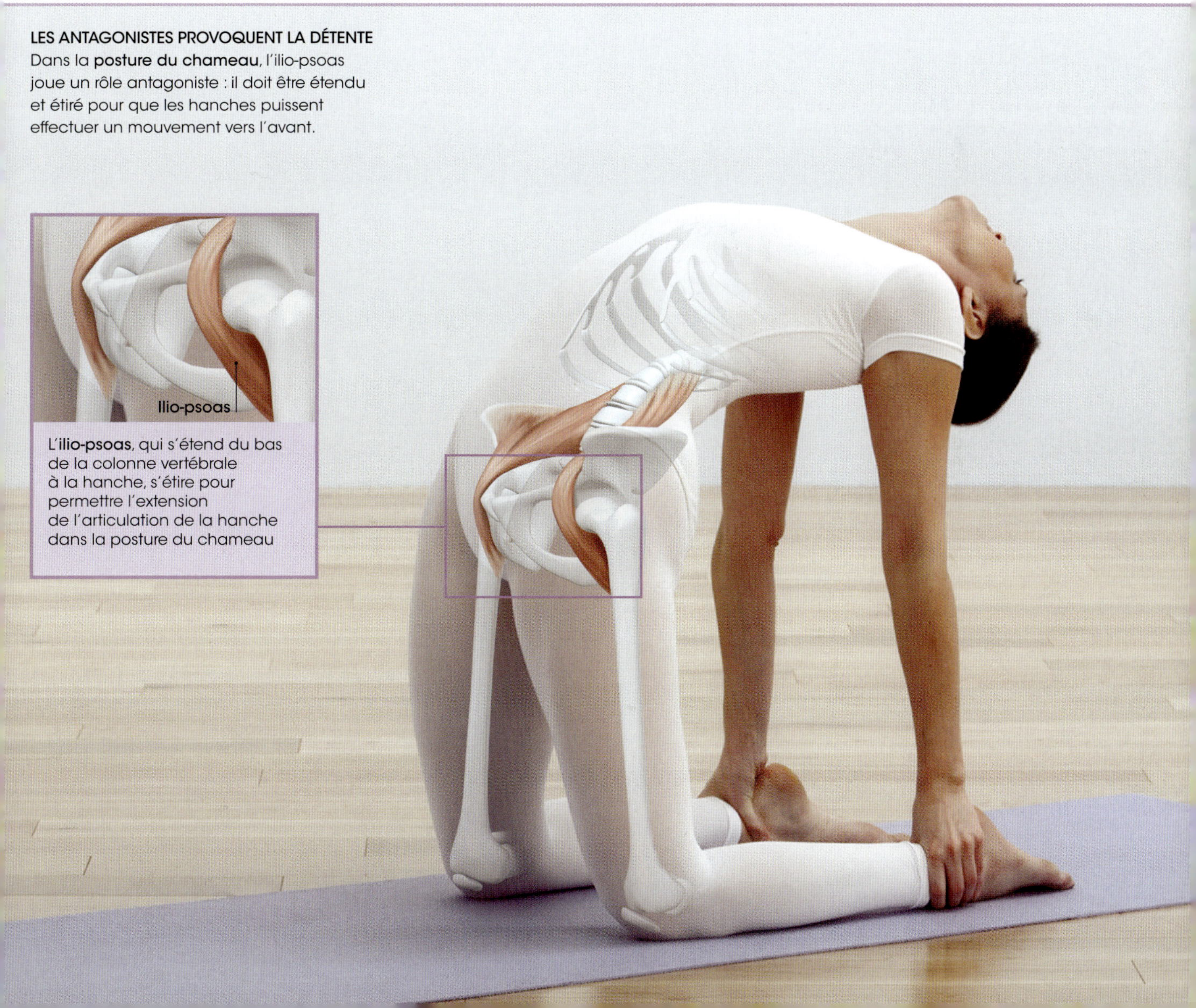

LES ANTAGONISTES PROVOQUENT LA DÉTENTE
Dans la **posture du chameau**, l'ilio-psoas joue un rôle antagoniste : il doit être étendu et étiré pour que les hanches puissent effectuer un mouvement vers l'avant.

L'**ilio-psoas**, qui s'étend du bas de la colonne vertébrale à la hanche, s'étire pour permettre l'extension de l'articulation de la hanche dans la posture du chameau

CONTRACTION ISOMÉTRIQUE Généralement, un muscle se rétrécit lorsqu'il se contracte. Mais dans ce type de mouvement, le muscle se contracte sans rétrécir. Ainsi, dans une variation de la posture du triangle avec un genou plié (ci-dessous et p. 168), le quadriceps (muscle situé à l'avant de la cuisse) de la jambe pliée est très contracté. Dans la plupart des cas, cela aurait pour conséquence d'étirer le genou et de tendre la jambe mais, avec la contraction isométrique, le genou reste plié et les muscles de la cuisse sont très contractés pour résister à la force de la pesanteur.

LA RÉSISTANCE ISOMÉTRIQUE
Dans cette variation de la **posture du triangle**, les muscles de la cuisse gauche contractés résistent à la force de la pesanteur sans créer aucun mouvement dans le genou.

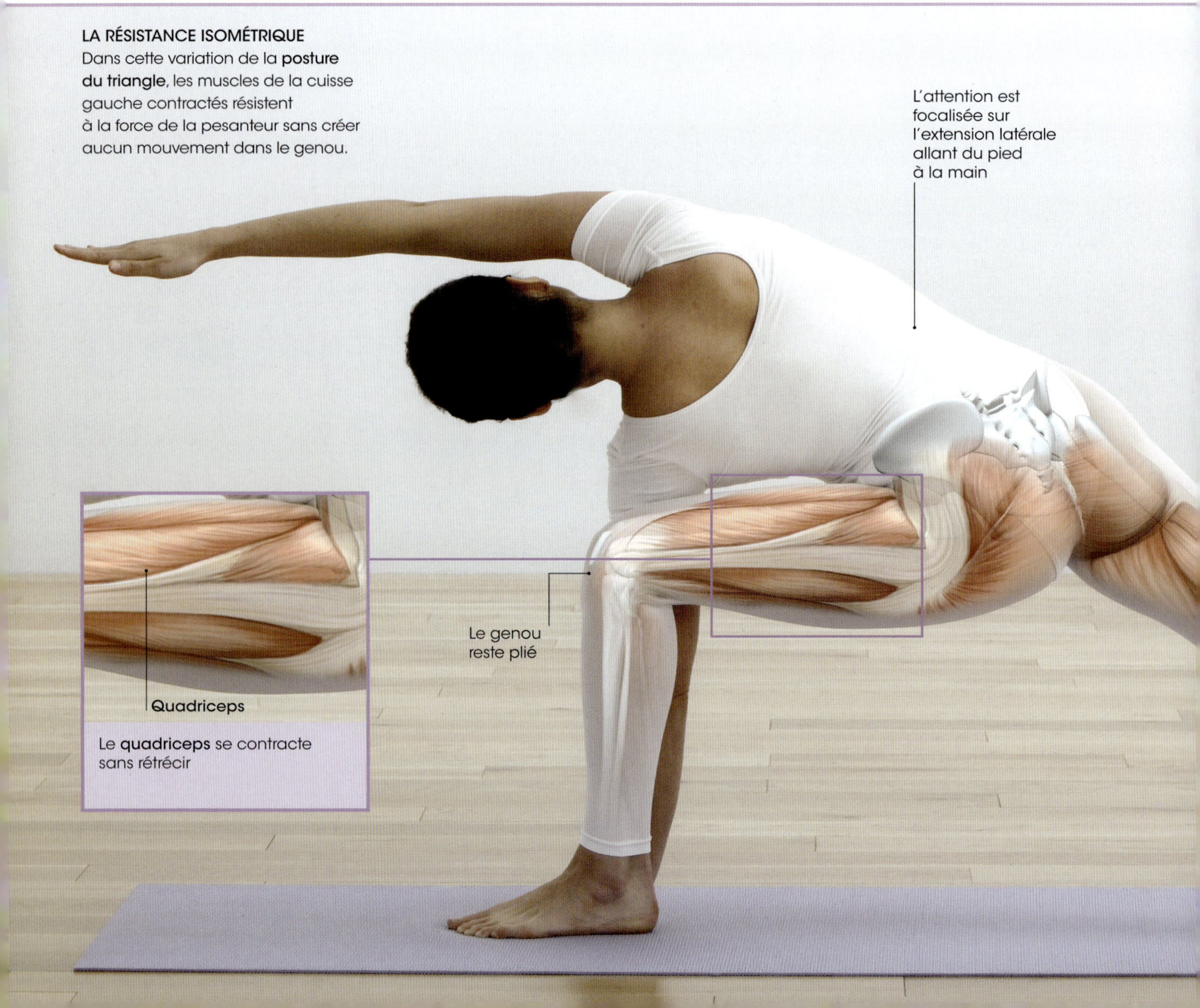
L'attention est focalisée sur l'extension latérale allant du pied à la main
Le genou reste plié
Quadriceps

Le **quadriceps** se contracte sans rétrécir

CONTRACTION ISOTONIQUE Dans cette forme de contraction musculaire, un muscle, en se rétrécissant, provoque un mouvement dans l'articulation. Ainsi, dans la posture sur les épaules (ici et p. 78), les biceps se contractent et provoquent la flexion des coudes. C'est la forme la plus commune de contraction musculaire.

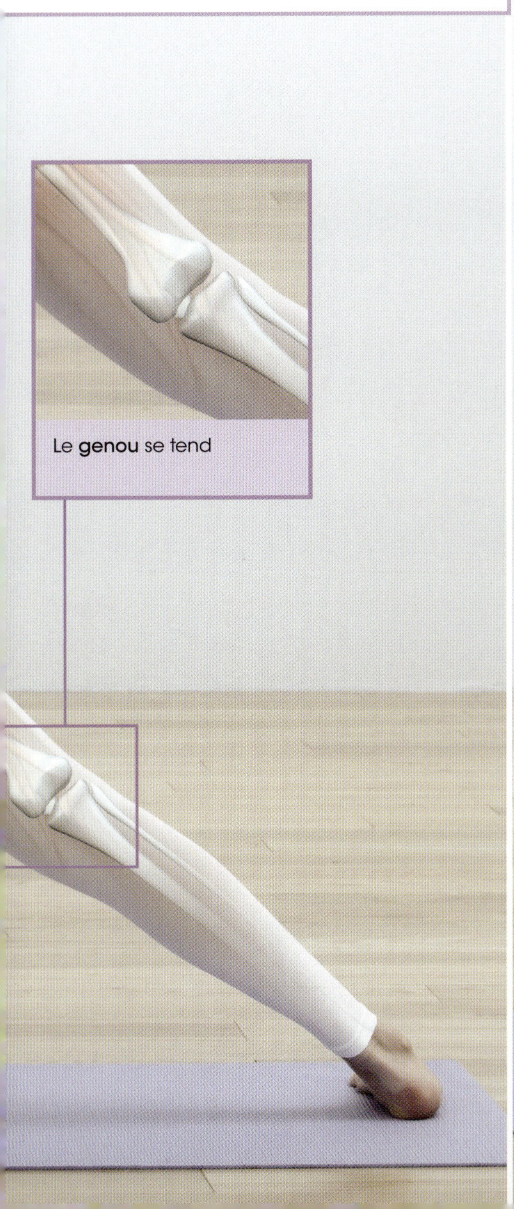
Le **genou** se tend

LA FLEXION ISOTONIQUE
Dans la **posture sur les épaules**, la contraction isotonique des biceps dans les avant-bras crée une flexion des épaules. Celle-ci permet de pousser votre torse et vos jambes vers le haut dans cette posture inversée.

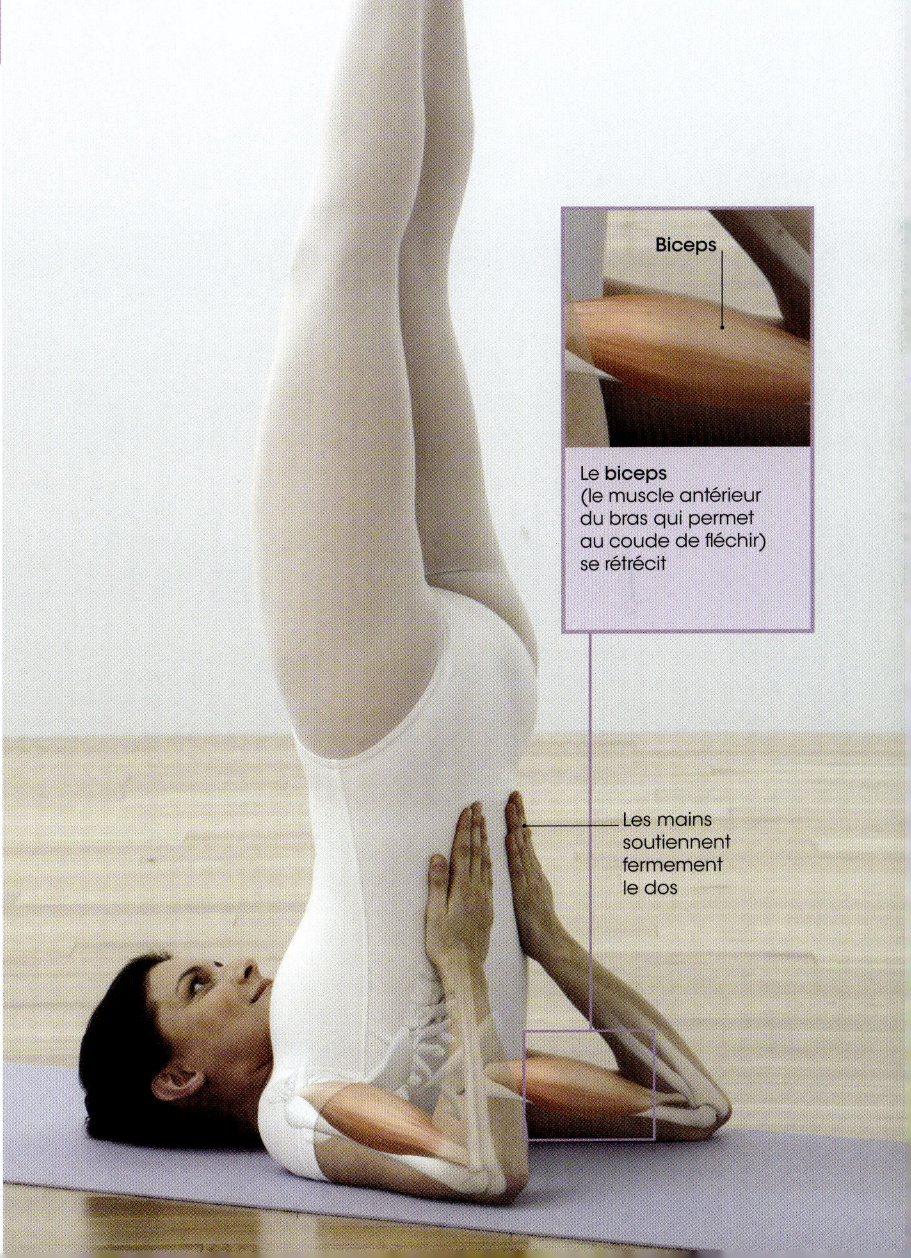

Le **biceps** (le muscle antérieur du bras qui permet au coude de fléchir) se rétrécit

CONTRACTION EXCENTRIQUE Cette forme de contraction musculaire se produit lorsqu'un muscle se contracte et s'étire en même temps. Dans la posture de base du triangle (ici et p. 165), la flexion latérale de la colonne vertébrale crée un profond étirement du muscle ilio-psoas situé dans le bassin. Dans le même temps, le tronc reste parallèle au sol tandis que le bras le plus proche du sol ne doit

LE MOUVEMENT EXCENTRIQUE
Dans la **posture du triangle**, la partie supérieure du muscle ilio-psoas (situé dans le bassin) est étirée par le mouvement latéral, tandis qu'il se contracte simultanément pour stabiliser la posture.

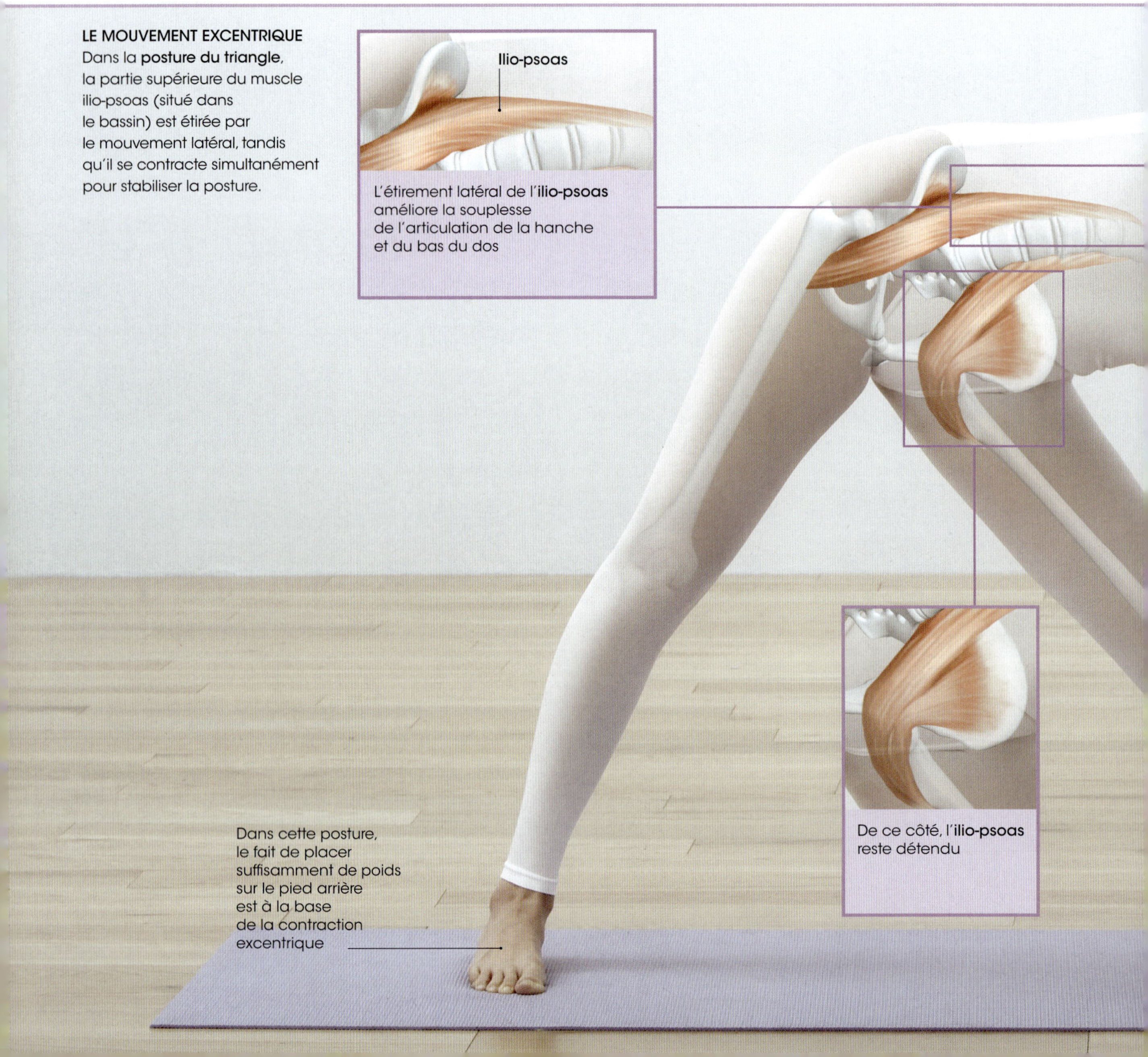

pas supporter le poids du corps. Ainsi, les fibres de l'ilio-psoas se contractent en s'étirant.

Une contraction excentrique réussie exige d'avoir une bonne conscience de son corps. C'est pourquoi cette posture et ses variations sont pratiquées à la fin d'une séance de yoga.

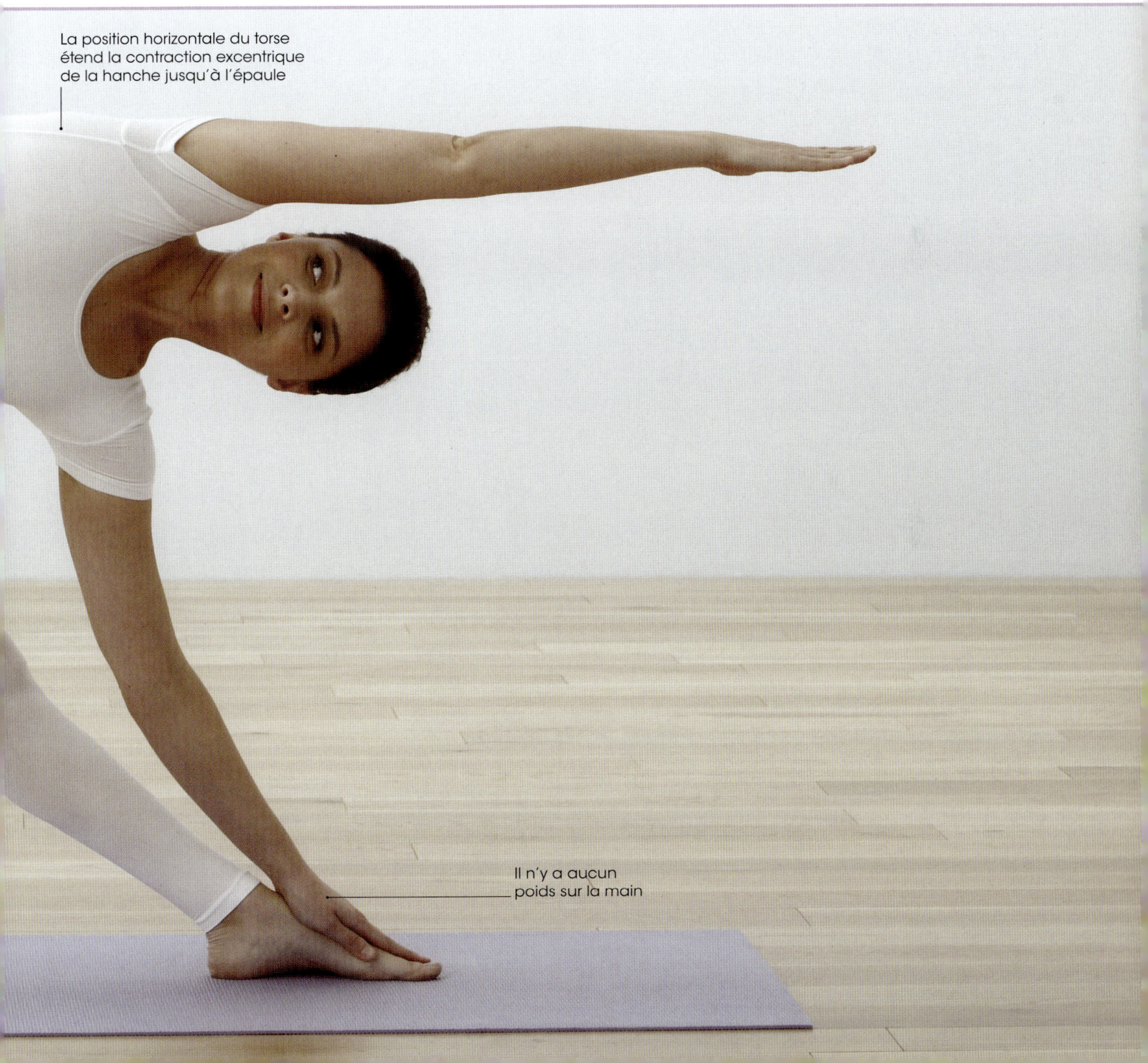
La position horizontale du torse étend la contraction excentrique de la hanche jusqu'à l'épaule
Il n'y a aucun poids sur la main

S'ÉTIRER DE LA TÊTE AUX PIEDS Les muscles ne font pas que susciter ou empêcher un mouvement dans des articulations précises (voir agonistes et antagonistes, pp. 20-21), ils peuvent aussi former de longues chaînes qui transmettent un étirement ou une contraction musculaire d'une extrémité du corps à l'autre. Ces chaînes sont créées par une forme

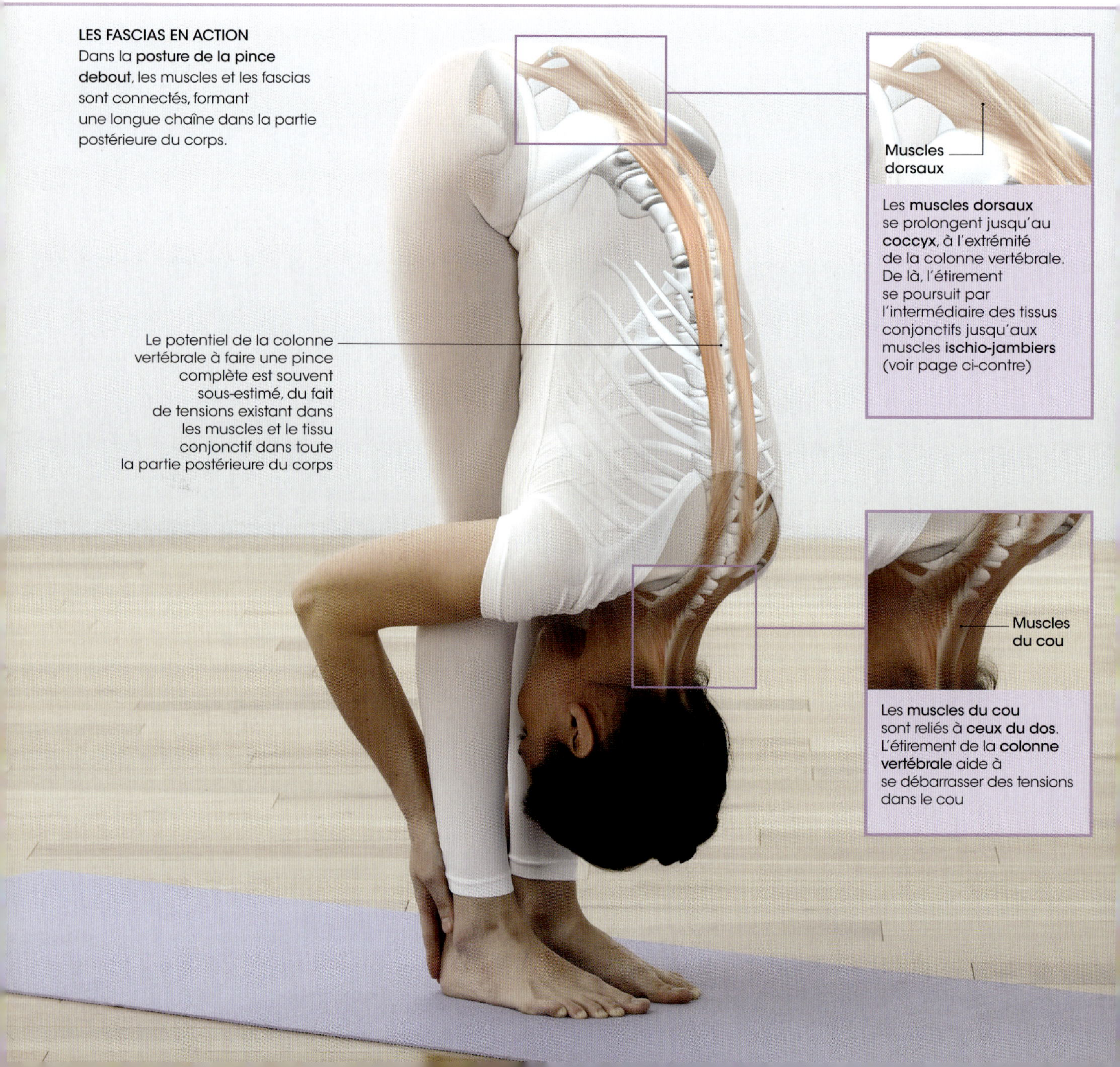
LES FASCIAS EN ACTION
Dans la **posture de la pince debout**, les muscles et les fascias sont connectés, formant une longue chaîne dans la partie postérieure du corps.
Le potentiel de la colonne vertébrale à faire une pince complète est souvent sous-estimé, du fait de tensions existant dans les muscles et le tissu conjonctif dans toute la partie postérieure du corps
Muscles dorsaux
Les **muscles dorsaux** se prolongent jusqu'au **coccyx**, à l'extrémité de la colonne vertébrale. De là, l'étirement se poursuit par l'intermédiaire des tissus conjonctifs jusqu'aux muscles **ischio-jambiers** (voir page ci-contre)
Muscles du cou
Les **muscles du cou** sont reliés à **ceux du dos**. L'étirement de la **colonne vertébrale** aide à se débarrasser des tensions dans le cou

particulière de tissu conjonctif appelée fascia. Les fascias enveloppent chaque cellule ainsi que le muscle dans son entier ; ils font aussi le lien entre les muscles. Ce sont eux qui permettent un étirement complet dans la posture de la pince debout (ici et p. 163). Pour en savoir plus sur les tissus conjonctifs, reportez-vous p. 28.

S'ÉTIRER POUR UNE MEILLEURE MOBILITÉ

La **posture de la pince** étire les ischio-jambiers, participant à la prévention des douleurs dans le bas du dos. Les muscles des mollets fournissent l'impulsion lorsque vous marchez : parce qu'ils sont reliés, quand les ischio-jambiers sont étirés, les muscles des mollets le sont aussi et conservent ainsi leur souplesse.

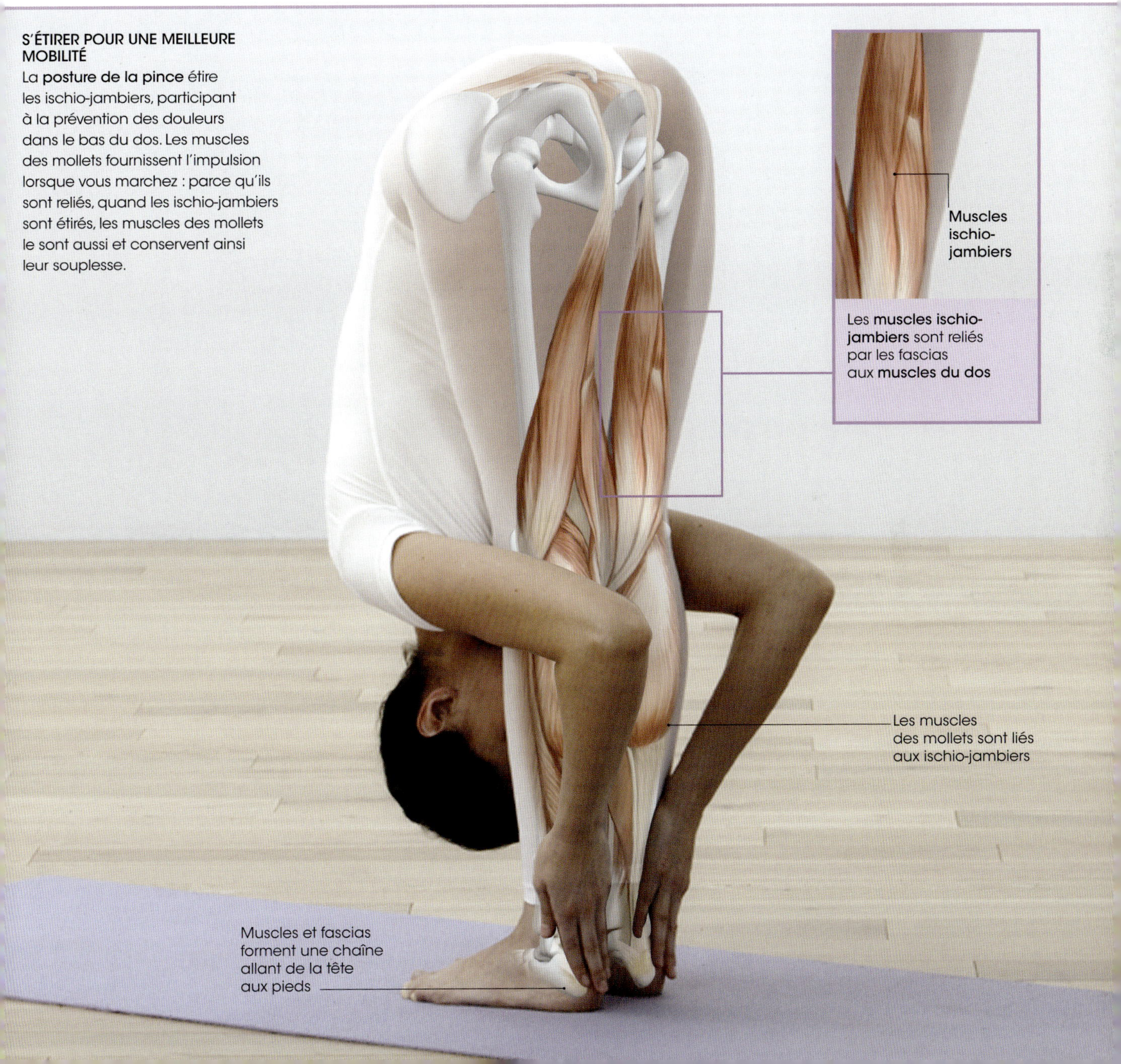
Muscles ischio-jambiers
Les **muscles ischio-jambiers** sont reliés par les fascias aux **muscles du dos**
Les muscles des mollets sont liés aux ischio-jambiers
Muscles et fascias forment une chaîne allant de la tête aux pieds

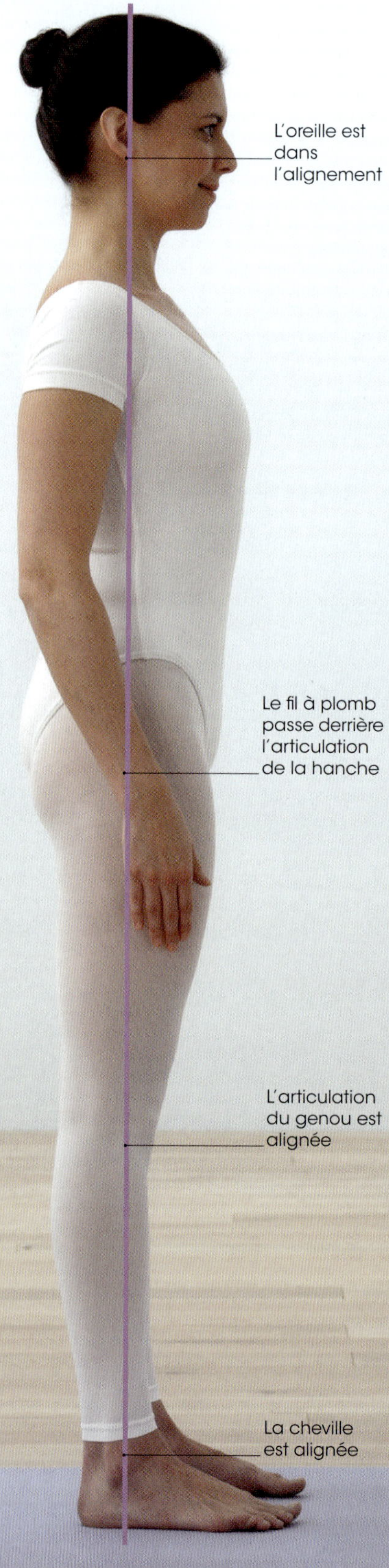

Une colonne vertébrale bien alignée

Chez la plupart des gens, la colonne vertébrale n'est pas bien alignée. La pratique des *asanas* renforce et étire des muscles essentiels, ce qui aidera à corriger la posture.

Les bienfaits pour le corps

Pour aligner la colonne, il faut améliorer l'équilibre entre la longueur d'un muscle et sa puissance. Le yoga y parvient parfaitement puisque à chaque posture correspond une contre-posture : les principaux muscles situés à l'avant et à l'arrière de votre corps sont à la fois étirés et renforcés, façonnés et assouplis. Les postures de yoga ont des effets positifs sur les tissus conjonctifs, les fascias (voir pp. 26-27). Les muscles sont élastiques : après s'être contractés ou étirés, les fibres retrouvent leur longueur originelle. Les fascias sont des fibres plastiques et non élastiques, cela signifie que leur forme change uniquement si une pression est appliquée, ne revenant pas alors à la forme première une fois cette pression supprimée. La répétition de certains mouvements ou positions – comme le fait de porter son sac sur l'épaule ou d'avoir le dos voûté devant son ordinateur – fixe le tissu conjonctif qui forme alors une sorte de ceinture non élastique à l'origine de problèmes posturaux. Lorsque vous tenez une posture de yoga pendant plus d'une minute, le tissu conjonctif durci se remodèle progressivement, vous permettant de retrouver un bon alignement.

UN BON ALIGNEMENT
Si une personne à la colonne vertébrale bien alignée se tient debout à côté d'un fil à plomb, ses chevilles, ses genoux, ses hanches et ses oreilles seront parfaitement alignés, les uns au-dessus des autres, sur une ligne droite.

Asanas pour corriger une cyphose

La cyphose, qui correspond à une convexité exagérée de la partie supérieure du dos, est un problème courant d'alignement postural, aggravé par de mauvaises positions ou de longues heures passées le dos voûté devant un ordinateur. Ces postures aident à ramener en douceur la colonne vertébrale dans l'alignement.

La cyphose

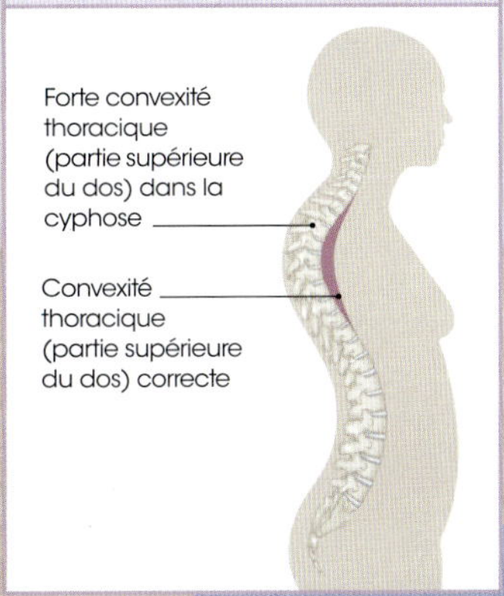

L'ARC
Dans la cyphose, les épaules sont arrondies vers l'avant. La posture de l'arc (voir p. 135) tire les épaules vers l'arrière et provoque l'ouverture de la cage thoracique.

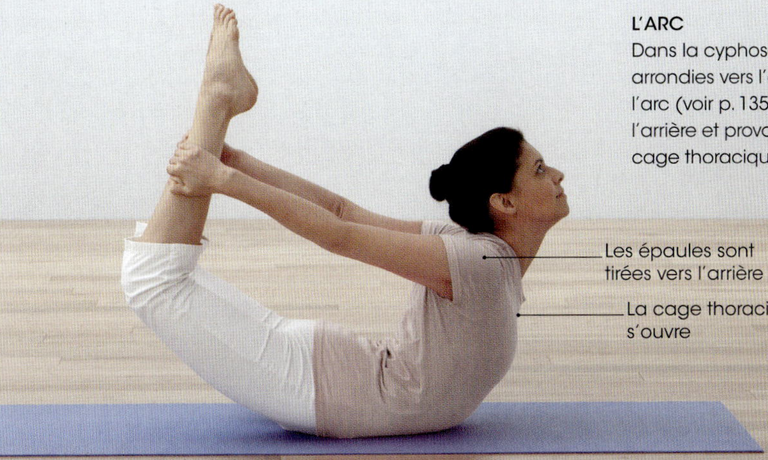
Les épaules sont tirées vers l'arrière
La cage thoracique s'ouvre

LE POISSON
Cette posture (voir p. 92) étire les muscles raccourcis des épaules et de la cage thoracique. Elle assouplit le tissu conjonctif ou fascia, situé dans ces deux zones.

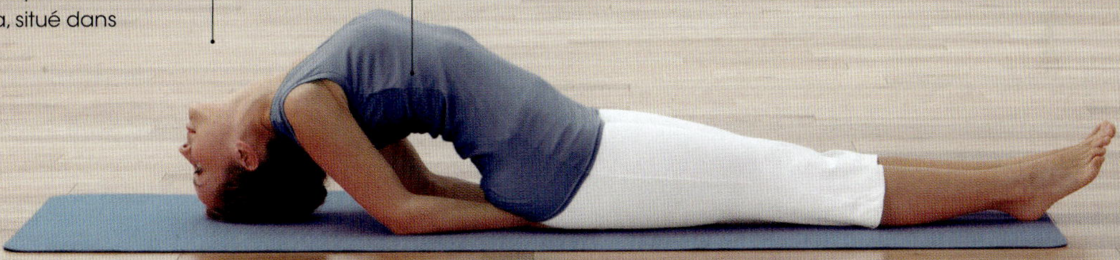
Les fascias et les muscles sont reliés du menton au bassin
Les muscles du haut du dos sont renforcés

LE COBRA
En tendant les bras dans le dos dans cette variation du cobra (voir p. 119), les muscles du cou et du haut du dos sont renforcés.

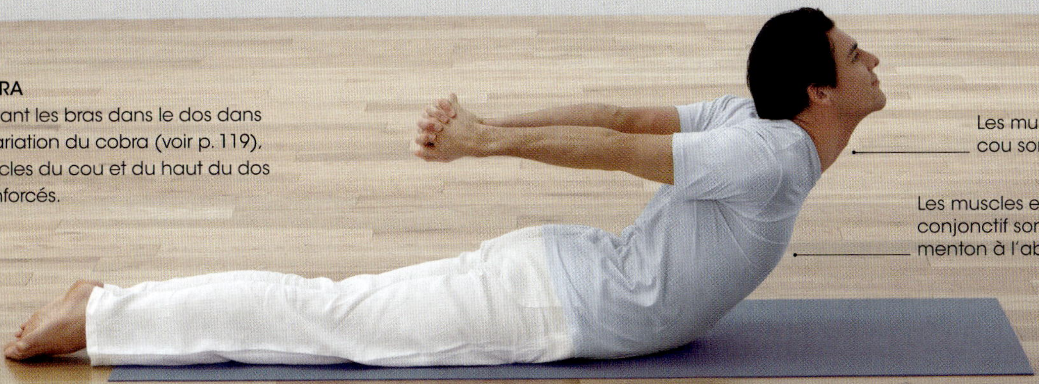
Les muscles du cou sont façonnés
Les muscles et le tissu conjonctif sont étirés du menton à l'abdomen

Asanas pour corriger une lordose

En cas de lordose, les abdominaux sont souvent faibles, tandis que les ischio-jambiers et les muscles du bas du dos se sont raccourcis. Le tissu conjonctif (voir pp. 26-27), à l'arrière des cuisses et du dos, s'est durci. Ces postures renforcent et allongent les muscles, en assouplissant le tissu conjonctif.

La lordose

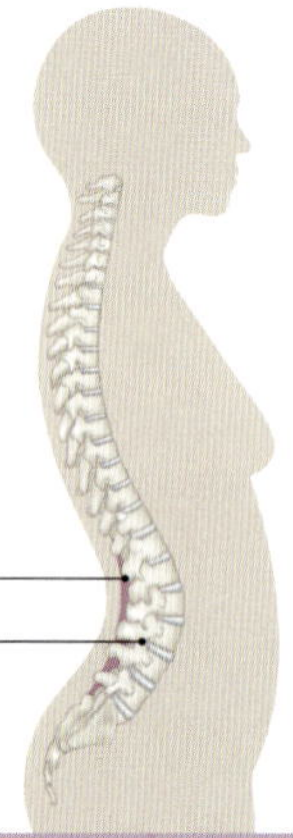

POSTURE POUR LES DEUX JAMBES
Cet exercice développe la force abdominale (voir p. 60). Si la ceinture abdominale est forte, elle protège les lombaires et maintient un bon alignement.

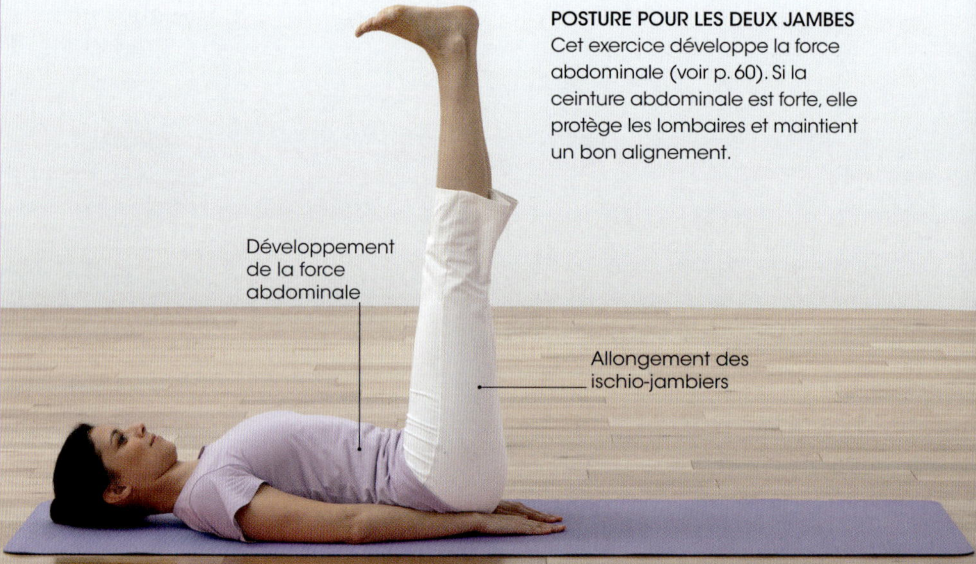

LA PINCE
Cette posture (voir p. 98) procure un profond étirement des muscles de la partie postérieure du corps qui se sont raccourcis. Essayez de garder la posture un moment, en vous étirant en douceur. Tant que les douleurs ressenties à l'étirement sont effacées par la respiration abdominale et la détente, vous pouvez sans danger conserver cette posture. Toute autre douleur doit être considérée comme un signe que vous êtes allé trop loin dans l'étirement.

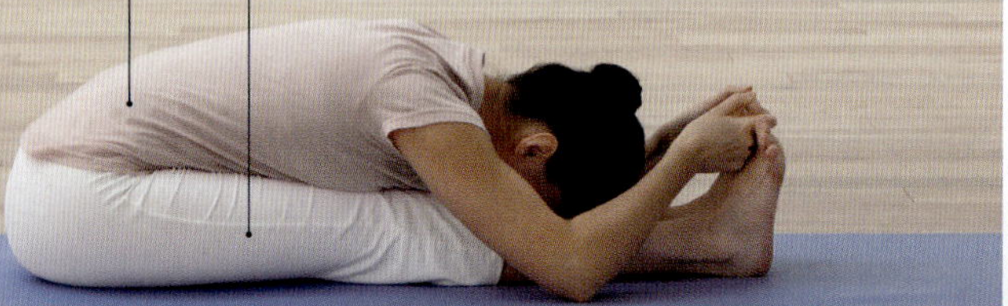

LA PINCE DEBOUT
Cette posture permet aussi d'allonger toute la partie postérieure de votre corps (voir p. 162). En vous étirant, mettez en place une respiration lente et contrôlée. Détendez-vous consciemment. Une pratique régulière atténuera les douleurs ressenties et améliorera votre souplesse.

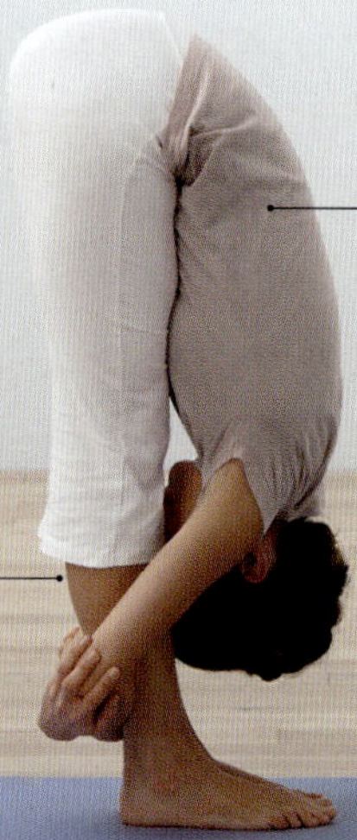

Asanas pour corriger une scoliose

La scoliose apparaît lorsque les muscles dorsaux sont raccourcis d'un côté et allongés de l'autre. Il peut s'agir, par exemple, de la partie gauche de la zone lombaire et de la partie droite de la zone thoracique qui ne sont plus alignées. La pratique des postures suivantes rééquilibrera l'ensemble.

La scoliose

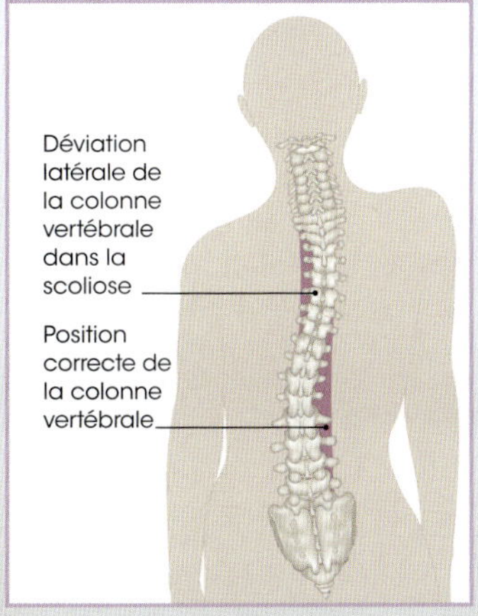

LA DEMI-TORSION VERTÉBRALE

Cette posture (voir p. 148), ainsi que toutes celles proposées ici, est à tenir le même temps de chaque côté. C'est ainsi que les zones ciblées sont étirées et renforcées.

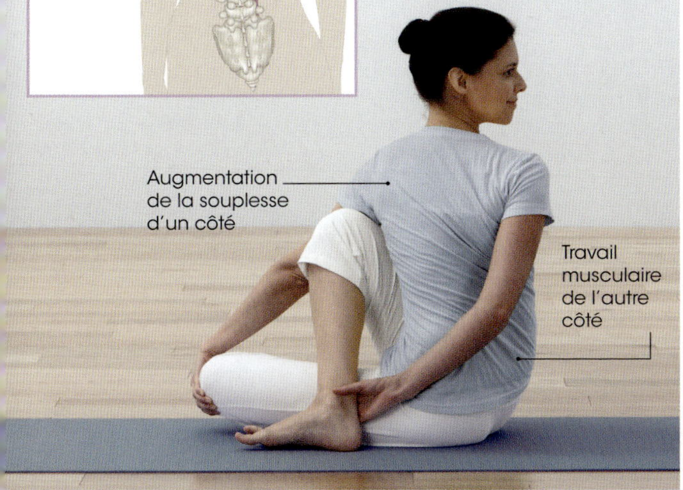

LE TRIANGLE

Les postures telles que le triangle (voir p. 164) sont pratiquées à droite et à gauche afin de restaurer le juste équilibre entre souplesse et force musculaire de chaque côté de la colonne vertébrale. Elles permettent aussi d'assouplir le tissu conjonctif.

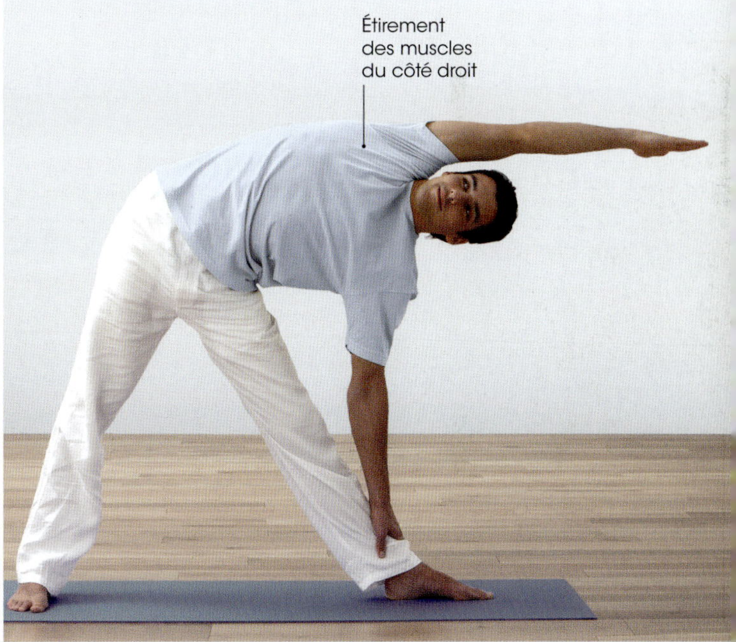

FLEXION LATÉRALE AVEC TORSION

Les étirements latéraux, telle la flexion latérale avec torsion (voir p. 107), aident à restaurer l'équilibre de muscles raccourcis situés en diagonale, de chaque côté de la colonne. Prenez doucement la posture pour surmonter progressivement toute résistance des muscles.

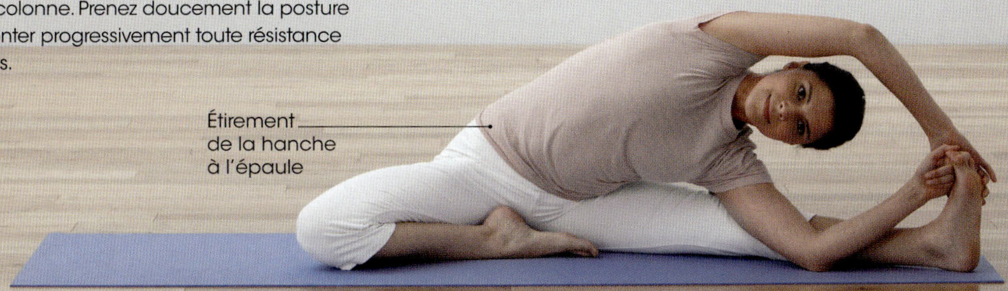

Le souffle de vie

La respiration se différencie de toutes les autres fonctions corporelles car elle nous relie à notre environnement. Les plantes absorbent le gaz carbonique et rejettent l'oxygène (le jour), tandis que les êtres humains et les animaux absorbent l'oxygène de l'air et rejettent un air chargé en gaz carbonique (jour et nuit). Les exercices de respiration du yoga permettent d'augmenter les échanges gazeux dans les poumons et dans toutes les cellules du corps.

La respiration involontaire

La plupart du temps, nous respirons involontairement grâce aux centres de contrôle de la respiration présents dans notre cerveau. Un adulte de taille moyenne prend entre 12 et 20 respirations par minute au repos, provoquant le mouvement de ½ litre d'air dans et hors des poumons – il s'agit là d'une fonction vitale. Lorsqu'il est en mouvement, sa respiration s'accélère, avec 35 à 45 respirations par minute et une capacité dépassant les 4 litres d'air inspiré et expiré. Cette respiration rapide et profonde résulte d'une soudaine augmentation des déchets de gaz carbonique dans les muscles due aux mouvements.

DURANT L'INSPIRATION

Durant une respiration yogique complète, le diaphragme se contracte et descend, faisant passer l'air dans les poumons et repoussant l'abdomen vers l'avant.

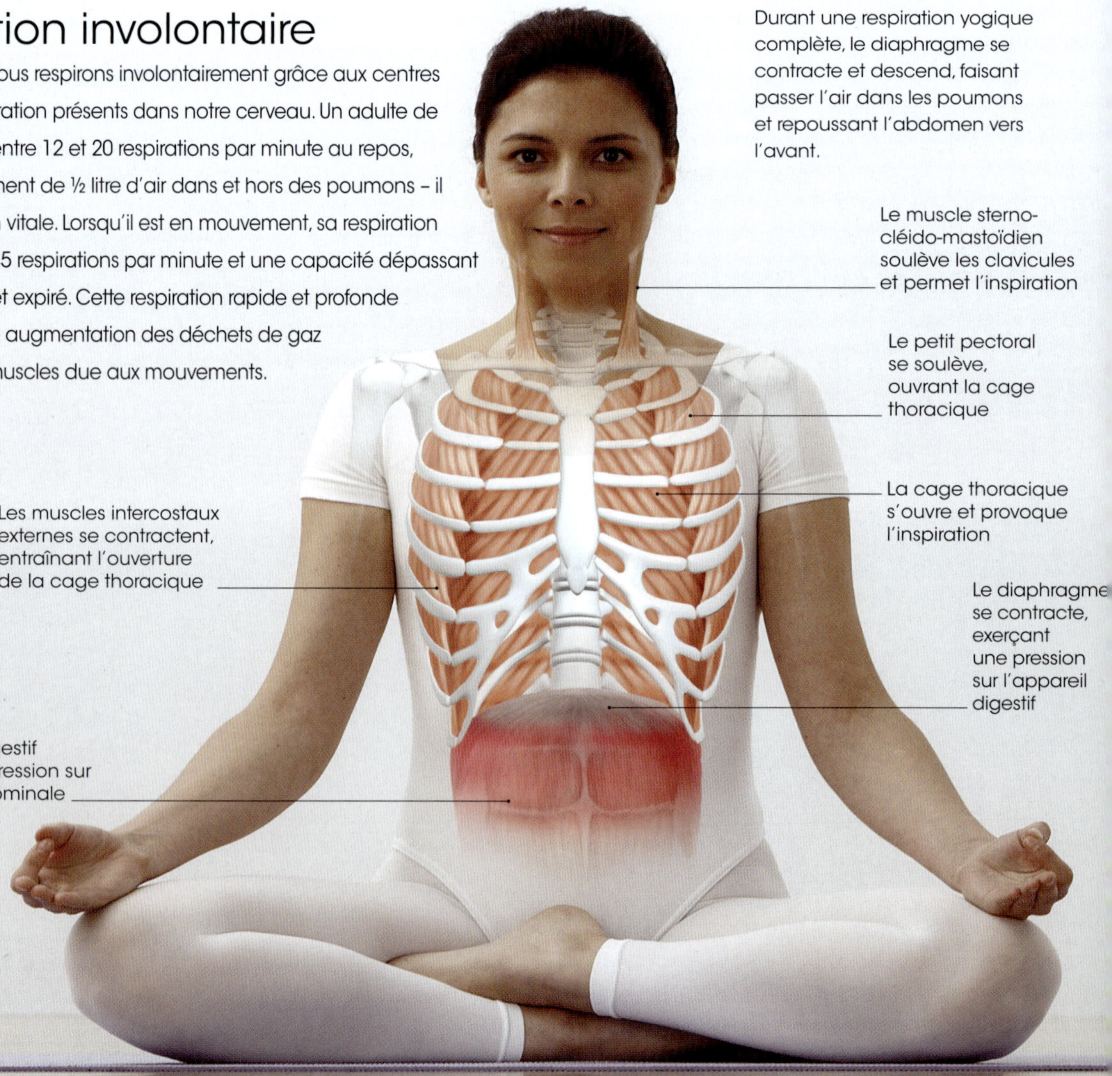

Le contrôle de la respiration volontaire

Le yoga met l'accent sur le contrôle de la respiration volontaire. Durant la pratique des postures, vous descendez entre 10 et 12 respirations par minute. Durant la relaxation et la méditation, vous ne respirez qu'entre 6 et 8 fois par minute et ne prenez qu'entre 3 et 6 respirations par minute durant la respiration alternée (voir pp. 182-183). Dans le yoga, tous les exercices de respiration mettent l'accent sur une expiration totale afin d'éliminer le maximum d'air vicié et de permettre une inspiration plus profonde.

De cette façon, l'air riche en oxygène qui est inspiré s'allie à des volumes moindres d'air vicié que dans la respiration involontaire, il y a donc davantage d'oxygène disponible pour nourrir chaque cellule. Durant le *pranayama*, les niveaux d'oxygène dans le sang sont plus élevés lorsque vous inspirez et nettement inférieurs lorsque vous retenez votre souffle. Des études effectuées par le médecin russe Arkadi F. Prokop laissent penser que l'exposition à des niveaux alternativement hauts et bas d'oxygène favorise le renouvellement des cellules, accélère le renouvellement des mitochondries (les usines énergétiques microscopiques présentes dans chaque cellule). De nombreuses postures créent des pressions sur la poitrine et sur le ventre.

La respiration yogique complète (voir p. 181) se fait en résistance et renforce les muscles respiratoires, tout en vous aidant à avoir une meilleure conscience de votre respiration dans la vie quotidienne.

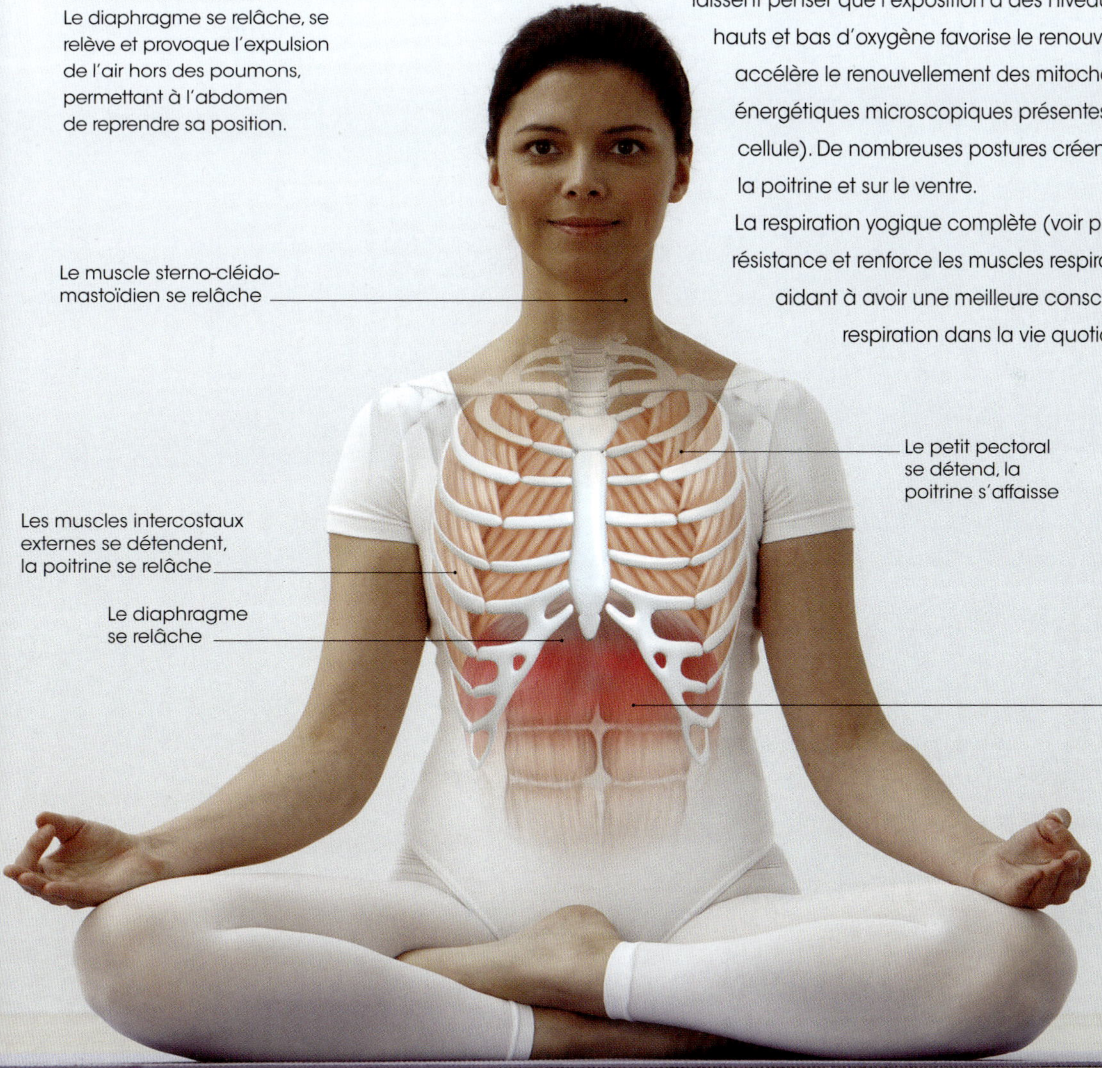
DURANT L'EXPIRATION
Le diaphragme se relâche, se relève et provoque l'expulsion de l'air hors des poumons, permettant à l'abdomen de reprendre sa position.
Le muscle sterno-cléido-mastoïdien se relâche
Le petit pectoral se détend, la poitrine s'affaisse
Les muscles intercostaux externes se détendent, la poitrine se relâche
Le diaphragme se relâche
Les muscles abdominaux se contractent, poussant les organes internes contre le diaphragme pour une expiration complète

Soutenir le système nerveux

Le yoga agit sur le système nerveux, maintenant un équilibre qui vous permet de mieux faire face aux inévitables tensions du quotidien. L'ordre des douze *asanas* de base (voir p. 42 à 169) et la concentration sur la posture, la respiration et la relaxation dans chacune favorisent le fonctionnement du système nerveux et aboutit à la sensation d'une relaxation et d'un renouvellement complets.

Qu'est-ce que le système nerveux autonome ?

Le système nerveux autonome régule les activités des organes vitaux tels que le cœur, ainsi que les systèmes respiratoire, digestif et endocrinien (voir p. 37). Il gouverne aussi l'homéostasie (voir p. 18). Ce système fonctionne involontairement, assurant par les nerfs la transmission des messages entre le cerveau et la moelle épinière, *via* le système nerveux central. Le système nerveux autonome est subdivisé en systèmes sympathique et parasympathique.

LE SYSTÈME NERVEUX SYMPATHIQUE Cette partie du système nerveux autonome envoie des influx nerveux, en réaction à la perception d'un danger physique ou psychologique, qui déclenchent la décharge d'hormones, dont l'adrénaline et la noradrénaline. Celles-ci préparent le corps au combat ou à la fuite en provoquant une augmentation du rythme cardiaque, en envoyant du sang dans les muscles squelettiques et en ralentissant, notamment, les fonctions digestives et rénales. Ces réponses au stress se poursuivent jusqu'au combat, à la fuite ou à la prise de contrôle par le système nerveux parasympathique. Si ces réactions ne se dissipent pas, elles peuvent, avec le temps, nuire au corps et à l'esprit.

LE SYSTÈME NERVEUX PARASYMPATHIQUE Il encourage au repos, à la conservation de l'énergie et à l'absorption de nutriments favorisant une bonne santé. Il contribue notamment à la régularité du fonctionnement des systèmes cardio-vasculaire, digestif et excréteur, et agit comme un antidote à la réaction de combat ou de fuite. La pratique des *asanas* (voir pp. 42 à 169), du *pranayama* (voir pp. 176 à 185) et de la méditation (voir pp. 196 à 207) active les fonctions de repos et de réparation au sein du système nerveux autonome.

Activités sympathiques et parasympathiques

Les deux systèmes sont complémentaires. Lorsque le cerveau anticipe un danger, les neurones sympathiques situés dans la moelle épinière déchargent des neuromédiateurs. Ceux-ci viennent stimuler des organes, des glandes et des muscles bien précis permettant de réagir au stress, comme le montre le schéma ci-dessous. Lorsque les nerfs parasympathiques sont stimulés, ils annulent progressivement ces réactions.

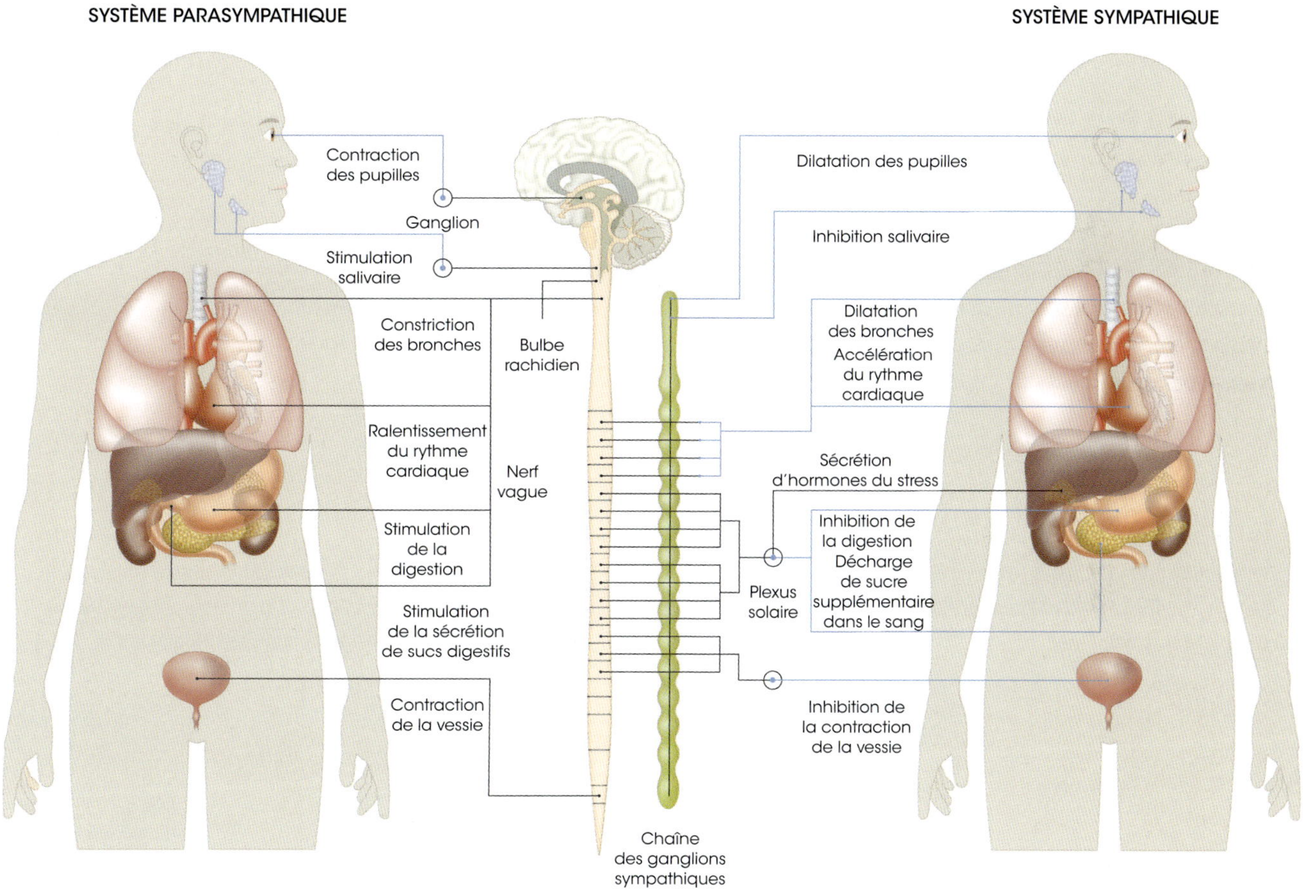

LE SYSTÈME NERVEUX AUTONOME

Le système nerveux autonome joue un rôle important car il nous prépare à réagir à des situations de stress, avec lucidité et rapidité. Le système parasympathique, qui se met en branle après une période d'activité sympathique, donne tous les moyens d'être en bonne santé.

Le yoga pour équilibrer le système nerveux

En organisant votre pratique des *asanas* comme nous vous le proposons ici, vous pourrez restaurer l'équilibre entre les systèmes nerveux sympathique et parasympathique.

LA SALUTATION AU SOLEIL Débutez votre séance par la salutation au soleil (voir pp. 50 à 57), afin de commencer à réduire les impulsions nerveuses du système sympathique.

ALTERNANCE D'ÉTIREMENTS ET DE RELAXATION Choisissez ensuite des postures axées essentiellement sur la souplesse (voir pp. 58 à 115), suivies par la relaxation appropriée. En alternant la légère douleur musculaire de l'étirement avec la relaxation, vous stimulerez le système nerveux parasympathique qui contribuera à votre détente.

ALTERNANCE DE CONTRACTIONS MUSCULAIRES ET DE RELAXATION Ensuite, pratiquez de courtes mais intenses contractions musculaires (voir pp. 116 à 169), suivies par une relaxation volontaire qui déclenchera l'envoi d'impulsions favorisant le repos et la détente de la part du système parasympathique.

RELAXATION FINALE Durant la relaxation finale (voir pp. 192-193), votre corps est envahi par les impulsions nerveuses du système parasympathique. Si vous vous retrouvez dans un environnement empli de tensions, les impulsions nerveuses sympathiques pourront être stimulées à nouveau mais, grâce à la force des impulsions parasympathiques reçues au cours de votre séance, elles n'auront sur vous que peu d'effets.

Étirement musculaire et relaxation

Remarquez que la douleur ressentie dans les muscles lors des étirements disparaît totalement durant la relaxation, et les tensions également.

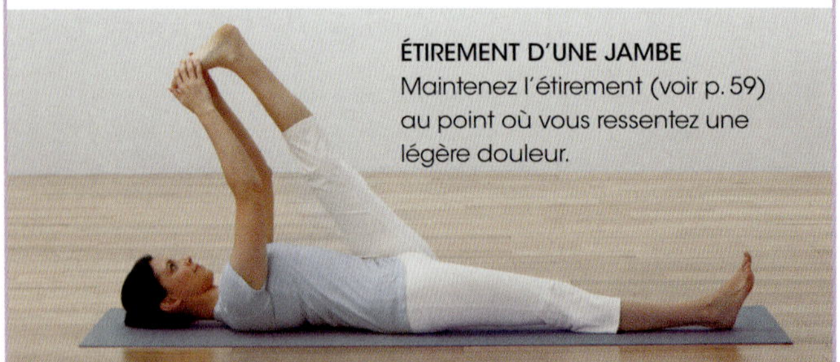

ÉTIREMENT D'UNE JAMBE
Maintenez l'étirement (voir p. 59) au point où vous ressentez une légère douleur.

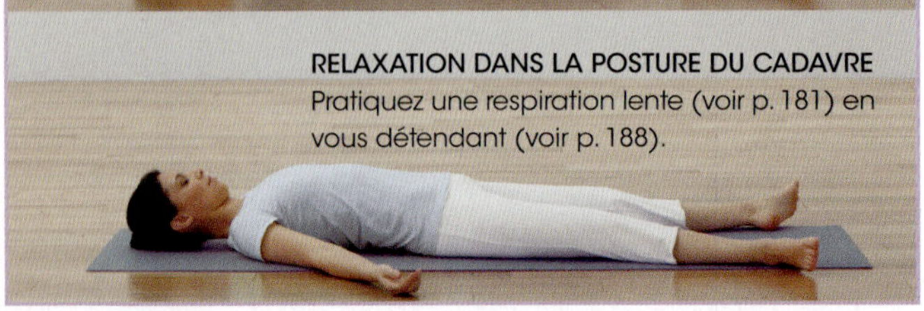

RELAXATION DANS LA POSTURE DU CADAVRE
Pratiquez une respiration lente (voir p. 181) en vous détendant (voir p. 188).

Contraction musculaire et relaxation

Certaines *asanas* exigent un travail musculaire plus dynamique. Directement suivies par une relaxation appropriée, elles stimulent le système nerveux parasympathique.

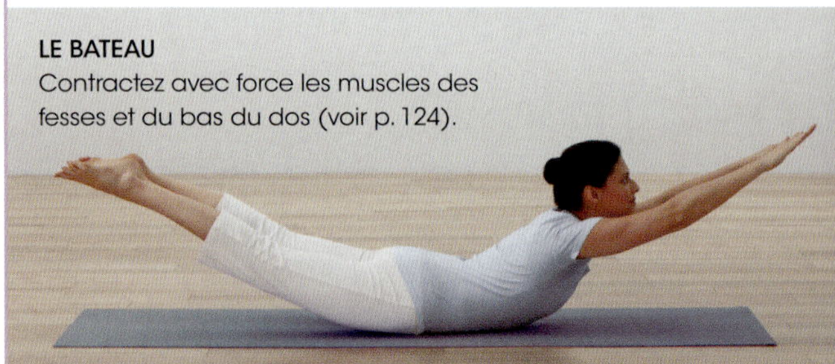

LE BATEAU
Contractez avec force les muscles des fesses et du bas du dos (voir p. 124).

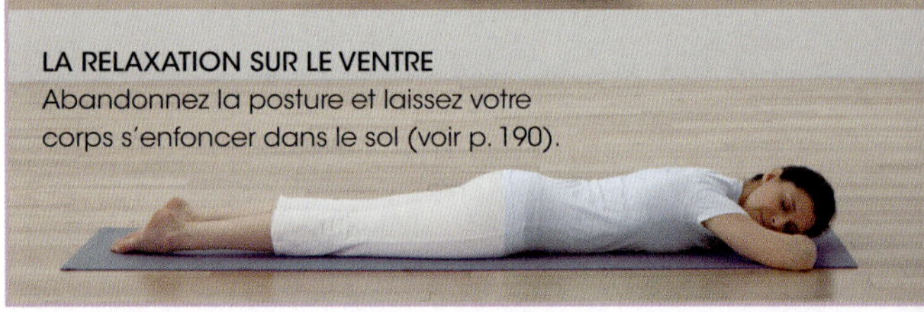

LA RELAXATION SUR LE VENTRE
Abandonnez la posture et laissez votre corps s'enfoncer dans le sol (voir p. 190).

Yoga et système endocrinien

Les glandes endocriniennes sécrètent des hormones qui se diffusent dans le sang. Ces messagers chimiques entrent en contact avec toutes les cellules du corps, stimulant et régulant de nombreuses fonctions. Le yoga contribue à maintenir ce système en bonne forme.

Que fait le système endocrinien ?

La principale glande endocrinienne est l'hypophyse, située dans le cerveau. L'épiphyse, elle aussi placée dans le cerveau, produit la mélatonine qui contrôle les cycles d'éveil et de sommeil. La thyroïde sécrète des hormones régulant la croissance et le métabolisme. La parathyroïde stimule l'absorption du calcium. En haut de la poitrine, le thymus régule le système immunitaire. Placées au-dessus des reins, les glandes surrénales régissent l'équilibre des fluides, la répartition des graisses, ainsi que les hormones du stress. Le pancréas régule le niveau de sucre dans l'organisme, tandis que les ovaires et les testicules relâchent des hormones sexuelles.

Les bienfaits pour le cerveau

La pratique des *asanas* agit sur l'équilibre du cerveau et, *via* l'hypophyse, de tout le corps. Dans certaines postures, telle celle sur la tête, un afflux de sang supplémentaire irrigue le cerveau, l'approvisionnant en oxygène et en nutriments, et améliorant ainsi le fonctionnement de l'hypothalamus.

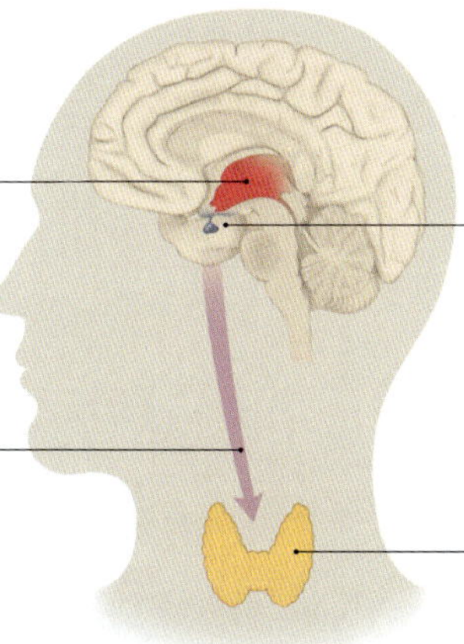

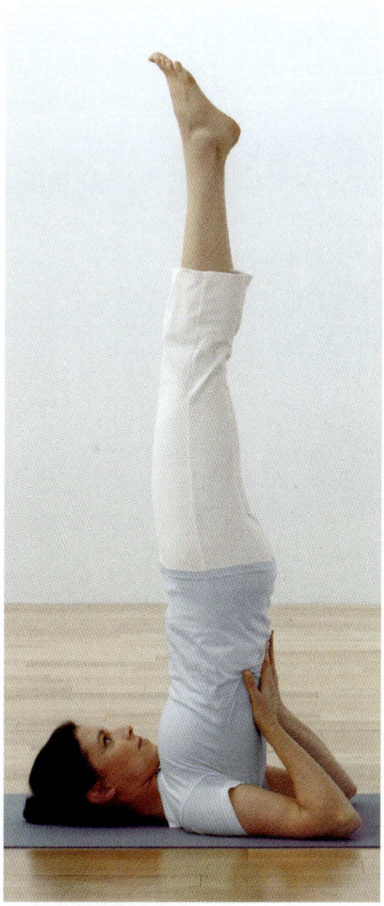

POSTURE SUR LES ÉPAULES
Dans cette posture (voir p. 78), vous augmentez la circulation du sang dans la glande thyroïde située dans le cou, et favorisez ainsi un bon métabolisme.

Yoga et relaxation

Le yoga apprend à obtenir une relaxation musculaire profonde, d'abord en faisant suivre la contraction musculaire d'une *asana* par une relaxation durant sa contre-posture, puis par l'autosuggestion au cours de la relaxation finale (voir pp. 192-193), en envoyant des messages de détente à chaque partie du corps, jusqu'à obtenir un relâchement total.

Une forte contraction musculaire nécessite l'émission de nombreuses impulsions nerveuses qui vont commander la contraction des fibres musculaires. Une relaxation totale exige qu'un minimum d'impulsions nerveuses soient envoyées en direction des fibres. Ces processus semblent opposés mais, plus vous vous détendrez avant une posture, plus vous serez capable de vous concentrer sur la contraction musculaire et plus votre respiration sera profonde. Faites suivre chaque posture d'une relaxation. Plus tard, le relâchement total de la contraction, accompagné de la mise en place d'une respiration lente, contribuera à une relaxation profonde.

L'utilisation de l'autosuggestion

Pour obtenir une profonde détente musculaire durant la relaxation finale (voir pp. 192-193), allongez-vous confortablement, essayez de créer des images mentales successives de chacun de vos muscles et envoyez-leur des messages de détente, transportés par des impulsions émises par le cortex moteur situé dans le cerveau. Ces messages sont rapidement suivis d'un sentiment de détente.

Localisation des cortex

Le cortex moteur et le cortex somatosensoriel sont contigus dans le cerveau.

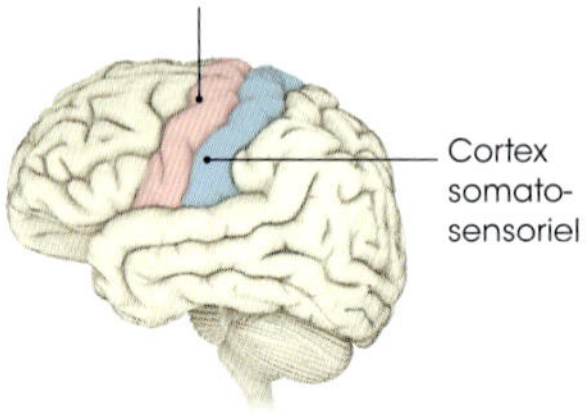

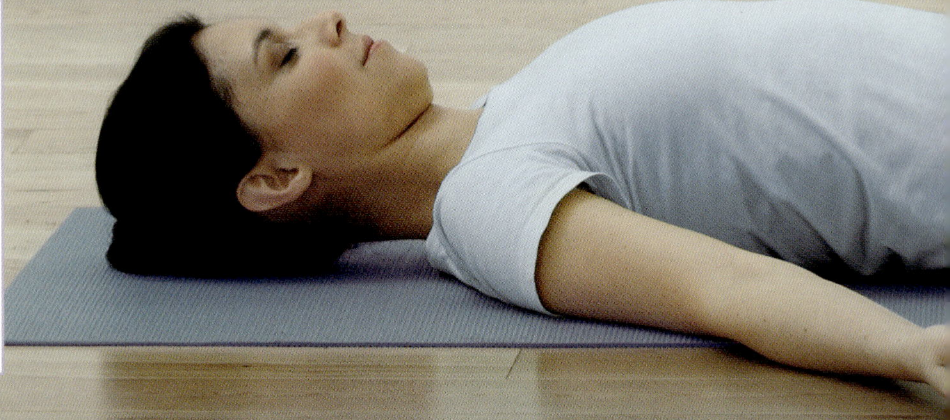

RELAXATION COMPLÈTE
Elle se fait des pieds à la tête ; vous pouvez envoyer des messages de détente à tous vos muscles afin d'obtenir une relaxation profonde.

Cartographie du cerveau

L'autosuggestion mise en place durant la relaxation a lieu dans le cortex moteur (voir la localisation des cortex, page ci-contre). La sensation de détente qui s'ensuit se déroule dans le cortex somatosensoriel. Même s'il n'existe pas de contrôle moteur direct jusqu'aux organes internes, l'autosuggestion atteint l'organe ciblé *via* le subconscient.

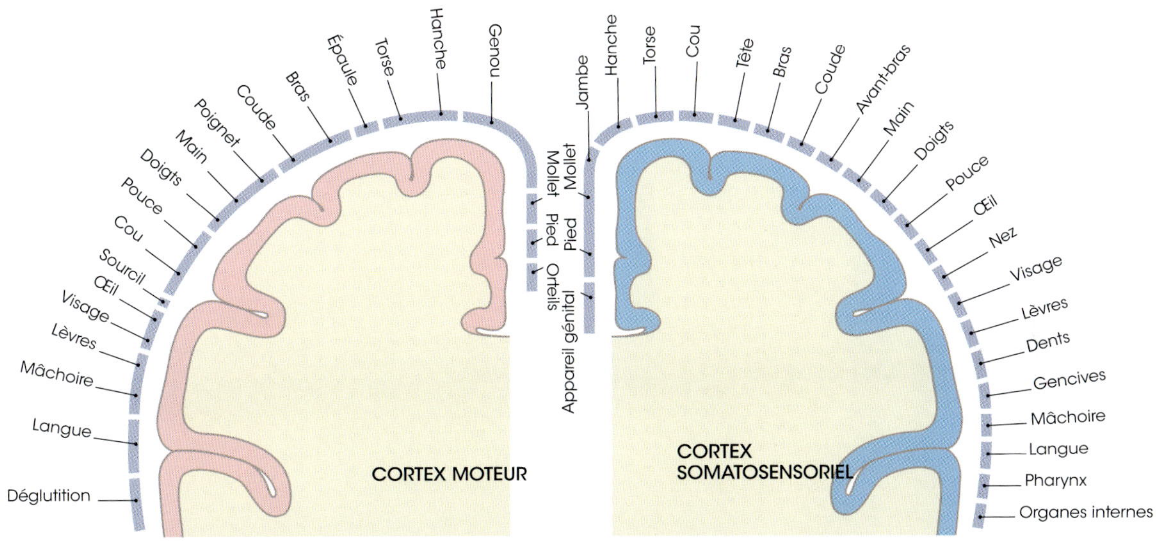

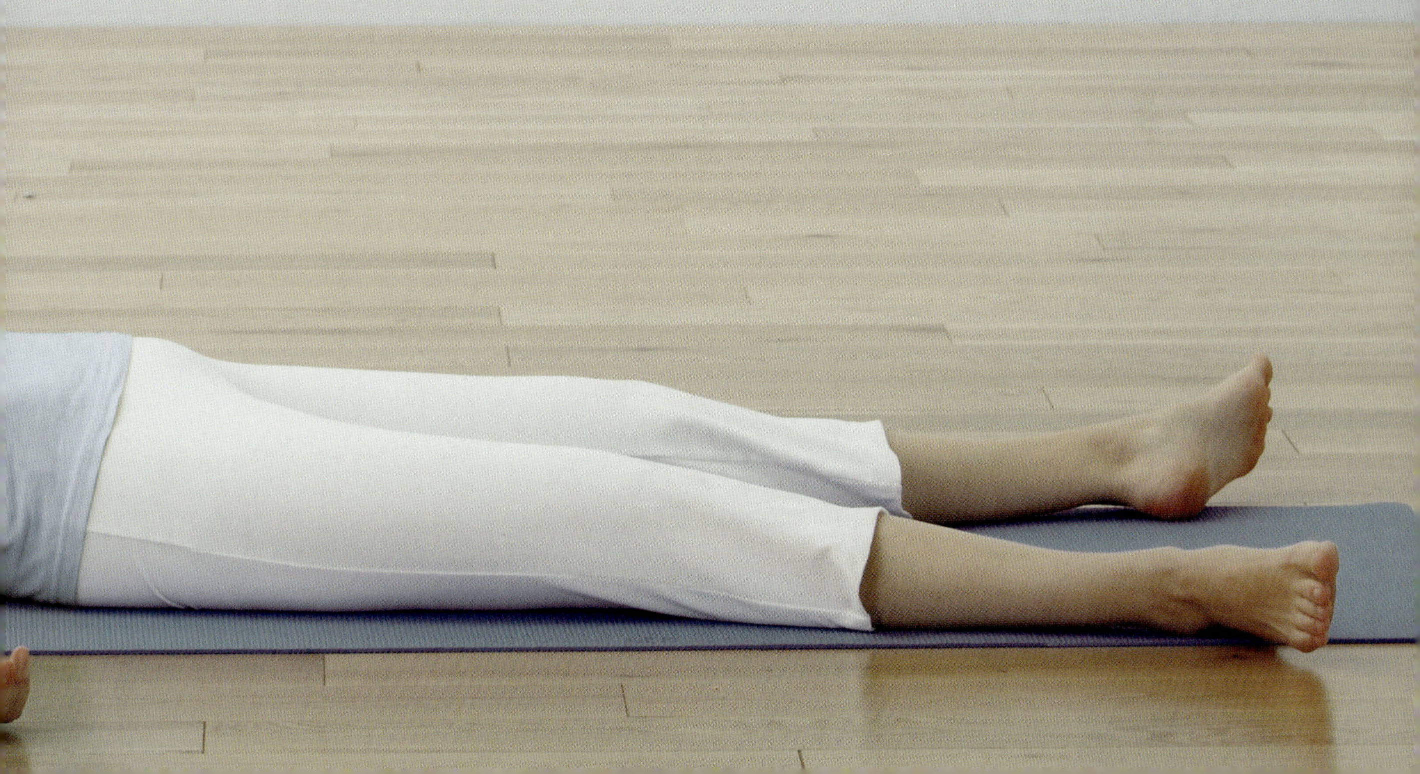

Pour chaque posture, de nombreux bienfaits

Les *asanas* agissent simultanément sur plusieurs systèmes corporels. En comprenant comment certains bienfaits sont complémentaires, vous parviendrez à une meilleure connaissance du mot sanskrit *yoga*, qui se traduit par « union ». Ici, nous analysons les bienfaits d'une *asana* sur le corps et l'esprit.

Les effets sur le corps

En pratiquant la posture du triangle inversé (voir p. 167), les dix systèmes corporels sont bénéficiaires, avec cependant des effets particuliers sur :

LE SYSTÈME MUSCULAIRE Les muscles antérieurs des cuisses se contractent pour conserver la stabilité de la jambe, tandis que les muscles de la chaîne postérieure s'allongent. L'équilibre ainsi créé entre la puissance et la longueur des muscles favorise la mobilité articulaire. Réalisée des deux côtés, cette *asana* participe au bon alignement de la colonne vertébrale.

LE SYSTÈME NERVEUX La colonne vertébrale, qui abrite le système nerveux central, reçoit un bon étirement sur toute sa longueur, ce qui favorise la communication entre les nerfs spinaux et le cerveau. Le cervelet contrôle le mouvement, le bon alignement et la stabilité de la posture.

LE SYSTÈME ENDOCRINIEN Dans cette posture, le sang afflue aisément jusqu'au cerveau, alimentant l'hypophyse (voir p. 37) qui régule les sécrétions hormonales dans tout le corps. Plus spécifiquement, la pression née de la posture stimule les glandes surrénales qui jouent un rôle essentiel en cas de stress (voir p. 34), mais aussi dans l'assimilation de la nourriture et la régulation de l'énergie.

LE SYSTÈME DIGESTIF La torsion du tronc provoque un massage des organes digestifs qui stimule le fonctionnement du système digestif. La pression exercée sur les organes expulse le sang qui pouvait y stagner, attirant du sang neuf dans cette zone une fois la posture quittée.

LES SYSTÈMES CARDIO-VASCULAIRE ET RESPIRATOIRE Cette posture, qui nécessite un effort, fait travailler le muscle cardiaque et augmente les capacités pulmonaires (voir pp. 32-33). Les muscles respiratoires travaillent eux aussi en luttant contre la compression née de la torsion. Ces deux actions assurent un bon afflux sanguin dans le cerveau, favorisant la concentration et la vitalité.

Que se passe-t-il dans le cerveau ?

Cette asana active le cervelet chargé de maintenir l'équilibre. Elle masse les glandes surrénales (au-dessus des reins), dont les fonctions sont contrôlées par l'hypophyse.

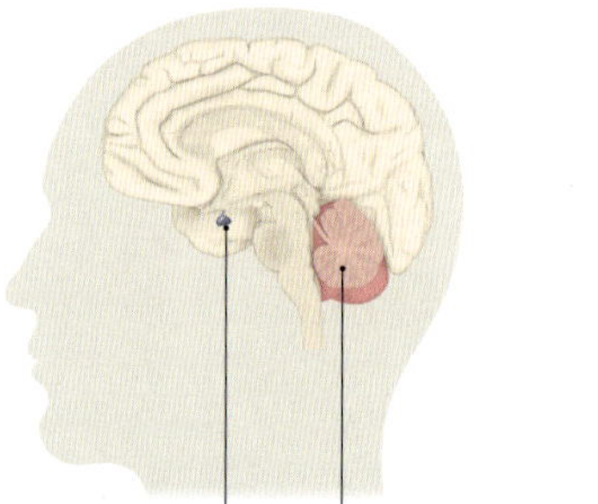

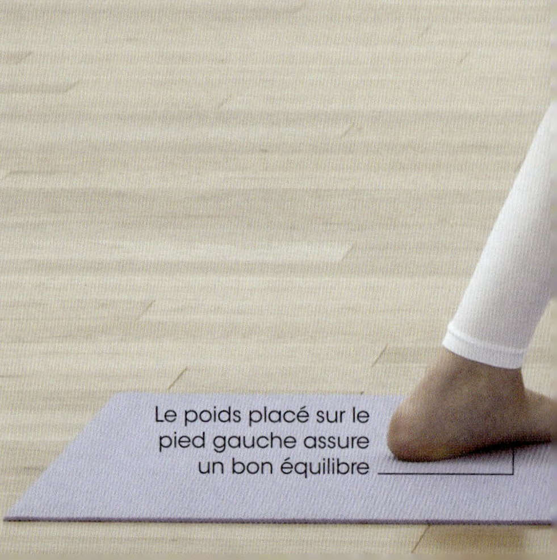
Le poids placé sur le pied gauche assure un bon équilibre

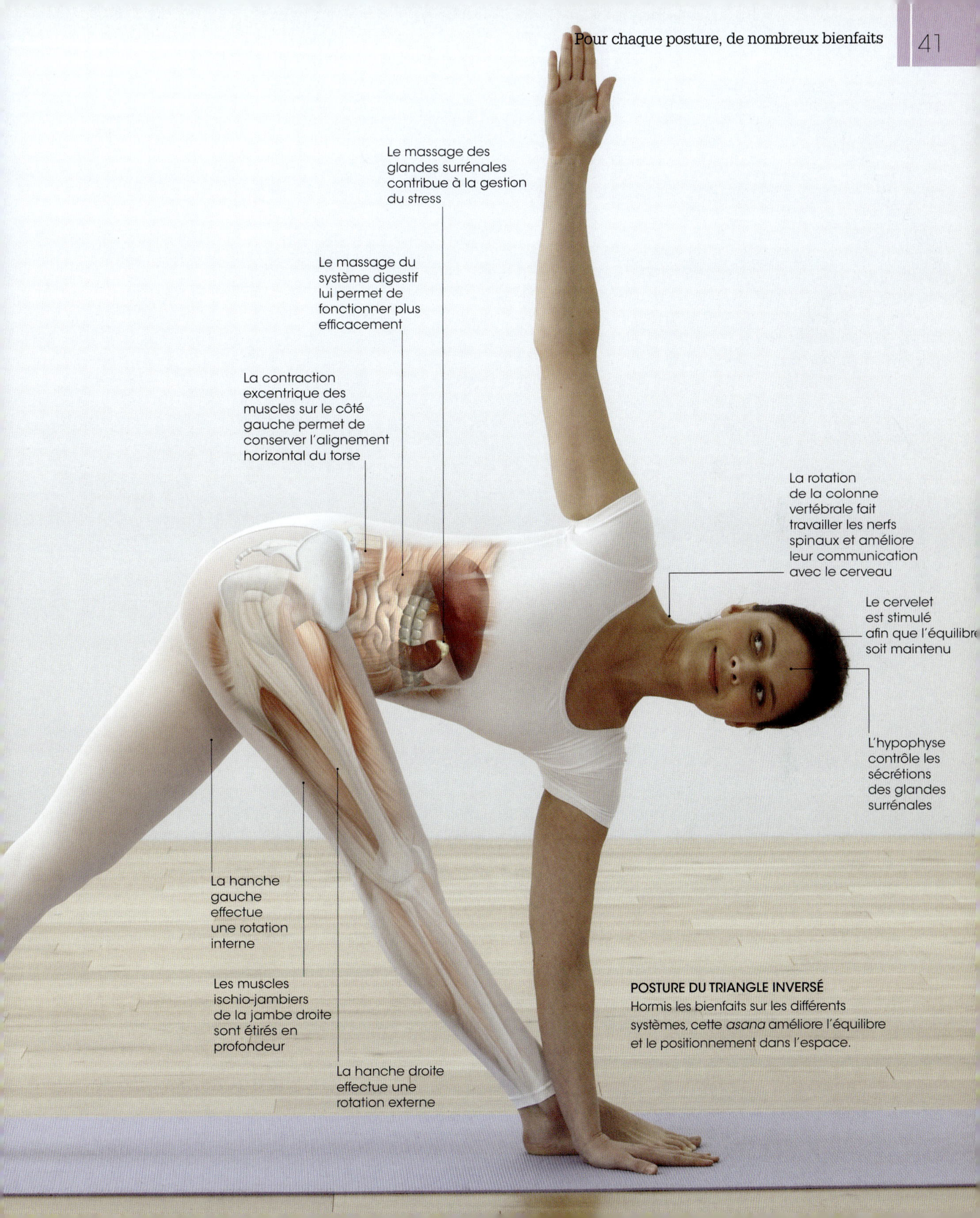
Le massage des glandes surrénales contribue à la gestion du stress
Le massage du système digestif lui permet de fonctionner plus efficacement
La contraction excentrique des muscles sur le côté gauche permet de conserver l'alignement horizontal du torse
La rotation de la colonne vertébrale fait travailler les nerfs spinaux et améliore leur communication avec le cerveau
Le cervelet est stimulé afin que l'équilibre soit maintenu
L'hypophyse contrôle les sécrétions des glandes surrénales
La hanche gauche effectue une rotation interne
Les muscles ischio-jambiers de la jambe droite sont étirés en profondeur
La hanche droite effectue une rotation externe

POSTURE DU TRIANGLE INVERSÉ
Hormis les bienfaits sur les différents systèmes, cette *asana* améliore l'équilibre et le positionnement dans l'espace.

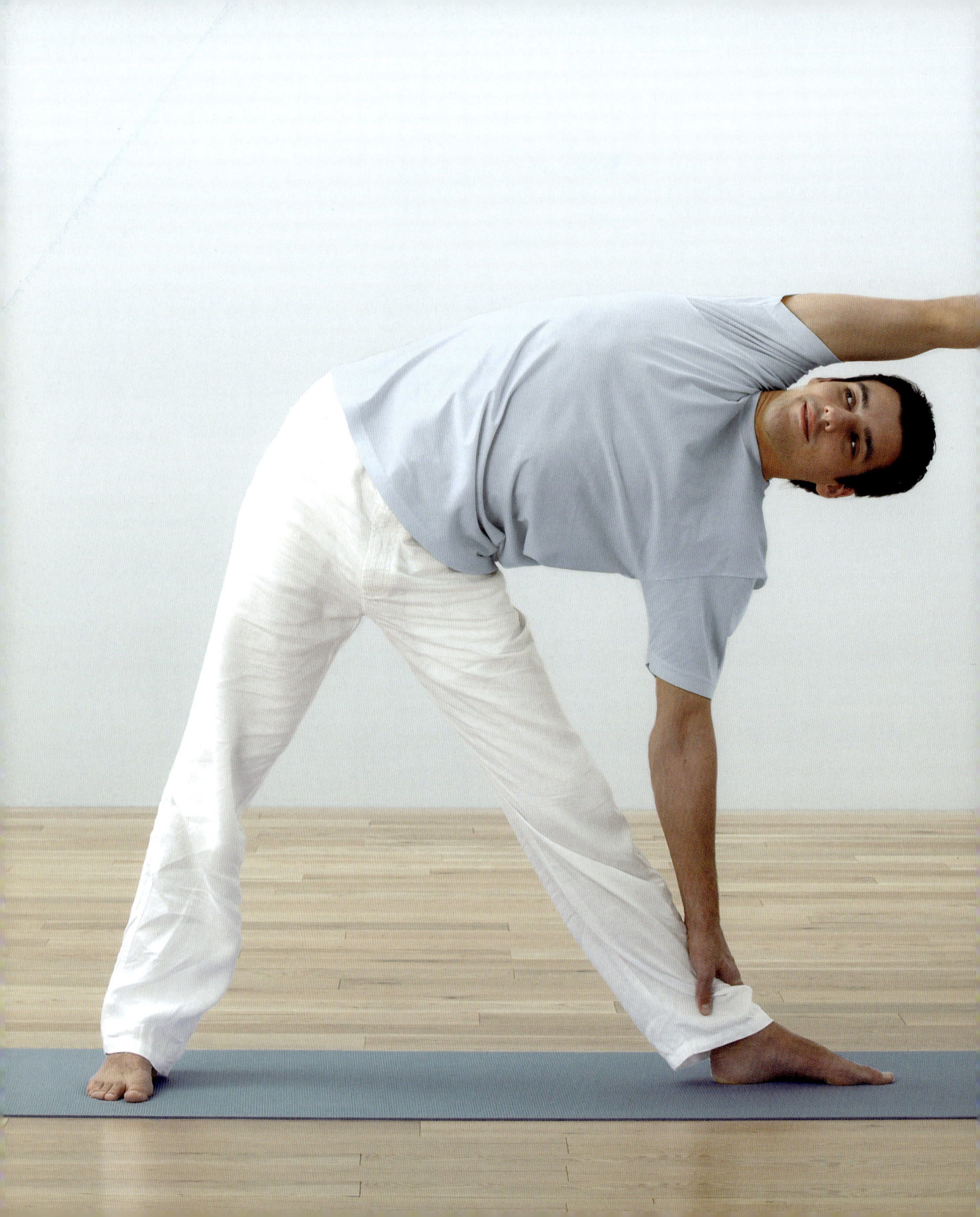

Les exercices appropriés

t-ce qu'un exercice orié ?

postures de base ou *asanas* doivent être pratiquées dans un ordre précis. lles ont pour but de favoriser une bonne santé et d'éveiller une énergie subtile – le *prana* (voir p. 178) – dans votre corps. Une fois la séance terminée, vous éprouverez une profonde sensation de bien-être physique et psychique.

Une succession logique

La succession des douze *asanas* de base est spécifiquement conçue pour aider votre corps et votre esprit à engranger le maximum de bienfaits. Elles doivent être pratiquées dans l'ordre de leur présentation dans cet ouvrage et à chaque séance. Respectez scrupuleusement les conseils de respiration donnés pour chacune ainsi que les temps de repos entre deux postures.

LA RELAXATION INITIALE Commencez toujours la relaxation dans la posture du cadavre (voir p. 46) pour vous concentrer et donc vous couper des exigences de la vie quotidienne. Poursuivez avec la posture assise simple (voir p. 47) qui vous procure la position idéale pour faire les exercices des yeux et du cou (voir pp. 48-49) ainsi que les exercices de respiration (voir pp. 180 à 185). Poursuivez avec la salutation au soleil (voir pp. 50 à 57), qui stimule le cœur, la circulation sanguine et sert aussi d'échauffement pour tout le corps avant les postures suivantes.

LA PREMIÈRE PARTIE DE VOTRE SÉANCE Après la salutation au soleil, vous passez à des *asanas* consacrées essentiellement à l'étirement des muscles. L'étirement est toujours suivi du relâchement musculaire. De plus, les postures la tête en bas de cette première partie augmentent l'afflux sanguin en direction de la tête, ce qui améliore le fonctionnement du cerveau et de la glande thyroïde.

LA SECONDE PARTIE DE VOTRE SÉANCE À partir de la posture du cobra (voir p. 116), il s'agit de renforcement musculaire effectué en contractant puis en relâchant les muscles. De plus, les postures de l'arc (voir pp. 134 à 143), de la demi-torsion vertébrale (voir pp. 144 à 149) et du paon (voir pp. 154 à 161) exercent une plus forte pression sur les organes internes, contribuant à la détoxification des tissus et à l'augmentation du flux sanguin.

LA RELAXATION FINALE Elle s'effectue dans la posture du cadavre (voir pp. 192-193). N'omettez jamais cette partie essentielle de votre séance. Dans cette position, les muscles volontaires et les organes internes se détendent totalement. La relaxation finale permet aussi d'intégrer tous les bienfaits des *asanas* que vous venez de faire.

Quand pratiquer ?

Vous pouvez faire votre séance de yoga quand vous voulez, du matin très tôt au soir très tard. Gardez cependant en tête les faits suivants :

- Votre dernière collation doit remonter à deux ou trois heures.
- Sauf si vous pratiquez tard le soir, prenez un repas ou une collation peu après votre séance.
- Il est bon de prendre une douche avant une séance, mais pas tout de suite après, car elle neutralise le prana (voir. p. 178).
- Choisissez un moment où vous ne serez pas interrompu par le téléphone.

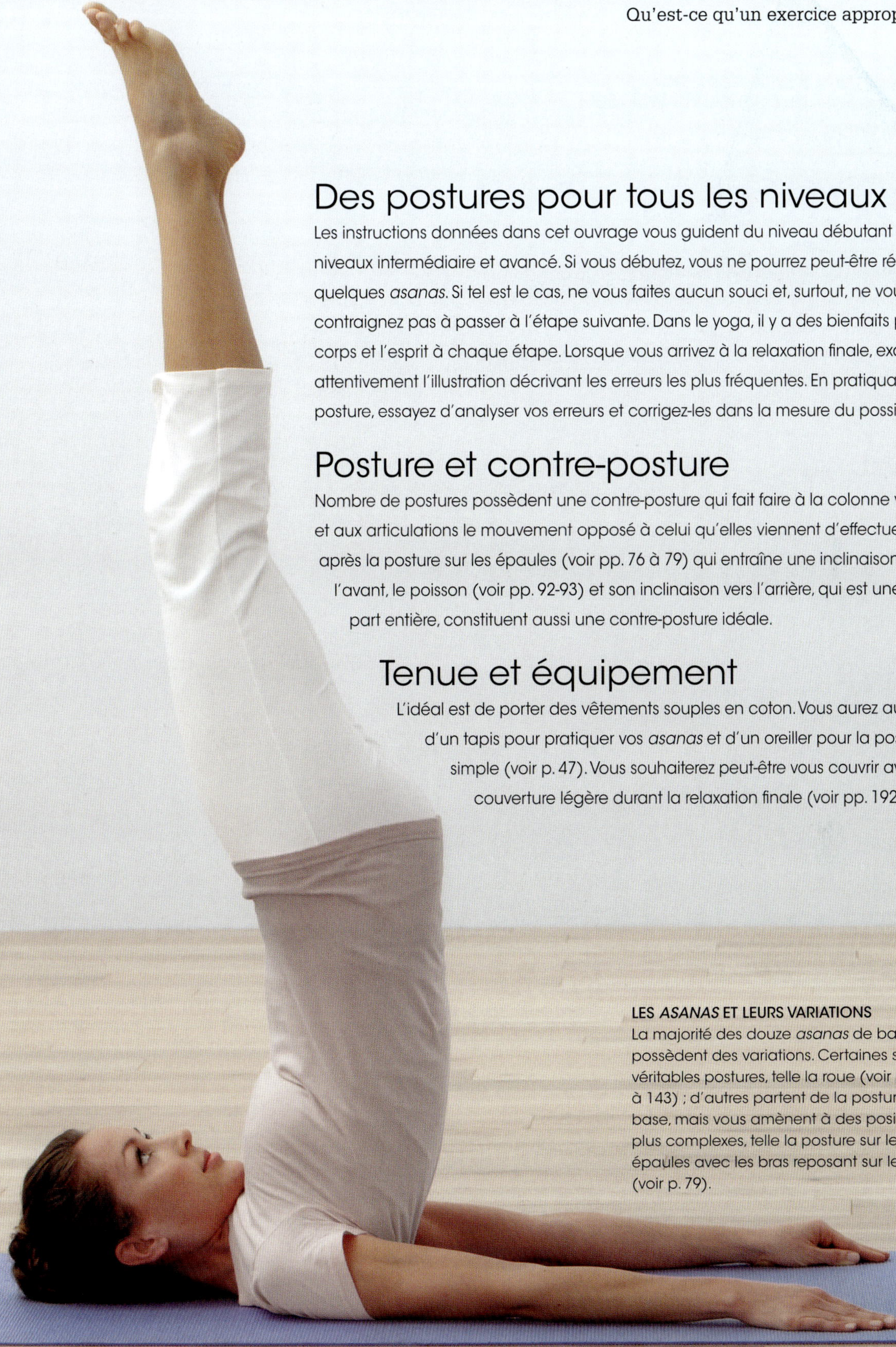

Des postures pour tous les niveaux

Les instructions données dans cet ouvrage vous guident du niveau débutant aux niveaux intermédiaire et avancé. Si vous débutez, vous ne pourrez peut-être réussir que quelques *asanas*. Si tel est le cas, ne vous faites aucun souci et, surtout, ne vous contraignez pas à passer à l'étape suivante. Dans le yoga, il y a des bienfaits pour le corps et l'esprit à chaque étape. Lorsque vous arrivez à la relaxation finale, examinez attentivement l'illustration décrivant les erreurs les plus fréquentes. En pratiquant cette posture, essayez d'analyser vos erreurs et corrigez-les dans la mesure du possible.

Posture et contre-posture

Nombre de postures possèdent une contre-posture qui fait faire à la colonne vertébrale et aux articulations le mouvement opposé à celui qu'elles viennent d'effectuer. Ainsi, après la posture sur les épaules (voir pp. 76 à 79) qui entraîne une inclinaison vers l'avant, le poisson (voir pp. 92-93) et son inclinaison vers l'arrière, qui est une posture à part entière, constituent aussi une contre-posture idéale.

Tenue et équipement

L'idéal est de porter des vêtements souples en coton. Vous aurez aussi besoin d'un tapis pour pratiquer vos *asanas* et d'un oreiller pour la posture assise simple (voir p. 47). Vous souhaiterez peut-être vous couvrir avec une couverture légère durant la relaxation finale (voir pp. 192-193).

LES *ASANAS* ET LEURS VARIATIONS
La majorité des douze *asanas* de base possèdent des variations. Certaines sont de véritables postures, telle la roue (voir pp. 140 à 143) ; d'autres partent de la posture de base, mais vous amènent à des positions plus complexes, telle la posture sur les épaules avec les bras reposant sur le sol (voir p. 79).

Relaxation initiale

Chaque étape de votre séance de yoga exige une adaptation de votre système nerveux. C'est pourquoi chaque séance doit être précédée d'au moins cinq minutes de relaxation totale dans

La posture du cadavre

Étendez-vous sur le dos, les bras et les jambes écartés, les yeux fermés. Bougez les épaules pour enlever toute tension. Roulez lentement la tête d'un côté à l'autre, en touchant le sol avec une oreille, puis l'autre, et cela plusieurs fois. Ramenez votre tête au centre. Ne bougez plus et concentrez-vous sur votre respiration, en utilisant les techniques de respiration abdominale profonde décrites ci-dessous.

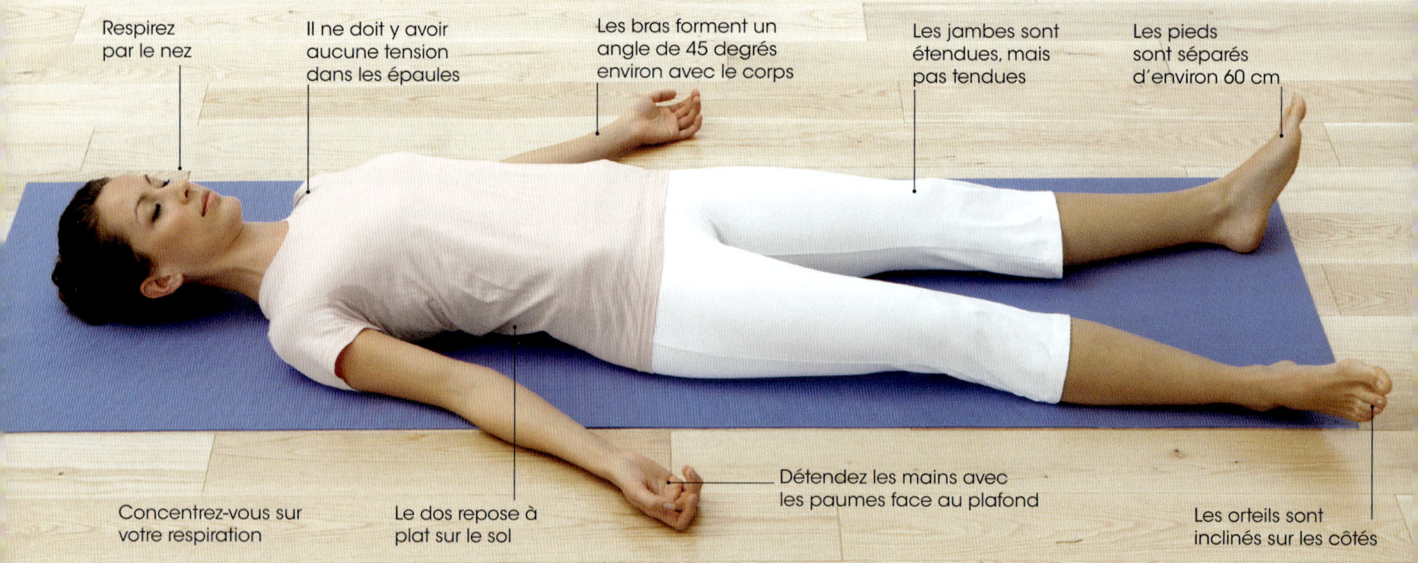
Respirez par le nez
Il ne doit y avoir aucune tension dans les épaules
Les bras forment un angle de 45 degrés environ avec le corps
Les jambes sont étendues, mais pas tendues
Les pieds sont séparés d'environ 60 cm
Concentrez-vous sur votre respiration
Le dos repose à plat sur le sol
Détendez les mains avec les paumes face au plafond
Les orteils sont inclinés sur les côtés

La respiration abdominale profonde

Placez vos mains sur le ventre, les doigts séparés : essayez de respirer en rythme avec une inspiration de 3 à 5 secondes, puis une expiration de même durée. Sentez votre corps devenir plus lourd et détendu après chaque expiration.

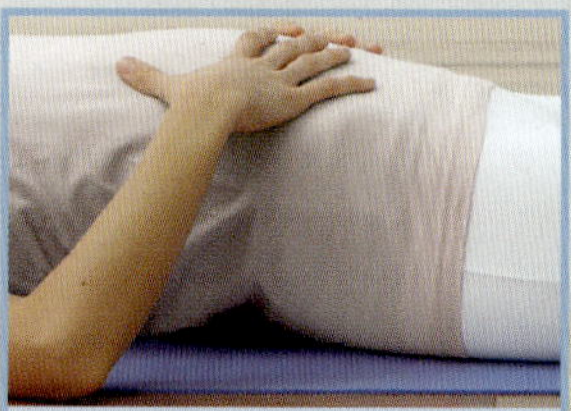

Sur l'inspiration, sentez votre ventre et vos mains qui s'élèvent.

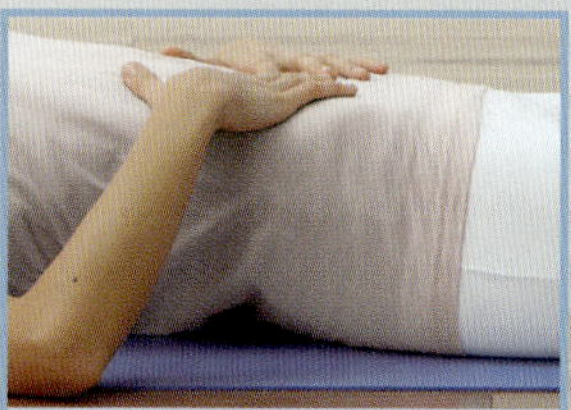

Sur l'expiration, sentez votre ventre et vos mains qui s'abaissent.

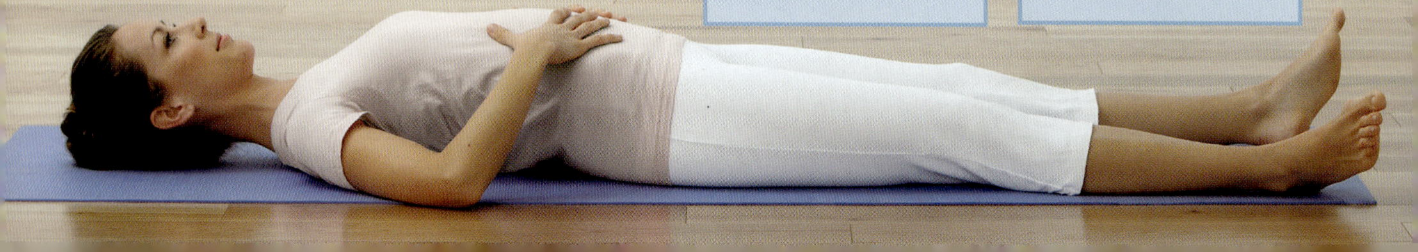

la position du cadavre, avec une respiration abdominale profonde. Placez-vous ensuite dans la posture assise simple deux minutes, puis passez aux exercices pour les yeux et le cou (voir pp. 48-49).

La posture assise simple

Asseyez-vous les jambes croisées avant de passer aux exercices pour les yeux et le cou. Cette posture vous donne une base stable et vous aide à conserver votre énergie dans le centre du corps.

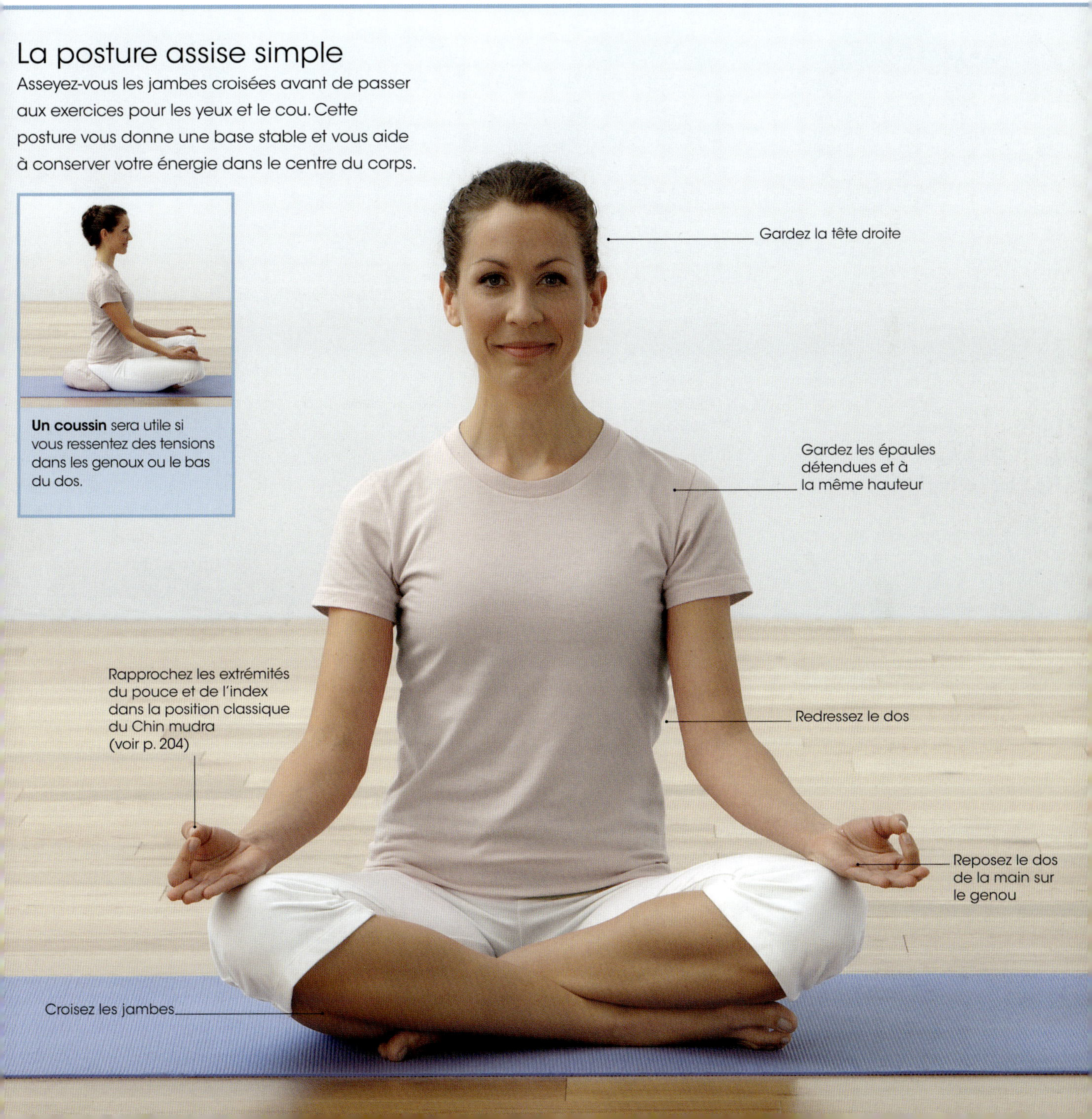
Gardez la tête droite
Gardez les épaules détendues et à la même hauteur
Rapprochez les extrémités du pouce et de l'index dans la position classique du Chin mudra (voir p. 204)
Redressez le dos
Reposez le dos de la main sur le genou
Croisez les jambes

Un coussin sera utile si vous ressentez des tensions dans les genoux ou le bas du dos.

Exercices pour les yeux

Dans notre monde moderne, les yeux sont soumis quotidiennement aux écrans d'ordinateur et de télévision ainsi qu'à la lumière artificielle. Ces exercices ont le double but de les détendre et de les renforcer.

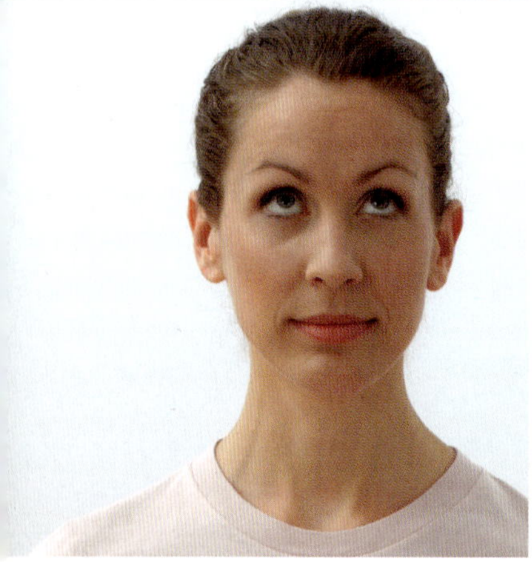

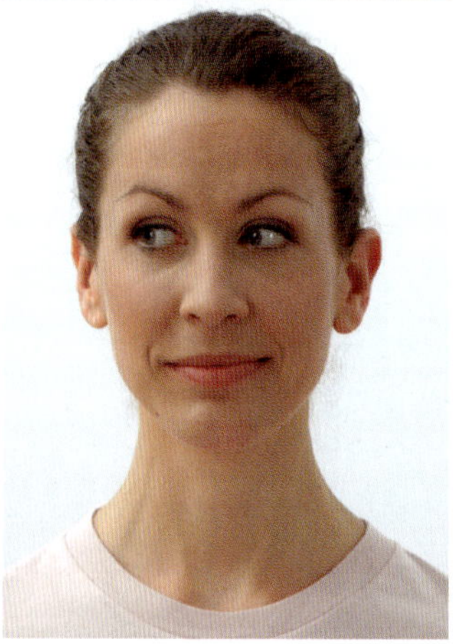

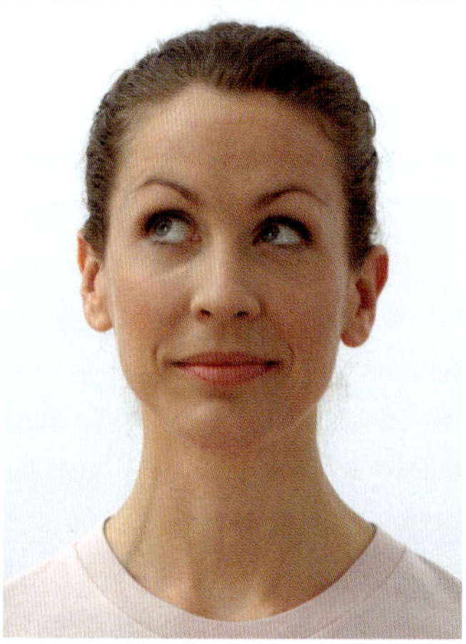

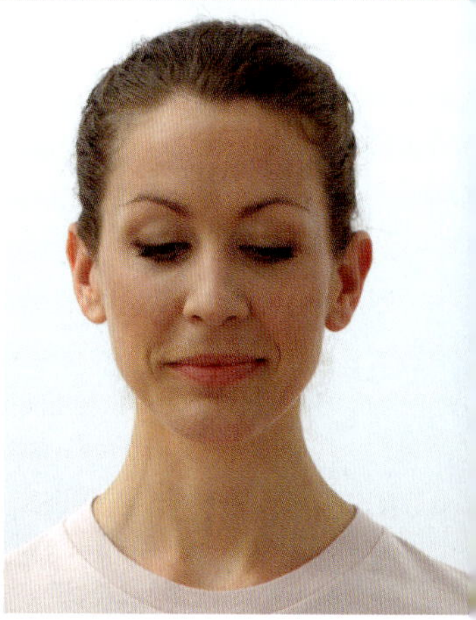

1 En conservant la tête et le cou droit, regardez vers le haut, puis vers le bas. Faites-le au moins 10 fois, puis fermez et détendez les yeux pendant 30 secondes.

2 Ouvrez grands les yeux, regardez à droite aussi loin que possible et faites la même chose à gauche. Répétez au moins 10 fois, avant de fermer et de détendre les yeux pendant 30 secondes.

3 Déplacez vos yeux en regardant dans l'angle supérieur droit puis dans l'angle inférieur gauche. Faites-le 10 fois, puis inversez : de l'angle supérieur gauche vers l'angle inférieur droit. Fermez et détendez les yeux.

4 Roulez les yeux dans le sens des aiguilles d'une montre en décrivant de grands cercles. Démarrez en douceur et augmentez la vitesse jusqu'à votre maximum. Dessinez au moins 10 cercles, puis fermez les yeux un moment. Répétez dans le sens inverse des aiguilles d'une montre. Fermez les yeux et détendez-les.

La détente oculaire

Pour apaiser et détendre les yeux après ces exercices, posez vos mains chaudes sur vos yeux pour leur fournir chaleur et obscurité.

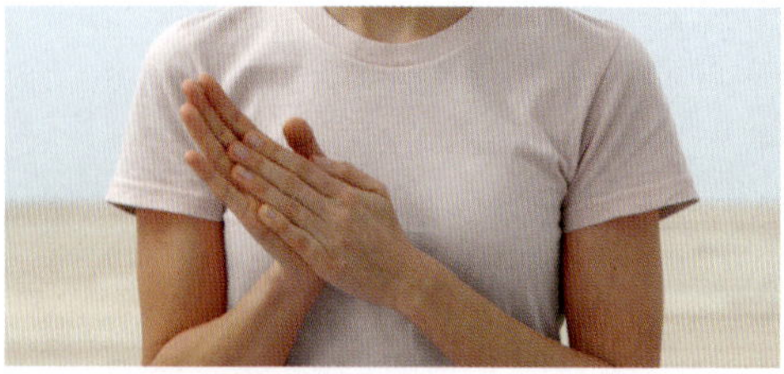

RÉCHAUFFEZ VOS MAINS
Une fois les exercices pour les yeux terminés, frottez vos mains l'une contre l'autre jusqu'à ce que la friction les ait réchauffées.

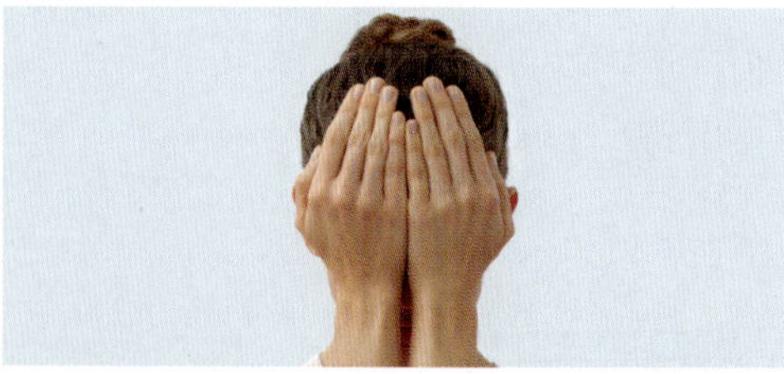

COUVREZ VOS YEUX
Posez délicatement vos mains devant vos yeux fermés sans les toucher. Conservez la position 30 secondes.

Exercices pour le cou

Ces exercices sont destinés à enlever les tensions dans le cou, les épaules et le haut du dos. Bougez uniquement la tête et le cou, les épaules et le dos doivent rester immobiles.

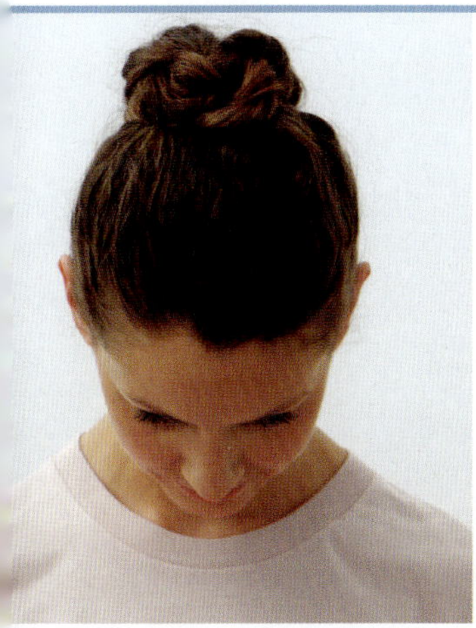

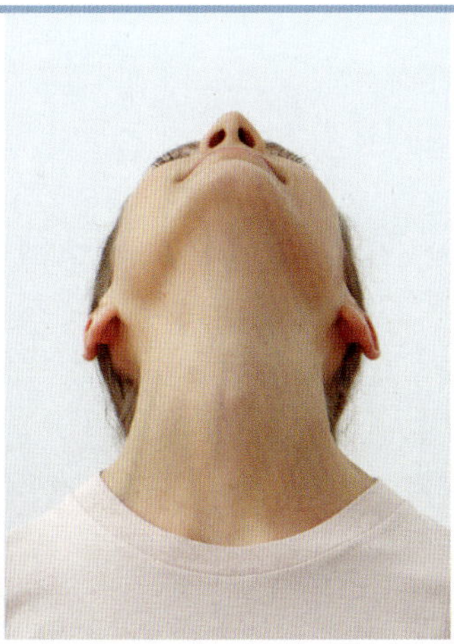

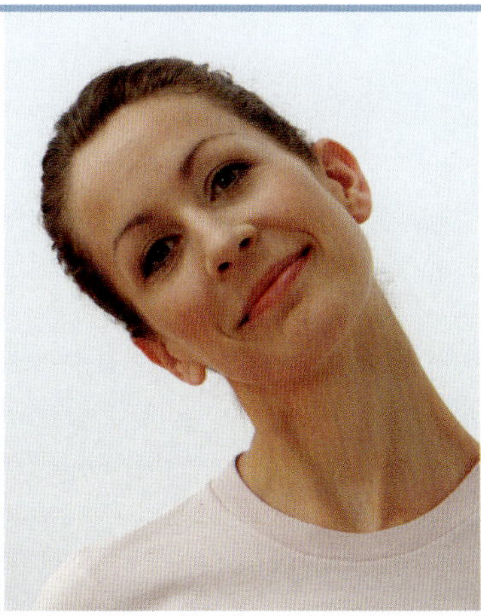

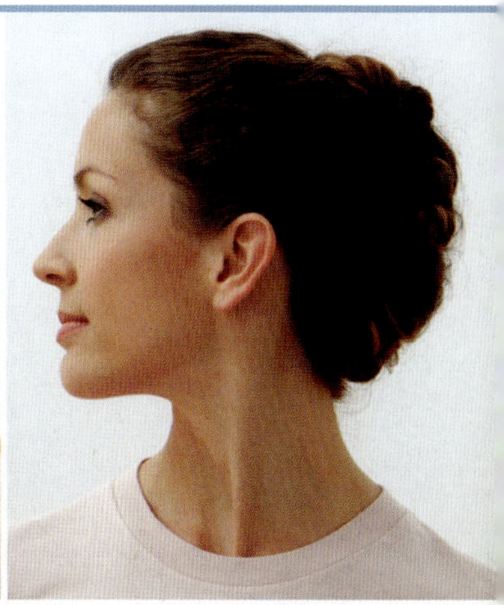

1 Placez-vous dans la posture assise simple (voir p. 47), le dos droit et la poitrine tenue. Inclinez doucement la tête vers l'avant pour donner un bon étirement à l'arrière du cou.

2 Inclinez lentement la tête vers l'arrière, autant que cela vous est possible.

3 Abaissez l'oreille droite en direction de l'épaule droite, puis répétez l'exercice de l'autre côté. Gardez toujours les épaules basses. Répétez 5 à 10 fois.

4 Tournez la tête vers la droite. Contractez les muscles situés sur le côté droit de votre cou et sentez l'étirement à gauche. Faites la même chose de l'autre côté. Répétez 5 à 10 fois.

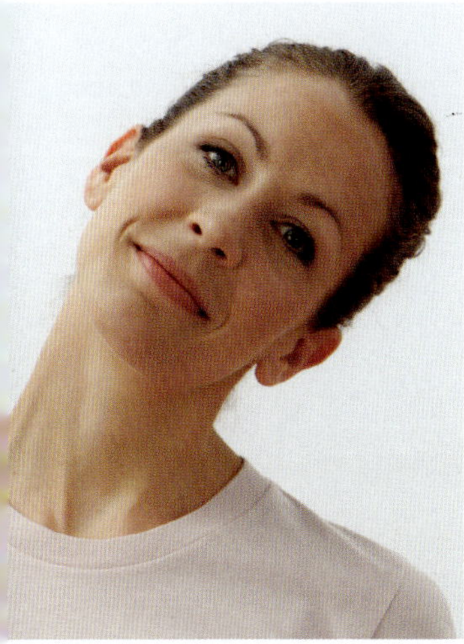

5 Touchez la poitrine avec le menton avant de tourner la tête dans le sens des aiguilles d'une montre 2 à 3 fois. Replacez votre tête au centre et repartez dans l'autre sens.

ATTENTION L'extension du cou est limitée chez certains. Si votre tête tourne ou si vous sentez une trop forte pression dans votre cou, réduisez l'extension jusqu'à vous sentir bien. Répétez l'exercice 5 à 10 fois.

La salutation au soleil

Tous niveaux

Au début de la salutation au soleil, vous êtes debout devant votre tapis pour avoir de l'espace derrière vous pour la suite. Observez comment ces mouvements allient les contre-étirements (une

En un coup d'œil

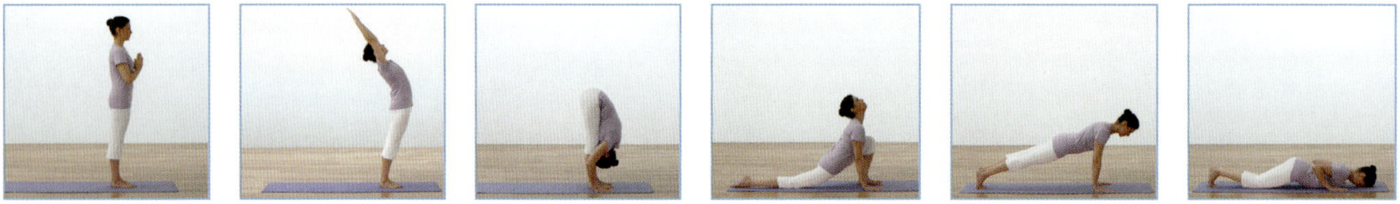

BIENFAITS

PHYSIQUES

- Augmentation en douceur de la circulation sanguine.
- Rechargement total du plexus solaire, bien qu'il s'agisse d'un exercice physique.
- Étirement et renforcement de dizaines de muscles dans tout le corps.
- Assouplissement rapide de la colonne vertébrale et des membres.
- Régulation de la respiration.
- Augmentation de la capacité respiratoire.

MENTAUX ET PSYCHIQUES

- Donne la sensation d'être totalement présent dans le moment grâce à la succession symétrique et cyclique des mouvements.
- Le fait de regarder en haut puis en bas permet à l'esprit de prendre de l'ampleur.
- Une conscience tout à la fois plus aiguë et plus fine aboutit à un plus grand détachement. Le corps est considéré comme le véhicule de l'esprit et de l'âme.

1 Expirez en plaçant vos paumes l'une contre l'autre devant la poitrine, en position de prière.

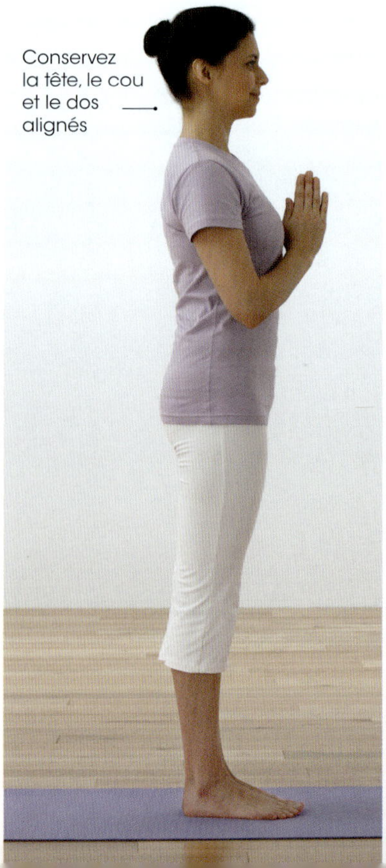

Transition vers l'étape 2

Débutez l'inspiration alors que vous étirez les bras de chaque côté des oreilles, les paumes vers l'avant. Évitez toute tension dans le cou en levant les épaules.

Gardez les bras le long des oreilles

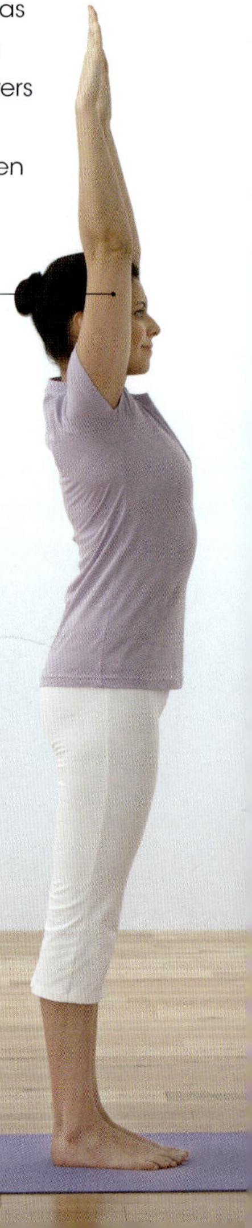

flexion arrière est suivie d'une flexion avant à laquelle succède une autre flexion arrière). Ces mouvements favorisent la souplesse de la colonne vertébrale et sont bénéfiques quel que soit votre niveau.

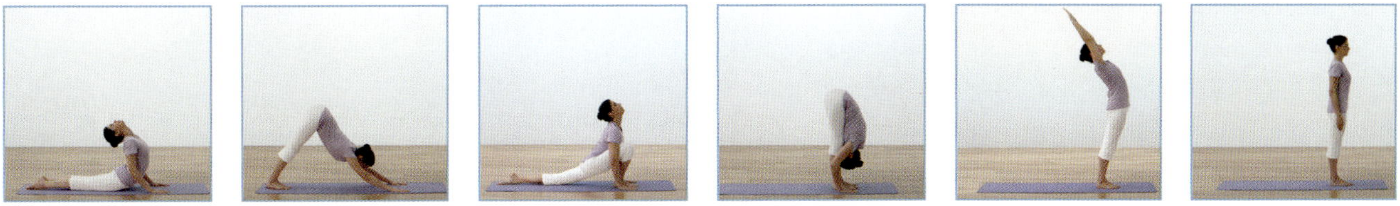

2 Poursuivez l'inspiration et placez le poids du corps sur les talons, regardez vers le haut et inclinez vos bras, votre tête et votre poitrine vers l'arrière. Étirez la poitrine et le ventre.

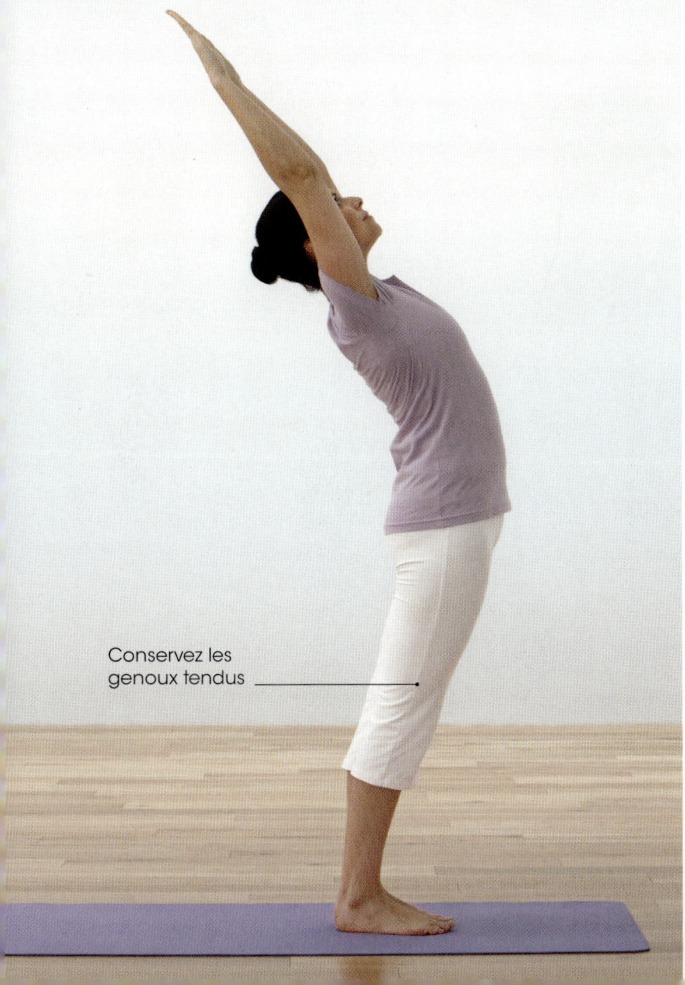
Conservez les genoux tendus

Transition vers l'étape 3

Débutez l'expiration en vous inclinant vers l'avant à partir de la taille et en conservant les jambes tendues. Utilisez les muscles du dos pour placer la colonne vertébrale, la tête et les bras à l'horizontale.

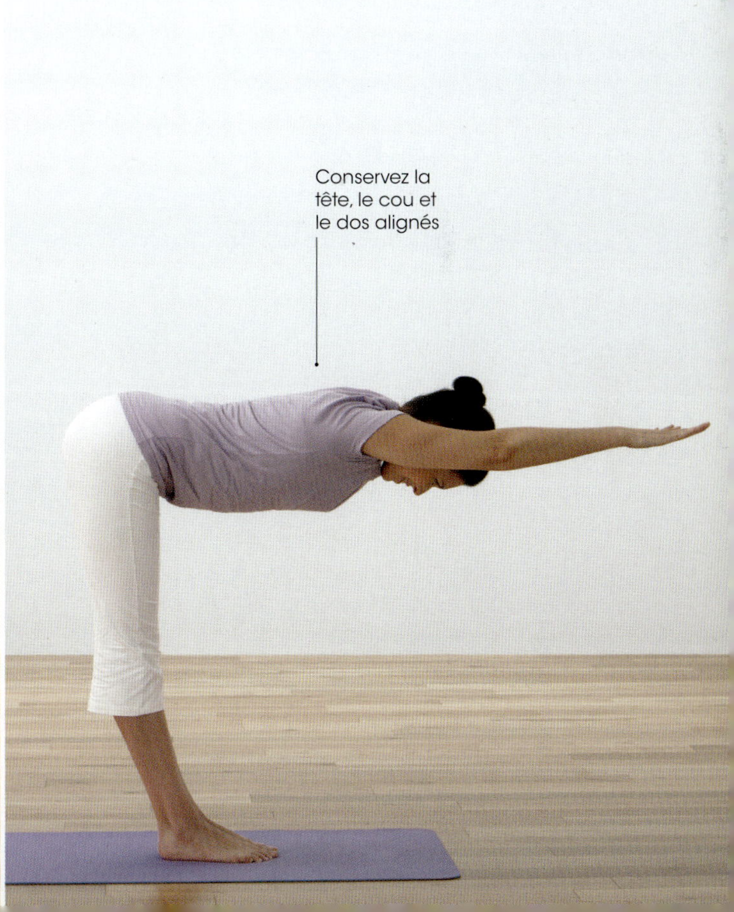
Conservez la tête, le cou et le dos alignés

La salutation au soleil
(suite)

3 Poursuivez l'expiration et inclinez-vous vers l'avant autant que possible. Essayez de placer les mains sur le tapis en alignant vos doigts et vos orteils. Pour placer la tête contre les genoux, n'hésitez pas à les plier.

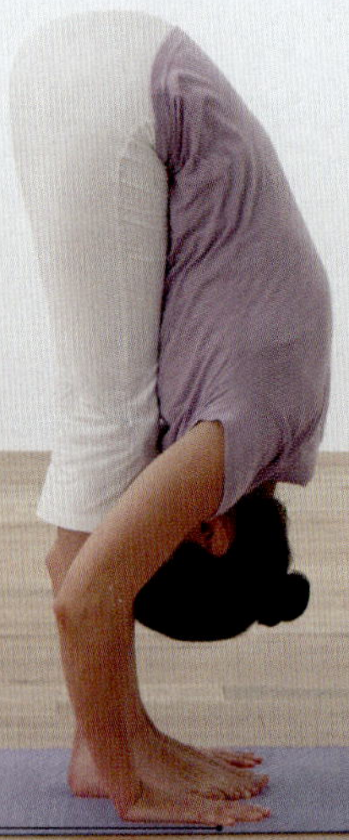
Les doigts et les orteils sont alignés

Transition vers l'étape 4
Débutez l'inspiration alors que vous placez le genou droit derrière vous sur le tapis. Le genou gauche doit rester au-dessus de la cheville gauche.

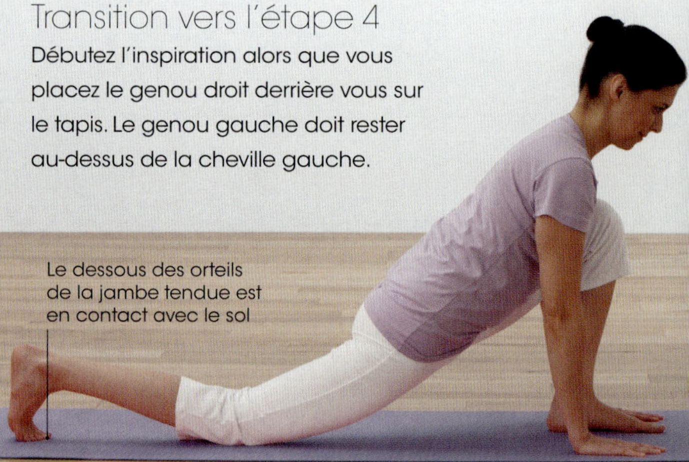
Le dessous des orteils de la jambe tendue est en contact avec le sol

4 Poursuivez l'inspiration et étirez le pied droit. Essayez de maintenir les mains sur le tapis. Regardez vers le haut, la bouche fermée, et évitez de tourner les hanches.

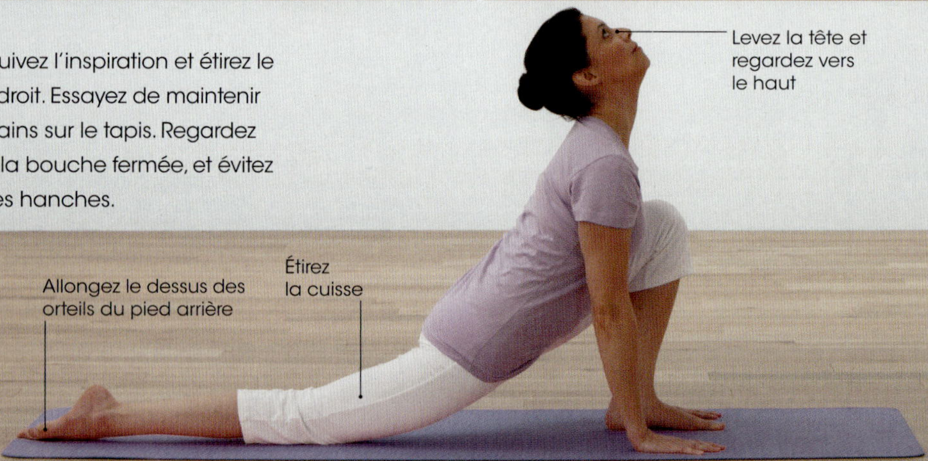
Levez la tête et regardez vers le haut
Étirez la cuisse
Allongez le dessus des orteils du pied arrière

Transition vers l'étape 5
Retenez le souffle, replacez le dessous des orteils contre le tapis, levez le genou droit et tendez la jambe droite. Regardez vers le bas.

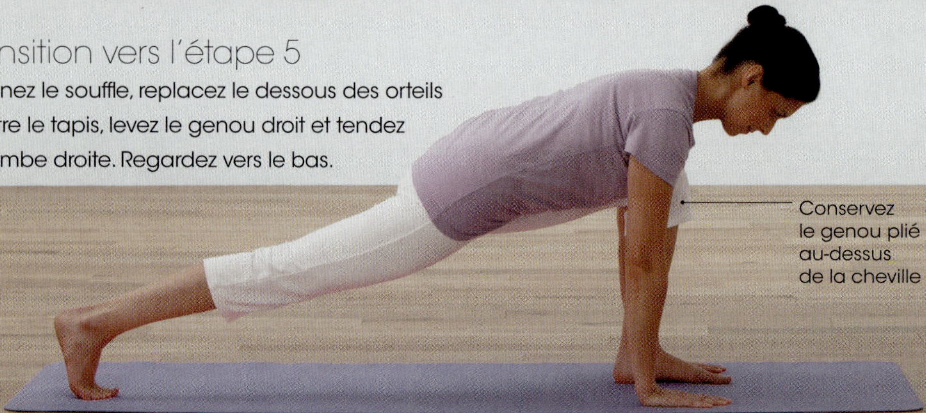
Conservez le genou plié au-dessus de la cheville

5 En retenant toujours le souffle, placez la jambe gauche à côté de la jambe droite. Alignez la tête, le dos, les hanches et les jambes. Tendez les jambes et regardez vers le sol.

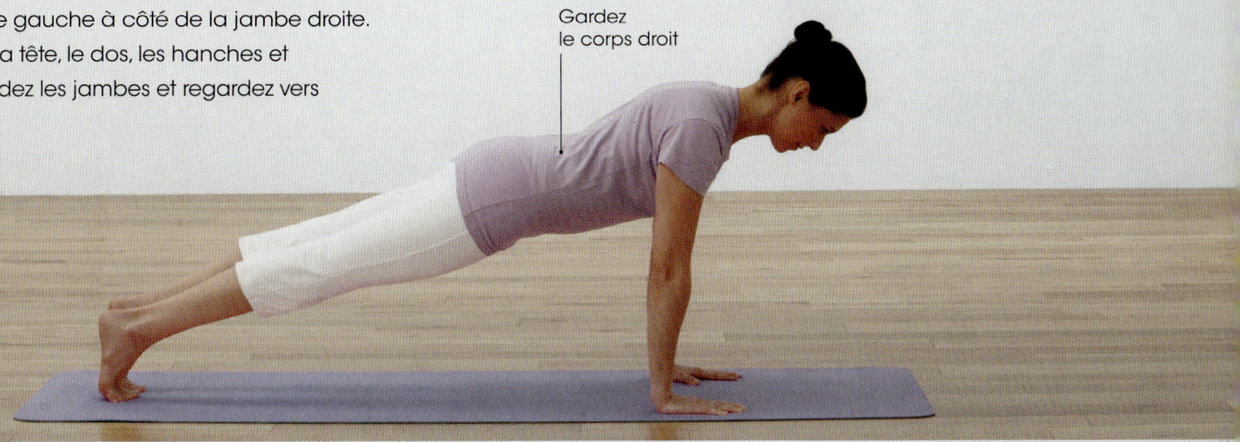
Gardez
le corps droit

Transition vers l'étape 6

Entamez l'expiration tout en posant les genoux sur le tapis.

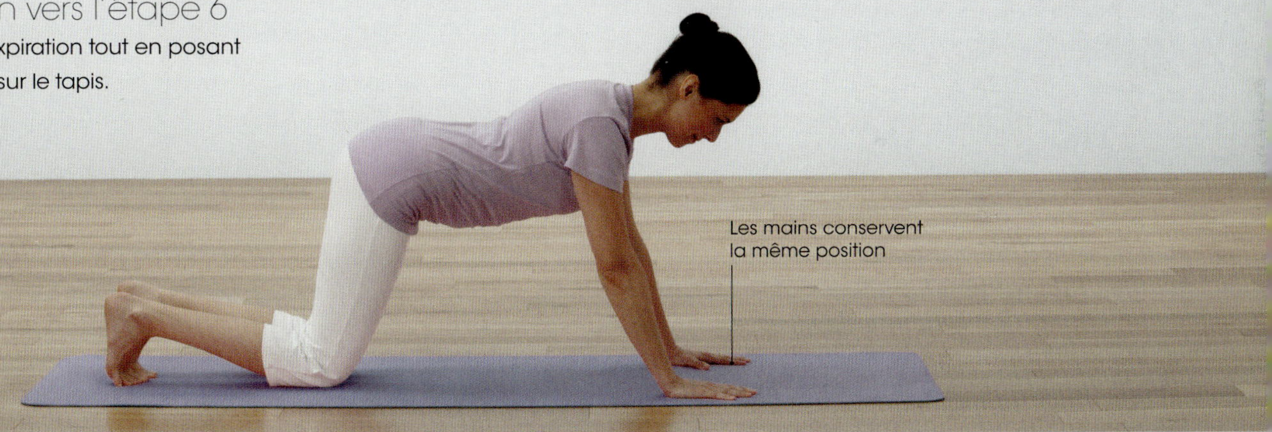
Les mains conservent
la même position

6 Poursuivez l'expiration, abaissez la poitrine et alignez les épaules avec l'extrémité des doigts. Touchez le tapis avec le front en conservant les hanches surélevées.

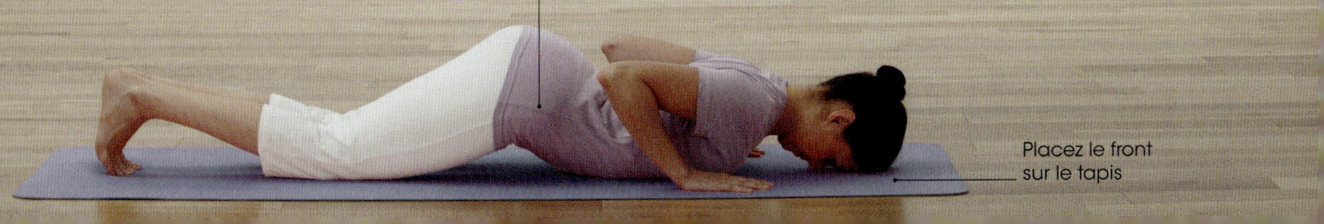
Gardez les hanches
surélevées
Placez le front
sur le tapis

La salutation au soleil
(suite)

Transition A vers l'étape 7

Débutez l'inspiration, gardez la poitrine, les mains et le front dans la même position, abaissez les hanches sur le tapis. Étirez les jambes et les pieds.

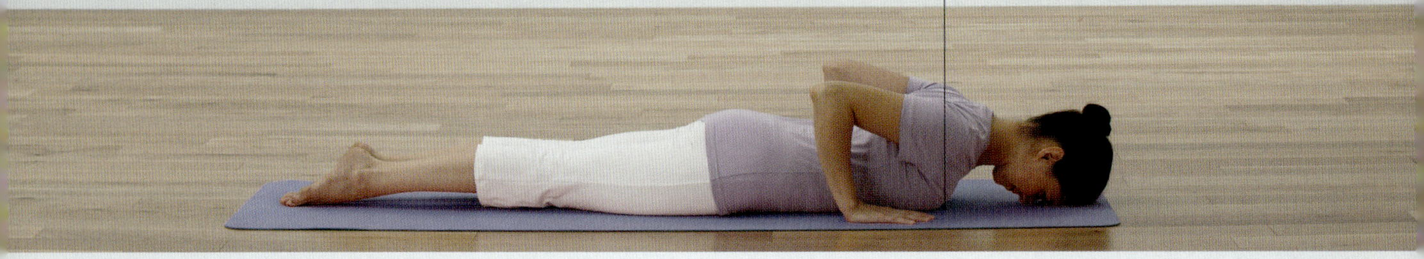
La tête et la poitrine commencent à se redresser

Transition B vers l'étape 7

Poursuivez l'inspiration, levez la tête et les épaules. Gardez la poitrine sur le tapis, les coudes rapprochés du corps et les omoplates serrées. Regardez vers le haut.

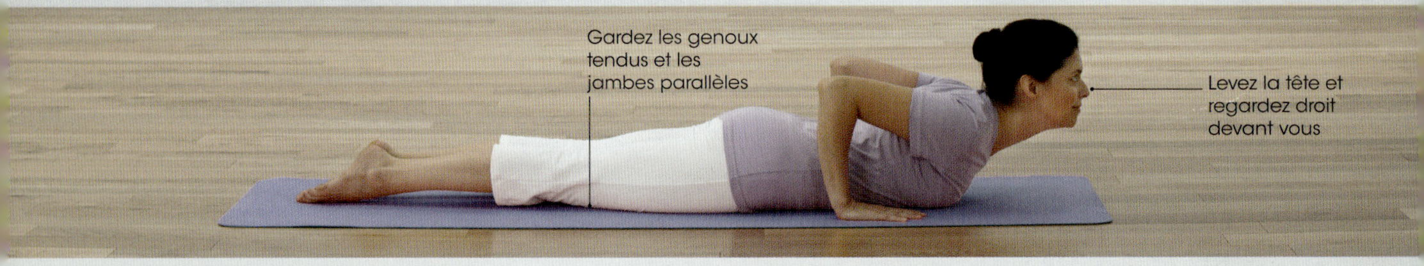

7 L'inspiration continue alors que vous inclinez la tête et le haut du dos vers l'arrière, en conservant les hanches sur le tapis et les épaules basses. Regardez vers le haut.

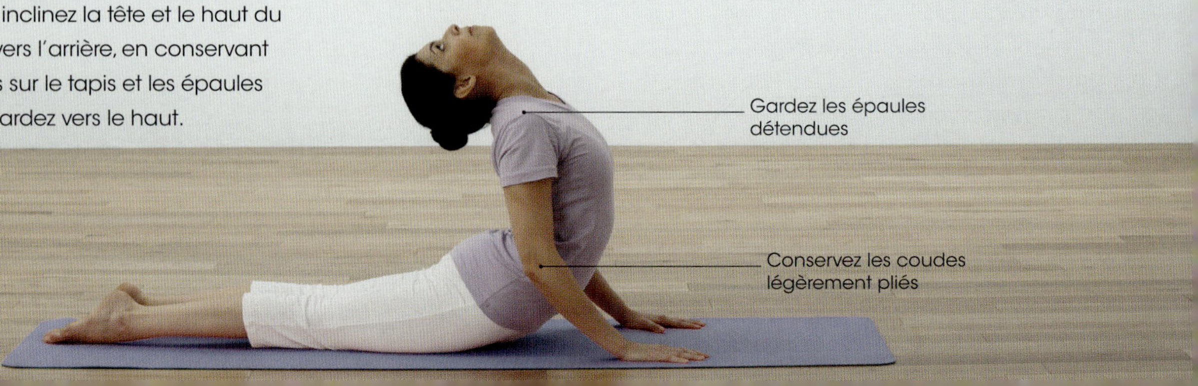
Gardez les épaules détendues
Conservez les coudes légèrement pliés

Transition vers l'étape 8

Débutez l'expiration en relâchant le cou et le haut du dos. Placez le dessous des orteils contre le tapis, tendez les jambes et soulevez les genoux du sol.

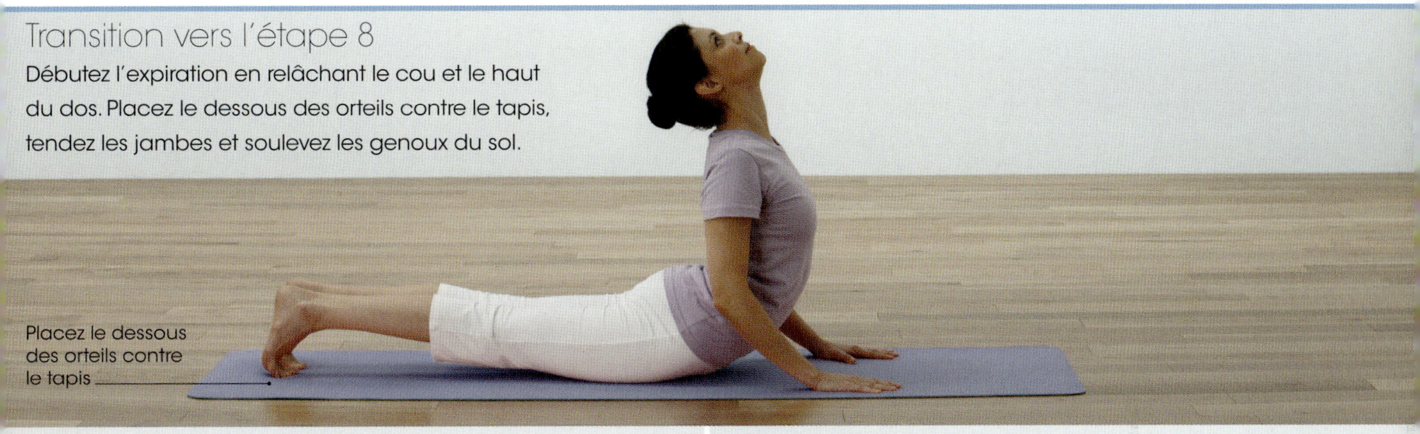

8 Poursuivez l'expiration, levez les hanches, tendez les bras et poussez le corps vers l'arrière. Regardez le sol.

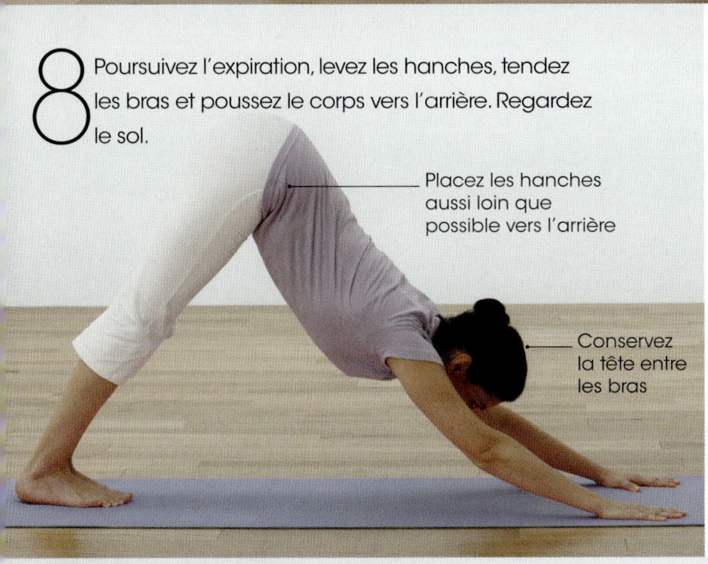

Transition vers l'étape 9

Débutez l'inspiration en plaçant votre jambe droite vers l'avant, votre pied droit entre les mains, avec le genou droit au-dessus de la cheville droite. Posez le genou gauche sur le tapis.

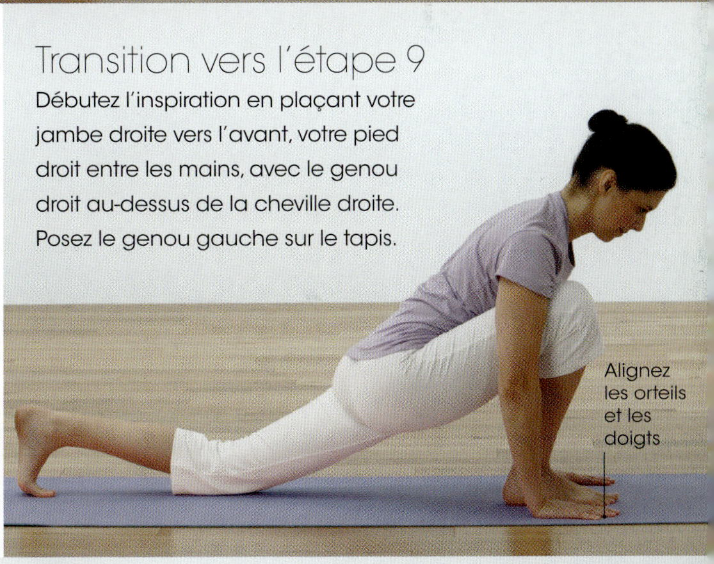

9 Poursuivez l'inspiration, étirez le pied gauche vers l'arrière. Essayez de conserver les mains à plat sur le tapis. Regardez vers le haut et tendez le cou et le haut du dos. Conservez les hanches au même niveau et la bouche fermée.

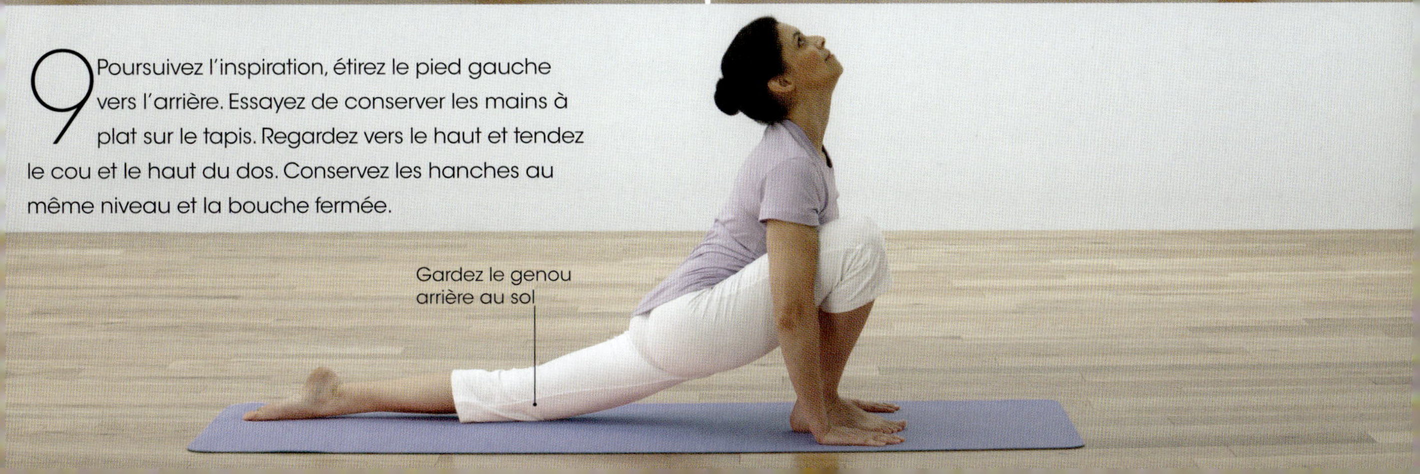

La salutation au soleil
(suite)

Transition vers l'étape 10

Débutez l'expiration en ramenant la jambe gauche vers l'avant, à côté de la jambe droite, les genoux tendus, les doigts alignés avec les orteils. Penchez-vous vers l'avant à partir de la taille, tout en conservant le haut du dos droit. Regardez le sol devant vous.

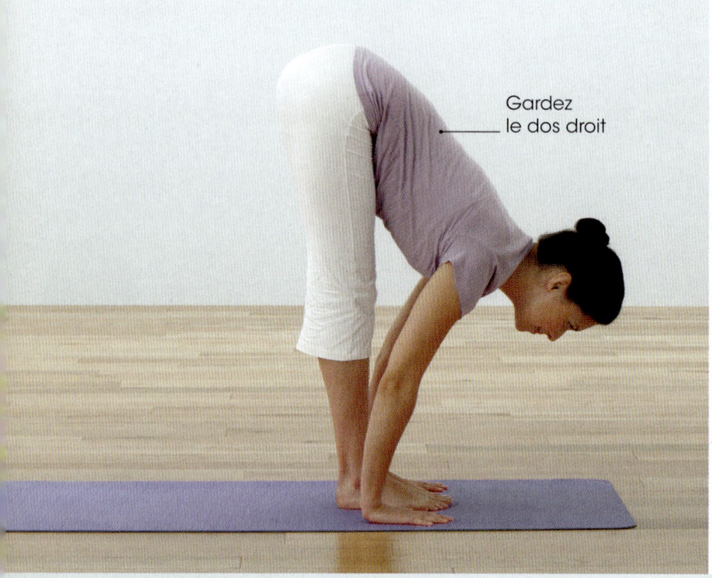

10

Poursuivez l'expiration et penchez-vous le plus possible en étirant les muscles des jambes et du bas du dos. Si nécessaire, pliez les genoux jusqu'à ce que vous les touchiez avec la tête.

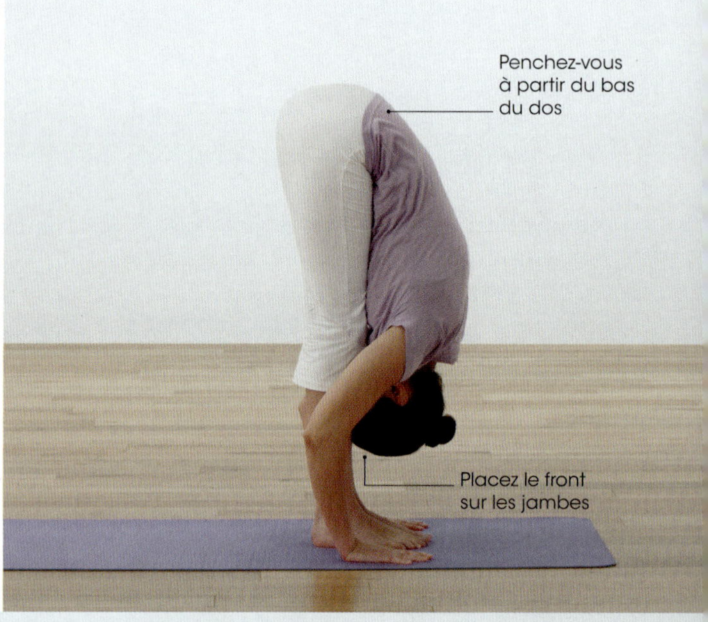

Transition A vers l'étape 11

Débutez l'inspiration en relevant votre dos à partir de la taille, tout en gardant les jambes tendues. Placez vos bras de chaque côté des oreilles. Utilisez les muscles du dos, des épaules et du cou pour que la colonne vertébrale, la tête et les bras forment une ligne horizontale.

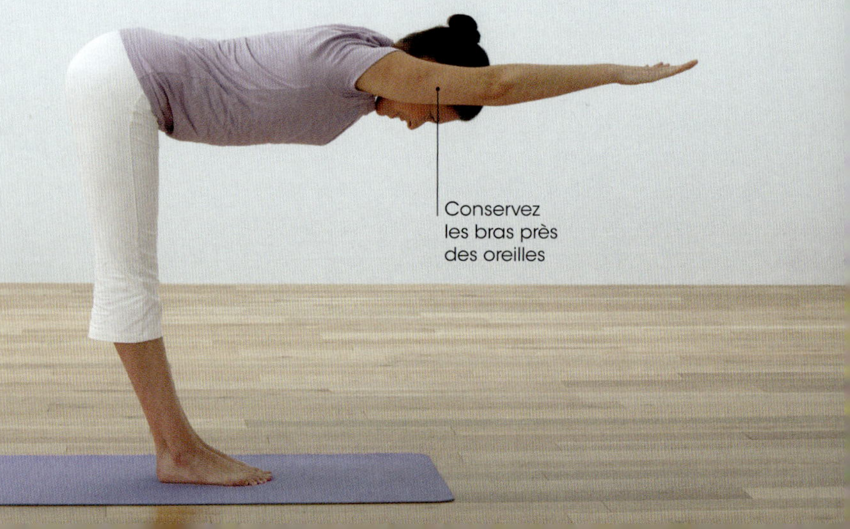

Transition B vers l'étape 11

Poursuivez l'inspiration, étirez les bras le long des oreilles, les paumes vers l'avant. En levant les épaules, évitez de créer des tensions dans la nuque.

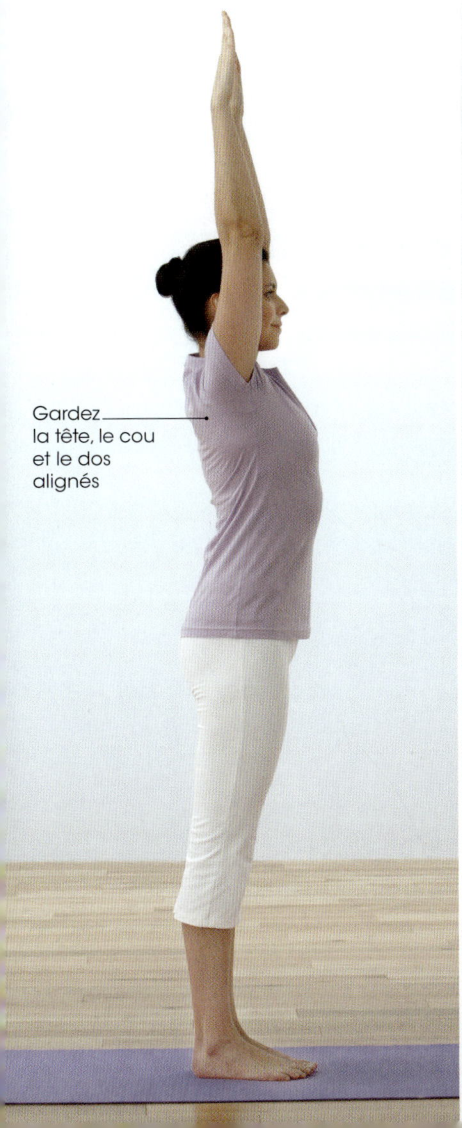
Gardez la tête, le cou et le dos alignés

11

En poursuivant l'inspiration, placez le poids du corps sur les talons et regardez vers le haut en tendant les bras, la tête et la poitrine vers l'arrière. Étirez les muscles de la poitrine et de l'abdomen.

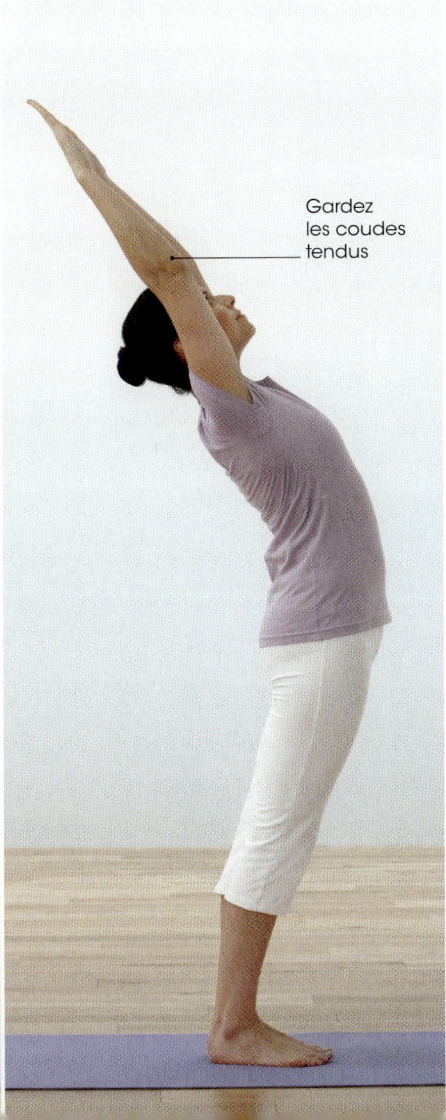
Gardez les coudes tendus

12

Expirez en baissant les bras et en les ramenant le long du corps. Gardez le dos droit et regardez droit devant vous. Prenez une longue inspiration et poursuivez en reprenant la salutation au soleil à l'étape 1. Cette fois-ci, c'est le genou gauche que vous poserez sur le tapis à l'étape 4 et le genou droit à l'étape 9.

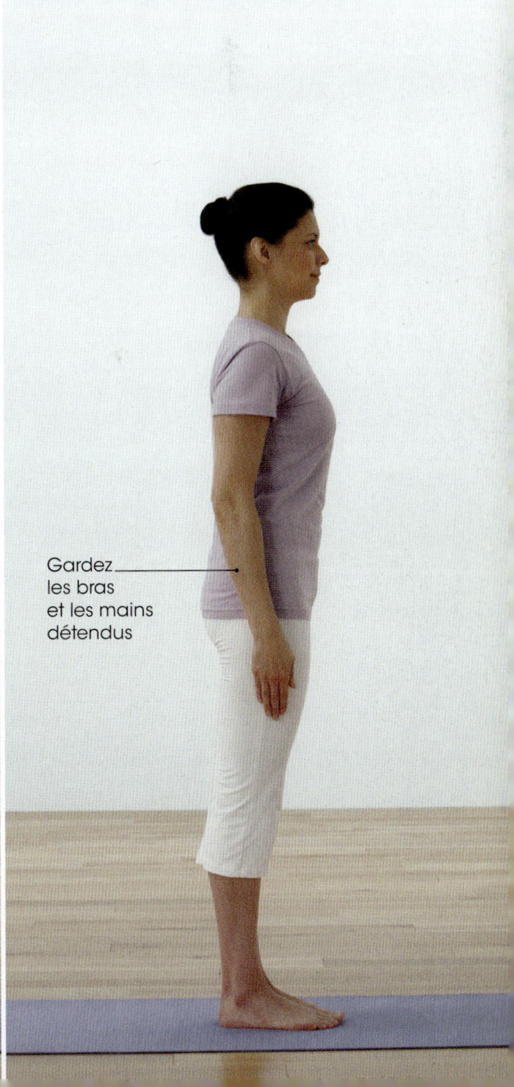

Exercices pour jambes séparées
Tous niveaux

Ces exercices augmentent la souplesse des ischio-jambiers et des muscles du mollet et préparent à des étirements des muscles postérieurs dans les *asanas* de flexions vers l'avant.

Exercice pour jambes séparées
Débutant

1 Étendez-vous sur le dos, les jambes serrées, les bras le long du corps, les paumes contre le sol.

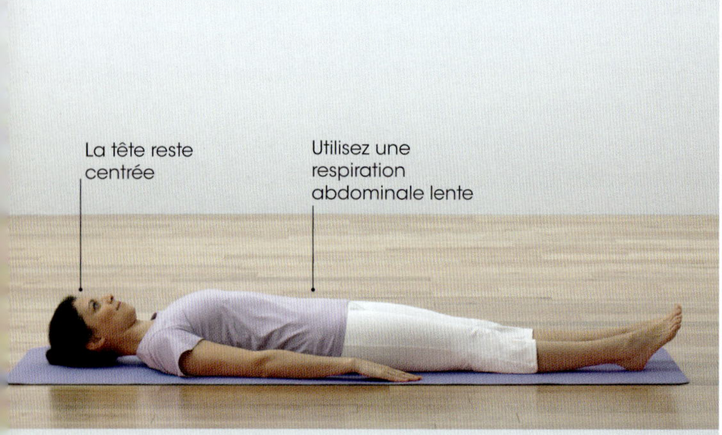
La tête reste centrée
Utilisez une respiration abdominale lente

2 Inspirez et levez la jambe gauche en gardant le genou tendu et le pied flex. Expirez et replacez la jambe au sol. Répétez l'exercice jusqu'à 5 fois du même côté, avant de poursuivre avec les levers de tête et de genou ou l'étirement profond pour jambe séparée.

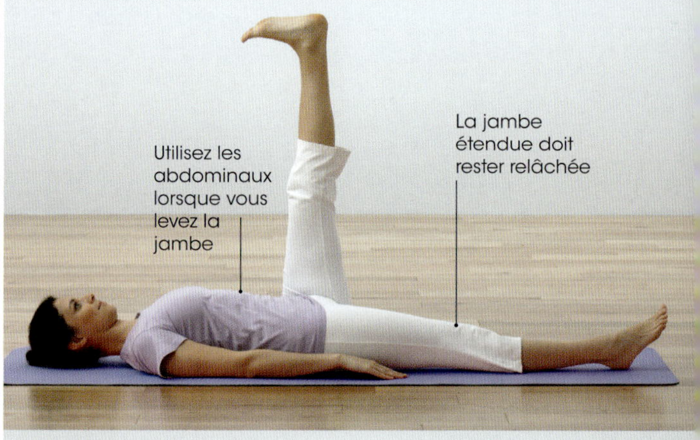
Utilisez les abdominaux lorsque vous levez la jambe
La jambe étendue doit rester relâchée

Levers de tête et de genou
Débutant

1 Partez de l'étape 2 de l'exercice pour jambes séparées (voir ci-dessus). Expirez puis pliez la jambe gauche et maintenez le genou gauche avec les mains en appuyant avec force la cuisse gauche contre l'abdomen.

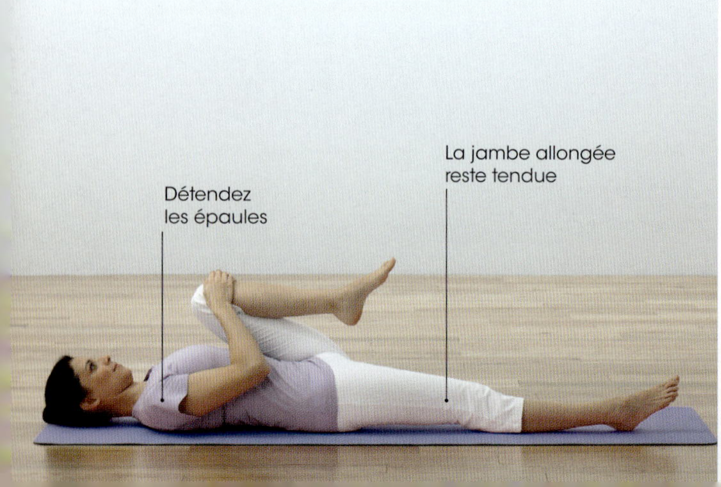

2 Inspirez et levez la tête en essayant de toucher le genou gauche avec le front. Expirez et reposez la tête, les bras et la jambe. Reprenez de l'autre côté. Vous pouvez faire jusqu'à 3 fois l'exercice.

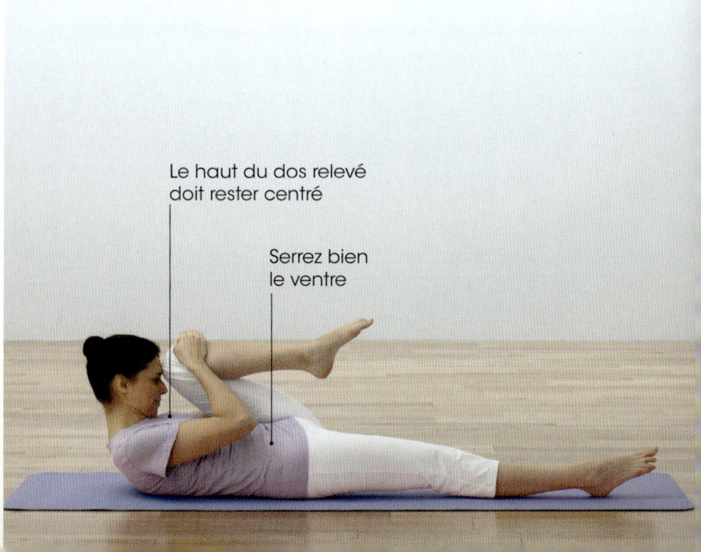
Le haut du dos relevé doit rester centré
Serrez bien le ventre

Étirement profond pour jambes séparées
Intermédiaire

1 Partez de l'étape 2 de l'exercice pour jambes séparées (voir ci-contre). En expirant, maintenez la jambe ou le pied gauche avec les deux mains et relevez le dos en essayant de faire monter la poitrine et la tête aussi près que possible de la jambe levée.

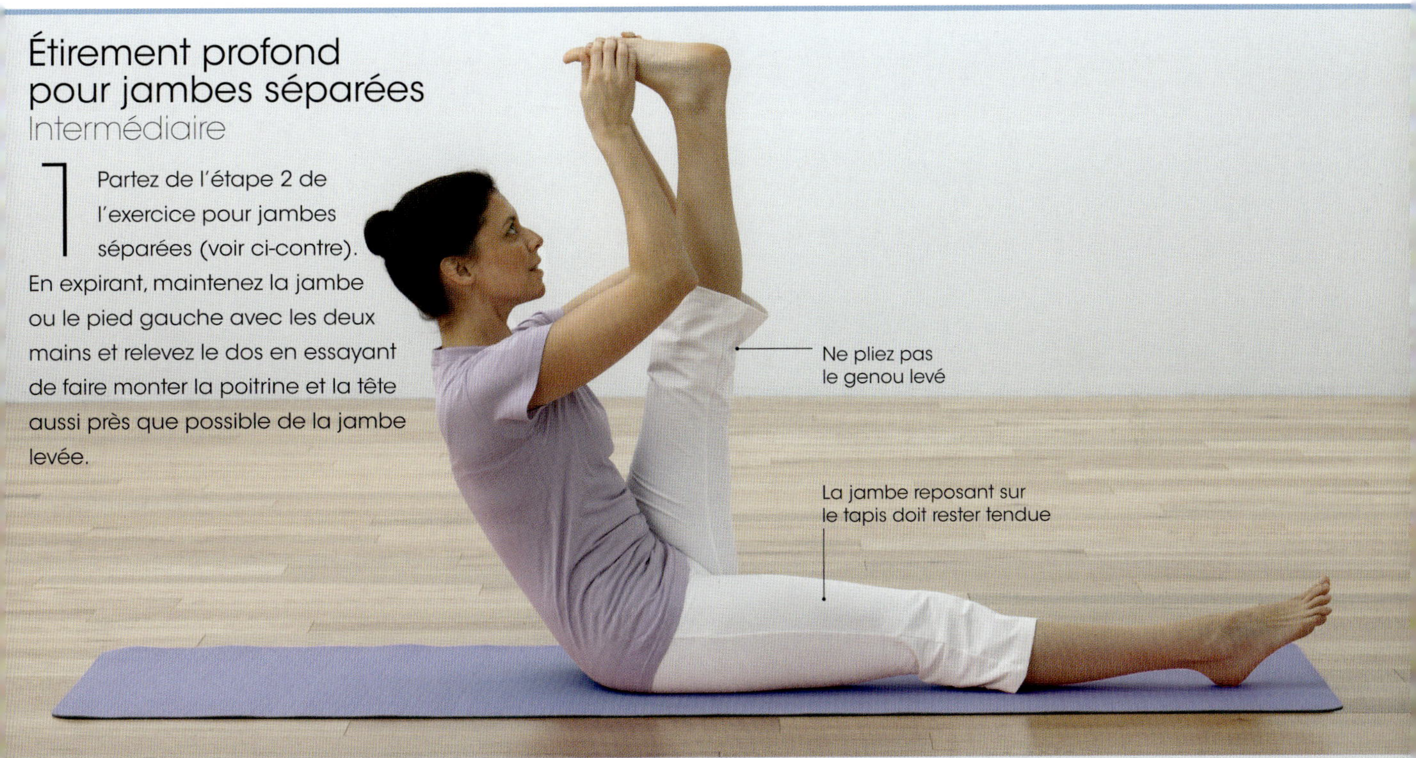
Ne pliez pas le genou levé
La jambe reposant sur le tapis doit rester tendue

2 Inspirez et replacez la tête et le dos sur le tapis en faisant avancer la jambe au-dessus de la tête. Expirez et replacez les bras et la jambe en position de départ. Pour augmenter l'étirement, gardez la position 1 minute maximum tout en pratiquant une respiration abdominale régulière. Relâchez ensuite sur une expiration. Répétez l'exercice de l'autre côté.

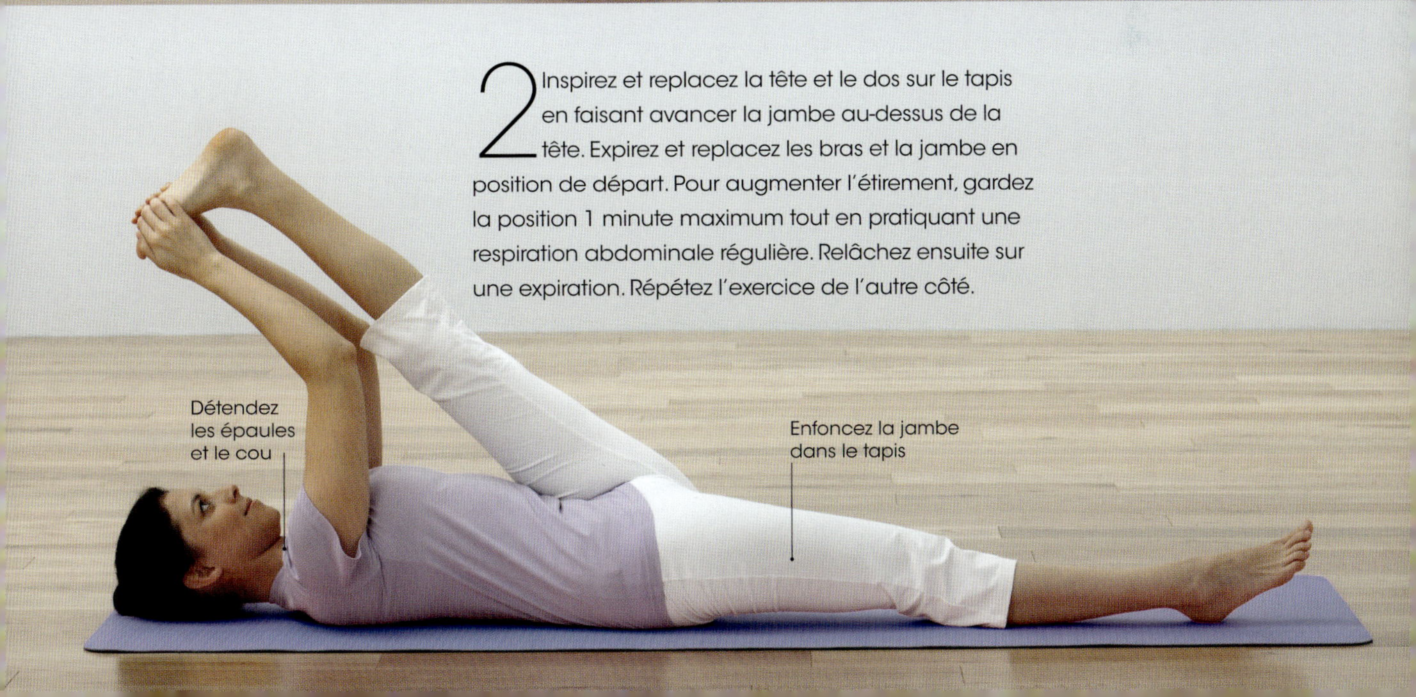
Détendez les épaules et le cou
Enfoncez la jambe dans le tapis

Exercices pour les deux jambes
Intermédiaire et avancé

Les exercices pour les deux jambes renforcent les muscles abdominaux, nécessaires pour de nombreuses *asanas* telles que la posture sur la tête (voir pp. 62 à 71). Après avoir fait

Avec les bras le long du corps
Intermédiaire

1 Allongez-vous sur le dos, les jambes serrées et les bras le long du corps avec les paumes vers le sol. Respirez lentement et régulièrement.

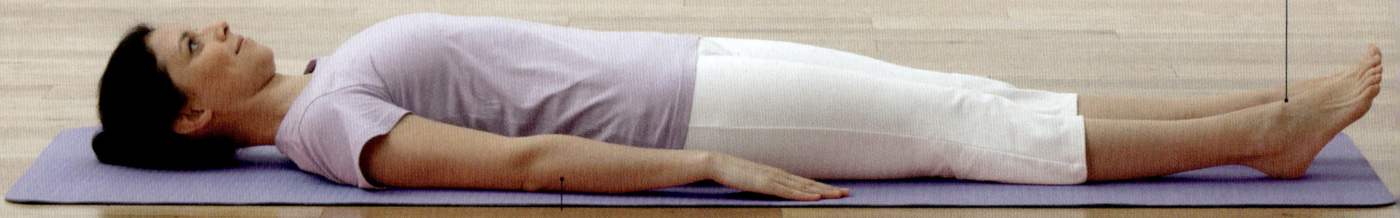

2 Les bras sous les fesses pour prévenir toute tension dans le bas du dos, inspirez et soulevez les deux jambes en même temps à 90°. En expirant, ramenez les jambes sur le tapis. Répétez 5 à 10 fois. Si vous ne ressentez pas de tension dans le bas du dos, faites cet exercice les bras le long du corps, paumes contre le sol.

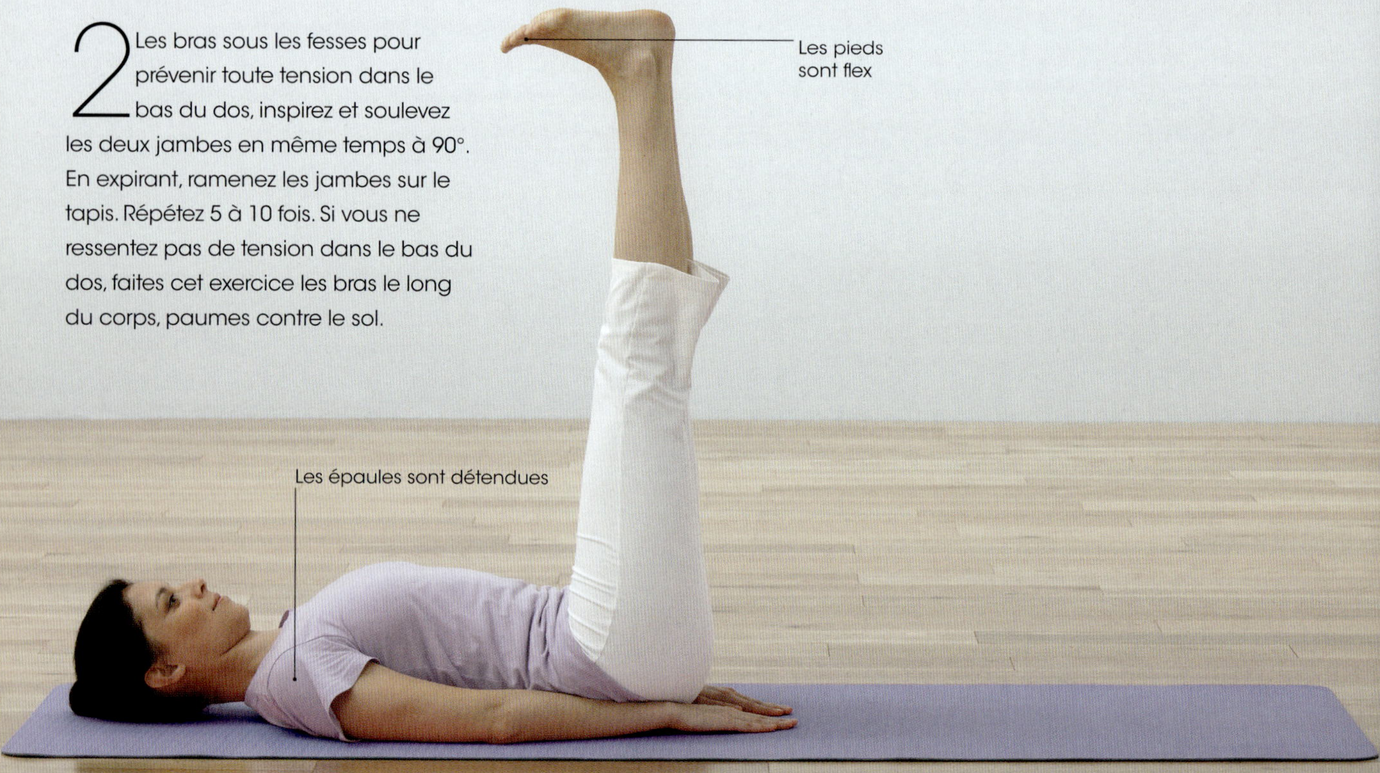

les exercices pour jambes séparées et pour les deux jambes, détendez-vous dans la posture du cadavre (voir p. 188).

Avec les bras au-dessus de la tête

Avancé

1 Allongez-vous sur le dos, tendez les bras derrière vous sur le sol puis attrapez les coudes. Respirez lentement et régulièrement.

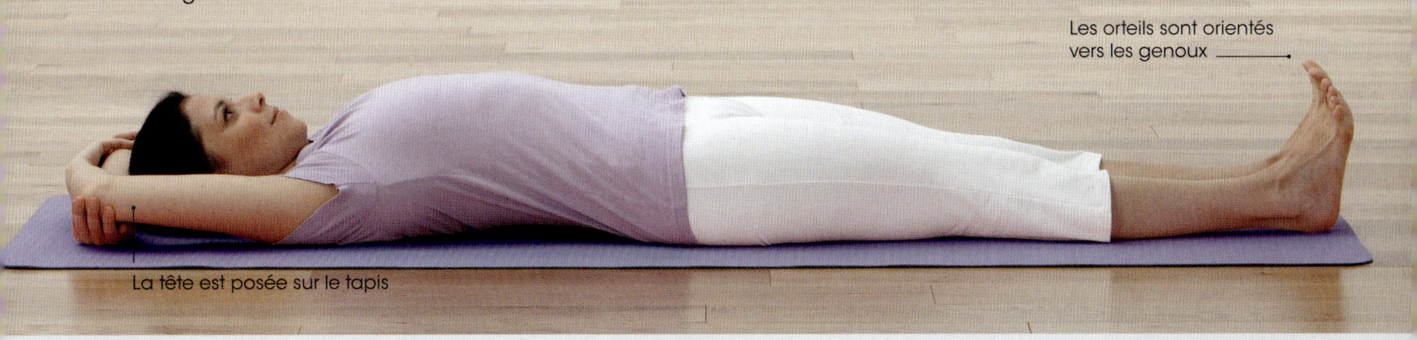
Les orteils sont orientés vers les genoux
La tête est posée sur le tapis

2 Inspirez et levez les deux jambes à 90°. En expirant, abaissez les jambes, mais sans que les talons touchent le sol. Répétez l'exercice entre 5 et 10 fois.

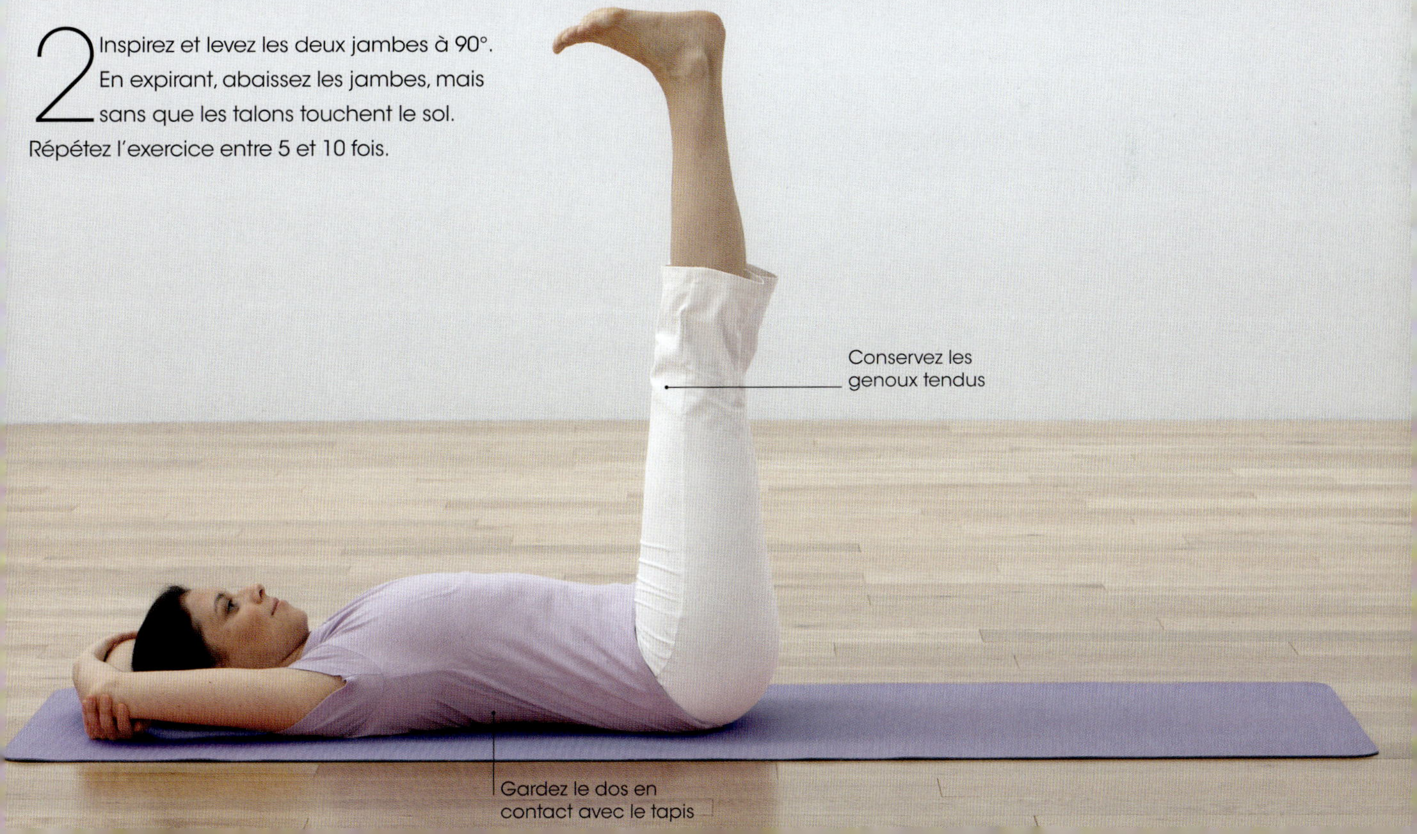
Conservez les genoux tendus
Gardez le dos en contact avec le tapis

1 La posture sur la tête
Sirshasana

Il s'agit d'une *asana* puissante pour le corps et l'esprit. Pour trouver l'équilibre, il faut coordonner les impulsions envoyées dans le cerveau par l'oreille interne, la peau des bras et des mains, les yeux, ainsi que plusieurs muscles et articulations. Détendez-vous après, dans la posture de l'enfant (voir p. 191).

BIENFAITS

PHYSIQUES

- Renforce le cœur.
- Soulage les varices.
- Réduit les pressions dans le bas du dos.
- Participe au renforcement musculaire de la ceinture scapulaire.
- Améliore la coordination des fonctions volontaires et involontaires du corps.

MENTAUX ET PSYCHIQUES

- Améliore la mémoire et la concentration.
- Améliore la coordination entre le corps et l'esprit.
- Augmente les capacités intellectuelles.

ATTENTION Ne faites pas cette posture si vous souffrez d'hypertension, durant les règles, si vous avez des problèmes oculaires (décollement de la rétine ou glaucome), si vous avez une inflammation dans la région de la tête, des problèmes de cou dus à un accident ou à d'autres causes. En cas de doute, consultez votre médecin.

Le dauphin
Exercice préparatoire pour tous niveaux

1 Cet exercice vous prépare physiquement et mentalement à la posture sur la tête. Après vous être mis à genoux, penchez-vous vers l'avant en plaçant les bras devant vous sur le sol à 20 cm de vos genoux environ. Croisez les doigts et serrez les paumes.

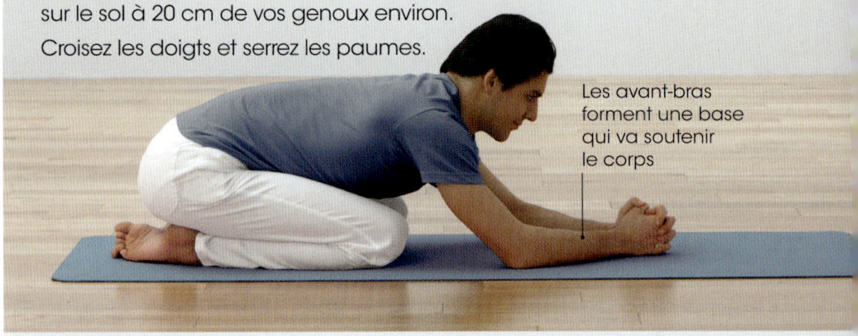
Les avant-bras forment une base qui va soutenir le corps

2 Sans éloigner les pieds des bras, inspirez et levez les hanches.

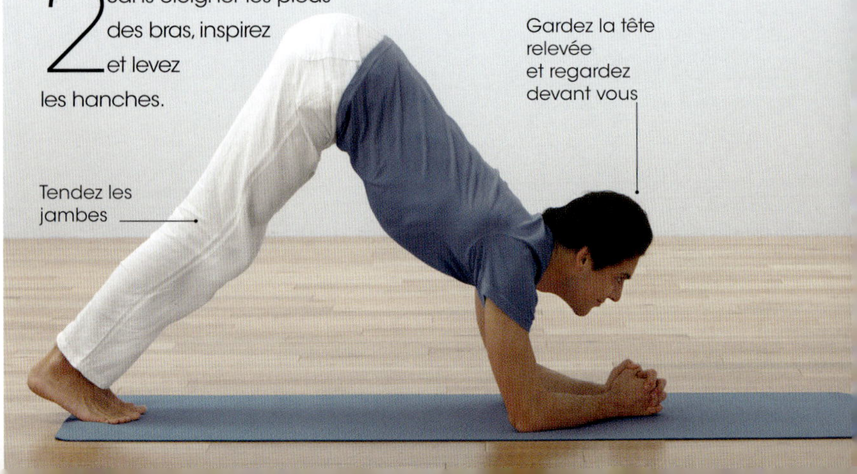
Gardez la tête relevée et regardez devant vous
Tendez les jambes

3 Dans une expiration, avancez le corps vers l'avant et rapprochez la tête et les épaules du sol. Vos hanches sont désormais aussi beaucoup plus basses.

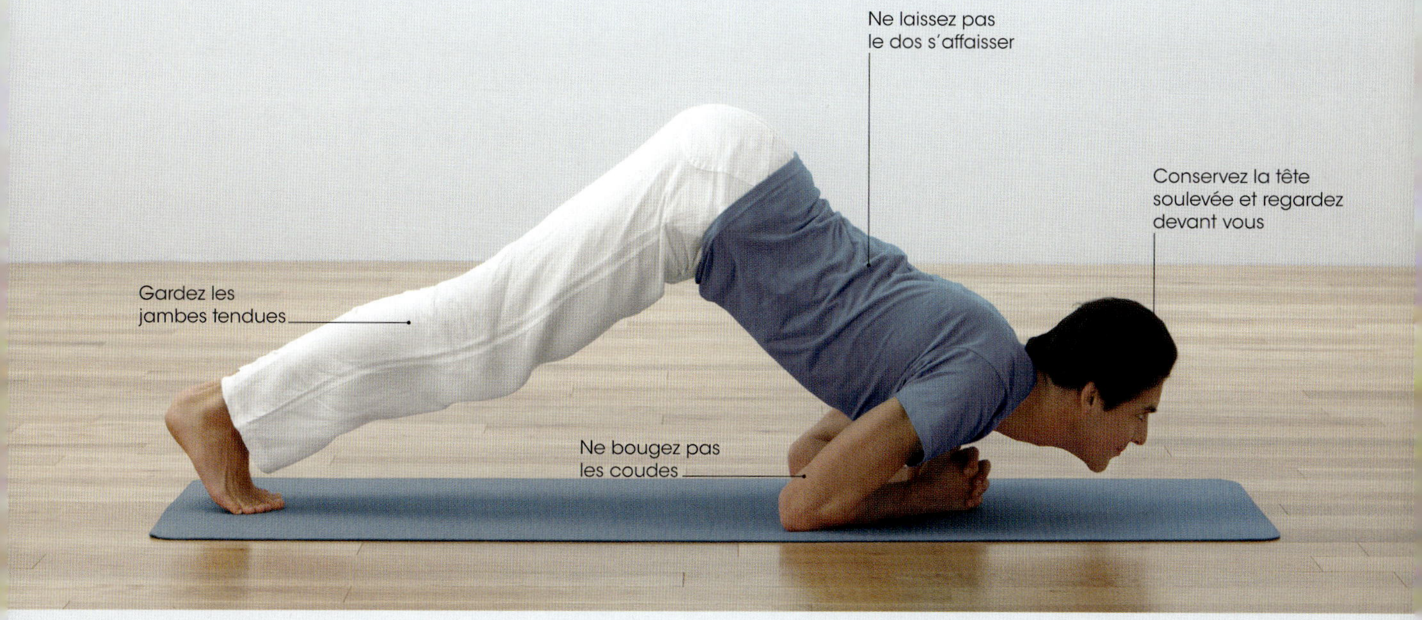
Ne laissez pas le dos s'affaisser
Conservez la tête soulevée et regardez devant vous
Gardez les jambes tendues
Ne bougez pas les coudes

4 Inspirez et repoussez la tête et les épaules vers le haut. Vos hanches remontent aussi. Répétez les étapes 1 à 4 de 5 à 10 fois, puis pliez les genoux et reposez-les sur le sol.

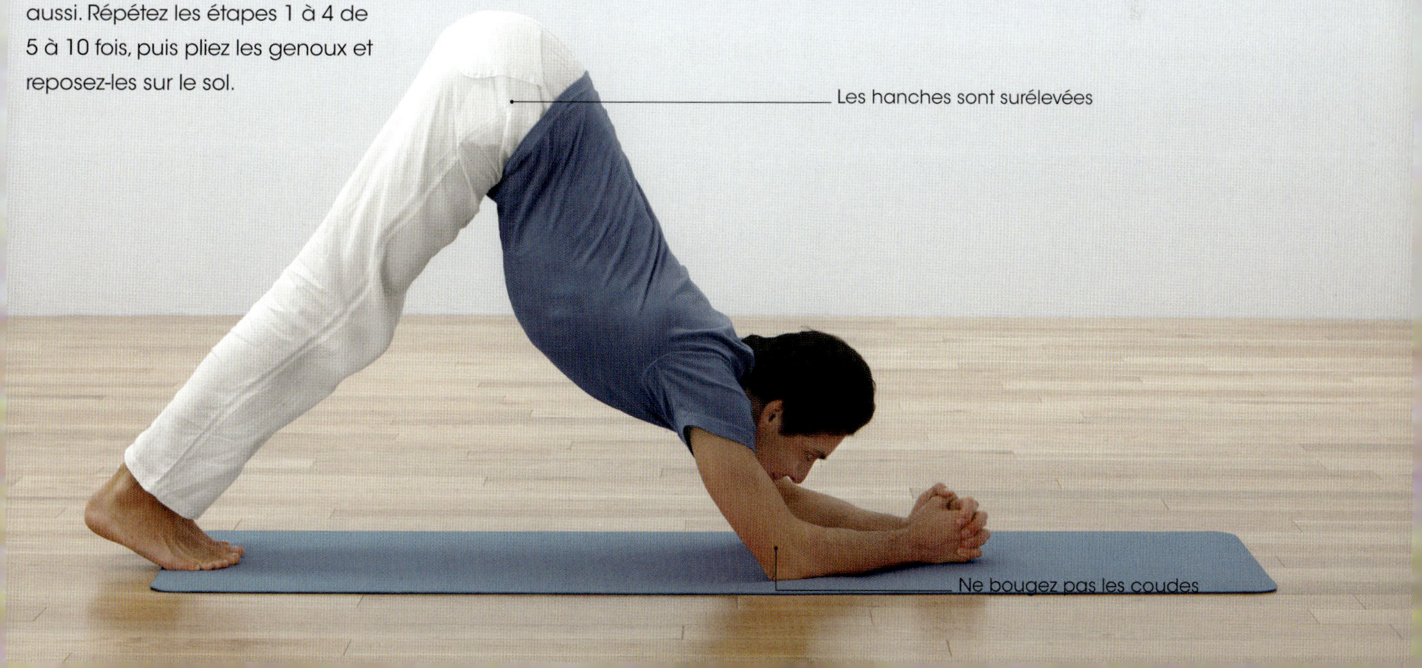
Les hanches sont surélevées
Ne bougez pas les coudes

La posture sur la tête
Débutant

Pensez que vos bras sont devenus vos jambes. Tel est le conseil de Swami Vishnudevananda pour aider les pratiquants à se concentrer sur le triangle formé par les coudes et les mains.

POSITION DE DÉPART Détendez-vous un moment dans la posture de l'enfant (voir p. 191), avant de pratiquer la posture sur la tête.

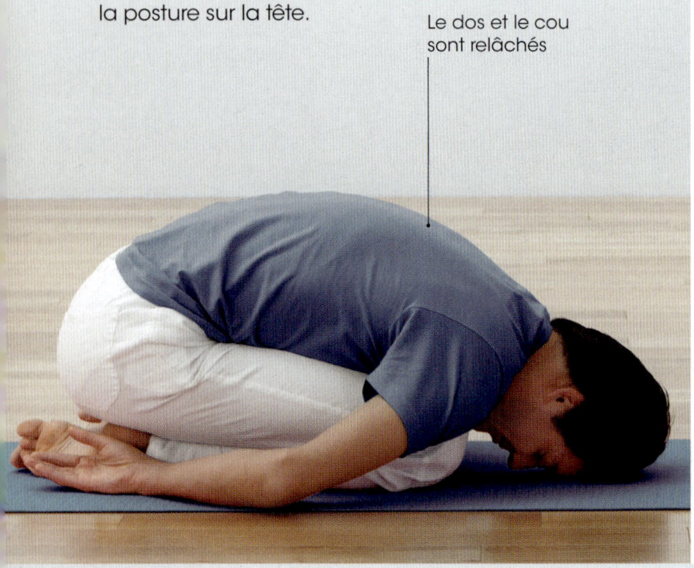

1 Penchez-vous vers l'avant, placez les mains sur les coudes opposés puis posez les bras à 20 cm des genoux environ.

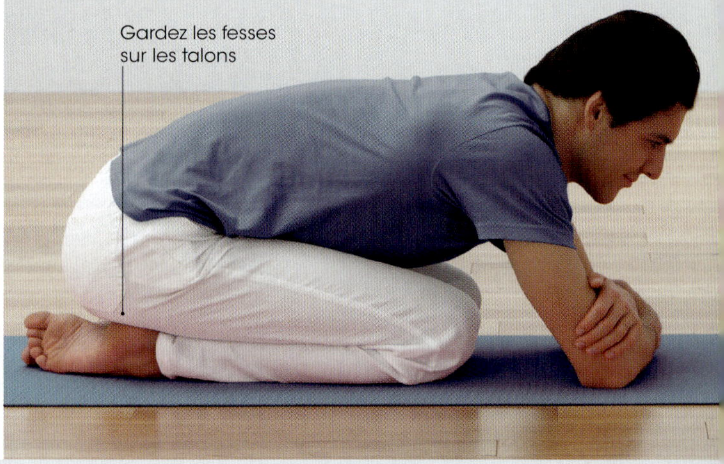

2 Sans modifier la position de vos coudes, tendez les avant-bras et croisez les doigts en gardant les paumes ouvertes. Vos mains et vos coudes forment le solide triangle nécessaire à la posture sur la tête.

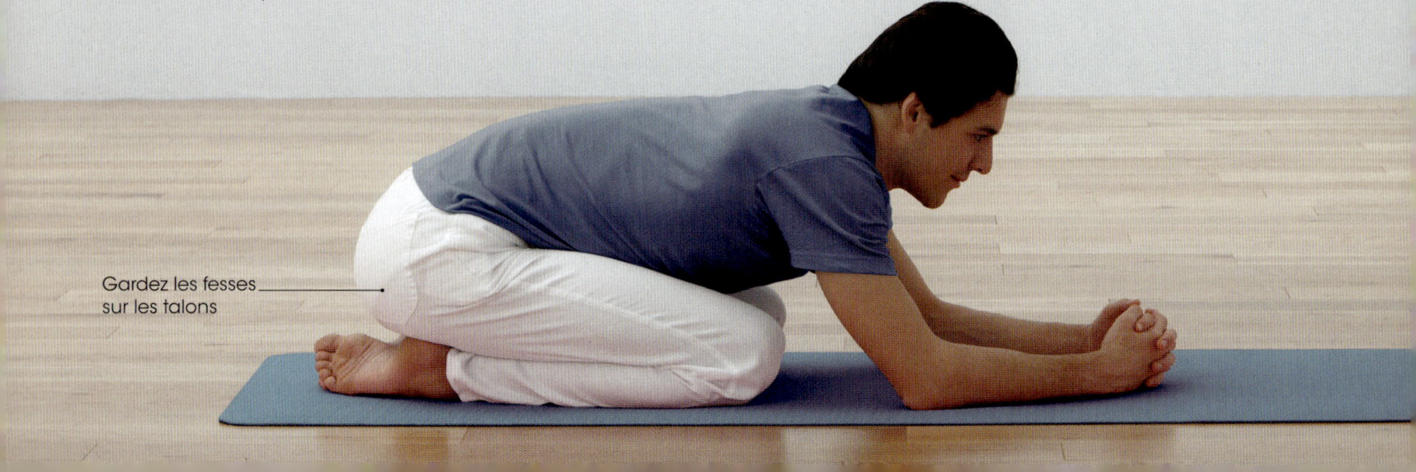

3 Penchez-vous vers l'avant et placez le sommet de la tête sur le sol en enfonçant bien dans le sol le triangle formé par les coudes et les mains.

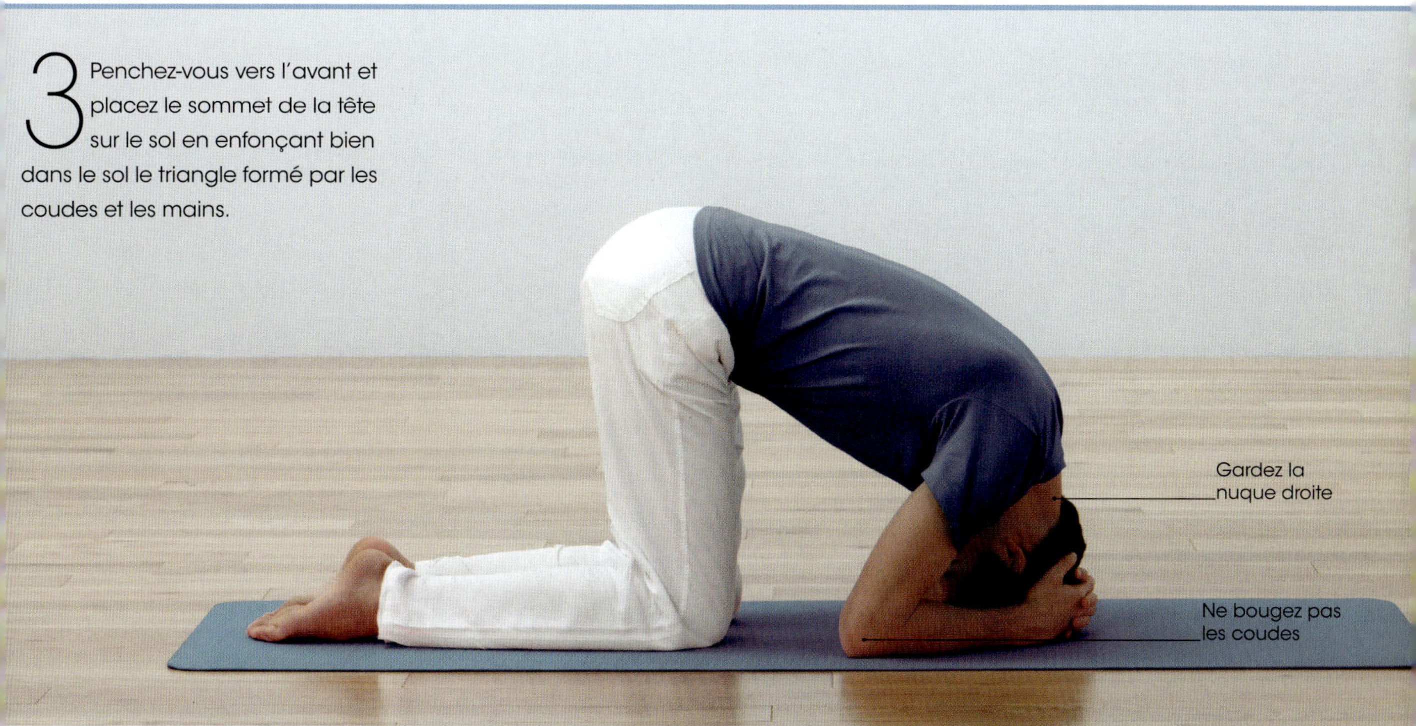
Gardez la
nuque droite
Ne bougez pas
les coudes

4 Soulevez les genoux du tapis et poussez les hanches vers le haut. Tenez pendant quelques respirations régulières, puis reprenez la posture de l'enfant (voir page ci-contre, en haut à gauche). Si vos jambes sont ankylosées ou si vos coudes quittent le sol, ne passez pas à l'étape 5, mais pratiquez à nouveau la posture du dauphin (voir pp. 62-63) et les exercices pour jambes séparées (voir pp. 58-59).

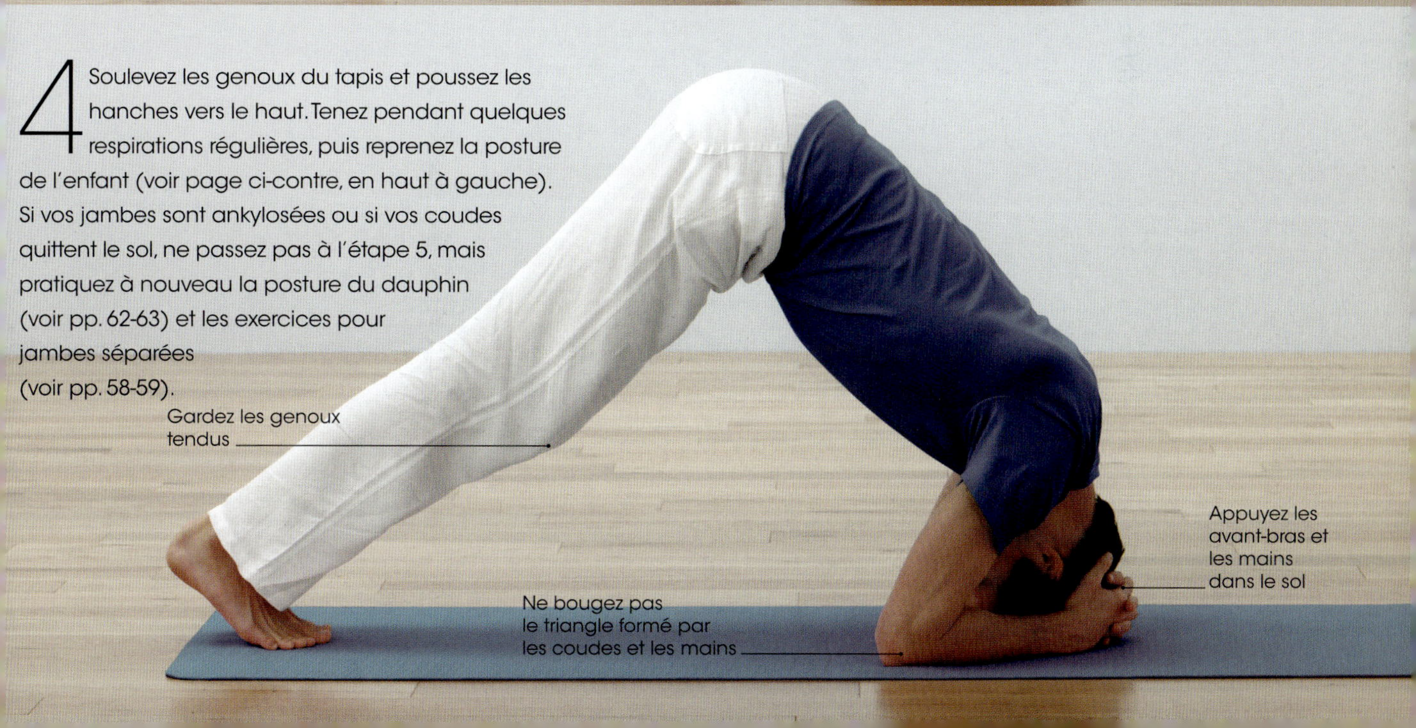
Gardez les genoux
tendus
Appuyez les
avant-bras et
les mains
dans le sol
Ne bougez pas
le triangle formé par
les coudes et les mains

La posture sur la tête
Intermédiaire et avancé

Ne pratiquez pas cette posture contre un mur. Le secret de sa réussite réside dans la solidité du triangle formé par vos coudes et vos mains, et sur le point d'équilibre situé dans le bas de votre dos.

Débutez par

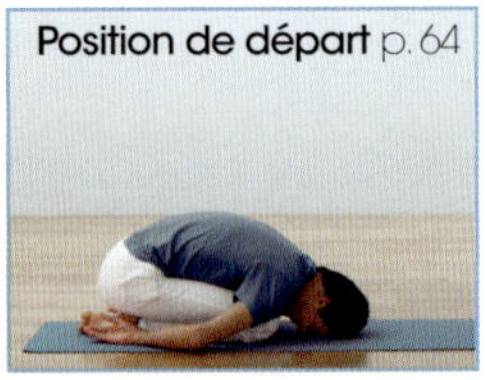
Position de départ p. 64

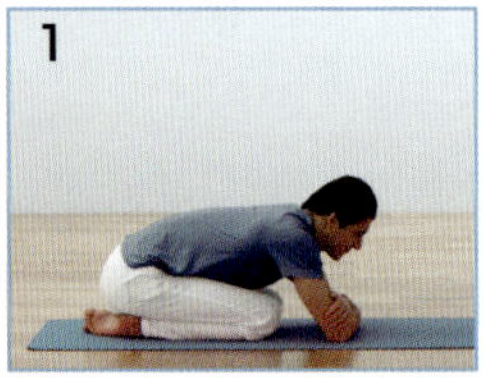
1

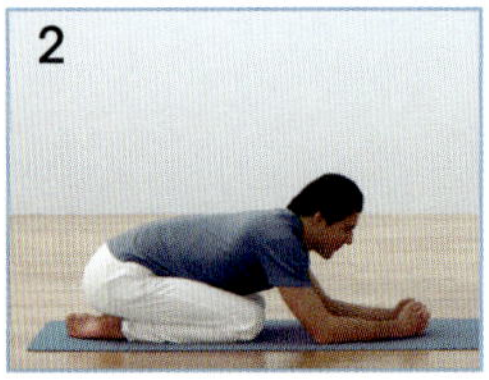
2

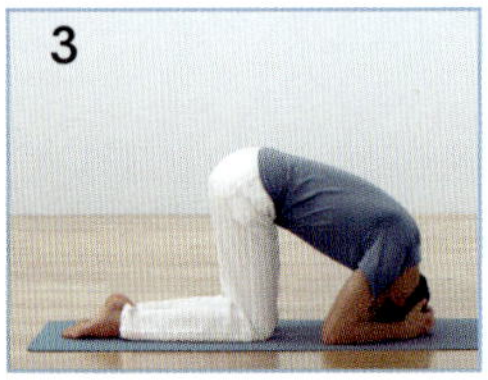
3

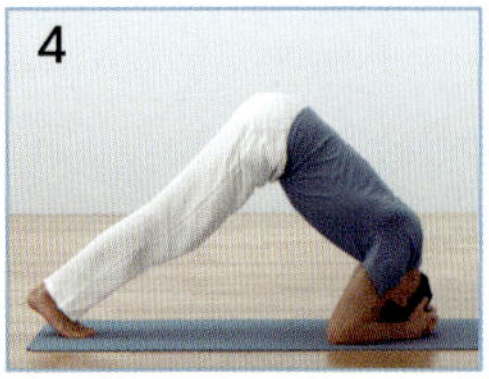
4

5 Partez de l'étape 4 de la posture sur la tête, conservez les jambes tendues et faites avancer les orteils vers la tête au maximum. Ne laissez pas le dos se relâcher.

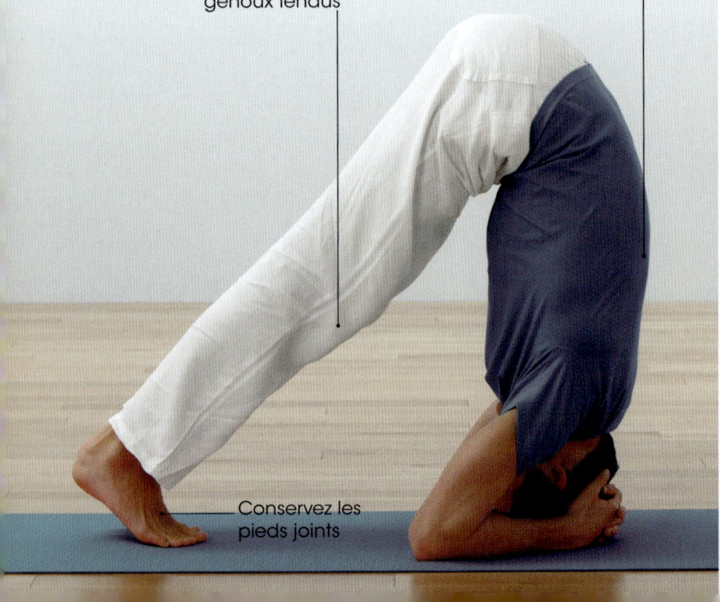
Redressez le dos au maximum
Gardez les genoux tendus
Conservez les pieds joints

6 En respirant lentement et régulièrement, pliez les jambes et utilisez les muscles du bas du dos pour faire monter les jambes et les hanches, jusqu'à ce que vous ayez atteint un point d'équilibre sur votre triangle. Des contractions occasionnelles des abdominaux vous éviteront de tomber.

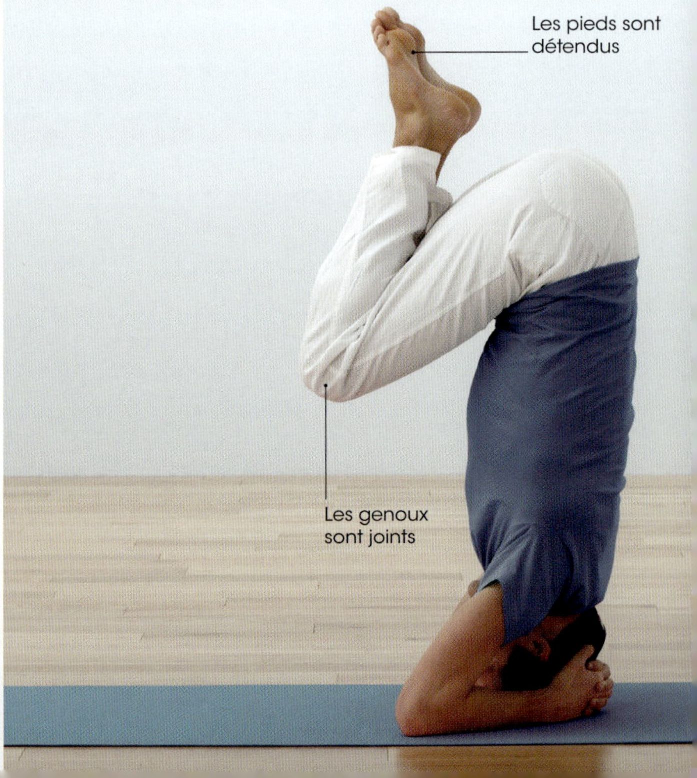
Les pieds sont détendus
Les genoux sont joints

« Sirshasana (la posture sur la tête) revigore, donne de l'énergie et vivifie. C'est une véritable bénédiction et un nectar. Vous trouverez plaisir et jubilation spirituelle dans cette asana. »

Swami Sivananda

7 Continuez à respirer régulièrement. Appuyez avec force le triangle formé par vos coudes et vos mains dans le sol. Concentrez-vous sur le point d'équilibre dans le bas du dos, puis commencez à soulever lentement les genoux jusqu'à ce que vos cuisses occupent une position verticale et que vos pieds soient à l'arrière.

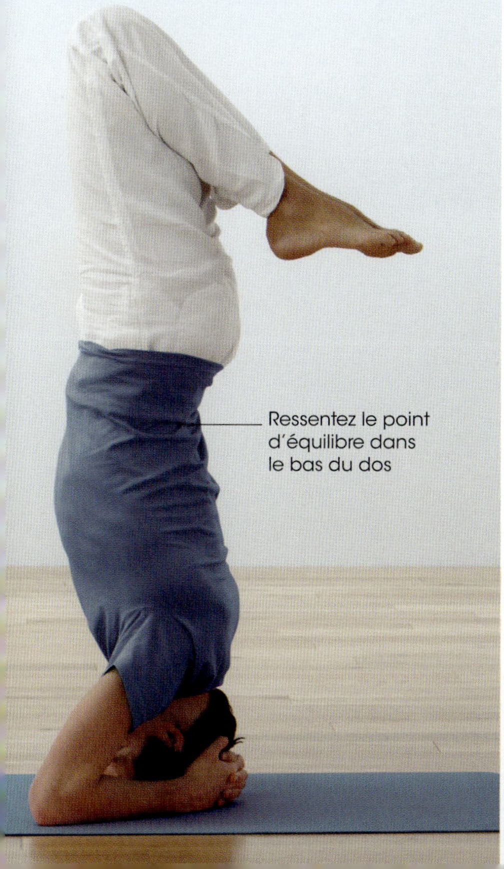

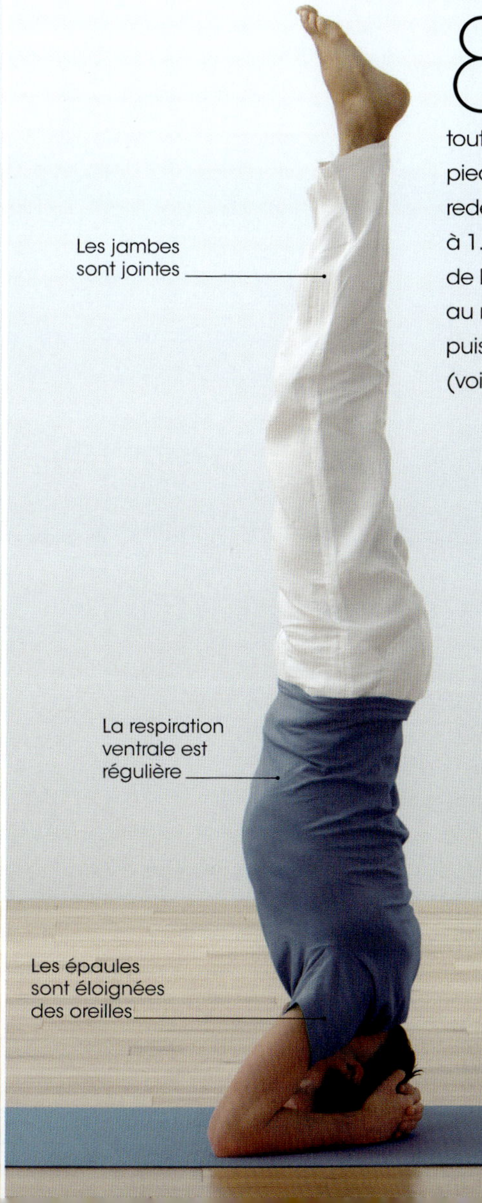

8 Pour faire la posture complète, tendez les genoux et levez les jambes à la verticale. Évitez toute tension dans les jambes et les pieds. Tenez entre 1 et 5 minutes, puis redescendez en suivant les étapes 7 à 1. Détendez-vous dans la posture de l'enfant (voir p. 191) pendant au moins 6 respirations profondes, puis adoptez la posture du cadavre (voir p. 188) 1 minute.

ERREURS FRÉQUENTES

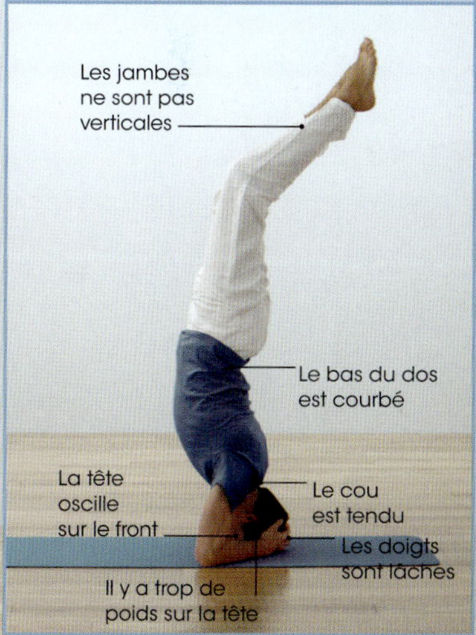

La posture sur la tête
Variations

Chaque variation aide à améliorer l'équilibre, la coordination et la concentration. Bougez avec précaution, jusqu'à ce que vos jambes se meuvent aussi librement que si c'étaient des bras.

Débutez par

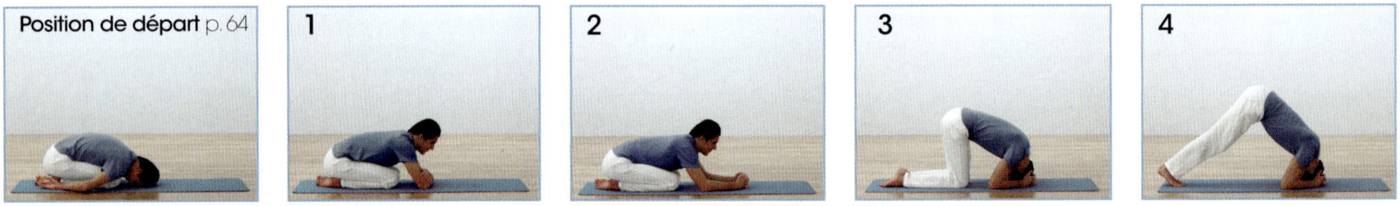

Jambes écartées sur le côté
Avancé

En partant de l'étape 8 de la posture sur la tête, expirez et écartez les jambes sur le côté en laissant la force de gravité les tirer vers le sol. Gardez la posture 1 minute, avec des respirations profondes et régulières.

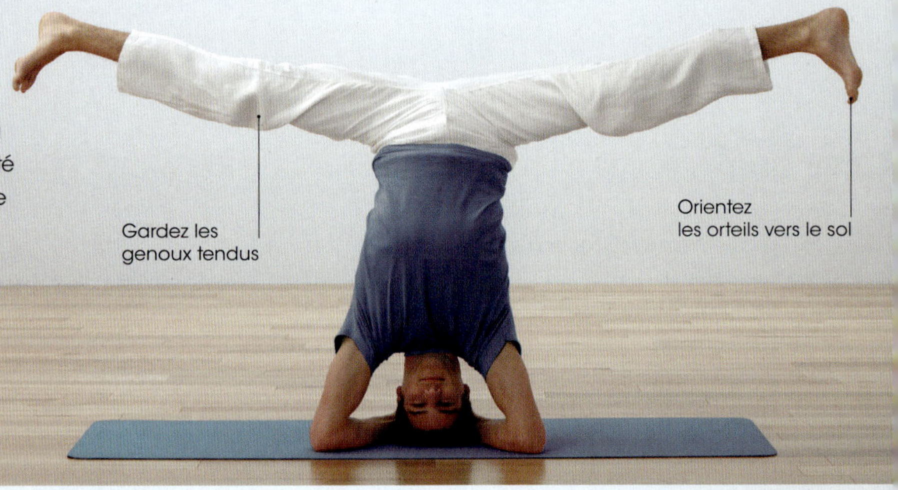

Jambes vers l'avant et l'arrière
Avancé

En partant de l'étape 8 de la posture sur la tête, expirez et descendez lentement une jambe vers l'avant et l'autre vers l'arrière. Inversez la position. Si votre posture sur la tête est bien équilibrée, vous pouvez alterner les jambes selon un rythme régulier en accompagnant les mouvements de respirations profondes et régulières et ce pendant 1 minute maximum.

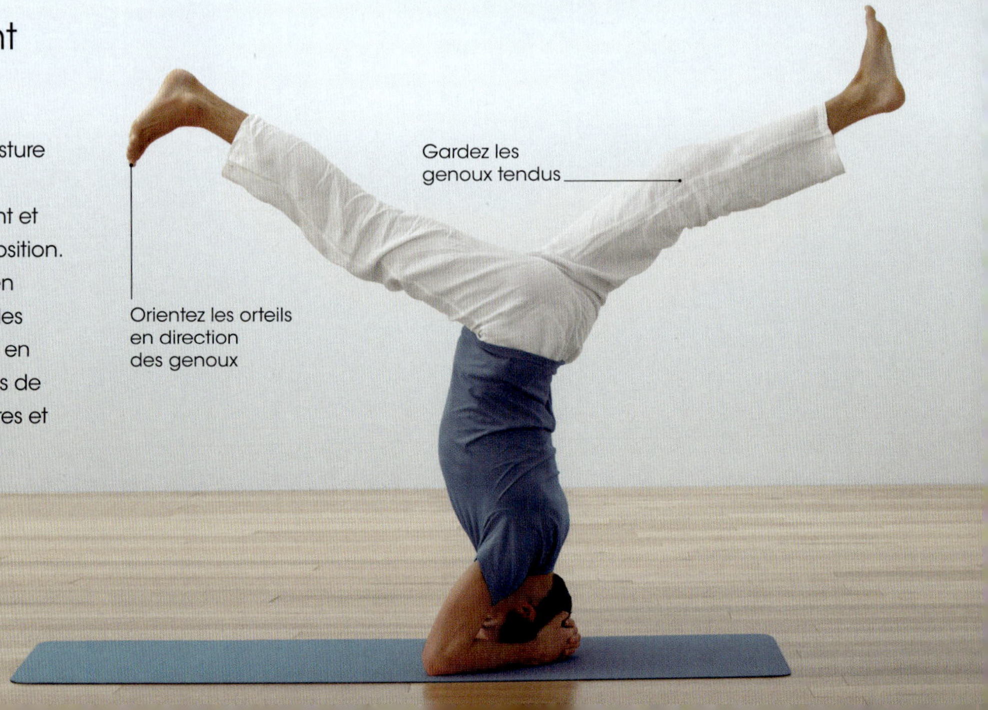

Après chaque variation, joignez vos jambes (voir étape 8, p. 67), puis faites en une autre ou redescendez les étapes 7 à 1. Puis détendez-vous dans la posture de l'enfant (voir p. 191).

5
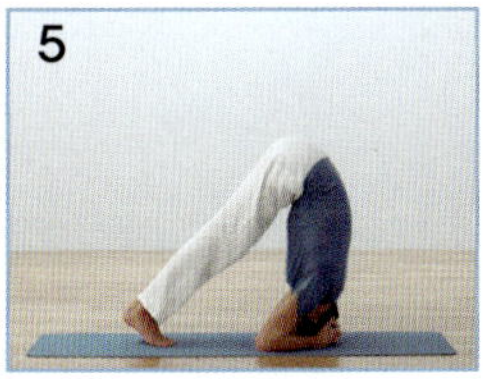
6
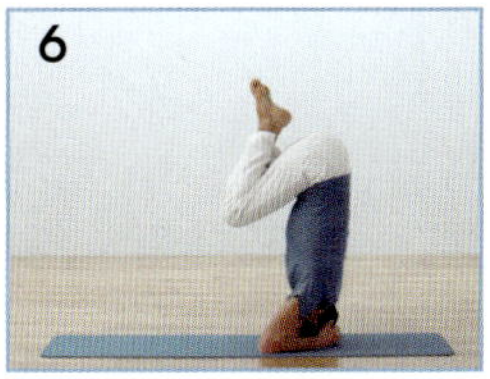
7
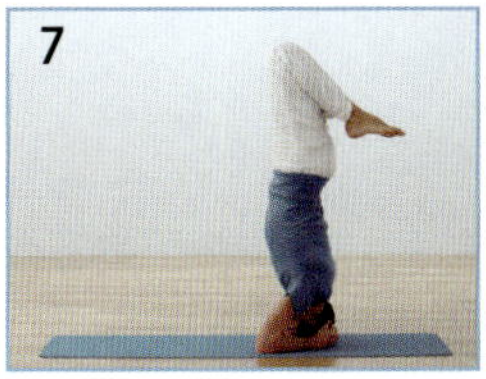
8
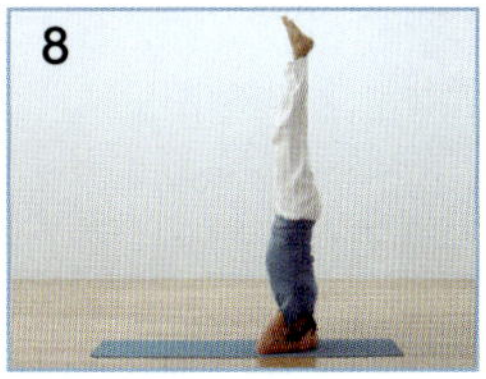

Genoux pliés sur les côtés

Avancé

En partant de l'étape 8 de la posture sur la tête, expirez, pliez les genoux sur les côtés et amenez doucement vos plantes de pieds l'une contre l'autre. Tenez 1 minute, avec des respirations profondes et régulières.

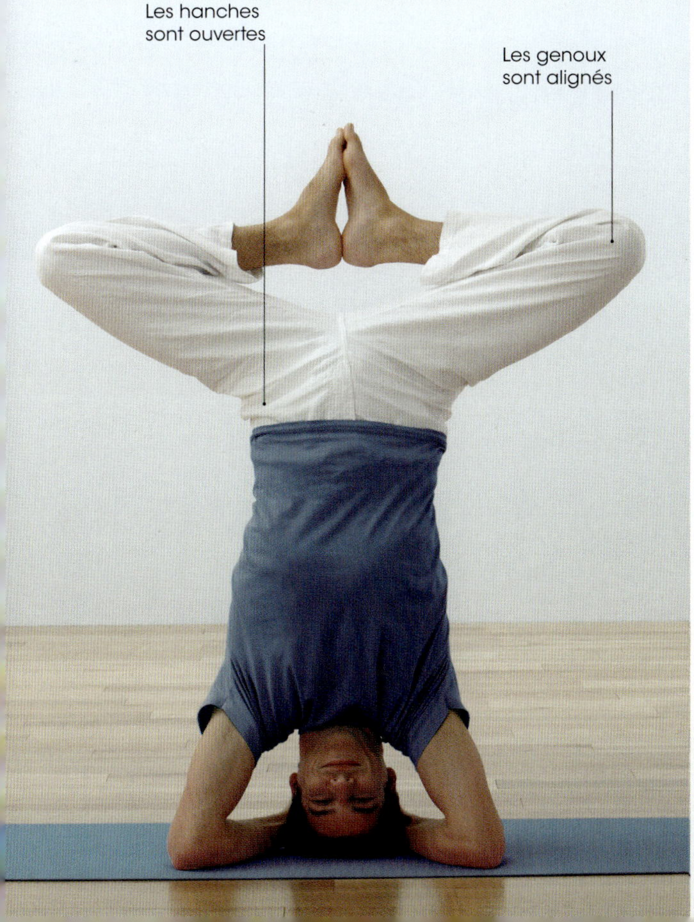
Les hanches sont ouvertes
Les genoux sont alignés

Une jambe sur le sol

Avancé

En partant de l'étape 8 de la posture sur la tête, expirez et abaissez la jambe droite vers le sol aussi loin que possible. Inspirez et relevez-la. Recommencez de l'autre côté. Continuez en alternant pendant 1 minute au maximum avec des respirations profondes et régulières.

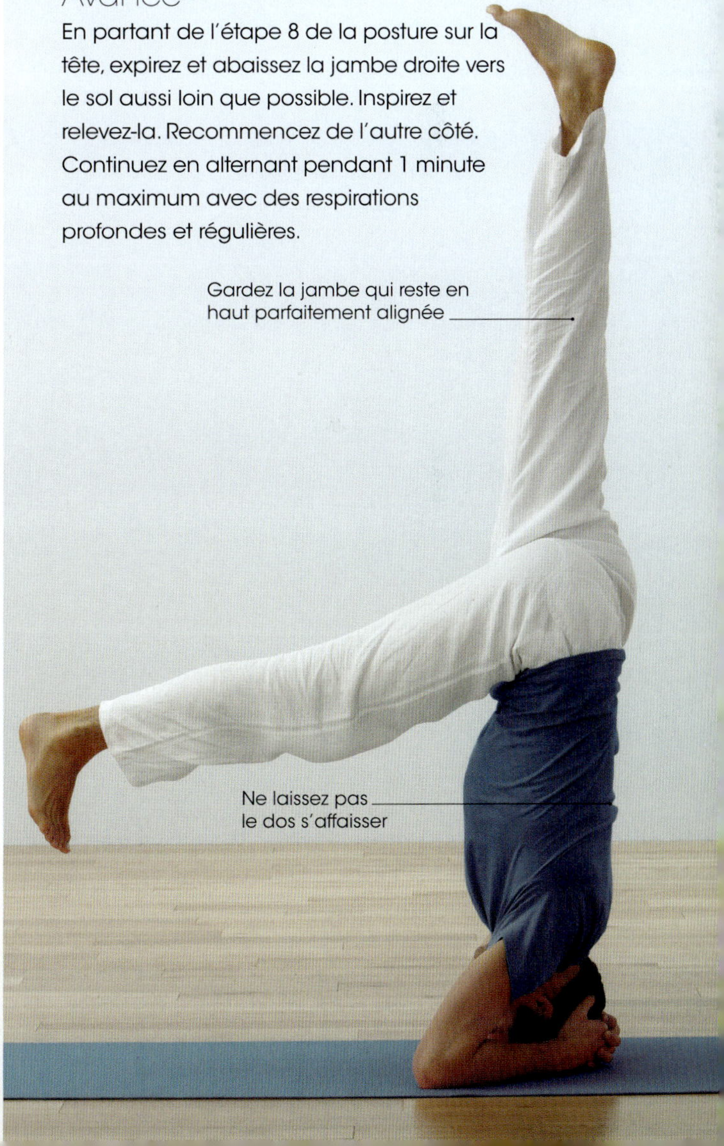
Gardez la jambe qui reste en haut parfaitement alignée
Ne laissez pas le dos s'affaisser

La posture sur la tête
Variations (suite)

Ces variations avancées vous apprennent les flexions et les rotations dans la posture sur la tête. Ces mouvements constituent un excellent exercice physique.

Débutez par

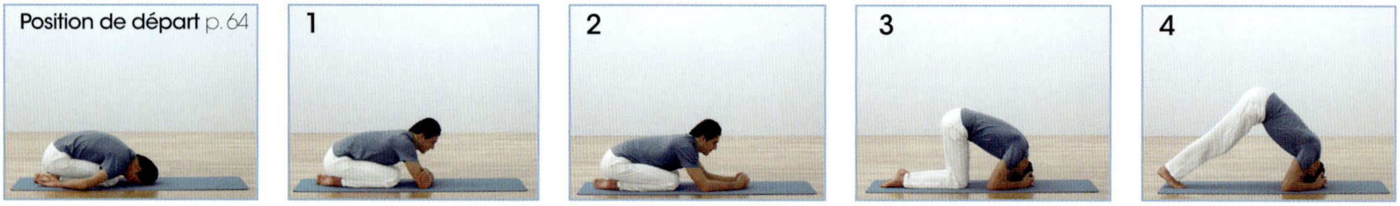

Les deux jambes au sol
Avancé

En partant de l'étape 8 de la posture sur la tête, expirez et, en conservant les jambes jointes, abaissez-les aussi bas que possible en direction du sol en contrôlant le mouvement. Sur l'inspiration suivante, remontez. Répétez le mouvement 5 fois maximum.

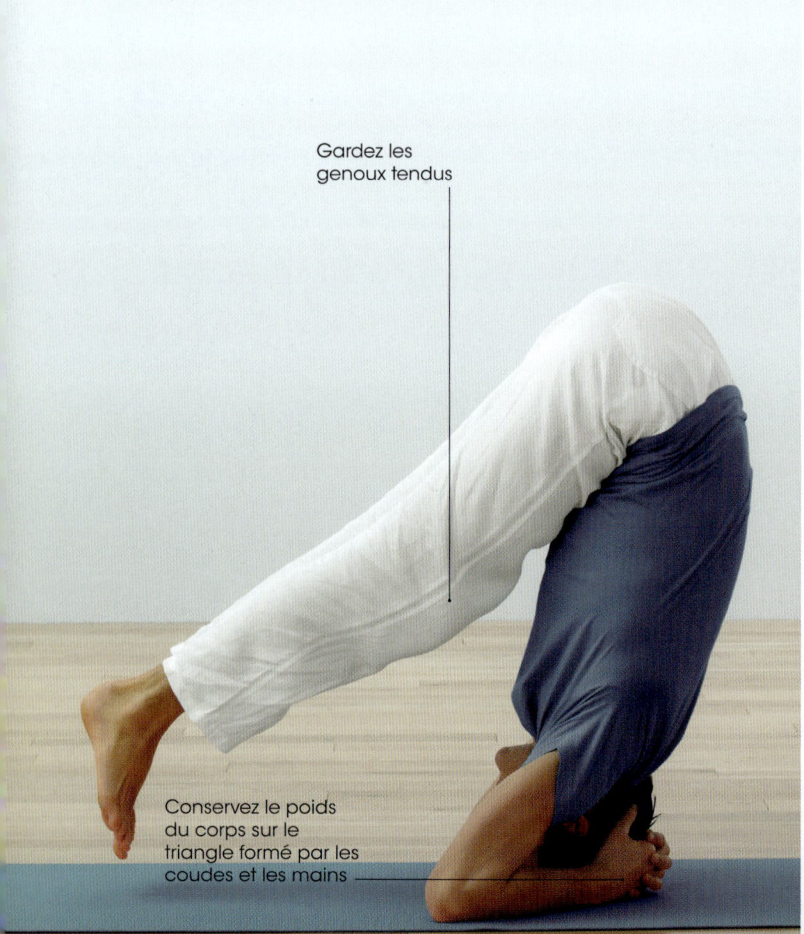

En lotus
Avancé

En partant de l'étape 8 de la posture sur la tête, expirez et placez vos jambes en lotus (voir p. 114). Tenez la position 1 minute en respirant régulièrement, puis décroisez les jambes, croisez-les dans l'autre sens et tenez 1 minute supplémentaire.

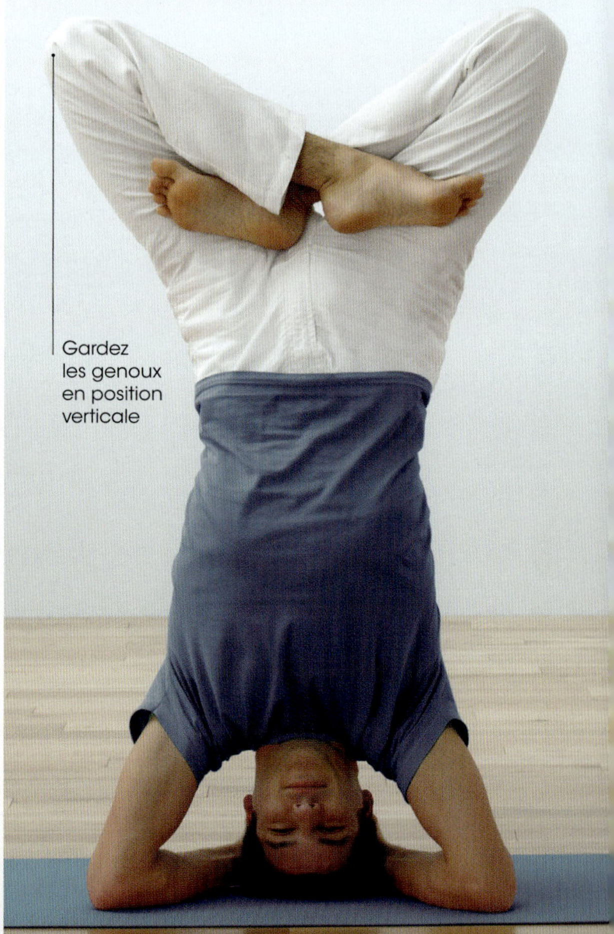

Après chaque variation, joignez vos jambes (voir étape 8, p. 67), puis faites en une autre ou redescendez les étapes 7 à 1. Puis détendez-vous dans la posture de l'enfant (voir p. 191).

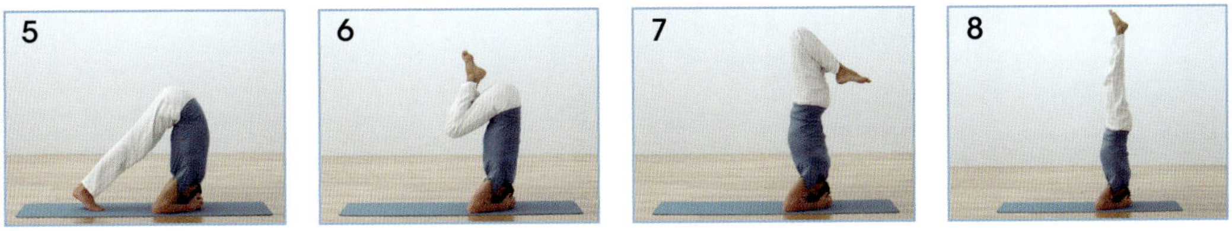

En lotus avec torsion

Avancé

En partant de la posture sur la tête en lotus page ci-contre, expirez et effectuez une torsion vertébrale sur un côté. Après quelques respirations, effectuez lentement une torsion dans l'autre sens. Décroisez les jambes, croisez-les dans l'autre sens et répétez.

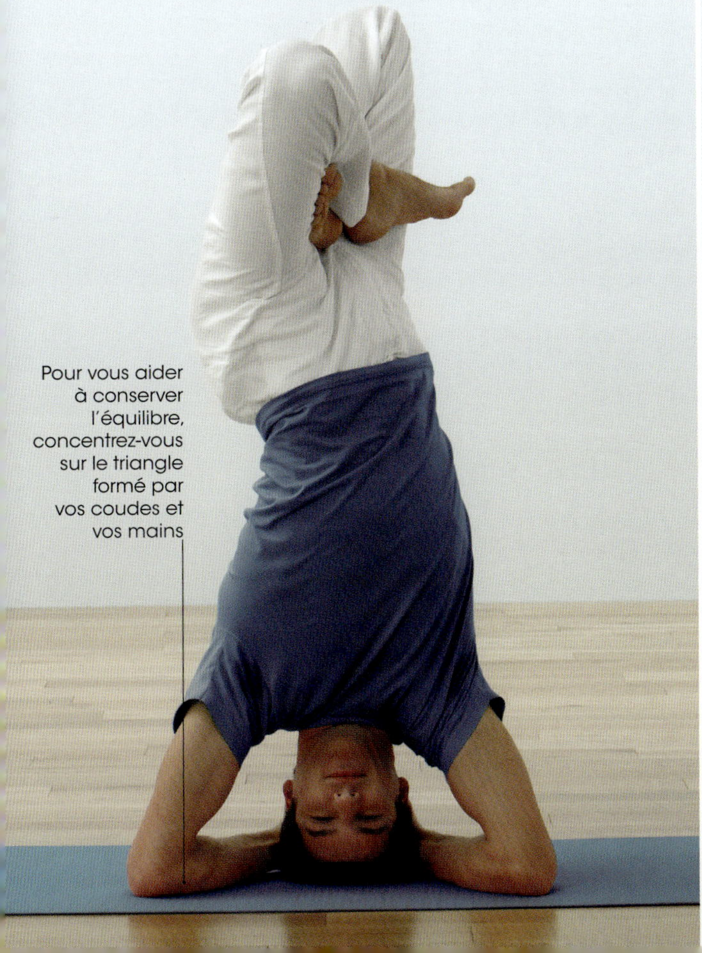
Pour vous aider à conserver l'équilibre, concentrez-vous sur le triangle formé par vos coudes et vos mains

En lotus avec flexion

Avancé

En partant de la posture sur la tête en lotus page ci-contre, expirez et inclinez les hanches vers l'avant. Tenez la position pendant 3 respirations et, avec chacune d'elles, essayez d'accentuer l'inclinaison. Inspirez et revenez à la posture initiale. Répétez deux fois.

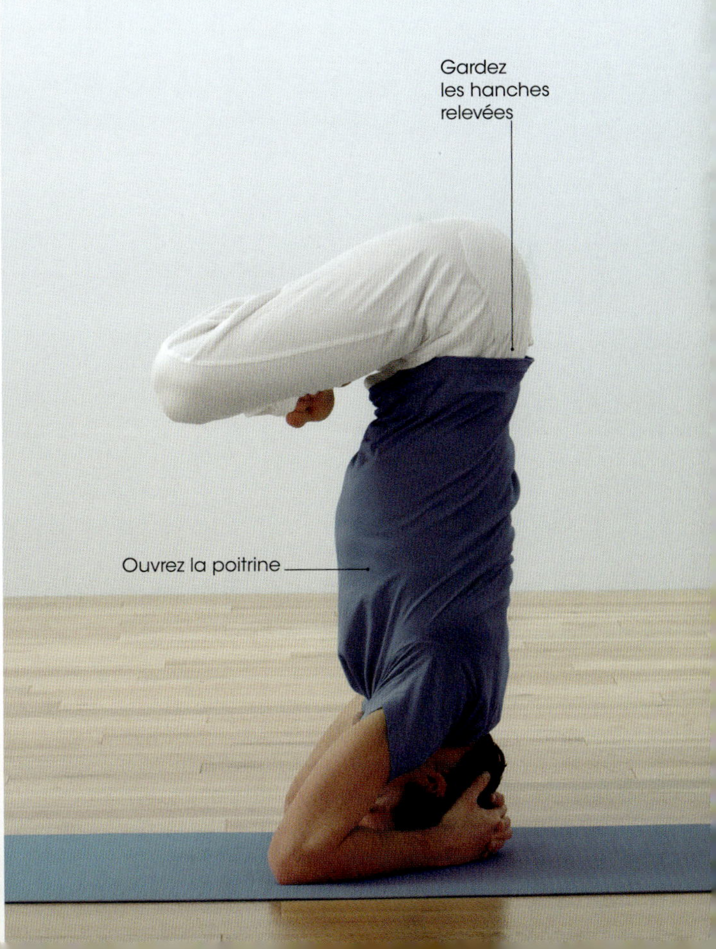
Gardez les hanches relevées
Ouvrez la poitrine

Le scorpion
Avancé

Une fois que vous sentez bien la posture sur la tête et que vous la gardez au moins 2 minutes, lancez-vous dans le scorpion. Habituez-vous à incliner votre corps vers l'arrière, bientôt vous y trouverez un nouvel équilibre.

Débutez par

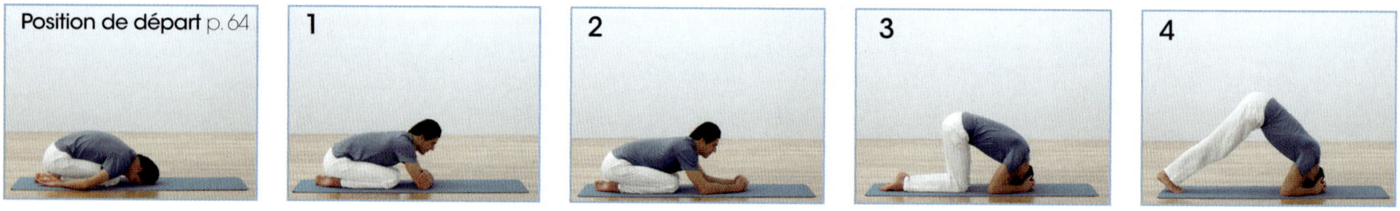

9 En partant de l'étape 8 de la posture sur la tête, appuyez-vous sur le triangle formé par les coudes et les mains. Dans une expiration, arquez le corps vers l'arrière, tout en poussant les hanches vers l'avant.

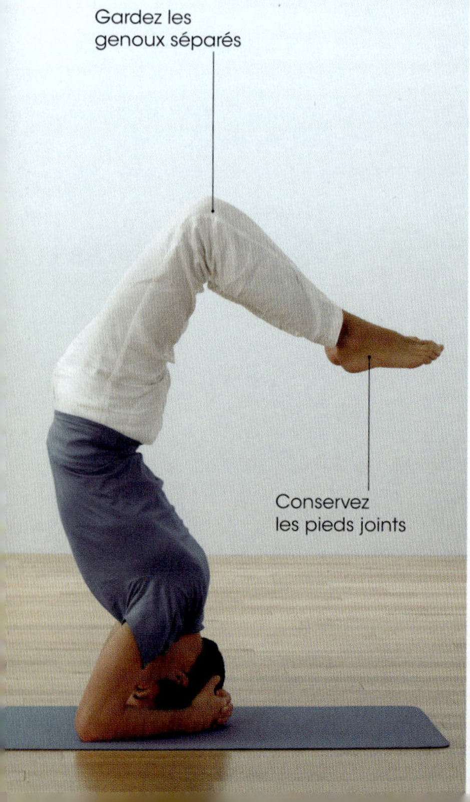

10 En maintenant vos épaules et vos avant-bras en position, pratiquez une respiration profonde et régulière au cours de laquelle vous écarterez les mains de la largeur des épaules. Placez les paumes à plat sur le sol de chaque côté de la tête.

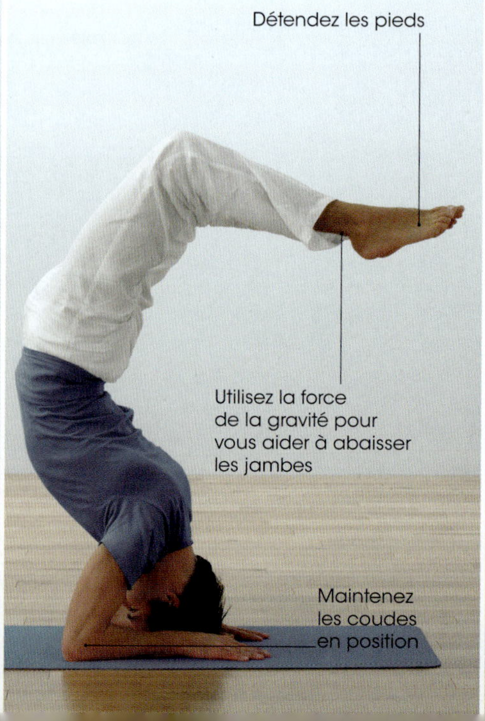

11 Pour faire la posture complète, inspirez, relevez la tête et trouvez l'équilibre sur les avant-bras. Restez en position 30 secondes au maximum.

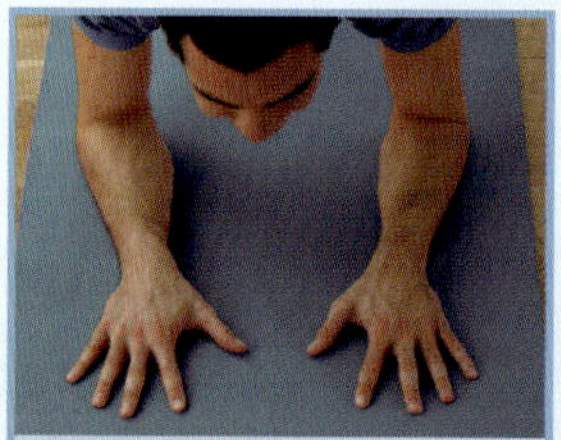

Une base stable
Gardez les avant-bras pratiquement parallèles et les doigts aussi largement écartés que possible.

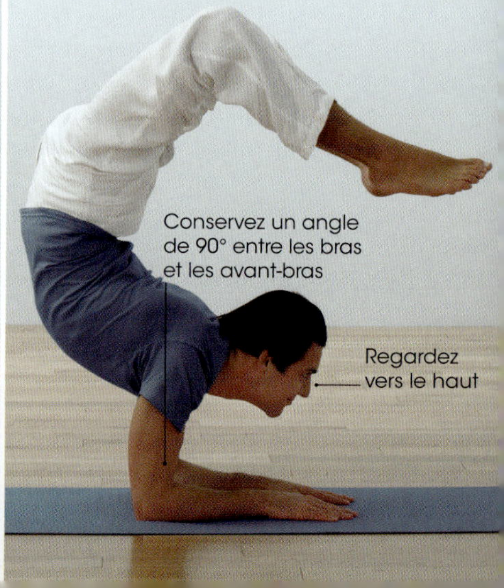

Après avoir pratiqué le scorpion ou ses variations, revenez à l'étape 8 p. 67, puis faites une autre variation ou redescendez les étapes 7 à 1. Puis détendez-vous dans la posture de l'enfant (voir p. 191).

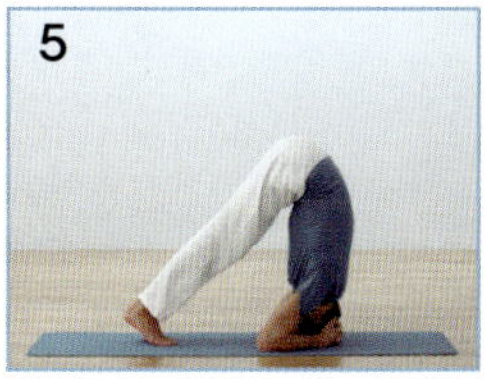

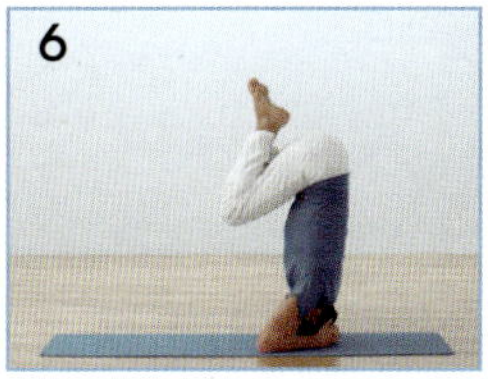

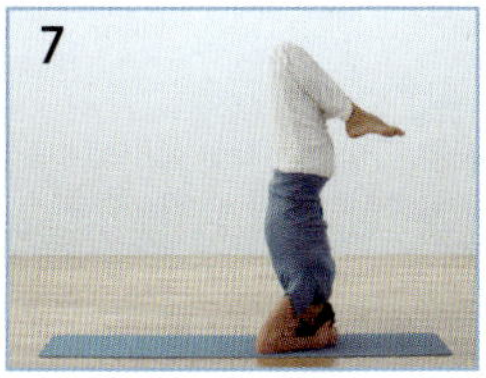

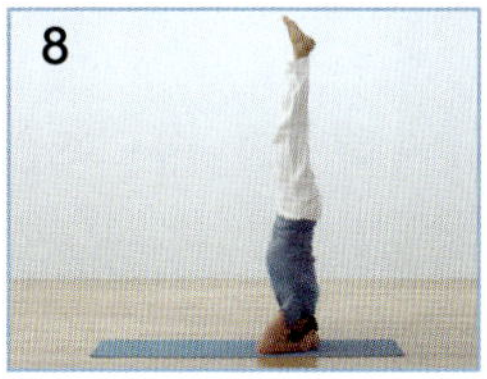

Avec les jambes tendues

Variation

En partant de l'étape 11 du scorpion (voir ci-contre), inspirez et tendez les jambes. Plus vous ferez avancer les jambes au-dessus de la tête, plus vous devrez relever la tête et le regard vers le haut. Tenez la position 30 secondes au maximum.

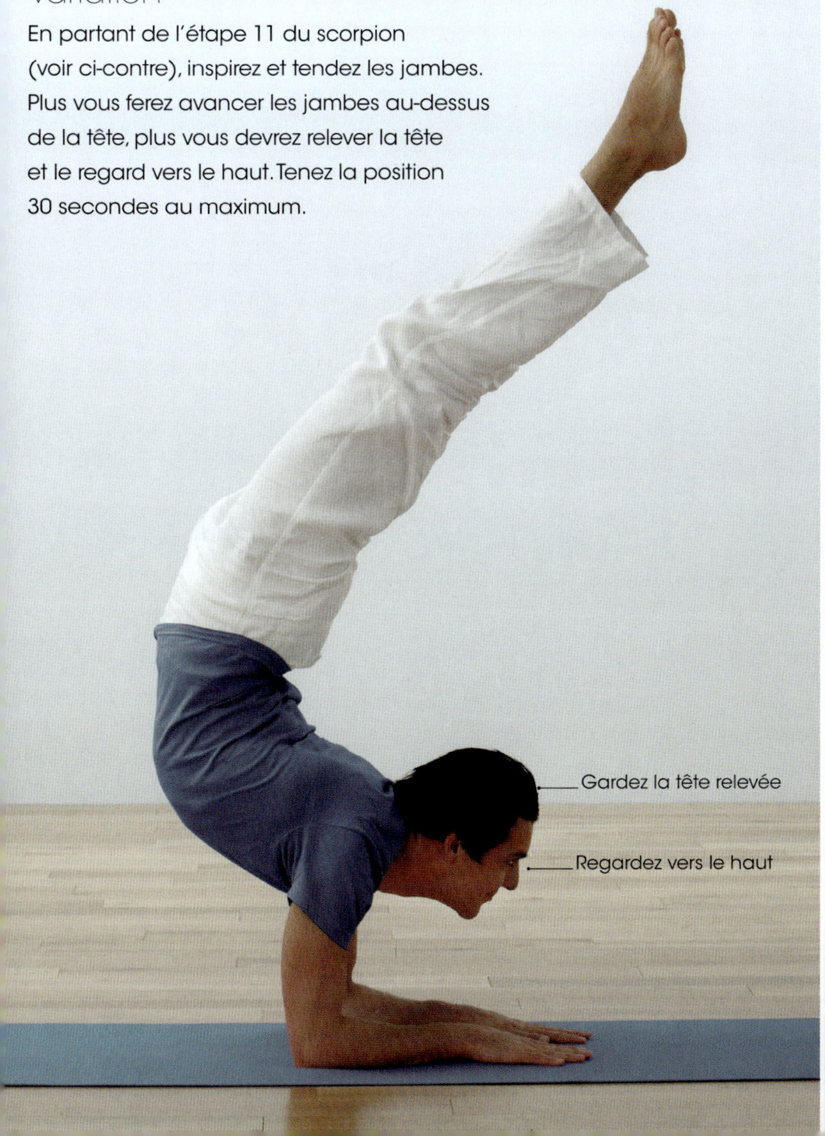

Avec les pieds sur la tête

Variation

En partant de l'étape 11 du scorpion (voir ci-contre), entamez une série de fortes expirations, alors que vous arquez le dos et les jambes jusqu'à ce que les pieds touchent la tête. Conservez les genoux écartés pour réduire les pressions sur le bas du dos. Gardez la position 30 secondes au maximum.

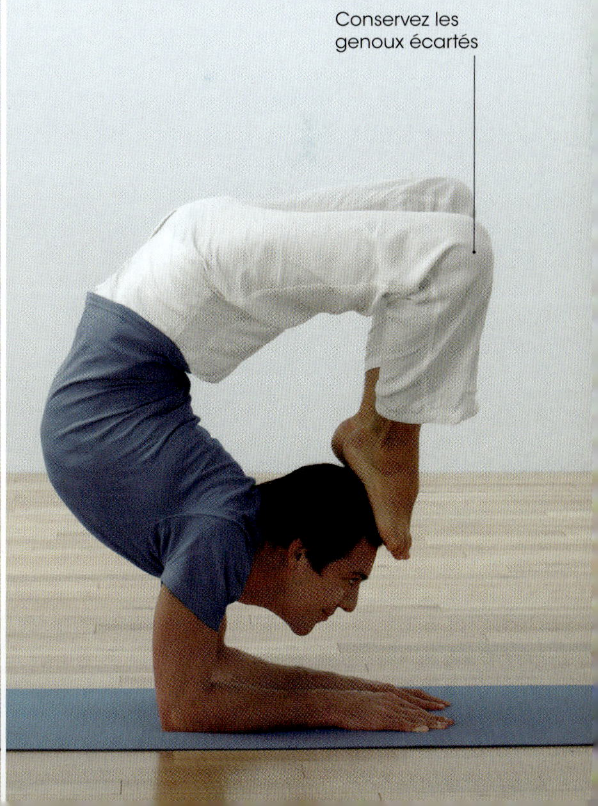

La posture sur les mains
Avancé

Pratiquez cette posture contre un mur jusqu'à ce que vous ayez acquis suffisamment d'assurance pour trouver l'équilibre. Détendez-vous ensuite dans la posture de l'enfant (voir p. 191).

1 Placez un pied devant l'autre, puis penchez-vous vers l'avant en vous appuyant fermement sur vos mains écartées de la largeur des épaules. Conservez le dos droit et ne laissez pas retomber la tête.

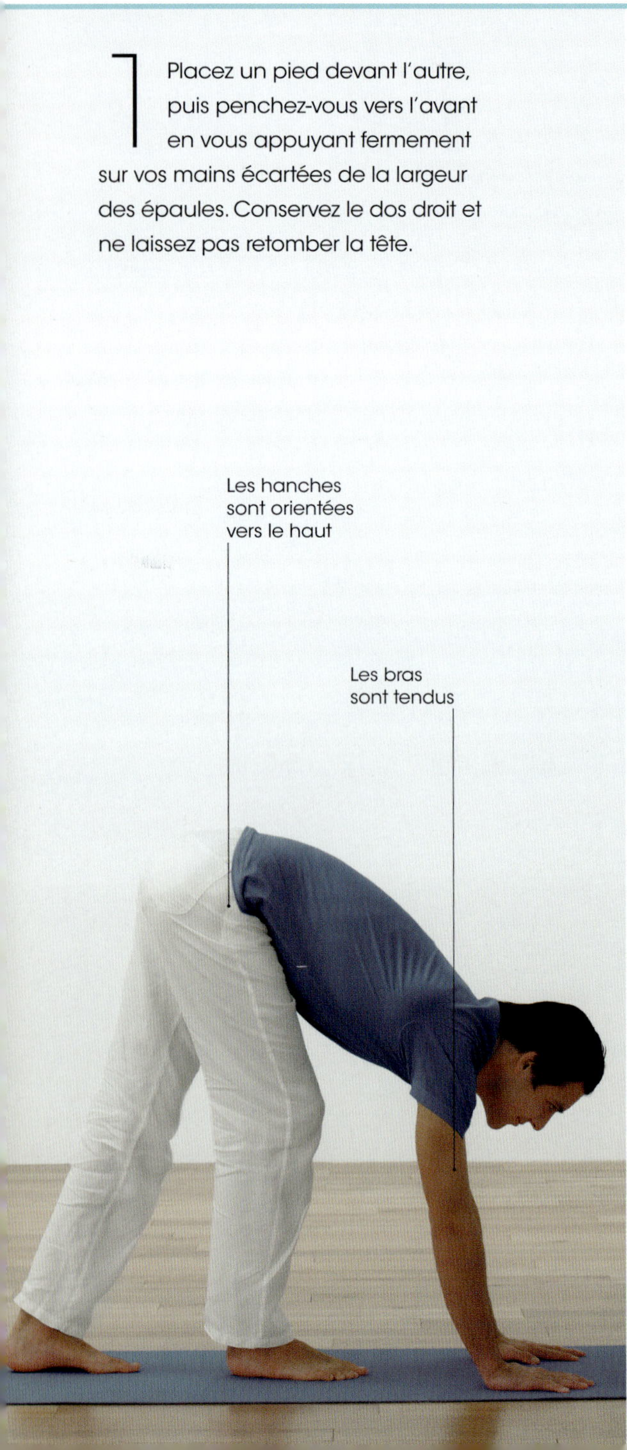

2 Sur l'expiration, lancez la jambe gauche vers le haut, suivie de la droite. Ce mouvement nécessite de tirer sur la jambe levée et de pousser sur l'autre alors que vous donnez l'impulsion pour prendre la posture. Restez bien ferme sur les bras et les mains.

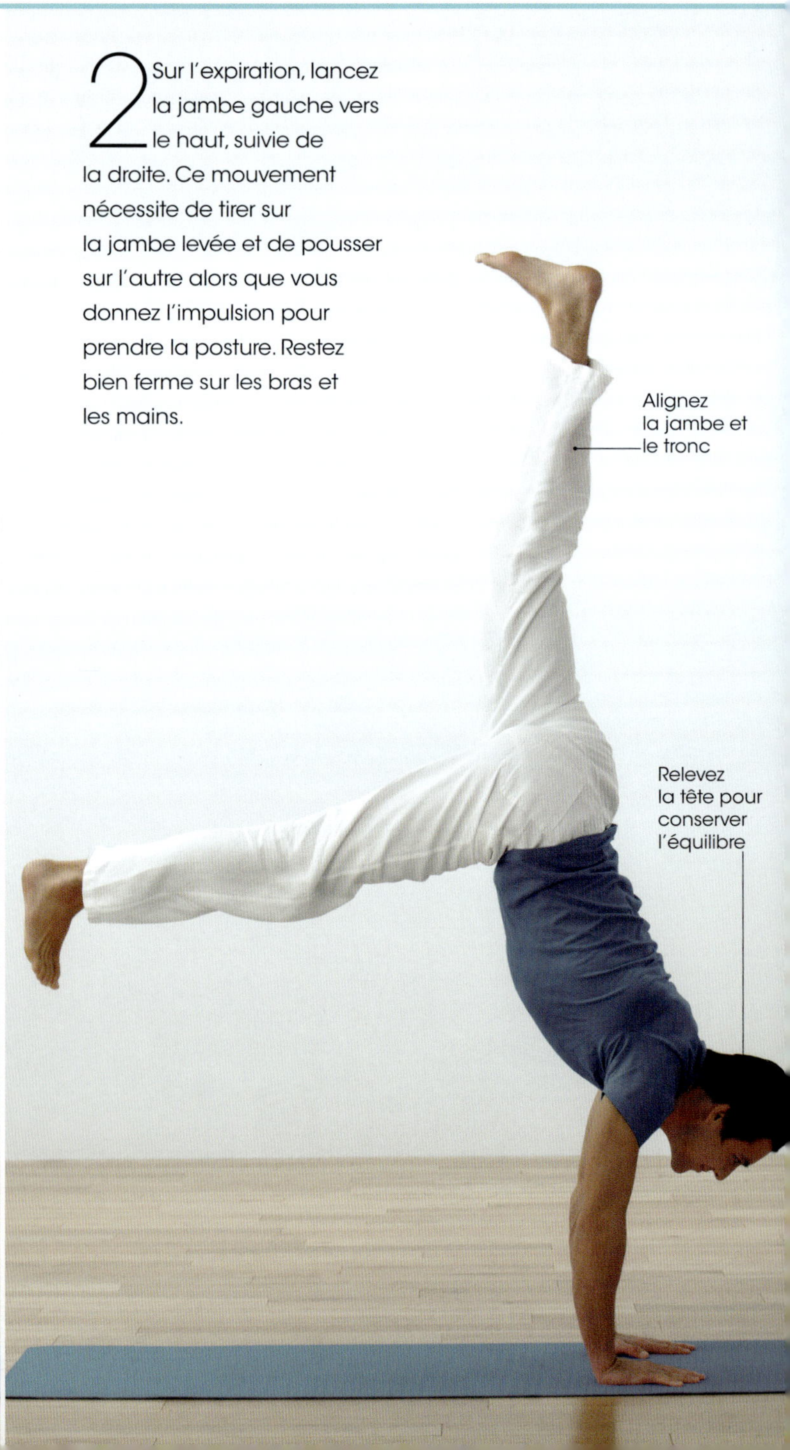

3 Conservez les jambes jointes alors que vous cherchez le point d'équilibre de la posture. Tenez pendant quelques respirations, puis abandonnez la position en replaçant une jambe après l'autre sur le sol.

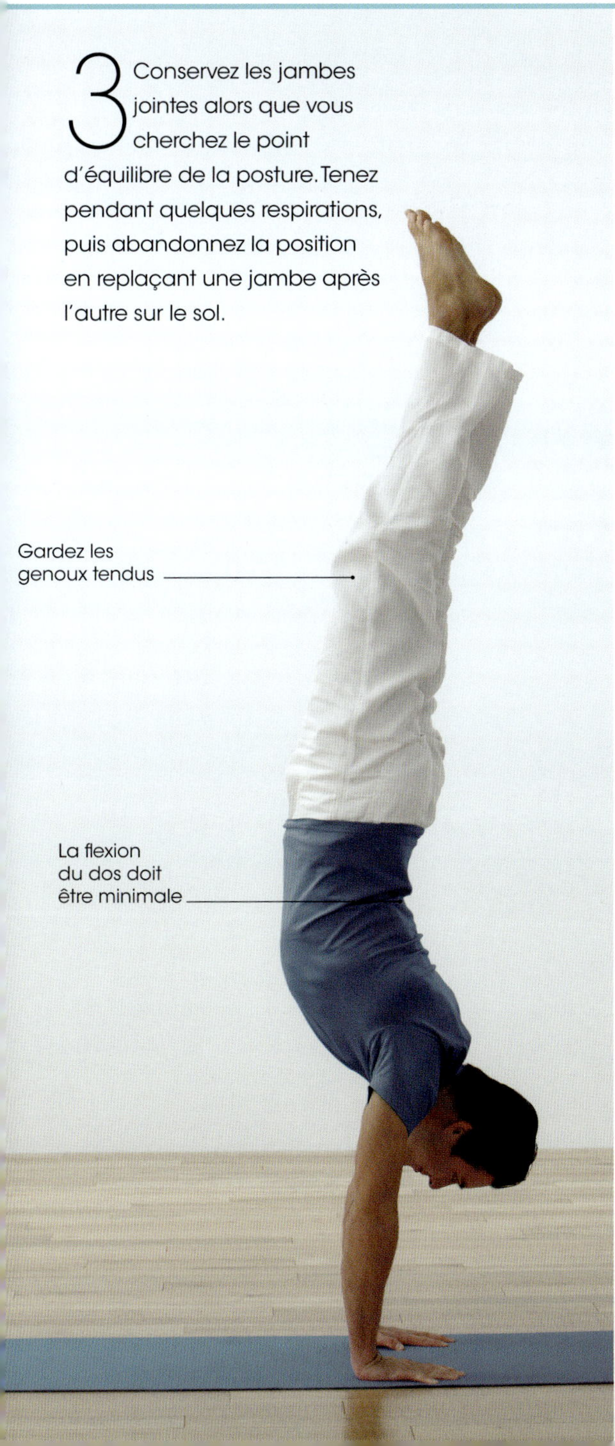
Gardez les genoux tendus
La flexion du dos doit être minimale

La posture sur les mains en scorpion

Variation

En partant de l'étape 3 de la posture sur les mains (voir ci-contre), arquez le dos et les jambes pour amener les pieds vers la tête. Si vous êtes très souple, vous parviendrez à toucher la tête avec les pieds. Pour quitter la posture, relevez les pieds et reprenez la posture sur les mains avant de redescendre les jambes l'une après l'autre sur le sol.

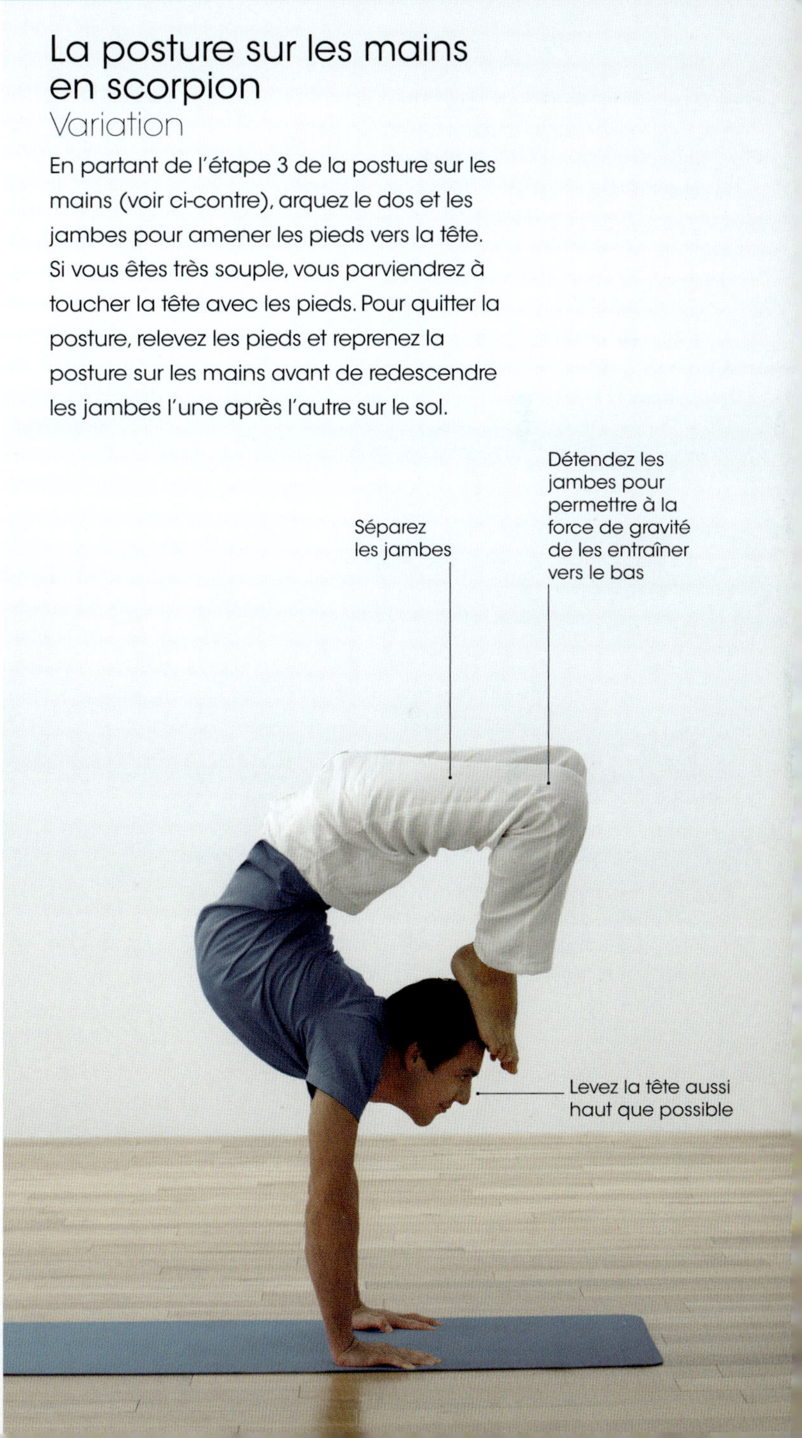
Séparez les jambes
Détendez les jambes pour permettre à la force de gravité de les entraîner vers le bas
Levez la tête aussi haut que possible

2 La posture sur les épaules
Sarvangasana

La pression exercée par le menton sur la poitrine et la position inversée dans la posture sur les épaules créent le flux énergétique du Hatha Yoga – l'union dans le plexus solaire du *Ha* (soleil) ascendant avec l'énergie descendante du *Tha* (lune). Pratiquez toujours le poisson en contre-posture (voir pp. 92-93), puis détendez-vous dans la posture du cadavre (voir p. 188).

BIENFAITS

PHYSIQUES

- Fortifie et revitalise les glandes thyroïde et parathyroïde. Améliore et équilibre le métabolisme des cellules du corps.
- Améliore l'afflux du sang jusqu'aux racines des nerfs spinaux.
- Enlève toutes les tensions présentes dans les épaules et le cou.
- Soulage les douleurs provoquées par les varices.

MENTAUX ET PSYCHIQUES

- Stimule la bonne humeur et aide à combattre la dépression.
- Contribue à lutter contre l'apathie et à avoir les idées claires.

ATTENTION Si vous souffrez d'hypertension, ne gardez pas la posture plus de 30 secondes. Si vous avez une hernie discale ou des problèmes de cou, arrêtez-vous à l'étape 3.

La posture sur les épaules
Débutant

1 Étendez-vous sur le dos, les jambes serrées, les bras le long du corps avec les paumes tournées vers le sol. Respirez régulièrement avec le ventre.

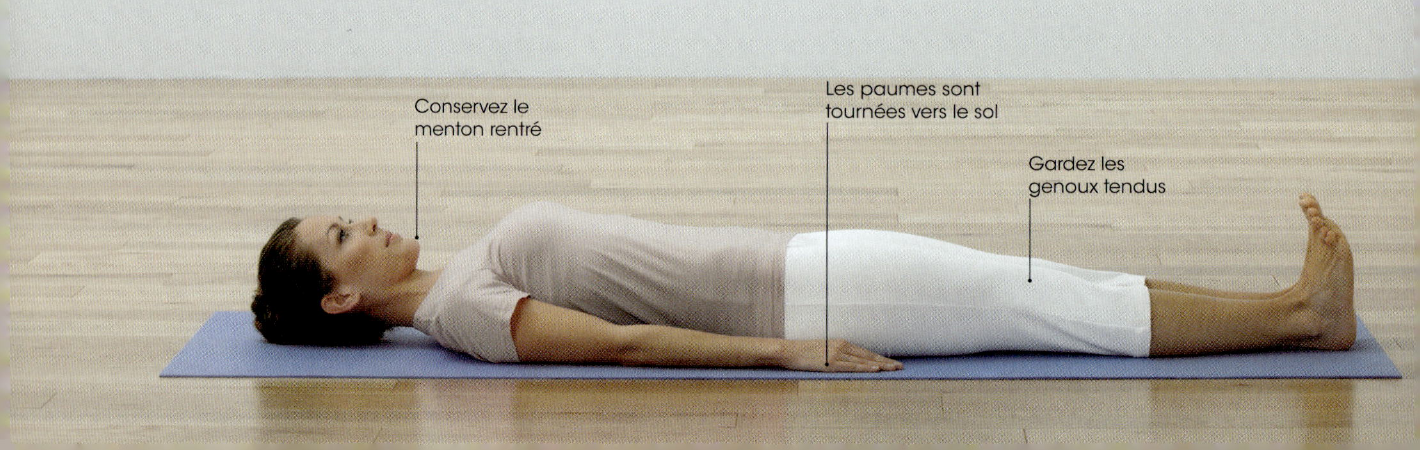
Conservez le menton rentré
Les paumes sont tournées vers le sol
Gardez les genoux tendus

2 En gardant le dos, la tête et le cou sur le tapis, inspirez et montez vos deux jambes tendues à 90°.

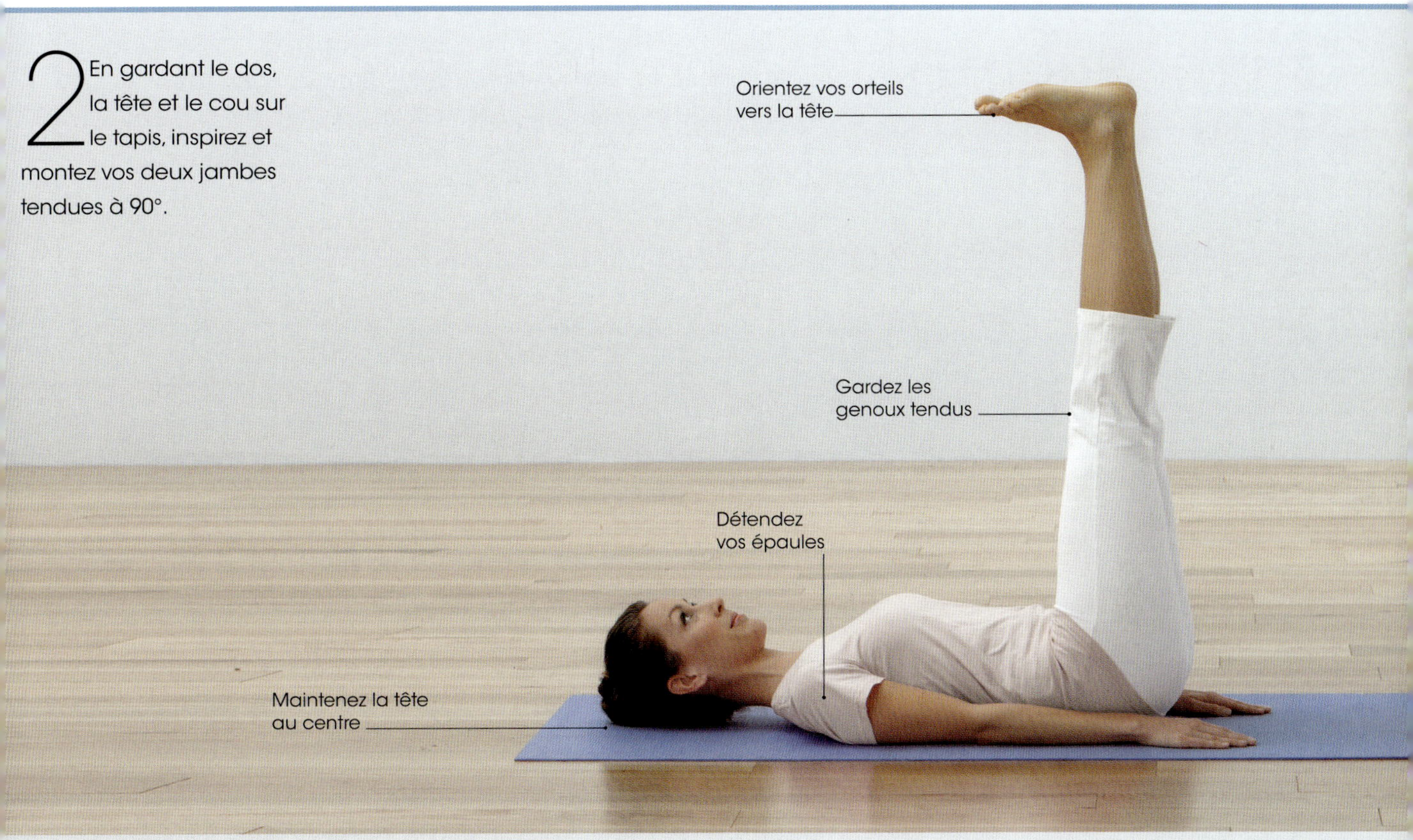
Orientez vos orteils
vers la tête
Gardez les
genoux tendus
Détendez
vos épaules
Maintenez la tête
au centre

3 Sur une autre inspiration, soulevez les jambes et les hanches jusqu'à ce que vous puissiez placer les mains à plat contre le bas du dos. Gardez la posture pendant quelques respirations avant de redescendre en suivant les instructions données p. 79, en haut.

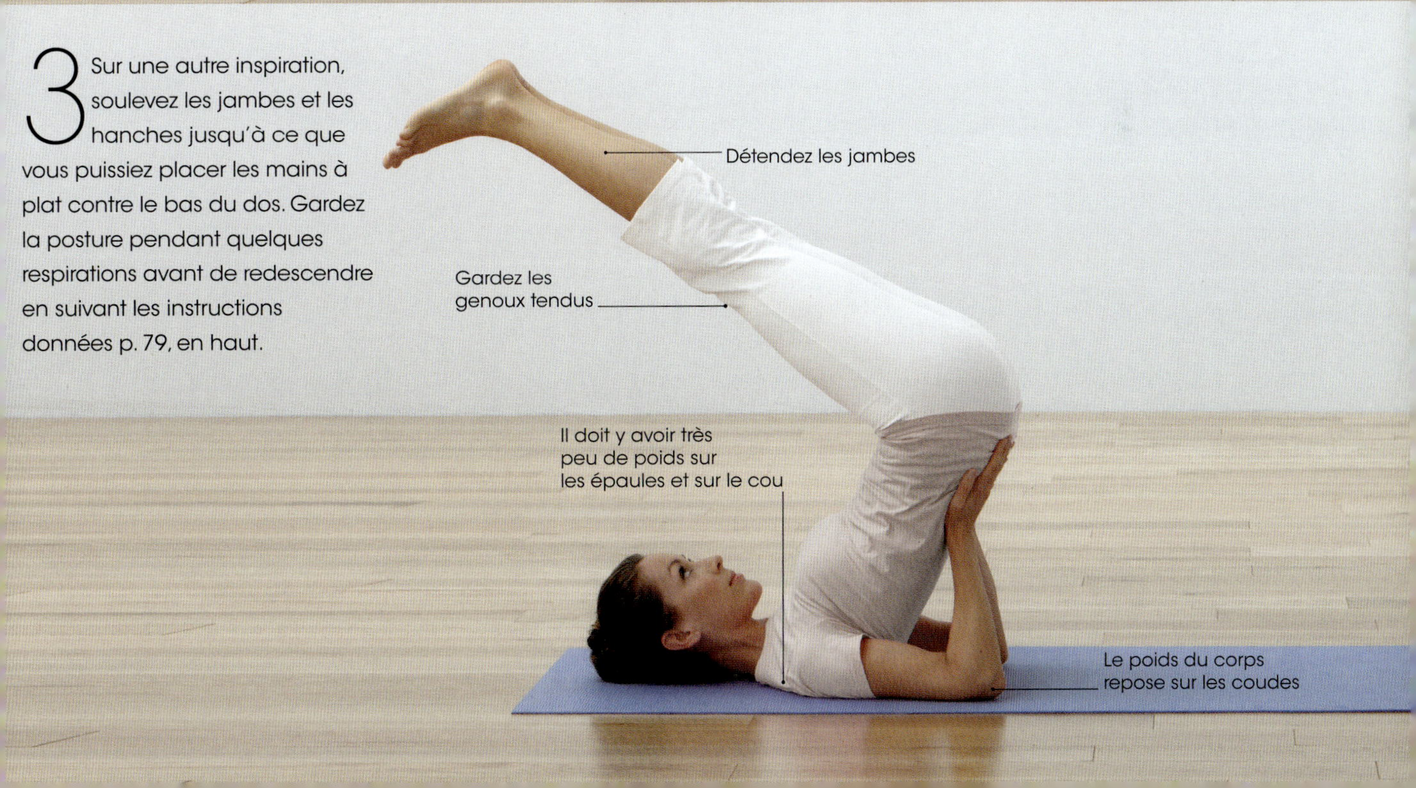
Détendez les jambes
Gardez les
genoux tendus
Il doit y avoir très
peu de poids sur
les épaules et sur le cou
Le poids du corps
repose sur les coudes

La posture sur les épaules
Intermédiaire et avancé

Plus vous progresserez dans cette posture, mieux vous alignerez les jambes, les hanches et le dos ; vous la tiendrez ainsi plus facilement puisque les muscles du dos ne travailleront plus aussi dur contre la force de gravité.

Débutez par

1 p. 76

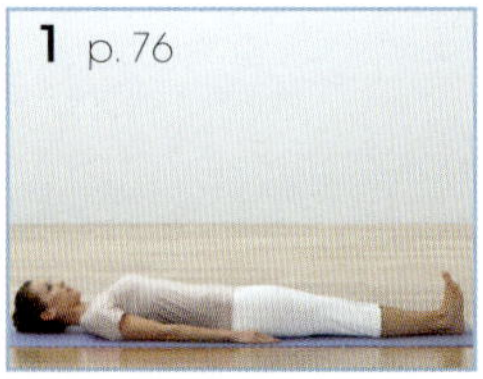

2

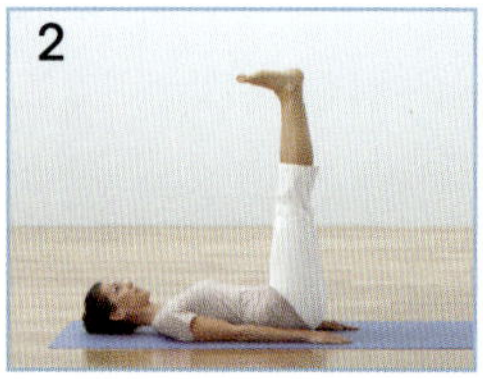

3

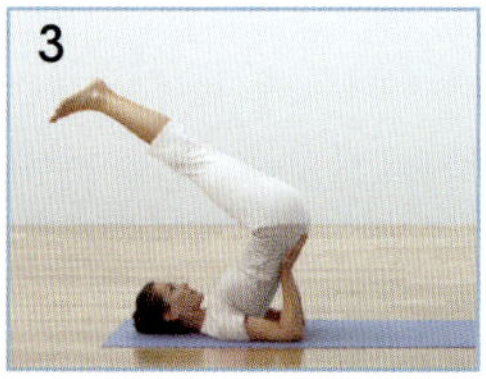

4 Pour prendre la posture finale, démarrez à l'étape 3. Poursuivez en relevant les jambes en position verticale et en rentrant le menton autant que possible vers la poitrine. Gardez la posture 3 minutes au maximum.

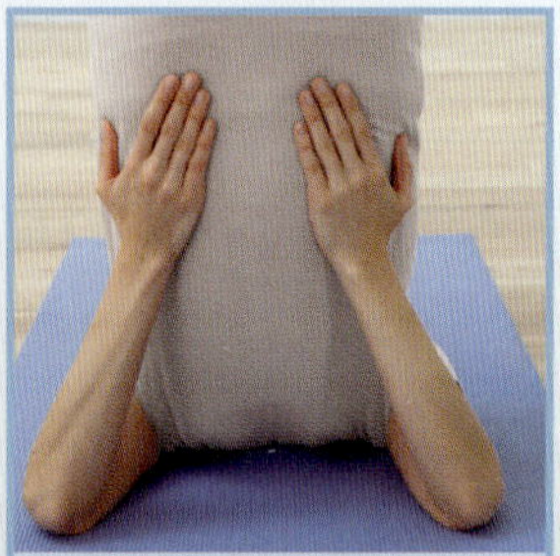

La position des mains
Placez vos mains aussi près que possible des omoplates et vos bras parallèles (autant que vous le pouvez).

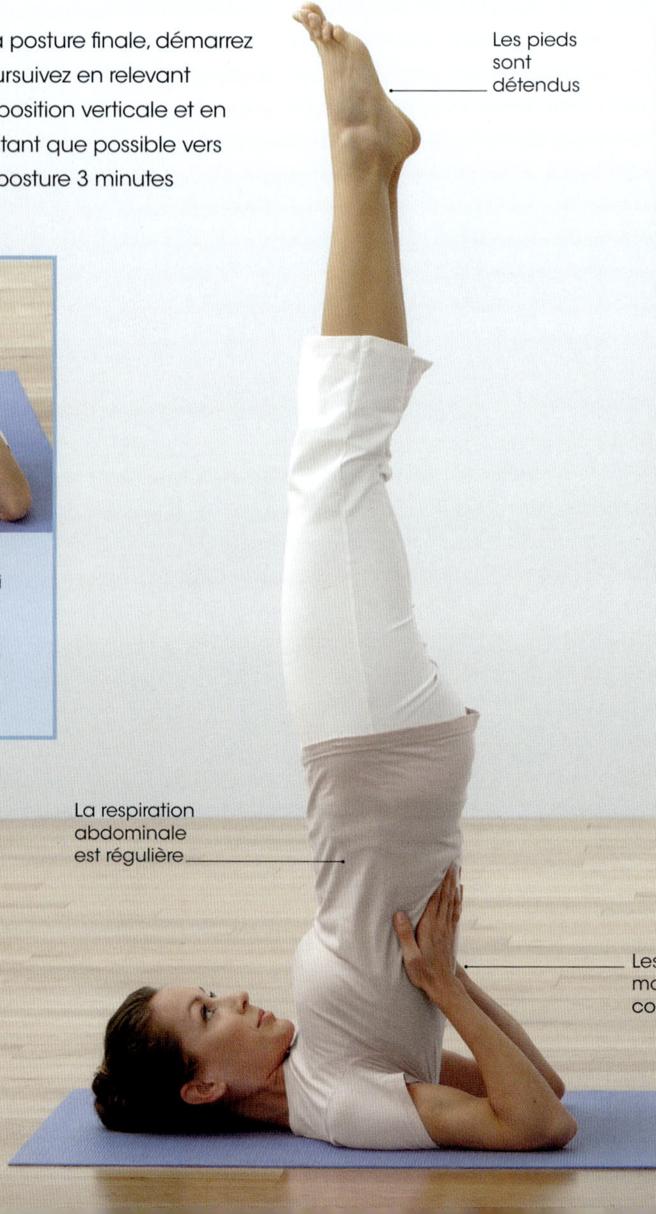
Les pieds sont détendus
La respiration abdominale est régulière
Les mains et les avant-bras maintiennent une pression constante sur le haut du dos

ERREURS FRÉQUENTES

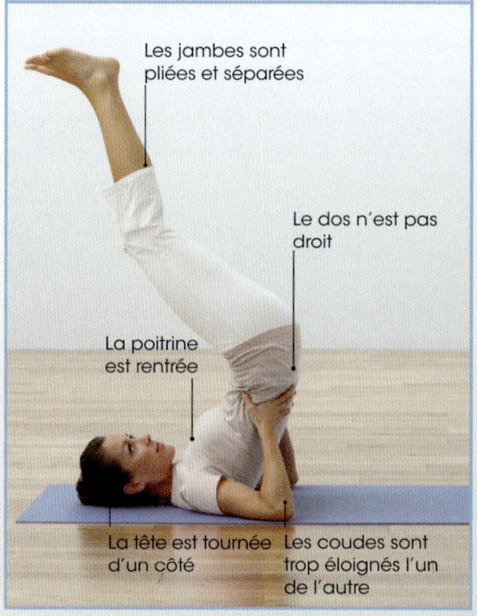
Les jambes sont pliées et séparées
Le dos n'est pas droit
La poitrine est rentrée
La tête est tournée d'un côté
Les coudes sont trop éloignés l'un de l'autre

POUR QUITTER LA POSTURE Placez lentement les mains à plat, les paumes tournées vers le sol, et pliez les hanches en ramenant les jambes derrière la tête en direction du sol. En vous servant de vos bras comme de freins, redescendez doucement vertèbre par vertèbre. Une fois le dos replacé à plat sur le sol, utilisez vos abdominaux pour redescendre les jambes.

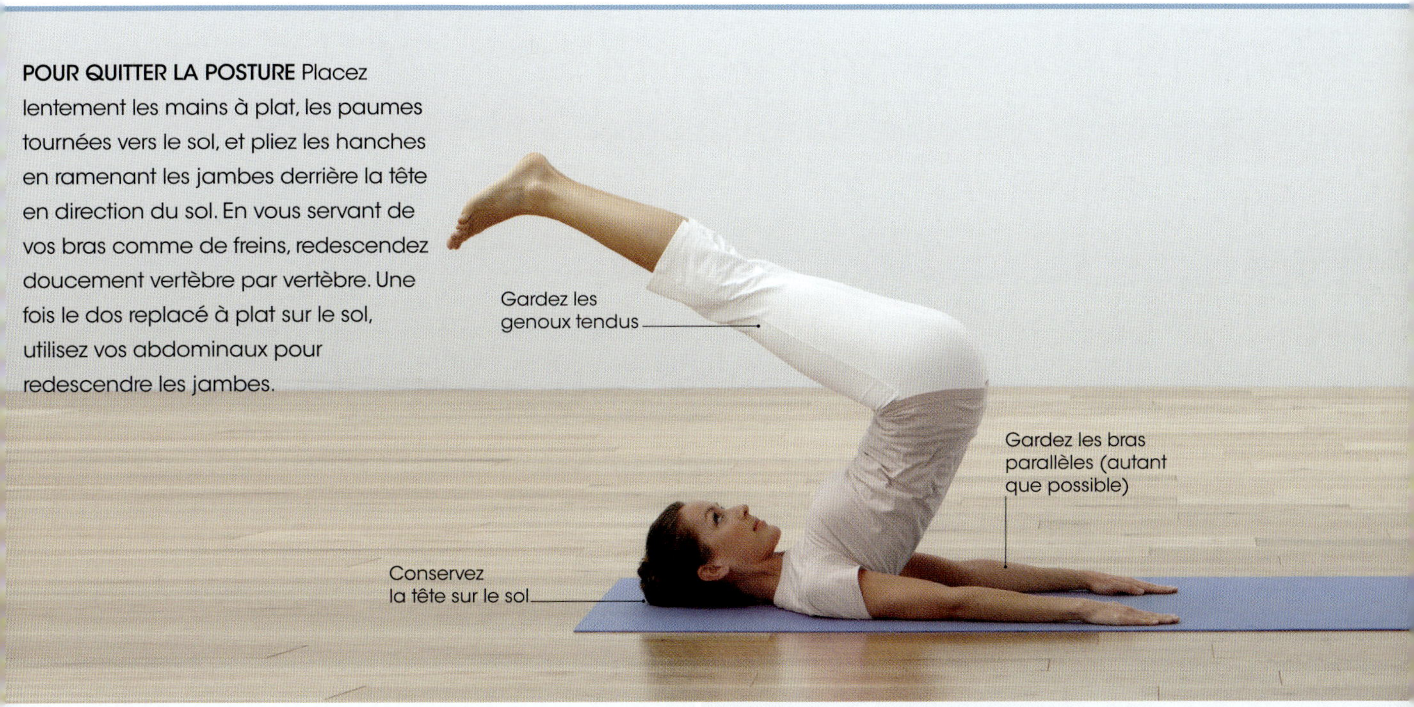
Gardez les genoux tendus
Gardez les bras parallèles (autant que possible)
Conservez la tête sur le sol

Les bras sur le sol

Variation avancée

Partez de l'étape 4 de la posture sur les épaules, placez lentement les bras à plat, les paumes contre le sol. En conservant une position verticale, gardez la posture 1 minute maximum, puis quittez-la en suivant les instructions ci-dessus.

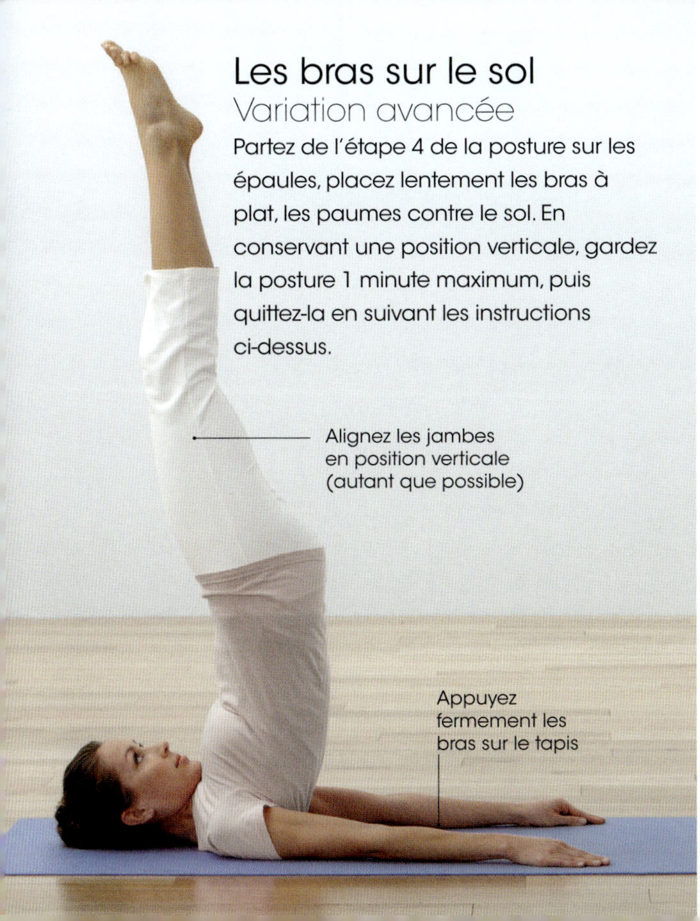
Alignez les jambes en position verticale (autant que possible)
Appuyez fermement les bras sur le tapis

Les mains sur les cuisses

Variation avancée

Partez de l'étape 4 de la posture sur les épaules, levez lentement un bras et placez-le sur l'avant de la cuisse, recommencez avec l'autre bras. Votre équilibre repose sur les épaules, le cou et la tête. Tenez jusqu'à 1 minute, puis redescendez en suivant la procédure ci-dessus.

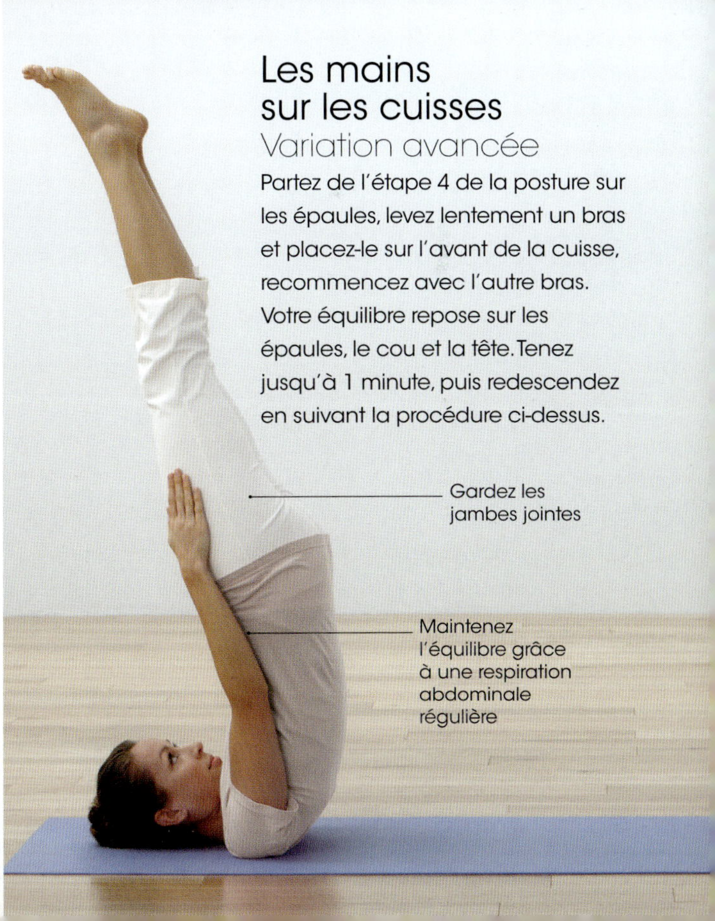
Gardez les jambes jointes
Maintenez l'équilibre grâce à une respiration abdominale régulière

3 La charrue
Halasana

La charrue est la suite naturelle de la flexion vers l'avant accomplie dans la posture sur les épaules (voir pp. 76-79). La figure que vous formez, avec les pieds et les mains sur le sol, ressemble à une charrue. Cette asana contribue à la conservation d'une colonne vertébrale en parfait état de marche. Détendez-vous ensuite dans la posture du cadavre (voir p. 188) pendant au moins 8 respirations.

BIENFAITS

PHYSIQUES

- Étire toute la partie postérieure du corps, ce qui mobilise l'ensemble de la colonne vertébrale.
- Relâche les tensions dans les ischio-jambiers.
- Étire les muscles postérieurs profonds et superficiels.
- Augmente l'afflux sanguin en direction des nerfs spinaux.
- Relâche les tensions dans les muscles des épaules et du cou.
- Contribue à une meilleure souplesse de l'articulation de l'épaule.
- Améliore la digestion et aide à surmonter la constipation en exerçant une pression sur la région abdominale.

MENTAUX ET PSYCHIQUES

- En apprenant à respirer et à vous détendre alors qu'une pression s'exerce sur la partie antérieure de votre corps, la charrue vous aide à maîtriser la claustrophobie, le stress ou la sensation d'étouffement par manque d'espace que vous pouvez ressentir dans la vie quotidienne.

ATTENTION Si vous souffrez d'une hernie discale sévère, consultez un médecin ou un physiothérapeute avant de vous lancer dans cette posture.

La charrue
Débutant

1 Étendez-vous sur le dos, les jambes jointes, les bras le long du corps, les paumes tournées vers le sol.

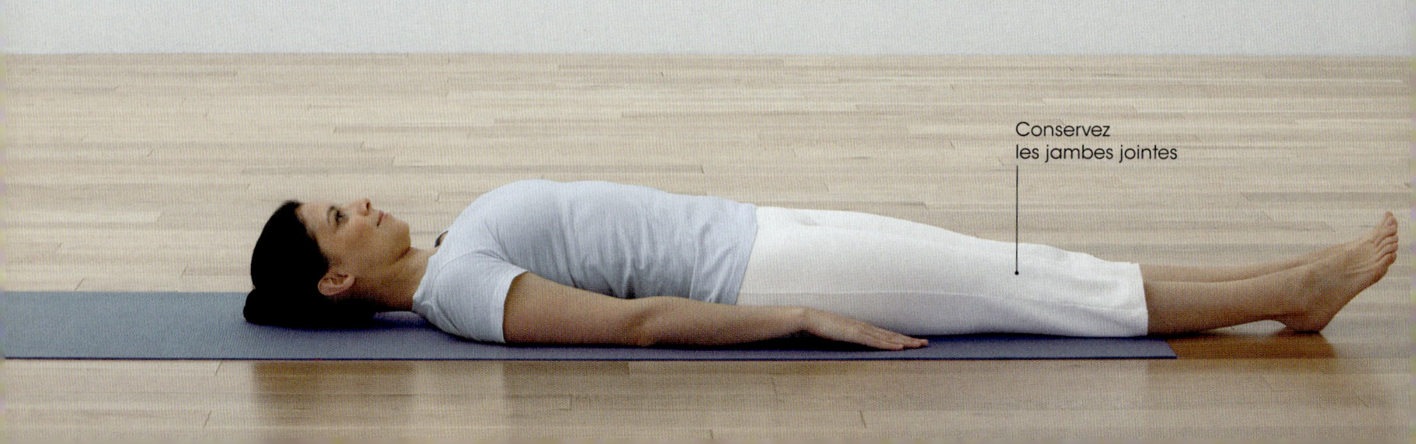

2 Dans une inspiration, levez doucement les jambes à 90°. Conservez les bras, la tête et les épaules sur le sol.

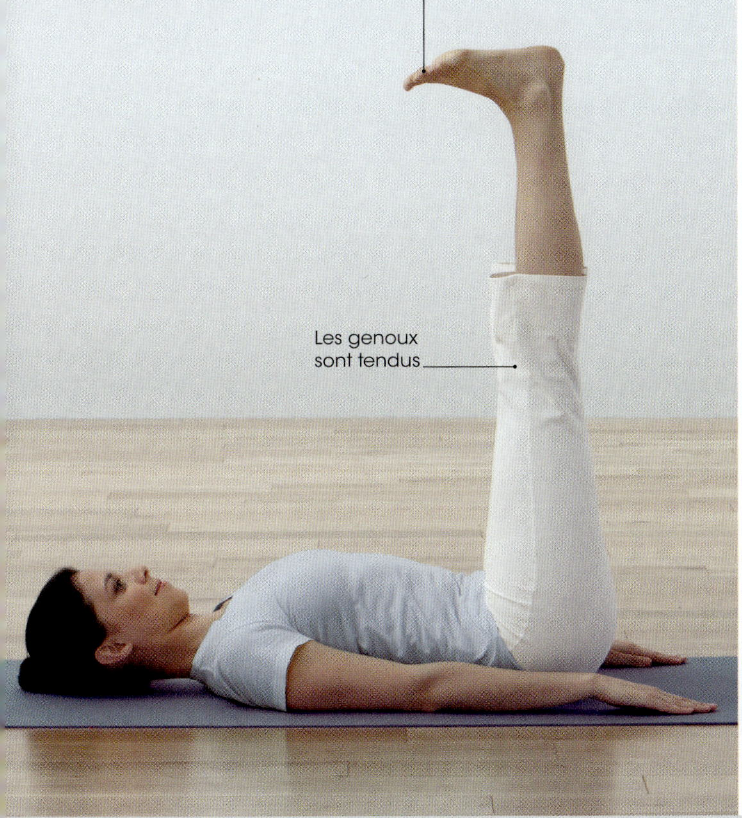
Les orteils sont orientés vers la tête
Les genoux sont tendus

3 Prenez une nouvelle inspiration avant de soulever les jambes et les hanches jusqu'à pouvoir placer les mains sur le bas du dos.

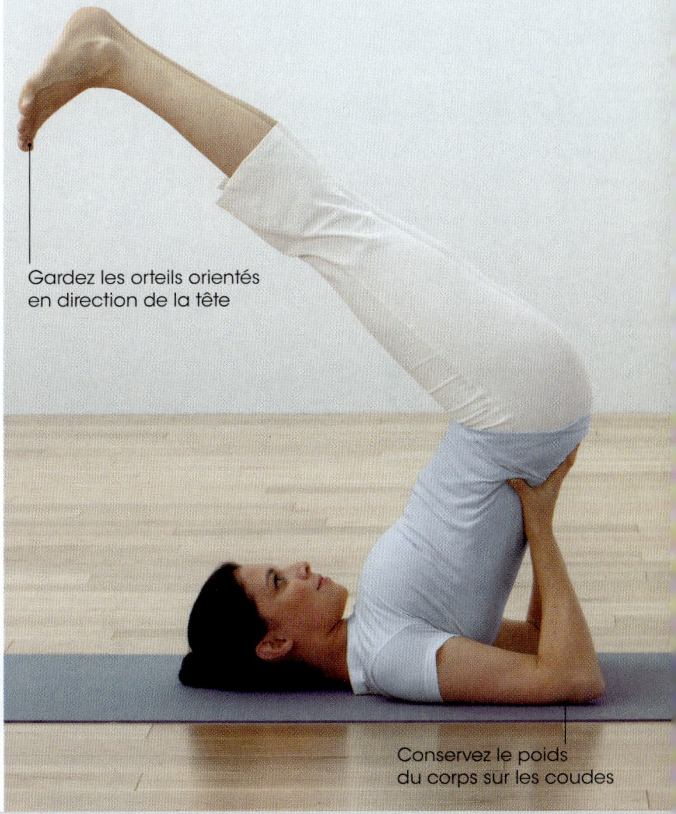
Gardez les orteils orientés en direction de la tête
Conservez le poids du corps sur les coudes

4 Dans une expiration, abaissez doucement les jambes derrière la tête jusqu'à poser les pieds sur le sol. Si vous ne parvenez pas à toucher le sol, conservez la posture pendant 5 respirations, puis roulez vers l'avant en suivant les instructions données p. 83 et détendez-vous sur le dos. Lorsque vos pieds touchent le sol, poursuivez dans l'étape 5 (voir p. 82).

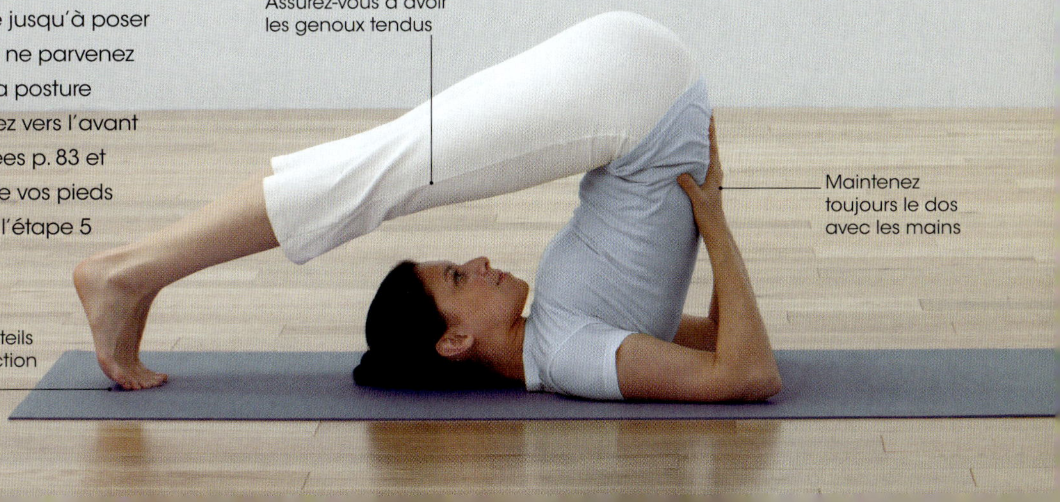
Assurez-vous d'avoir les genoux tendus
Maintenez toujours le dos avec les mains
Conservez les orteils orientés en direction de la tête

La charrue
Intermédiaire et avancé

Au niveau intermédiaire, vous tendez les bras et les placez sur le sol. Cela augmente la souplesse de vos hanches, de votre dos, mais aussi de votre ceinture scapulaire.

Débutez par

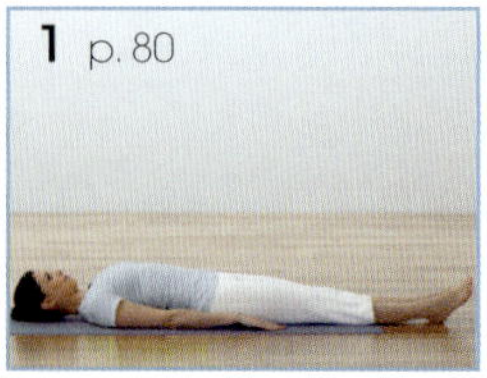

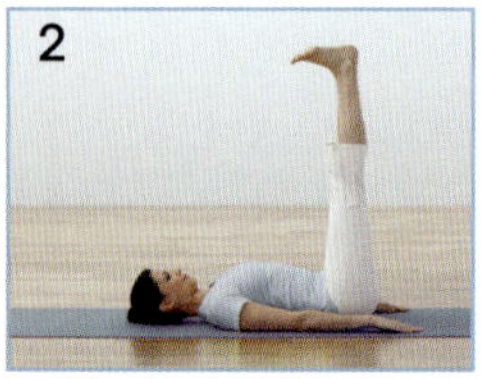

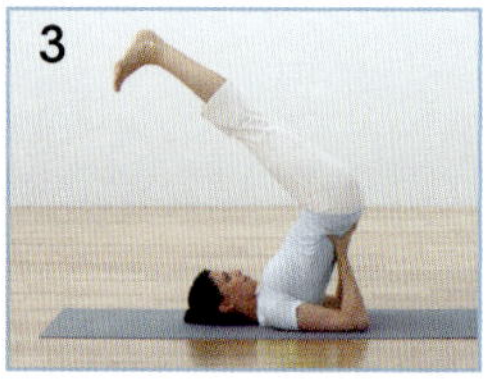

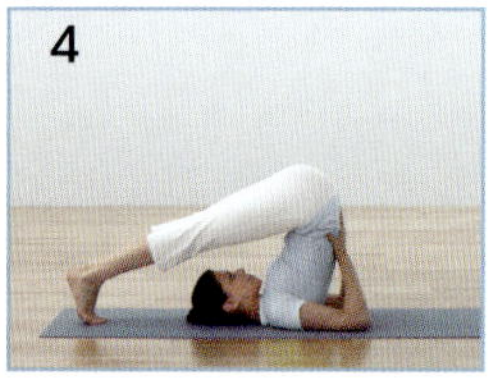

5 Partez de l'étape 4 de la charrue, les orteils au sol, étendez les bras à plat derrière le dos, paumes vers le sol.

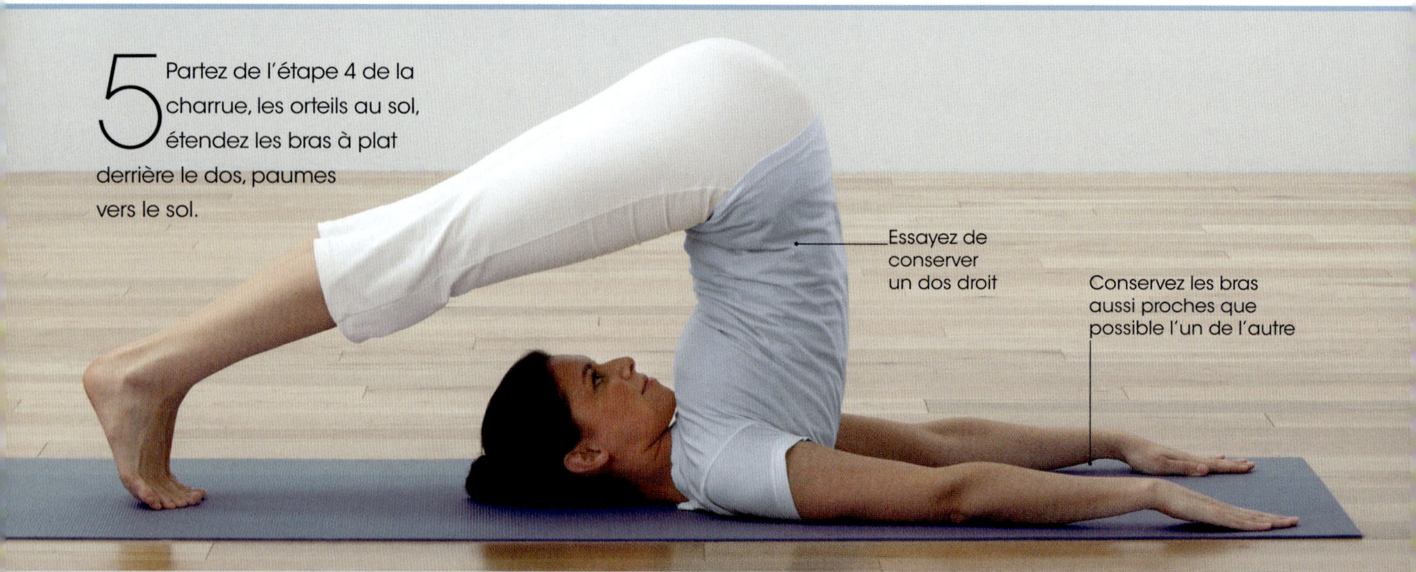

6 Pour faire la posture complète, croisez les doigts et pressez fermement les paumes l'une contre l'autre. Tenez la posture 1 minute maximum.

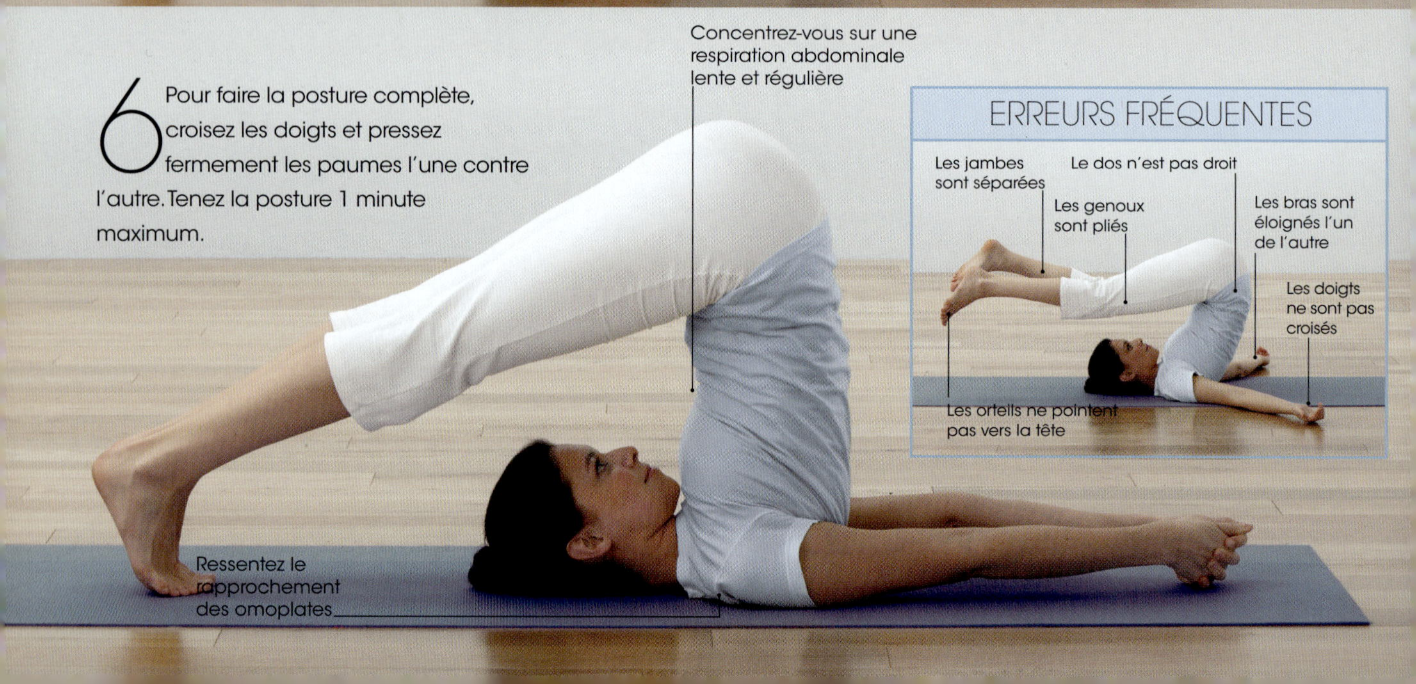

« N'appréhendez jamais la vie d'un point de vue physique. Comprenez-la psychiquement et accomplissez-la spirituellement. » Swami Sivananda

POUR QUITTER LA POSTURE, relâchez les mains, placez les bras à plat sur le sol et levez les jambes jusqu'à ce qu'elles soient parallèles au sol. Dans une expiration, roulez doucement sur le sol, vertèbre par vertèbre.

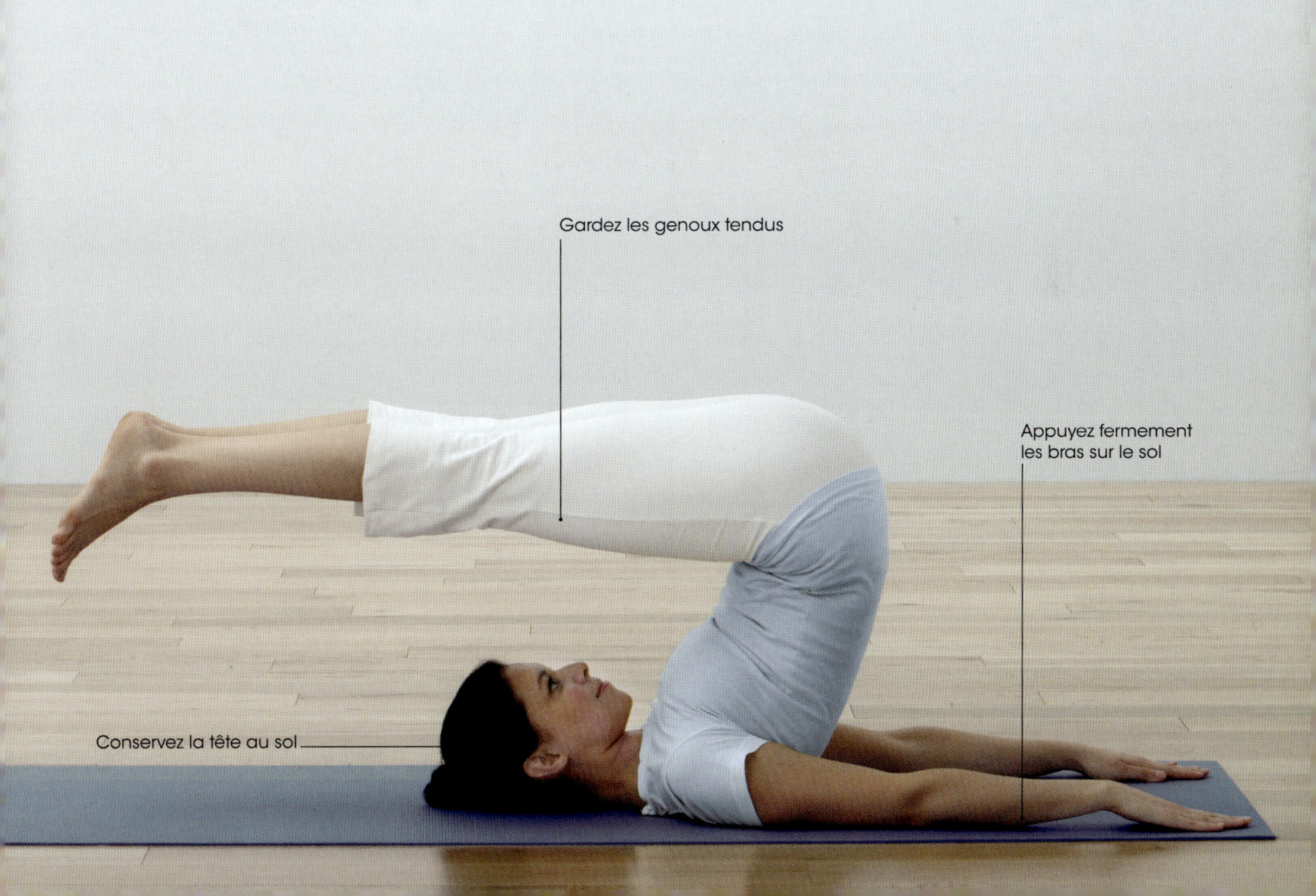
Gardez les genoux tendus
Appuyez fermement les bras sur le sol
Conservez la tête au sol

La charrue
Variations

Hormis le travail des hanches et l'étirement plus important du haut du dos, ces variations permettent de masser en profondeur le plexus solaire, à condition de conserver une respiration régulière.

Débutez par

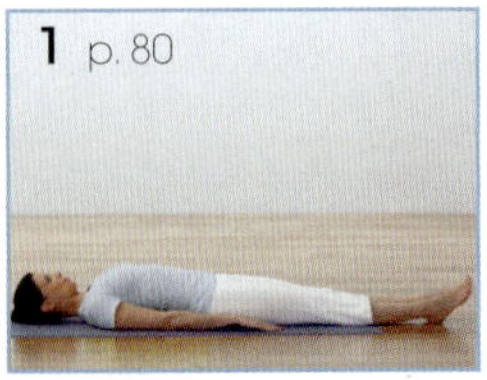
1 p. 80

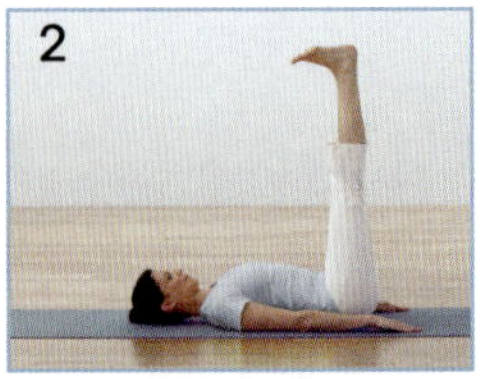
2

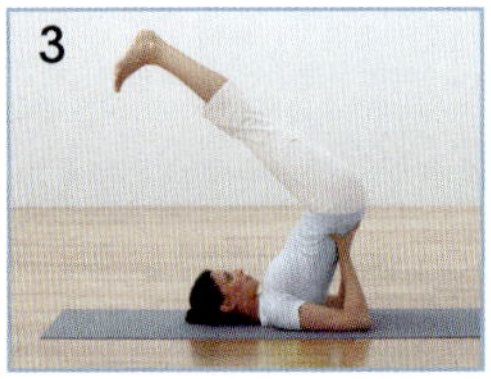
3

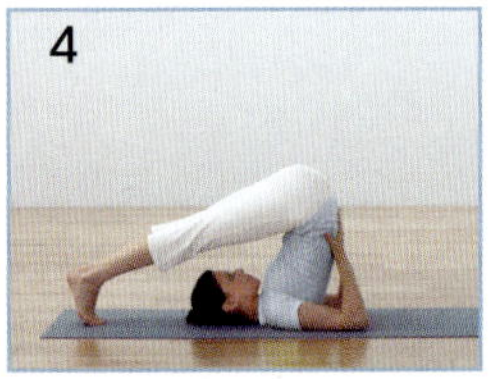
4

Avec les jambes séparées
Débutant

En partant de l'étape 4 de la charrue, écartez les jambes au maximum. Placez les mains à plat sur le sol derrière vous, paumes vers le sol. Tenez la posture 1 minute, puis relevez les jambes pour les placer parallèlement au sol. Quittez la posture en suivant les instructions p. 83.

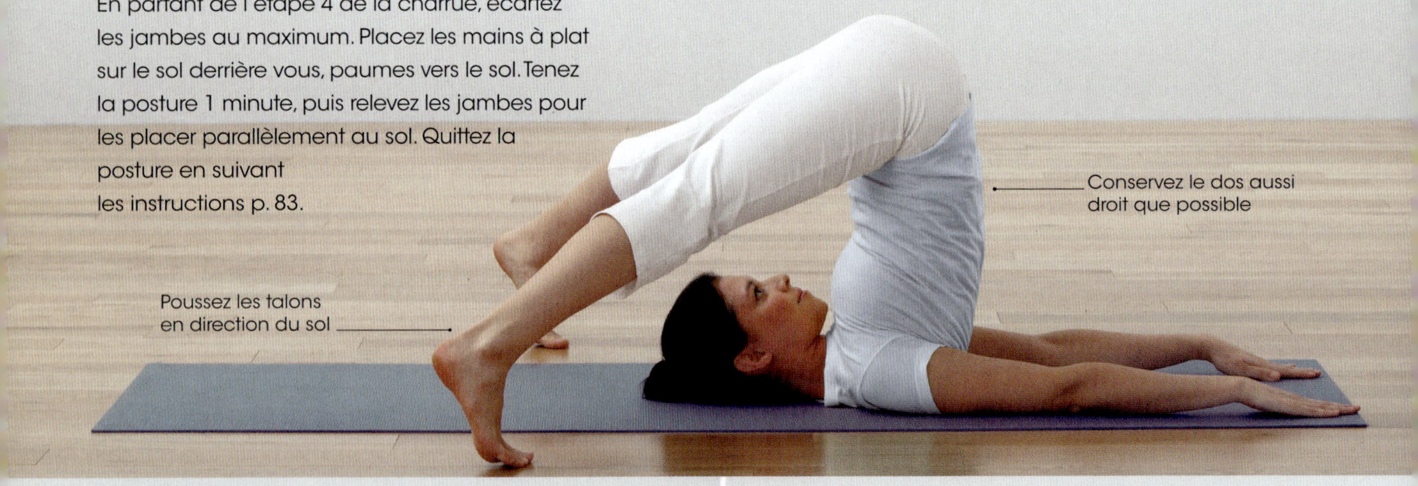
Conservez le dos aussi droit que possible
Poussez les talons en direction du sol

Avec les bras autour des genoux
Intermédiaire

En commençant par la charrue jambes séparées (voir ci-dessus), posez les genoux de chaque côté des oreilles. Placez les bras autour des genoux et attrapez les oreilles avec les mains. Tenez 1 minute en respirant lentement. Quittez la posture en suivant les indications p. 83.

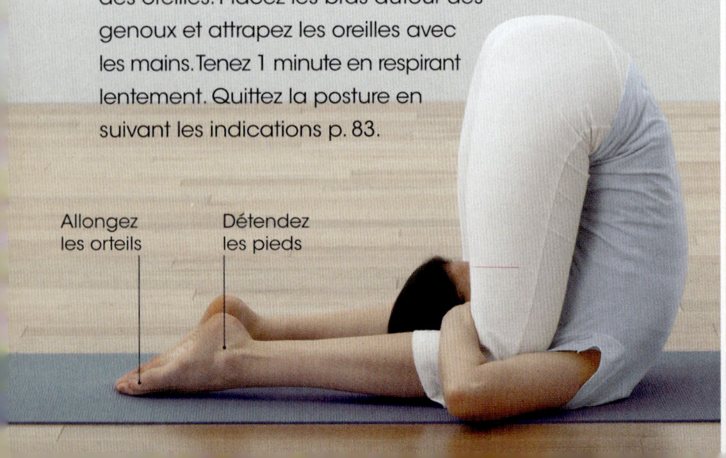
Allongez les orteils
Détendez les pieds

Avec les pieds dans les mains
Intermédiaire

En partant de l'étape 4 de la charrue, placez les bras près des oreilles et essayez de toucher les orteils avec les doigts. Tenez 1 minute en respirant lentement. Quittez la posture selon les indications p. 83.

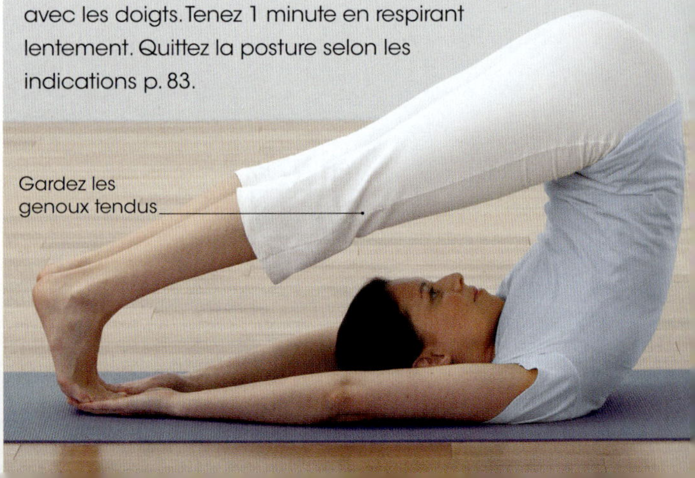
Gardez les genoux tendus

« L'effort personnel effectué aujourd'hui devient le destin de demain. Effort personnel et destin ne sont qu'une seule et même chose. » Swami Sivananda

Avec les genoux derrière la tête

Avancé

Démarrant de l'étape 6 de la charrue, éloignez au maximum les pieds de la tête avant de plier les genoux et de les abaisser en douceur en direction du tapis. Maintenez la position 30 secondes maximum, puis relevez les jambes et placez-les parallèlement au sol. Quittez la posture en suivant les indications p. 83.

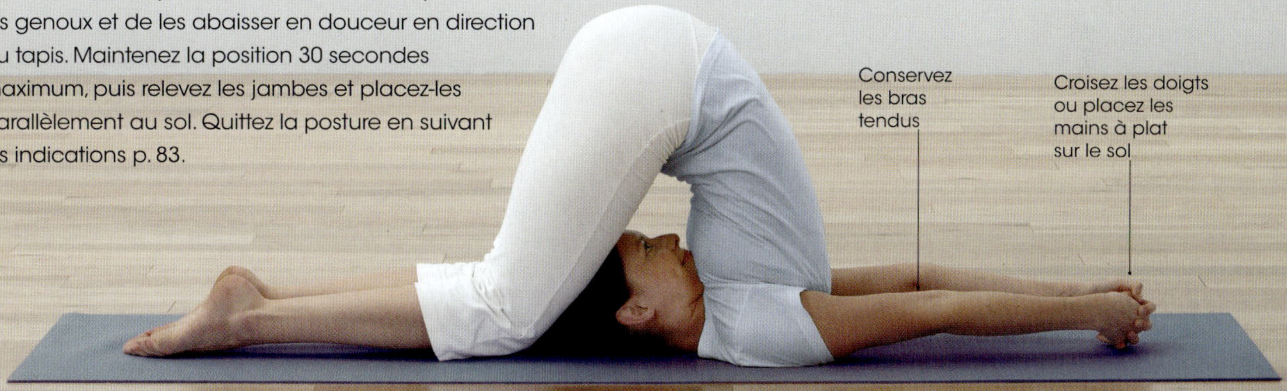
Conservez les bras tendus
Croisez les doigts ou placez les mains à plat sur le sol

Avec les genoux vers une épaule

Avancé

1 En partant de l'étape 4 de la charrue, soutenez fermement le dos des deux mains et faites avancer vos jambes sur la gauche.

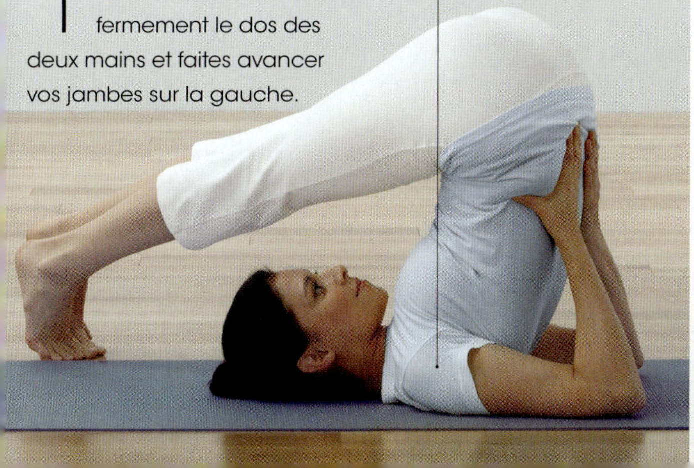
Conservez les épaules et les coudes sur le sol

2 Posez les genoux sur le sol à côté de l'oreille gauche. Gardez la posture 30 secondes au plus en respirant lentement, puis tendez les jambes et replacez-les au centre. Reprenez la position de l'autre côté puis quittez la posture en suivant la procédure p. 83.

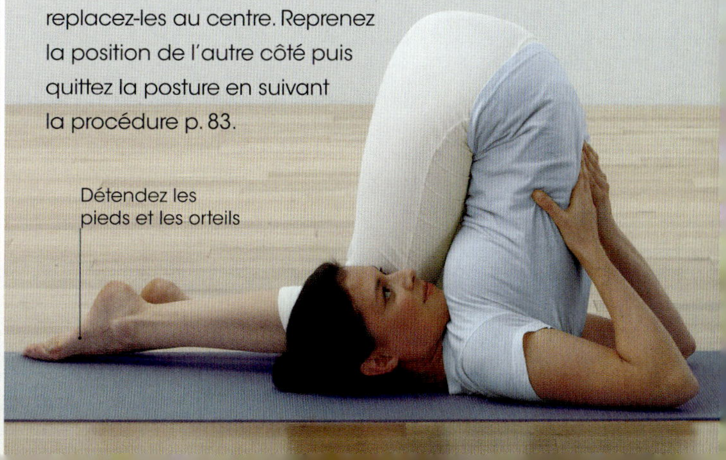
Détendez les pieds et les orteils

Le pont
Tous niveaux

Le pont améliore la souplesse et la force de la colonne vertébrale. Les étapes 2 à 4 sont un excellent programme pour le renforcement des poignets. Détendez-vous ensuite dans la posture du cadavre (voir p. 188).

Débutant

1 Étendez-vous sur le dos, les pieds et les jambes éloignés de 50 cm environ, les genoux pliés et les pieds à plat sur le sol. Placez les bras le long du corps, paumes tournées vers le sol.

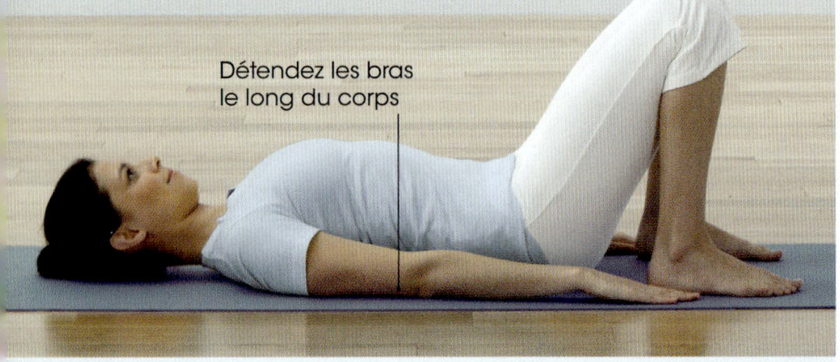

2 Saisissez fermement vos chevilles, inspirez et soulevez les hanches.

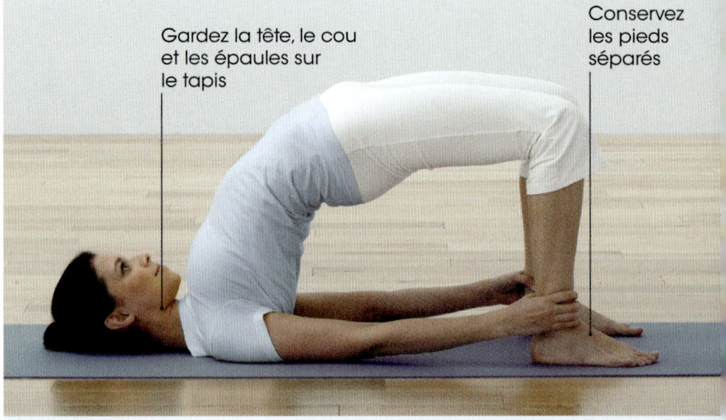

3 Relâchez vos mains et placez-les dans le dos, le plus près possible des omoplates. Orientez les doigts vers le bas du dos, les pouces sur les côtés. La respiration est profonde et lente. Poursuivez dans l'étape 4 ou quittez la posture en relâchant les mains et en abaissant les hanches.

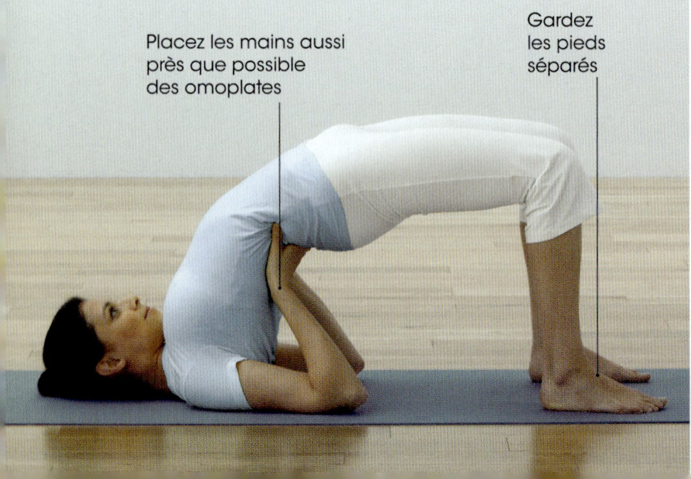

Intermédiaire

4 Prenez la position complète en éloignant les pieds. Gardez la posture 30 secondes maximum accompagnée d'une respiration profonde. Quittez la posture en ramenant les pieds vers vous, puis relâchez les mains et abaissez les hanches.

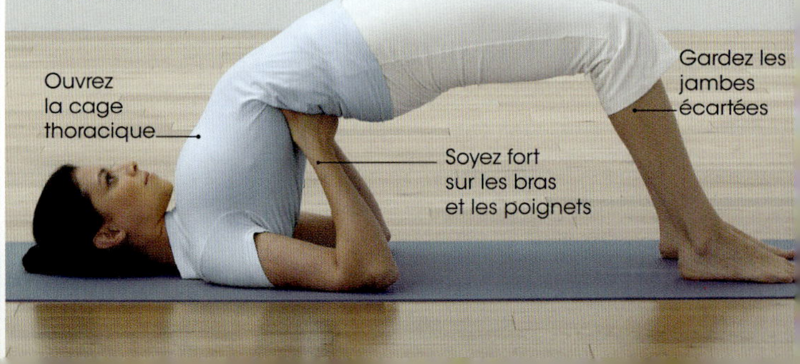

ERREURS FRÉQUENTES

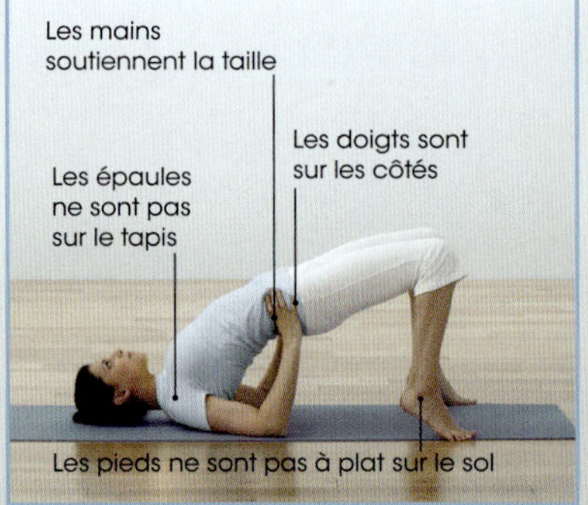

Débutez par

1 p. 76

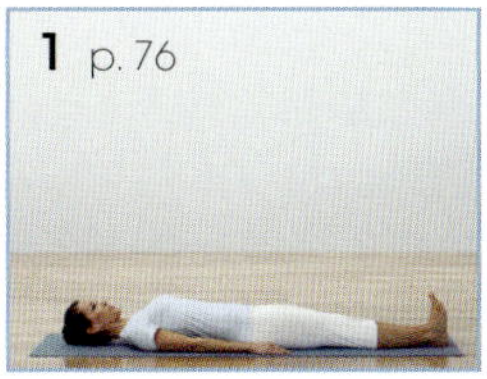

2

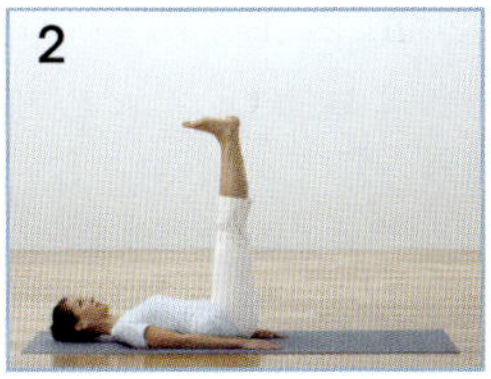

3

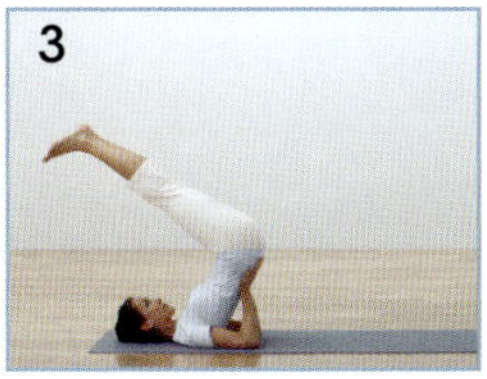

4

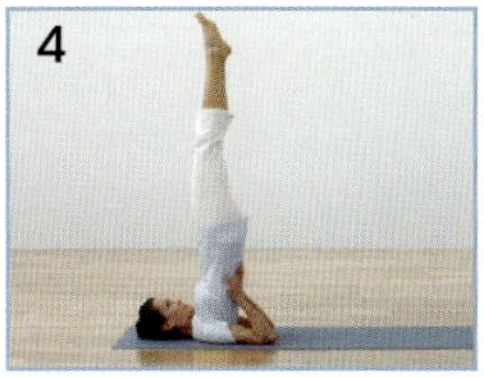

De la posture sur les épaules au pont
Intermédiaire

5 Une fois que vous maîtrisez le pont, essayez de le faire à partir de l'étape 4 de la posture sur les épaules. Placez fermement les mains dans le dos, pliez les genoux et conservez une jambe au-dessus de la tête alors que vous abaissez l'autre. Abaissez-la jusqu'au sol en gardant les hanches levées. Après quelques respirations dans le pont, ramenez les pieds vers vous et, sur une inspiration, relevez une jambe, puis l'autre pour vous retrouver dans la posture sur les épaules. Quittez-la et détendez-vous en suivant les instructions p. 79.

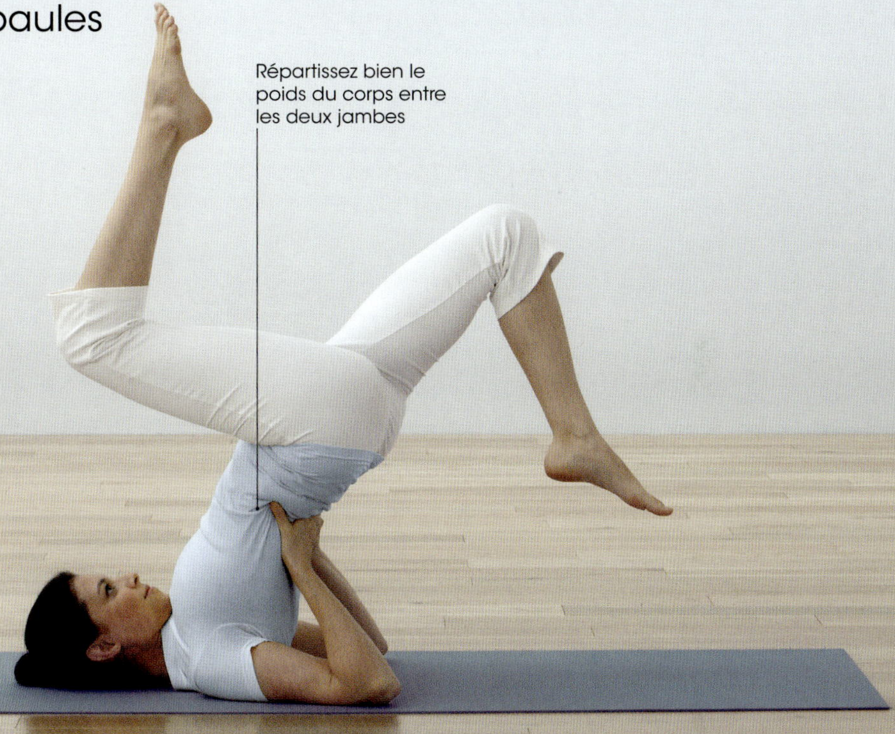
Répartissez bien le poids du corps entre les deux jambes

De la posture sur les épaules au pont
Avancé

5 Dans cette position de départ de niveau avancé, commencez par l'étape 4 de la posture sur les épaules, puis pliez les genoux et abaissez simultanément les deux pieds vers le sol. Après quelques respirations dans le pont, ramenez les pieds vers vous et, dans une inspiration, levez une jambe après l'autre dans la posture sur les épaules. Quittez la posture et détendez-vous en suivant les indications p. 79.

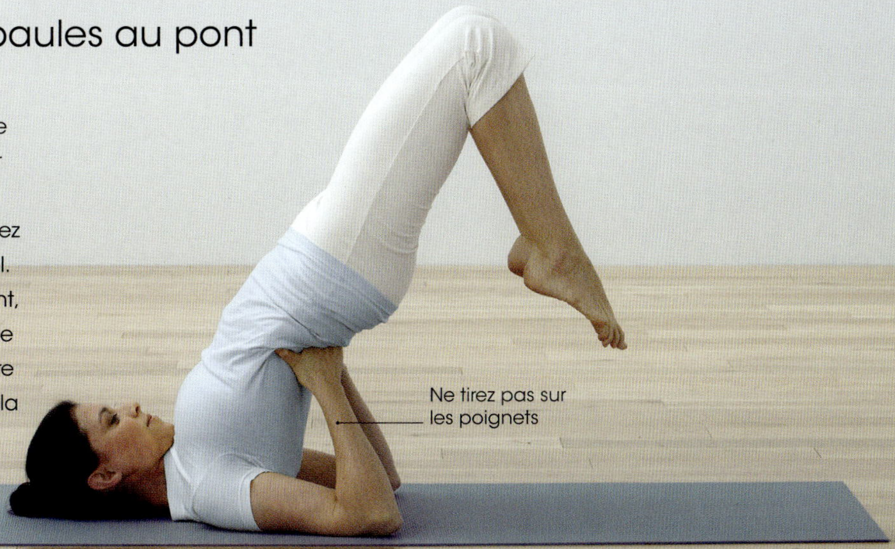
Ne tirez pas sur les poignets

Le pont
Variations

Après avoir pratiqué l'une de ces variations avancées du pont, reprenez la posture sur les épaules (voir pp. 76 à 79) pendant 30 secondes, puis détendez-vous dans la posture du cadavre (voir p. 188).

Débutez par

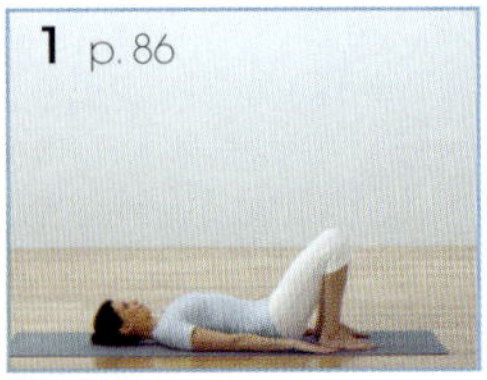
1 p. 86
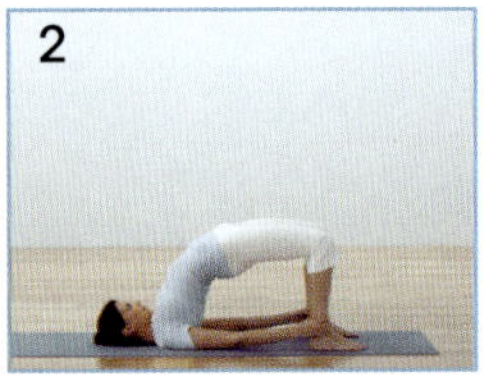
2
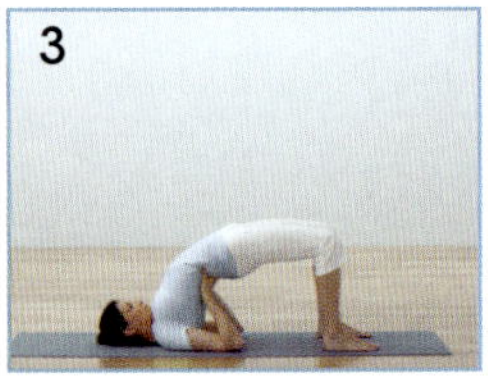
3
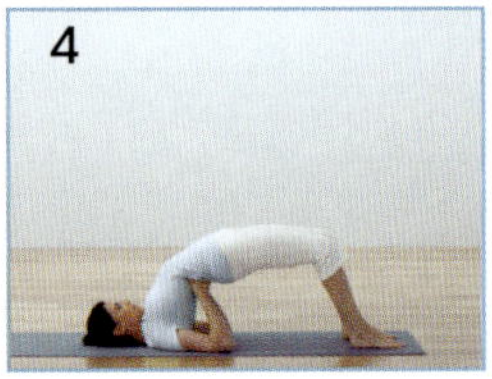
4

Avec une jambe levée
Avancé

En partant de l'étape 4 du pont, levez la jambe gauche et placez-la en position verticale en inspirant. Après quelques respirations profondes, reposez la jambe pendant l'expiration. Répétez l'exercice avec la jambe droite. Quittez la posture en relâchant les mains et en abaissant les hanches.

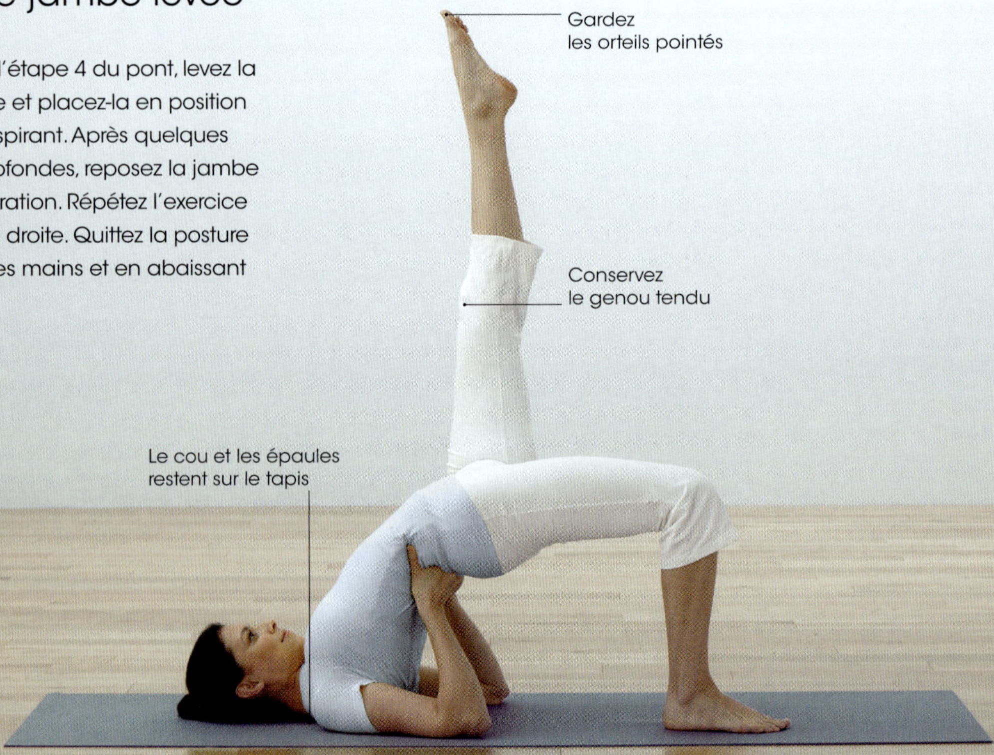
Gardez
les orteils pointés
Conservez
le genou tendu
Le cou et les épaules
restent sur le tapis

Avec les jambes tendues
Avancé

En partant de l'étape 4 du pont, joignez les jambes et les pieds, puis éloignez les pieds afin que les jambes soient parfaitement tendues. Gardez la posture 30 secondes maximum en l'accompagnant de respirations profondes. Quittez la posture en rapprochant les pieds vers vous, relâchez les mains et abaissez les hanches.

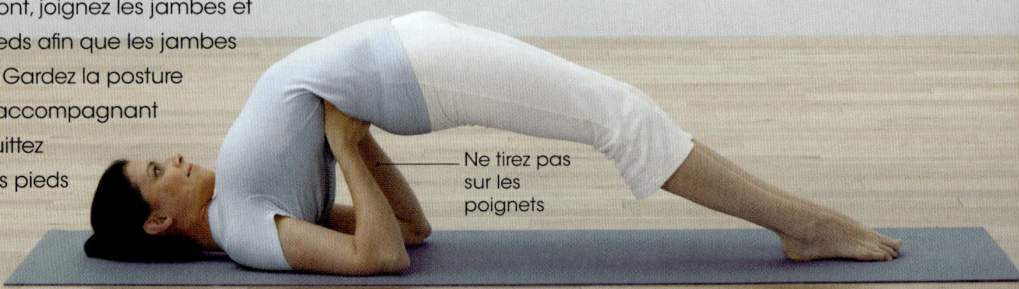
Ne tirez pas
sur les
poignets

Débutez par

1 p. 76

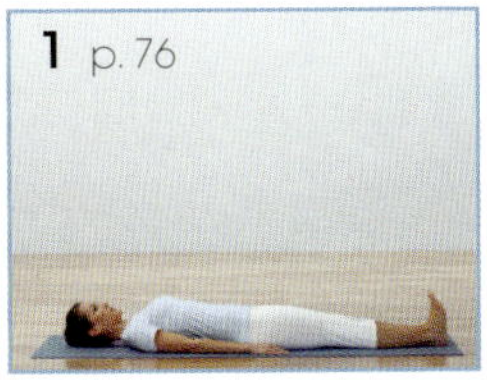

2

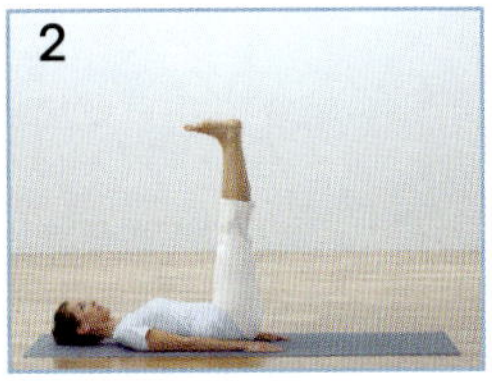

3

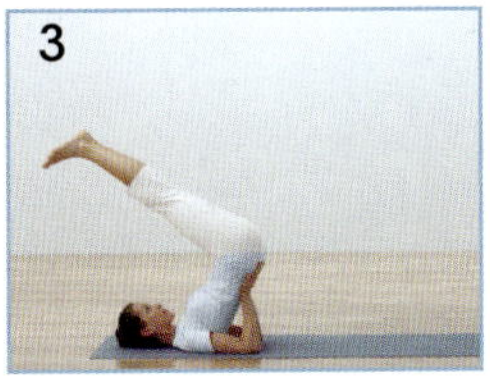

4

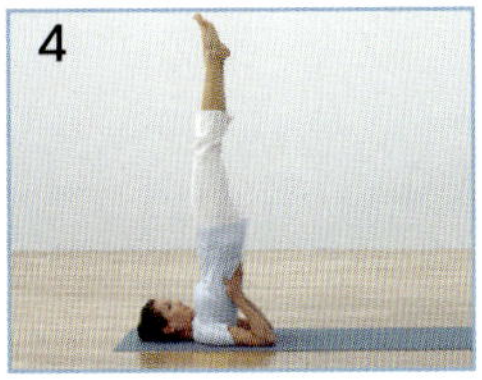

Pont en demi-lotus

Avancé

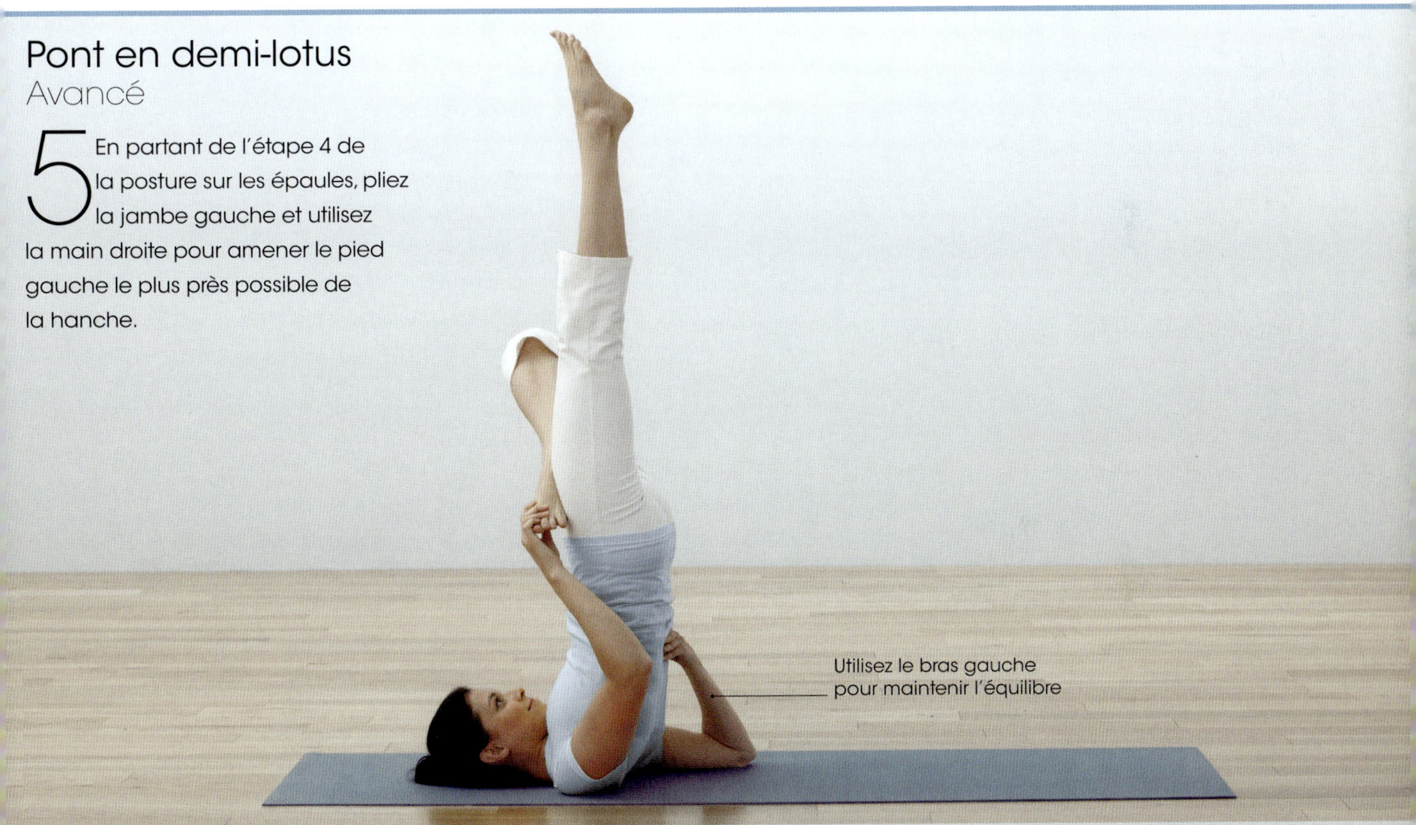

5 En partant de l'étape 4 de la posture sur les épaules, pliez la jambe gauche et utilisez la main droite pour amener le pied gauche le plus près possible de la hanche.

Utilisez le bras gauche pour maintenir l'équilibre

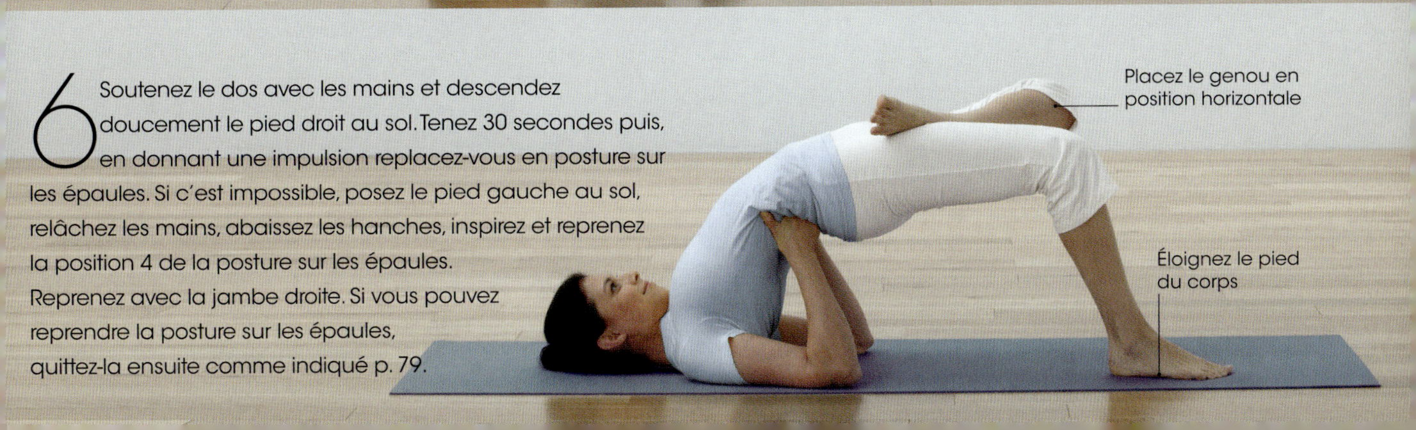

6 Soutenez le dos avec les mains et descendez doucement le pied droit au sol. Tenez 30 secondes puis, en donnant une impulsion replacez-vous en posture sur les épaules. Si c'est impossible, posez le pied gauche au sol, relâchez les mains, abaissez les hanches, inspirez et reprenez la position 4 de la posture sur les épaules. Reprenez avec la jambe droite. Si vous pouvez reprendre la posture sur les épaules, quittez-la ensuite comme indiqué p. 79.

Placez le genou en position horizontale
Éloignez le pied du corps

Cycle de la posture sur les épaules

Intermédiaire

Le cycle de la posture sur les épaules est un excellent exercice pour renforcer les muscles des bras, du dos, de l'abdomen et des poignets. Il vous aide aussi à améliorer l'alignement dans la posture.

Débutez par

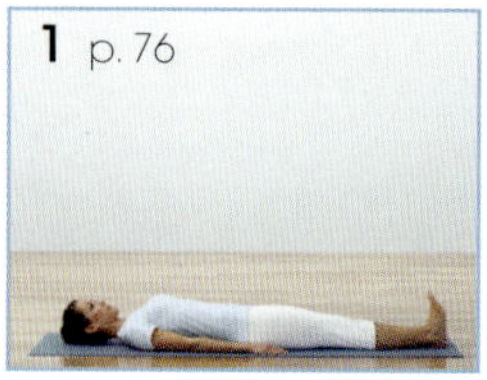

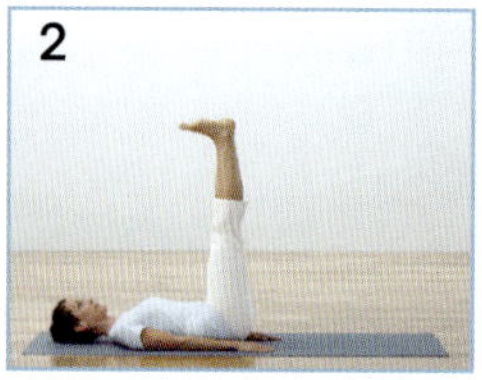

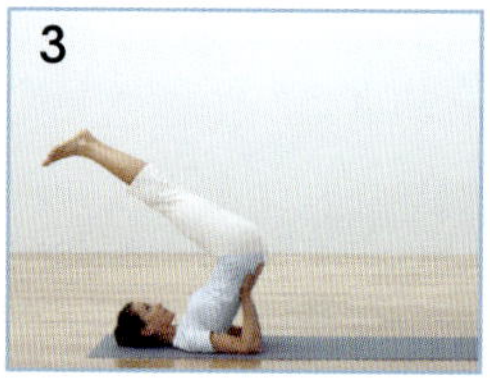

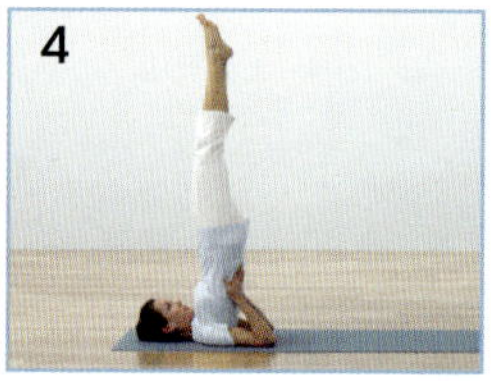

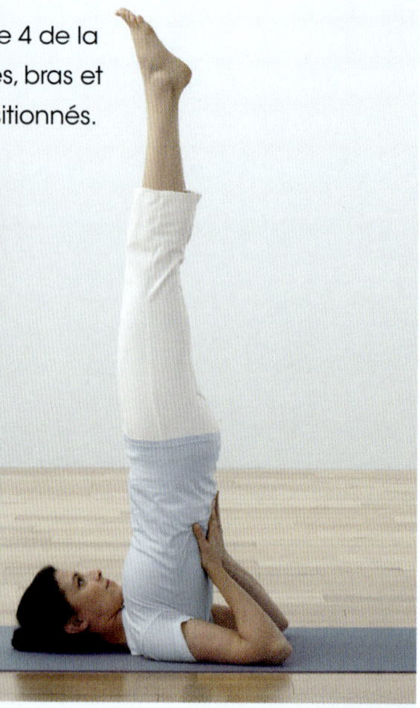

5 Démarrez avec l'étape 4 de la posture sur les épaules, bras et mains fermement positionnés.

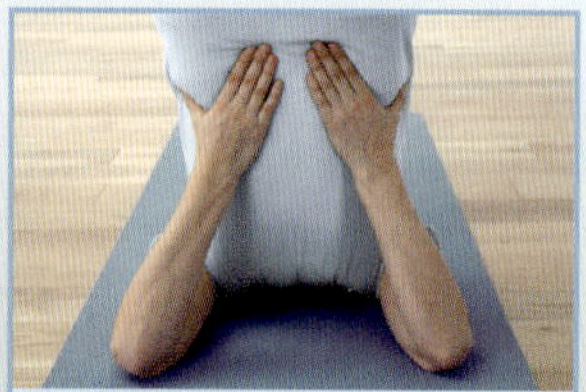

La position des mains
Placez les mains aussi près que possible des omoplates avec les bras en position parallèle.

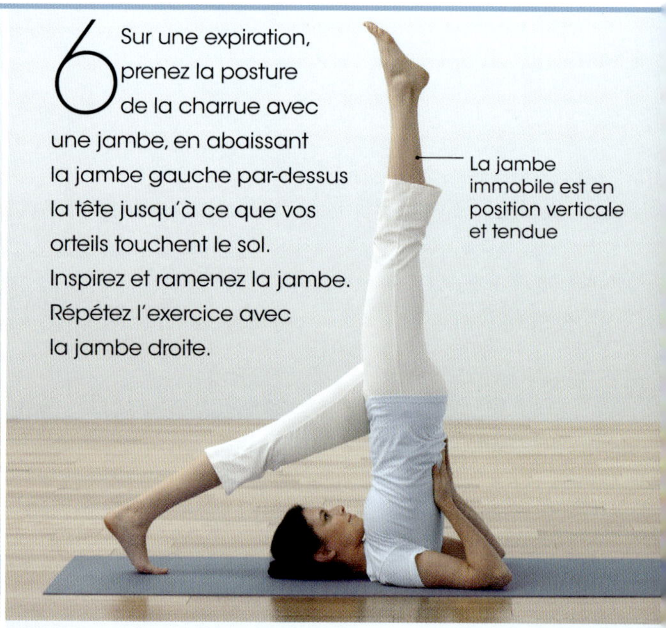

6 Sur une expiration, prenez la posture de la charrue avec une jambe, en abaissant la jambe gauche par-dessus la tête jusqu'à ce que vos orteils touchent le sol. Inspirez et ramenez la jambe. Répétez l'exercice avec la jambe droite.

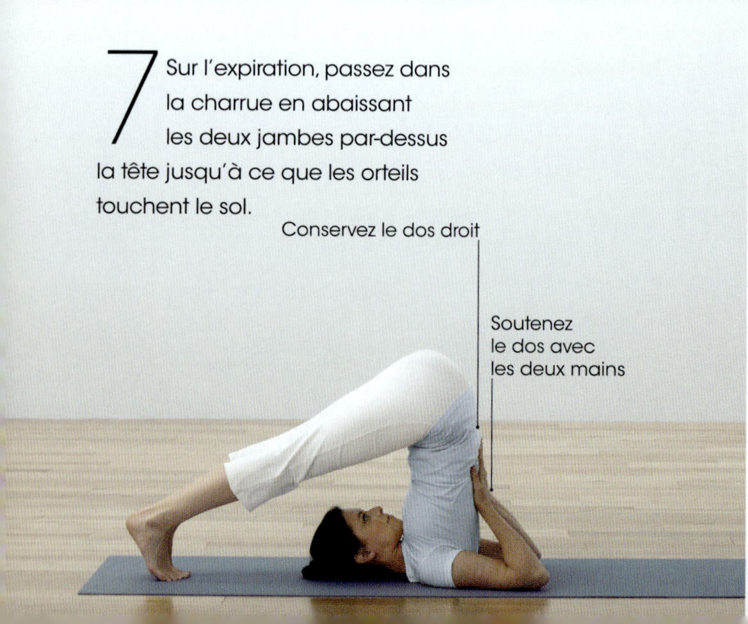

7 Sur l'expiration, passez dans la charrue en abaissant les deux jambes par-dessus la tête jusqu'à ce que les orteils touchent le sol.

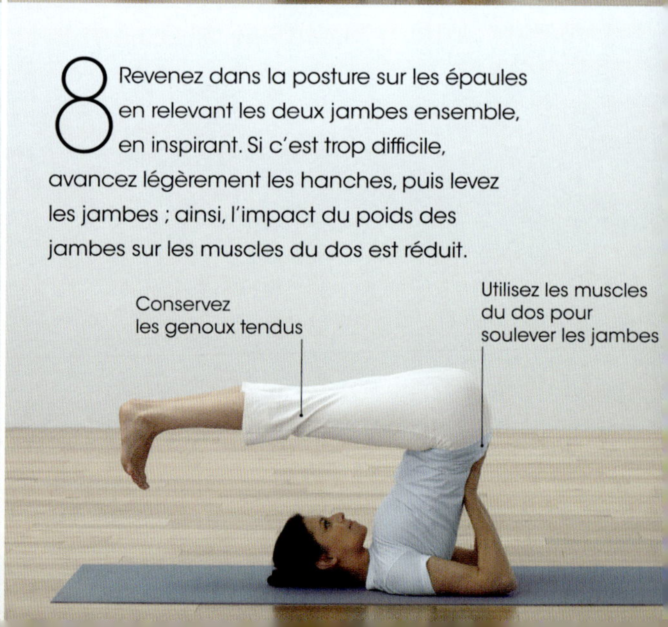

8 Revenez dans la posture sur les épaules en relevant les deux jambes ensemble, en inspirant. Si c'est trop difficile, avancez légèrement les hanches, puis levez les jambes ; ainsi, l'impact du poids des jambes sur les muscles du dos est réduit.

*« La santé est la véritable richesse.
La paix de l'esprit est le véritable bonheur.
Le yoga montre le chemin. »* *Swami Vishnudevananda*

9 Une fois dans la posture sur les épaules, respirez profondément, rapprochez les coudes et ramenez les mains aussi près que possible des omoplates.

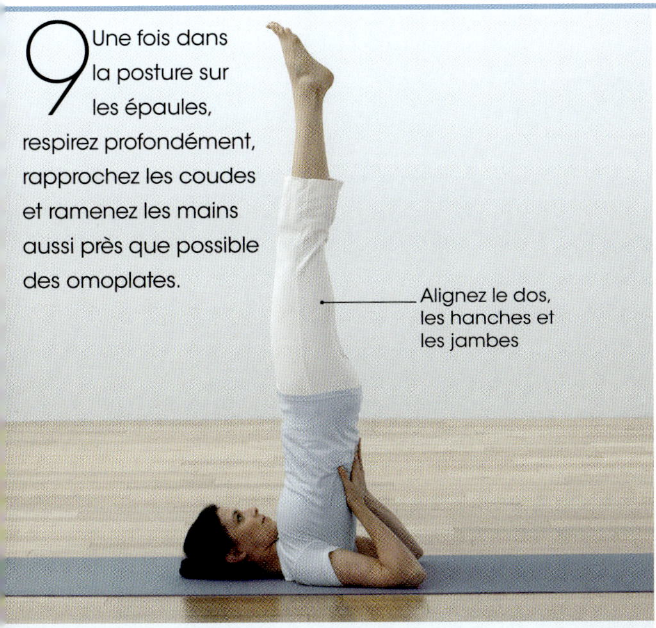
Alignez le dos, les hanches et les jambes

10 Passez dans le pont en pliant les deux genoux et en conservant une jambe au-dessus de la tête tandis que l'autre s'abaisse jusqu'au sol.

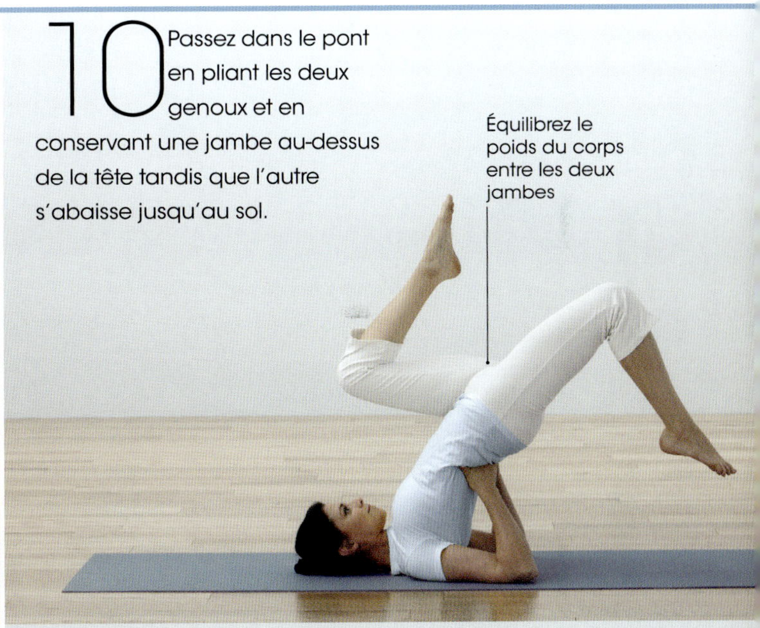
Équilibrez le poids du corps entre les deux jambes

11 Dans le pont, continuez à soutenir le dos. Avec les jambes séparées, éloignez les pieds et effectuez des respirations régulières.

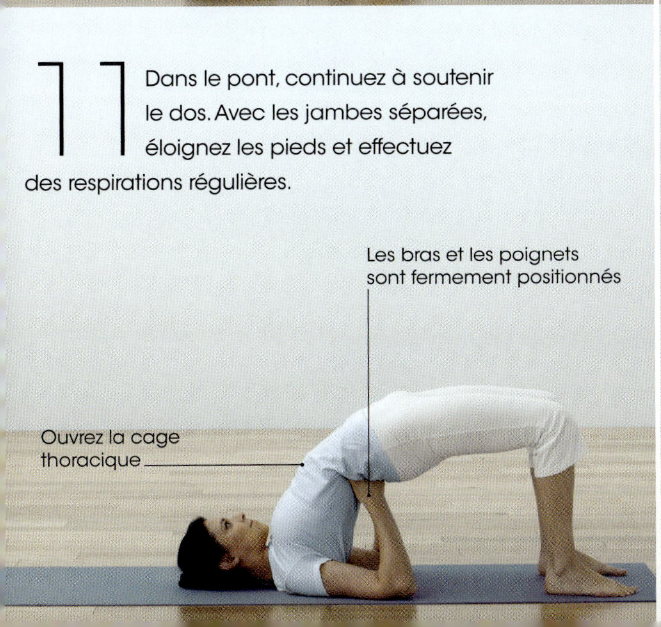
Les bras et les poignets sont fermement positionnés
Ouvrez la cage thoracique

12 Revenez dans la posture sur les épaules en rapprochant les pieds vers vous. Puis, sur une inspiration, levez une jambe tendue, poussez sur la jambe opposée et remontez dans la posture sur les épaules. Faites des respirations lentes et régulières. Répétez le cycle 1 à 2 fois de plus, puis quittez la posture et détendez-vous selon les indications p. 79.

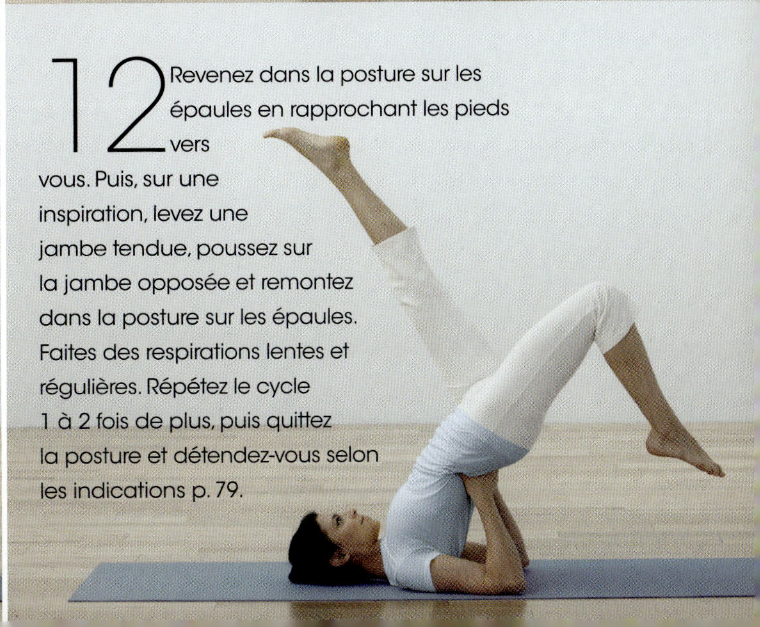

4 Le poisson
Matsyasana

Le poisson vous fait arquer la colonne vertébrale dans le sens inverse de la posture sur les épaules (voir pp. 76 à 79) et c'est la contre-posture du cycle de la posture sur les épaules. Gardez la position au moins la moitié du temps de la posture sur les épaules. Après le poisson, vous ressentirez une détente plus profonde dans la posture du cadavre (voir p. 188).

BIENFAITS

PHYSIQUES
- Soulage les raideurs dans le cou et les épaules.
- Corrige toute tendance à arrondir les épaules.
- Renforce les muscles des bras.
- Ouvre la cage thoracique.
- Contribue à sculpter les nerfs du cou et du dos.
- Associée à la posture sur les épaules, participe au bon fonctionnement des glandes thyroïde et parathyroïde.
- Améliore les capacités pulmonaires.
- Décongestionne les poumons.
- Soulage l'asthme.

MENTAUX ET PSYCHIQUES
- La grande ouverture de la cage thoracique réduit les pressions exercées sur l'abdomen et recharge le plexus solaire. Cette posture aide à surmonter la dépression.

ATTENTION Si l'hyperextension du cou provoque une gêne ou un étourdissement, ne prenez pas cette posture ou gardez-la seulement le temps de quelques respirations.

Le poisson
Tous niveaux

1 Étendez-vous à plat sur le dos, les jambes serrées, les bras le long du corps et les paumes tournées vers le tapis.

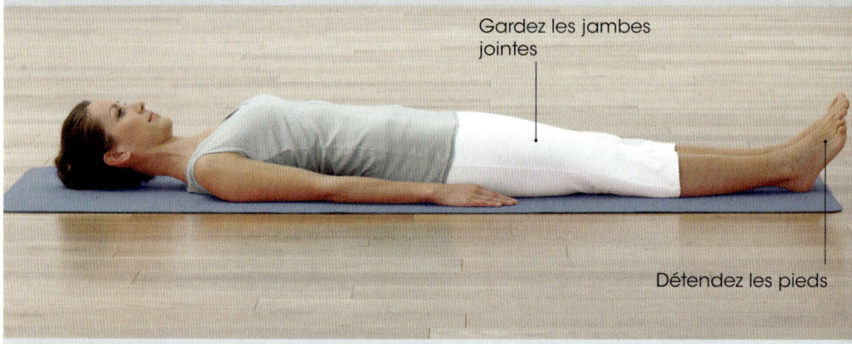
Gardez les jambes jointes
Détendez les pieds

2 Placez les bras sous le corps, avec les mains (dont les paumes sont toujours tournées vers le sol) aussi près que possible des cuisses. Conservez les jambes serrées. Si votre cou et vos épaules sont raides, pratiquez uniquement les étapes 1 et 2.

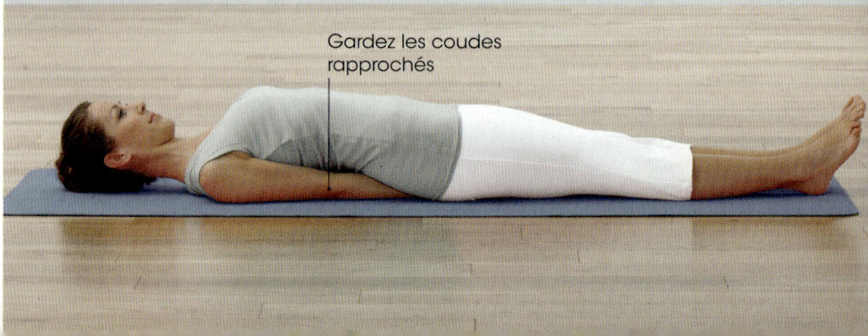
Gardez les coudes rapprochés

3 Sur une inspiration, pliez les coudes vers l'arrière et soulevez la poitrine aussi haut que possible. Tendez doucement le cou et la tête vers l'arrière. Tenez le temps de quelques respirations profondes.

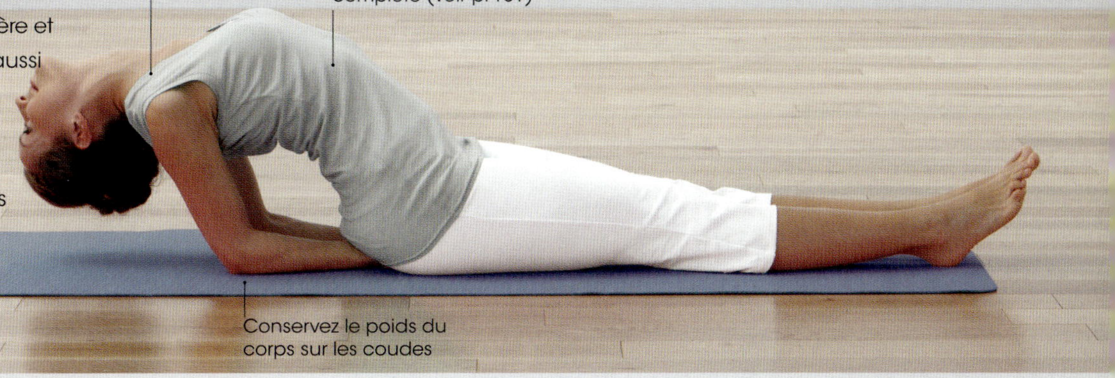
Détendez le cou
Dans cette position, pratiquez une respiration yogique complète (voir p. 181)
Conservez le poids du corps sur les coudes

4 Si vous avez réussi l'étape 3, essayez de réaliser la posture complète. Conservez le maximum de poids sur les coudes et abaissez doucement le haut de la tête sur le sol. Conservez la position pendant une durée équivalente à la moitié de celle de la posture sur les épaules (voir pp. 76 à 79). Quittez la posture en suivant les étapes 3, 2 et 1 (dans cet ordre).

ERREURS FRÉQUENTES

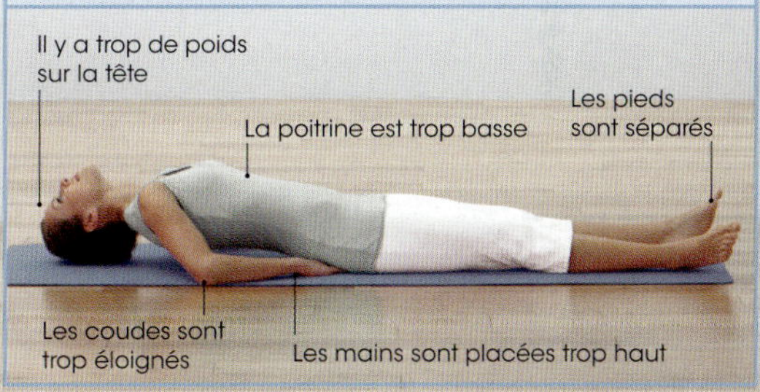

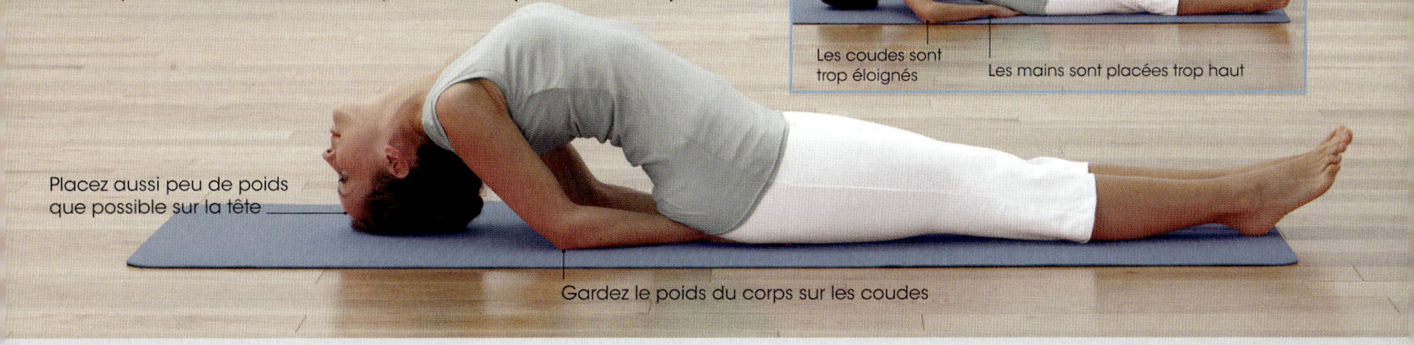
Placez aussi peu de poids que possible sur la tête
Gardez le poids du corps sur les coudes

ÉTIREMENT DU COU Après le poisson, cet étirement enlèvera toutes les tensions dans votre cou. Les doigts croisés derrière la tête et les avant-bras près des oreilles, inspirez et soulevez la tête en poussant le menton vers la poitrine. Sur l'expiration, reposez lentement la tête sur le tapis. Répétez deux fois. Puis détendez-vous 1 à 2 minutes dans la posture du cadavre (voir p. 188).

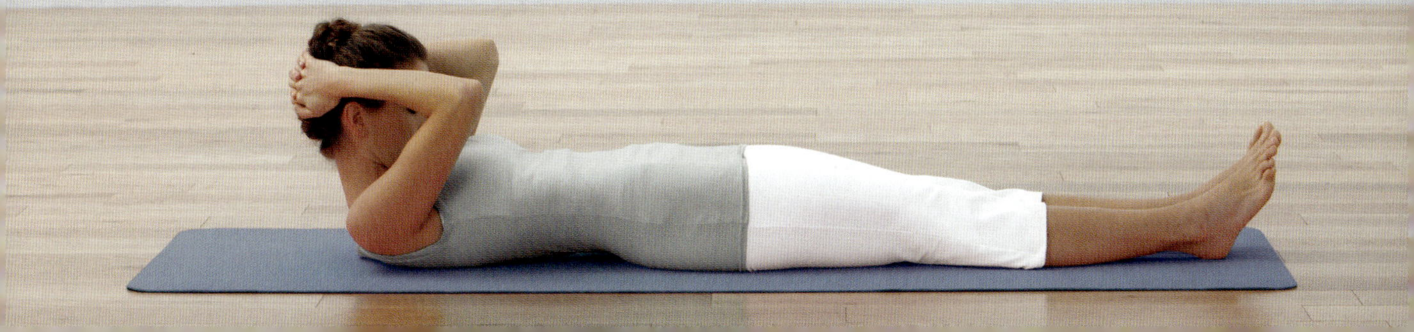

Le poisson
Variations

Le poisson jambes croisées ajoute un étirement profond des cuisses et le poisson en lotus donne une base stable, accentuant la flexion arrière. Terminez chaque posture par un étirement du cou (voir p. 93).

Le poisson jambes croisées
Intermédiaire

1 Étendez-vous sur le dos, croisez les jambes et attrapez les pieds. Gardez la tête sur le tapis.

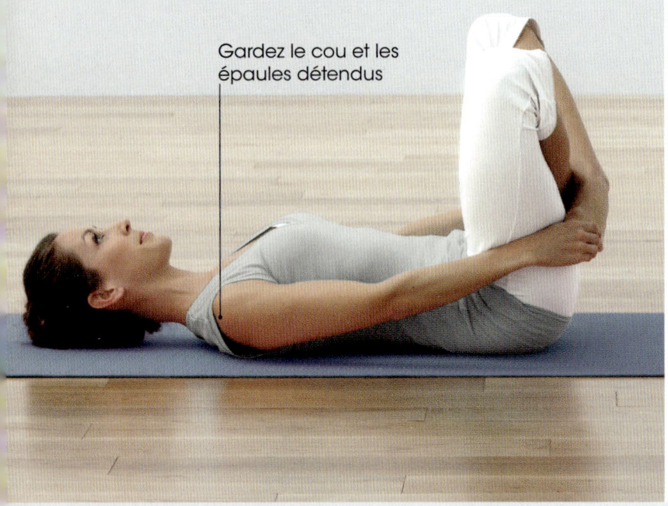
Gardez le cou et les épaules détendus

2 En continuant de maintenir les pieds, abaissez doucement les genoux vers le sol, aussi loin que possible, en étendant les cuisses.

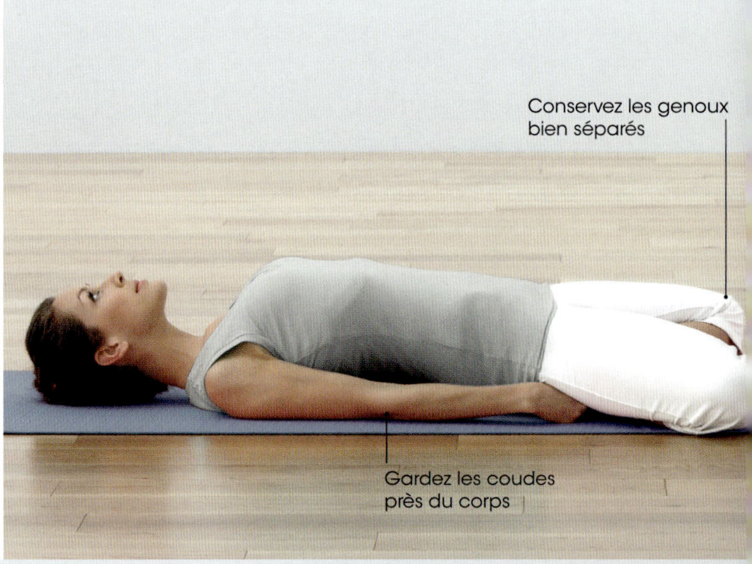
Conservez les genoux bien séparés
Gardez les coudes près du corps

3 Sur une inspiration, poussez avec force sur les coudes et montez les hanches vers le haut et vers l'avant, en plaçant les genoux aussi près que possible du sol. Sur une nouvelle inspiration, levez la poitrine et placez le sommet de la tête sur le sol. Gardez la posture 1 minute maximum, puis inspirez, levez plus encore la poitrine et étendez le cou. Sur une expiration, abaissez le dos jusqu'au sol et décroisez les jambes. Lorsque vous prendrez à nouveau cette pose, croisez les jambes dans l'autre sens.

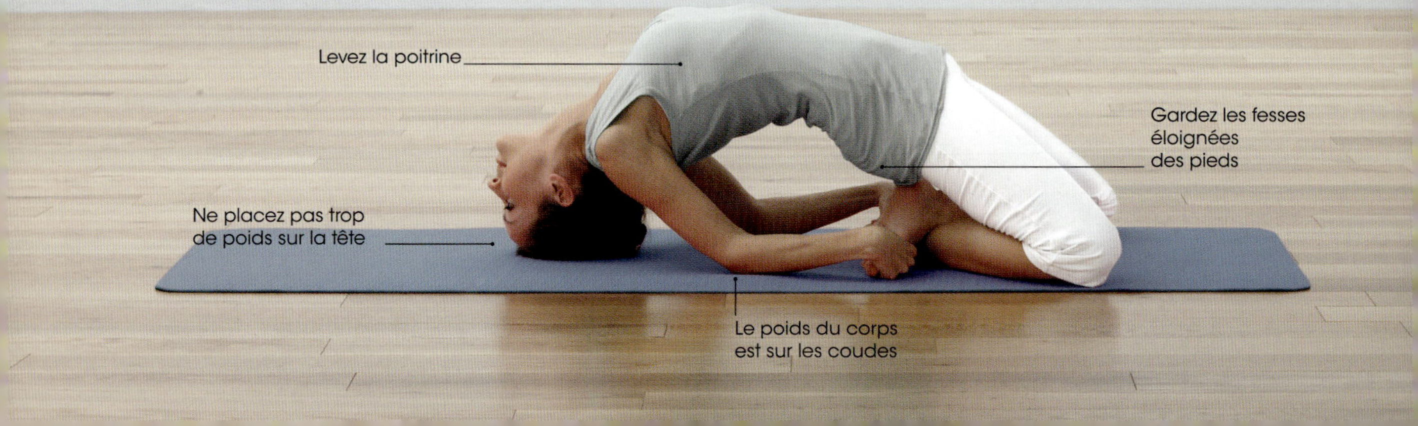
Levez la poitrine
Gardez les fesses éloignées des pieds
Ne placez pas trop de poids sur la tête
Le poids du corps est sur les coudes

Débutez par

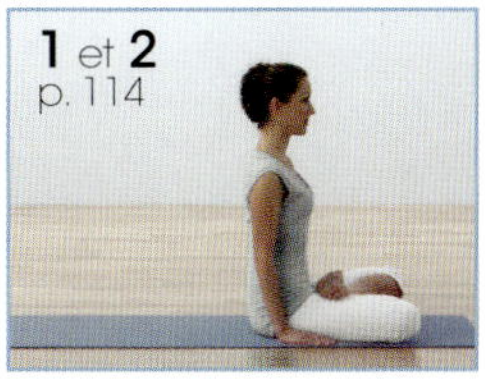

Le poisson en lotus

Avancé

3 Démarrez de la position finale du lotus, étendez-vous doucement sur le tapis. Placez les coudes près du corps et essayez d'attraper vos orteils. Si vous n'y parvenez pas, placez les mains sur le haut des hanches.

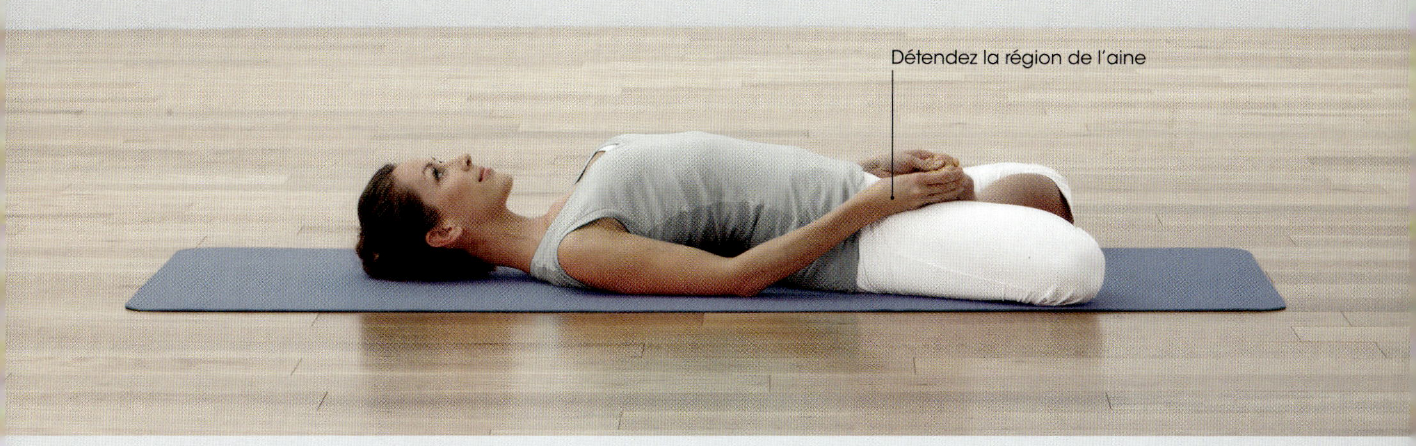

4 Sur une inspiration, pliez les coudes et poussez la poitrine vers le plafond. Étendez doucement le cou jusqu'à ce que le sommet du crâne touche le sol. Conservez la posture 1 minute maximum, puis inspirez, poussez un peu plus la poitrine vers le haut et étirez le cou. Sur l'expiration, replacez le dos au sol et décroisez les jambes. La prochaine fois que vous prendrez cette posture, croisez les jambes en lotus dans l'autre sens.

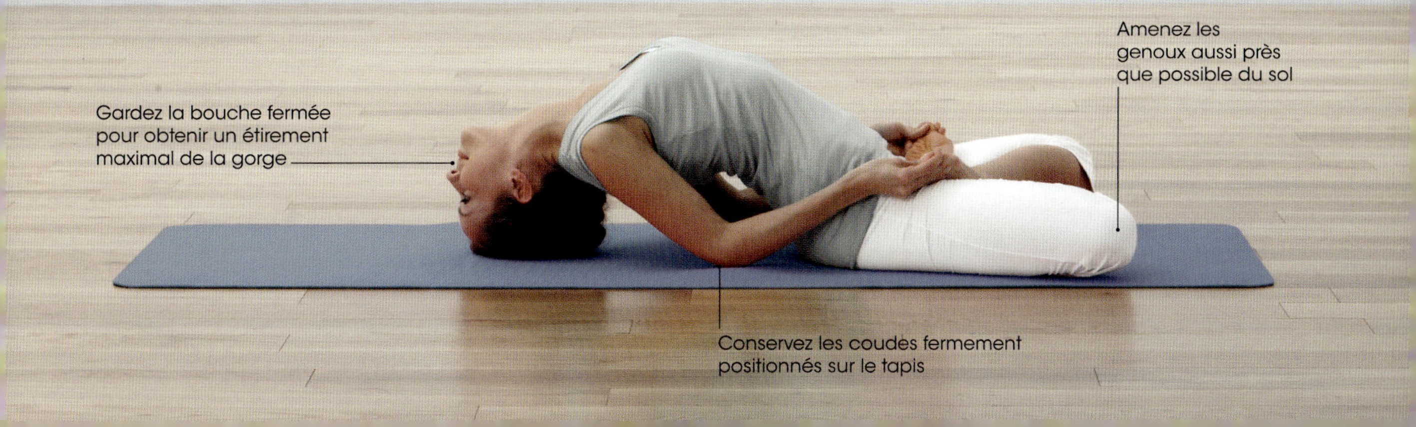

5 La flexion avant
Paschimotanasana

Cette *asana* peut favoriser la méditation. Si vous placez une attention égale à la position, à la respiration et à la détente, vous obtiendrez un équilibre entre la stimulation suscitée par l'étirement musculaire et la conscience de l'action des forces de gravité sur votre corps. Faites le plan incliné en contre-posture (voir p. 100), puis détendez-vous dans la posture du cadavre (voir p. 188).

BIENFAITS

PHYSIQUES

- Étire tous les muscles de la chaîne postérieure, du cou à la pointe des pieds.
- Réduit les graisses en plaçant des pressions sur l'abdomen.
- Effectue un massage du foie, des reins et du pancréas.
- Soulage la constipation.
- Détend les muscles dorsaux.
- Participe au contrôle du diabète.
- Calme et apaise l'ensemble du système nerveux.

MENTAUX ET PSYCHIQUES

- Cette posture nécessite d'exercer un contrôle conscient afin d'aligner les orteils, les genoux et le cou correctement, mais aussi de se laisser aller consciemment, en permettant aux forces de gravité de faire descendre la colonne vertébrale dans la posture.

La capacité d'exercer simultanément contrôle et détachement peut se transposer dans la vie quotidienne ainsi que dans la pratique de la méditation.

La pince
Débutant

1 Étendez-vous sur le dos, les paumes sur les cuisses et les jambes jointes. Détendez les pieds.

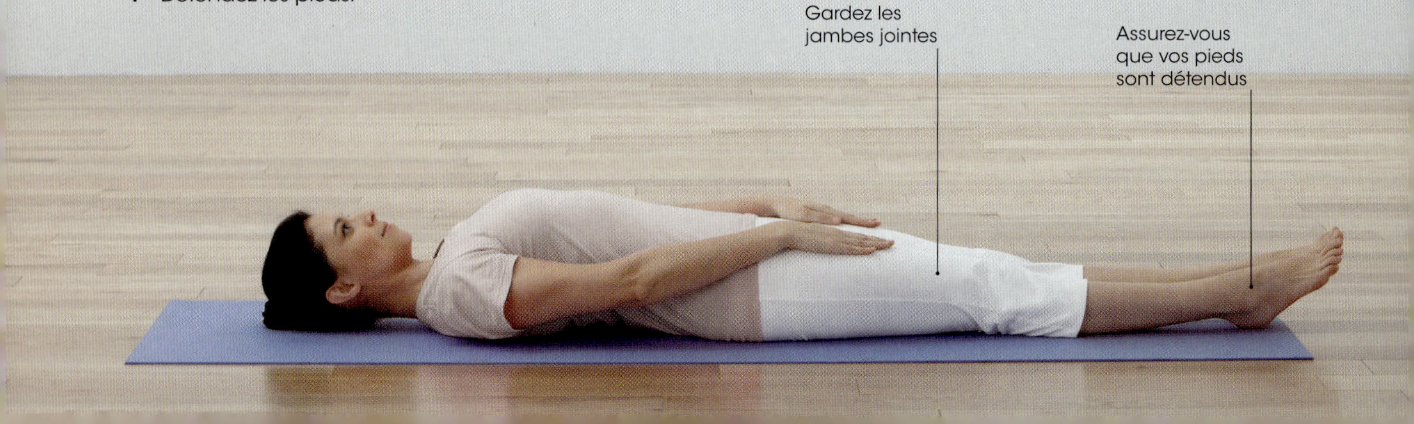
Gardez les jambes jointes
Assurez-vous que vos pieds sont détendus

2

Sur une inspiration, asseyez-vous, le dos droit, les jambes tendues devant vous. Gardez la tête, le cou et le dos droits.

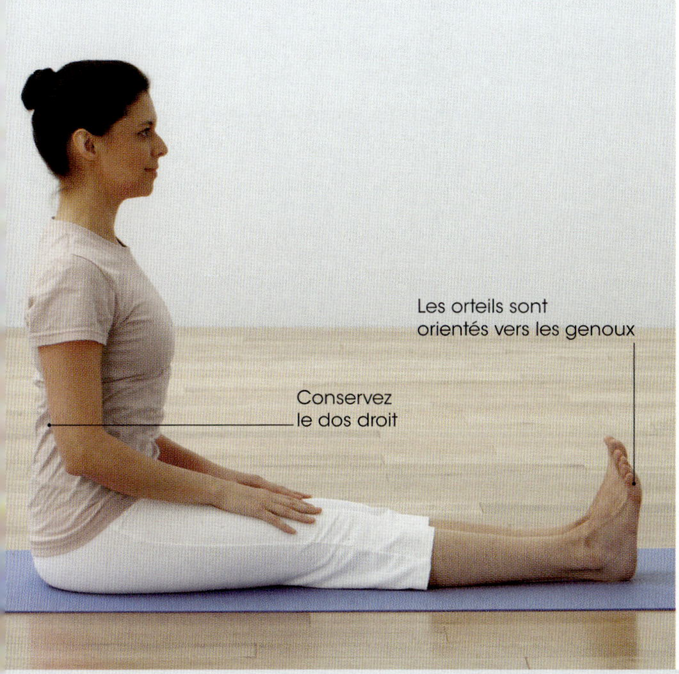
Les orteils sont orientés vers les genoux
Conservez le dos droit

3

Sur une nouvelle inspiration, levez les bras au-dessus de la tête et tendez-les au maximum.

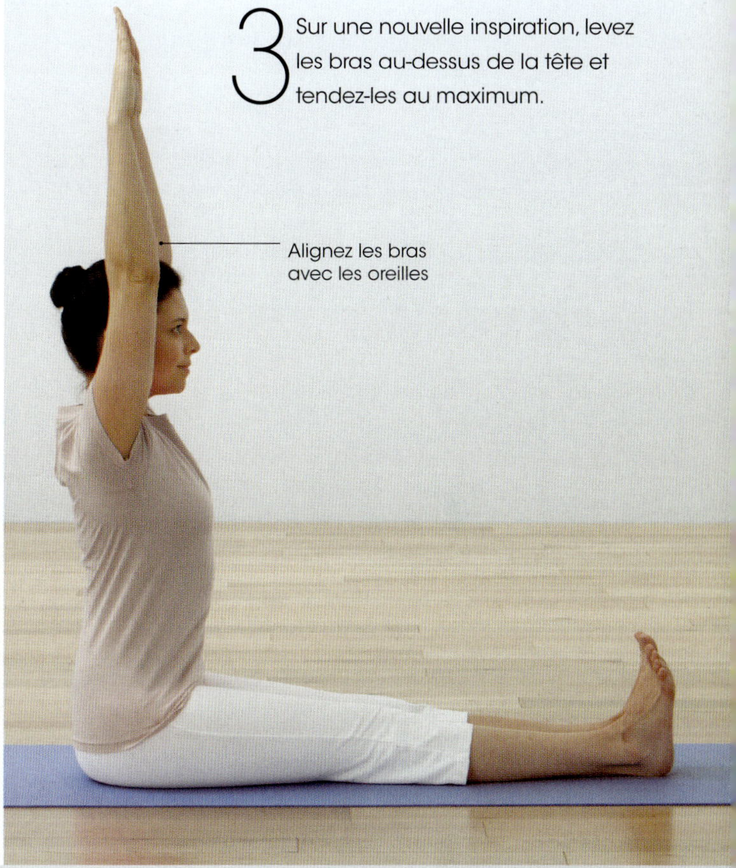
Alignez les bras avec les oreilles

4

Expirez et penchez-vous vers l'avant en faisant partir le mouvement des hanches. Essayez d'atteindre les mollets ou les chevilles avec les mains. Répétez 3 à 4 fois, en tenant à chaque fois la posture pendant quelques respirations supplémentaires. Poursuivez dans l'étape 5 p. 98 ou relevez-vous en inspirant.

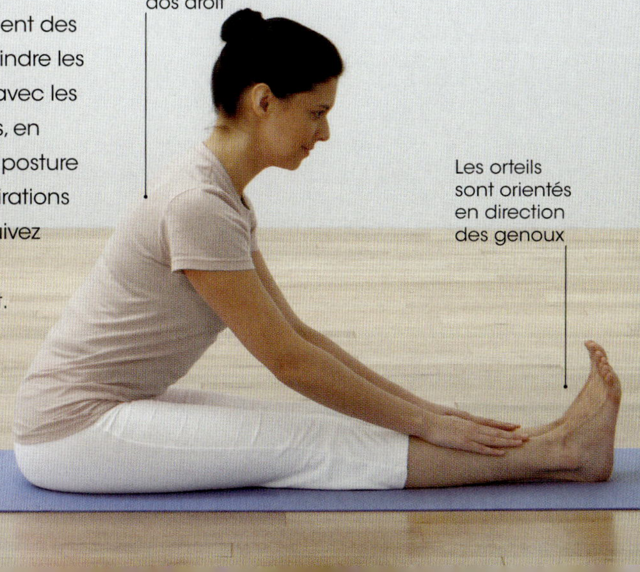
Conservez le haut du dos droit
Les orteils sont orientés en direction des genoux

ERREURS FRÉQUENTES

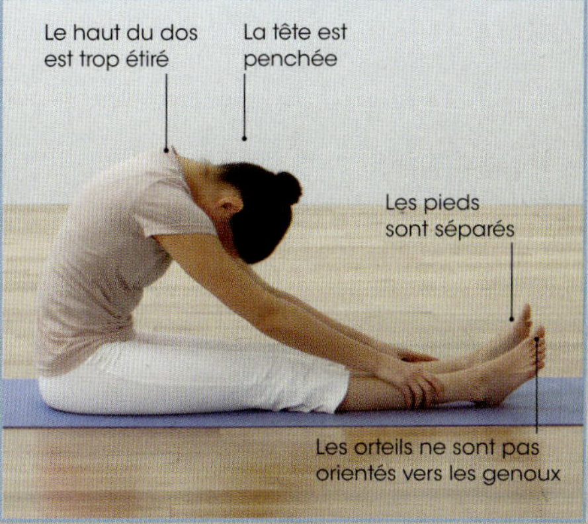
Le haut du dos est trop étiré
La tête est penchée
Les pieds sont séparés
Les orteils ne sont pas orientés vers les genoux

La pince
Intermédiaire et avancé

Les progrès dans la pince dépendent beaucoup de votre capacité à étirer les ischio-jambiers, à l'arrière des jambes, qui permet au bassin de s'incliner vers l'avant au niveau de l'articulation de la hanche.

Débutez par

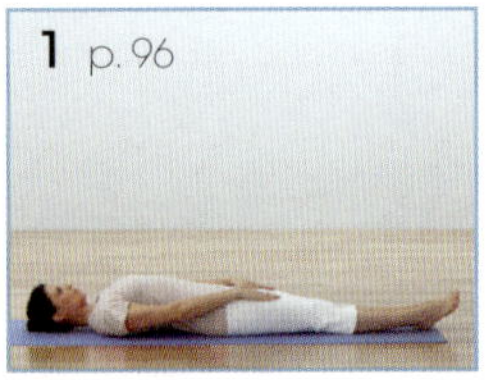
1 p. 96

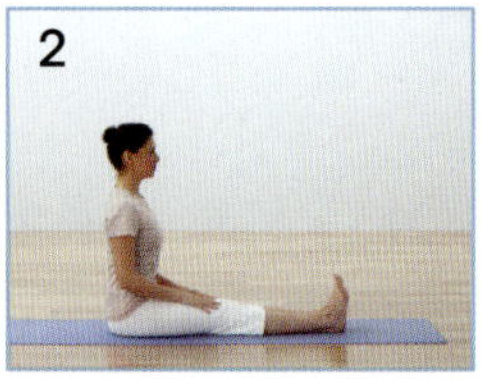
2

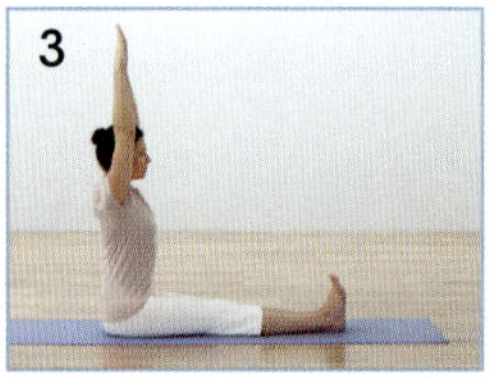
3

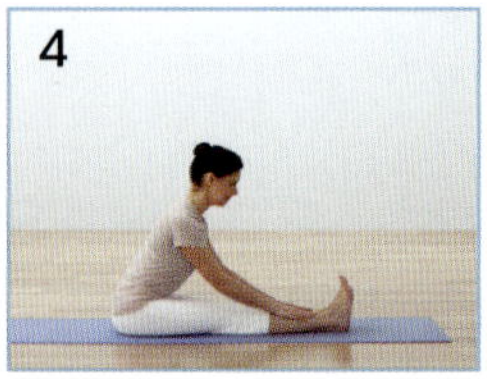
4

Intermédiaire

5 En partant de l'étape 4 de la pince, et si les mains touchent les pieds, attrapez les gros orteils dans la tenue de pieds classique (voir à droite).

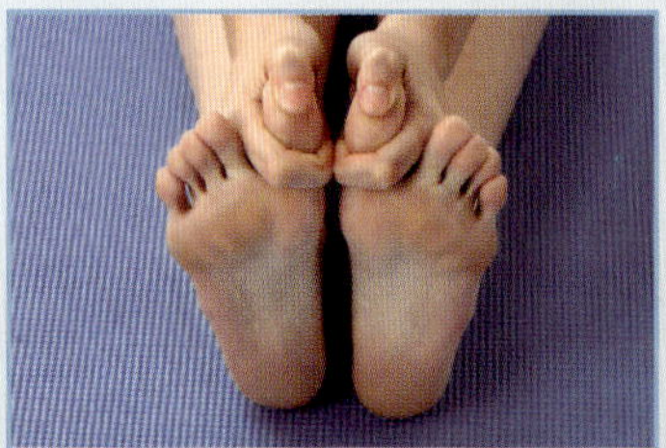

La tenue de pieds classique
Entourez les gros orteils avec les index et placez vos pouces par-dessus. Pointez les autres orteils vers les genoux et gardez les trois autres doigts des mains pliés dans les paumes.

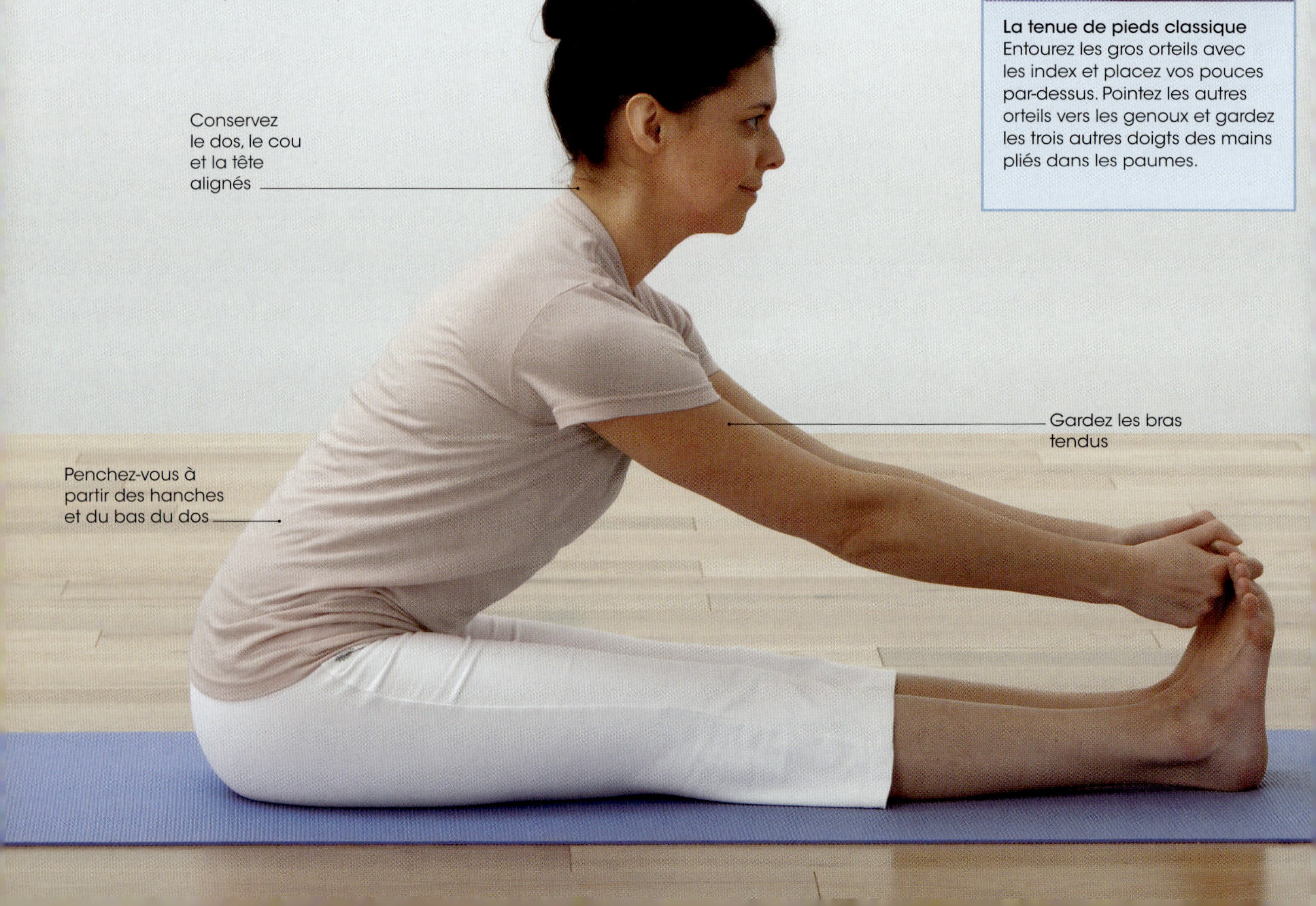
Conservez le dos, le cou et la tête alignés
Gardez les bras tendus
Penchez-vous à partir des hanches et du bas du dos

6 Sur une expiration, étirez la colonne vertébrale vers l'avant, pliez les coudes pour vous aider à augmenter l'étirement. Répétez 3 à 4 fois, en conservant à chaque fois la posture pendant quelques respirations supplémentaires. Poursuivez dans l'étape 7 ou redressez-vous sur une inspiration.

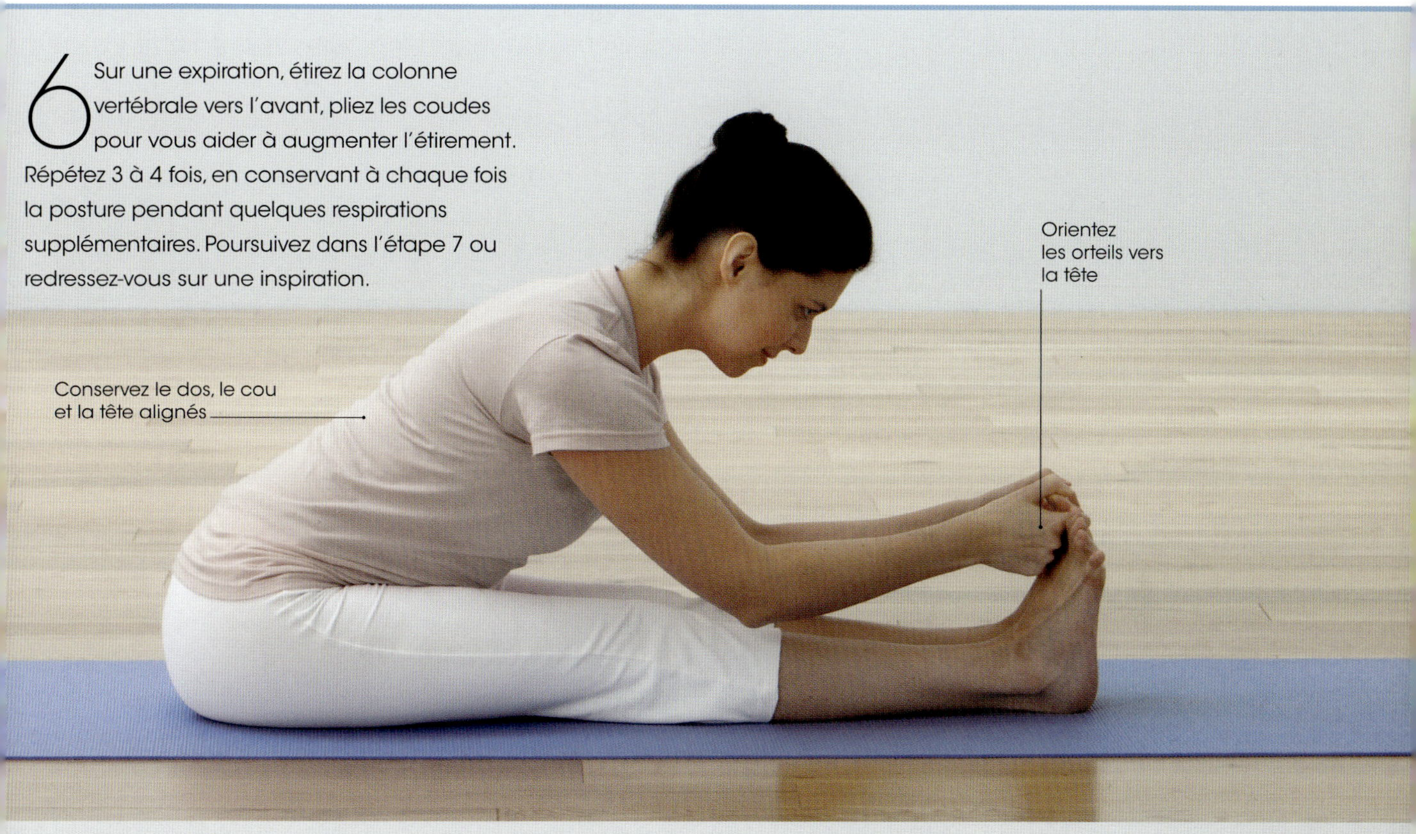
Orientez les orteils vers la tête
Conservez le dos, le cou et la tête alignés

Avancé

7 Si vous êtes capable de vous étirer vers l'avant, tentez la posture complète. Sur une expiration, penchez-vous jusqu'à ce que les coudes touchent le tapis et que le front repose sur les jambes. Maintenez la posture de 1 à 5 minutes, puis redressez-vous sur une inspiration. Faites ensuite le plan incliné (voir p. 100), puis détendez-vous en pratiquant une respiration abdominale profonde (voir p. 46) 1 à 2 minutes dans la posture du cadavre (voir p. 188).

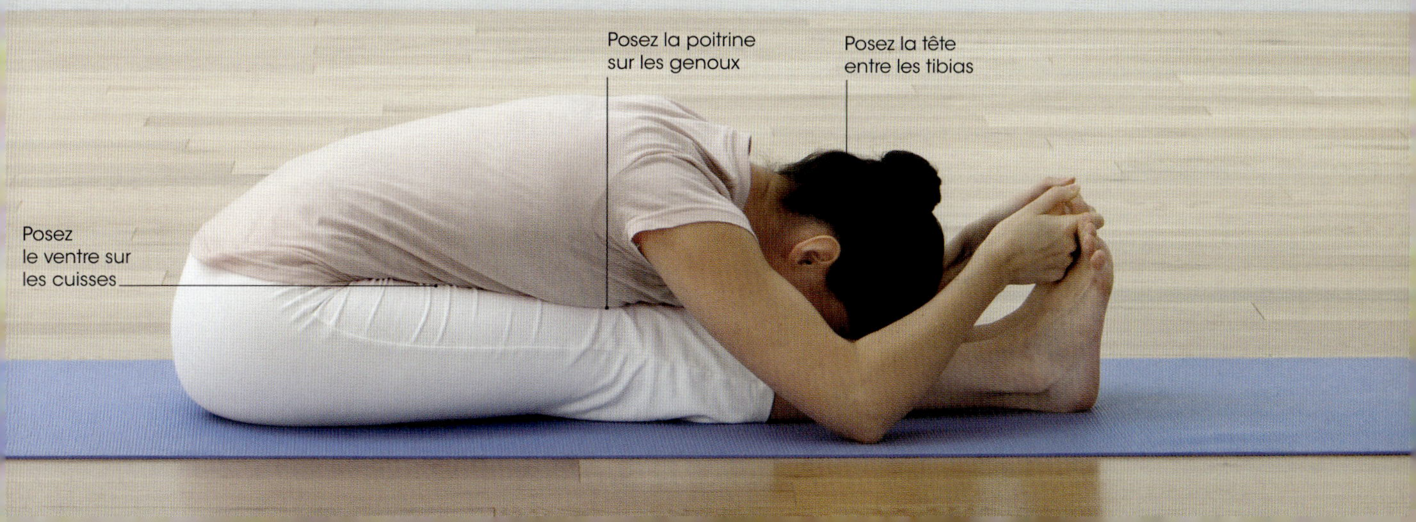
Posez la poitrine sur les genoux
Posez la tête entre les tibias
Posez le ventre sur les cuisses

Le plan incliné
Tous niveaux

Après la pince (voir pp. 96 à 99), faites le plan incliné, qui est sa contre-posture et vous aidera à renforcer les muscles des bras, des jambes et du dos. Puis, détendez-vous dans la posture du cadavre (voir p. 188).

1 Asseyez-vous, les jambes tendues devant vous, et placez les mains à environ 30 cm derrière vous sur le tapis. Laissez tomber la tête en arrière en conservant le cou et la gorge détendus. Prenez appui sur les mains.

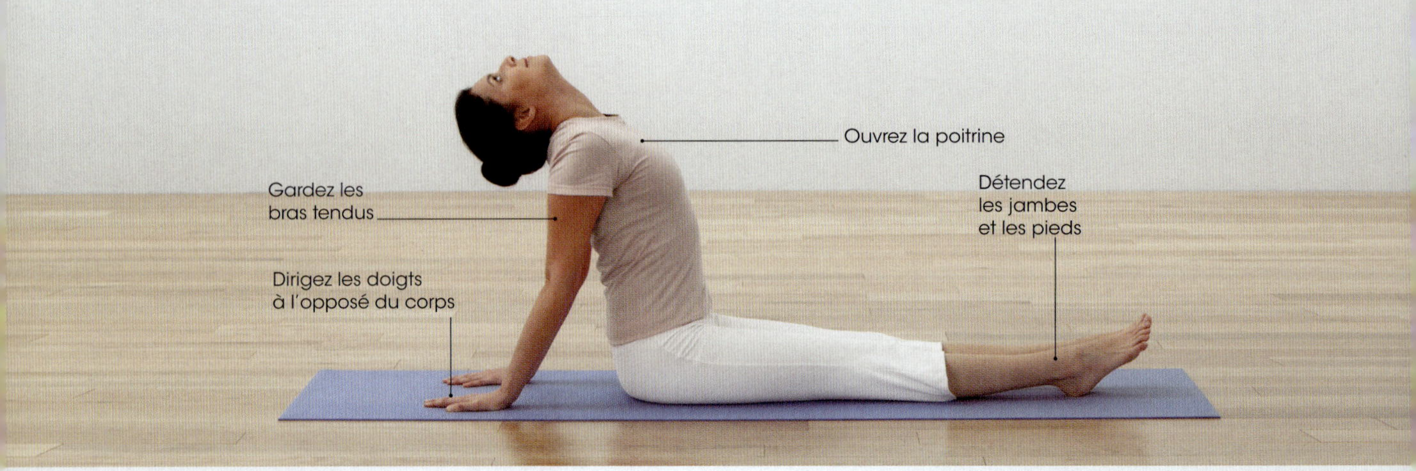
Ouvrez la poitrine
Gardez les bras tendus
Détendez les jambes et les pieds
Dirigez les doigts à l'opposé du corps

2 Inspirez et levez les hanches aussi haut que possible. Retenez le souffle alors que vous appuyez les pieds dans le sol. Expirez et revenez à l'étape 1. Répétez 2 fois. Quand vous aurez l'habitude de cette posture, essayez de la tenir, avec une respiration régulière, jusqu'à 30 secondes. Redescendez en ramenant les hanches sur le sol.

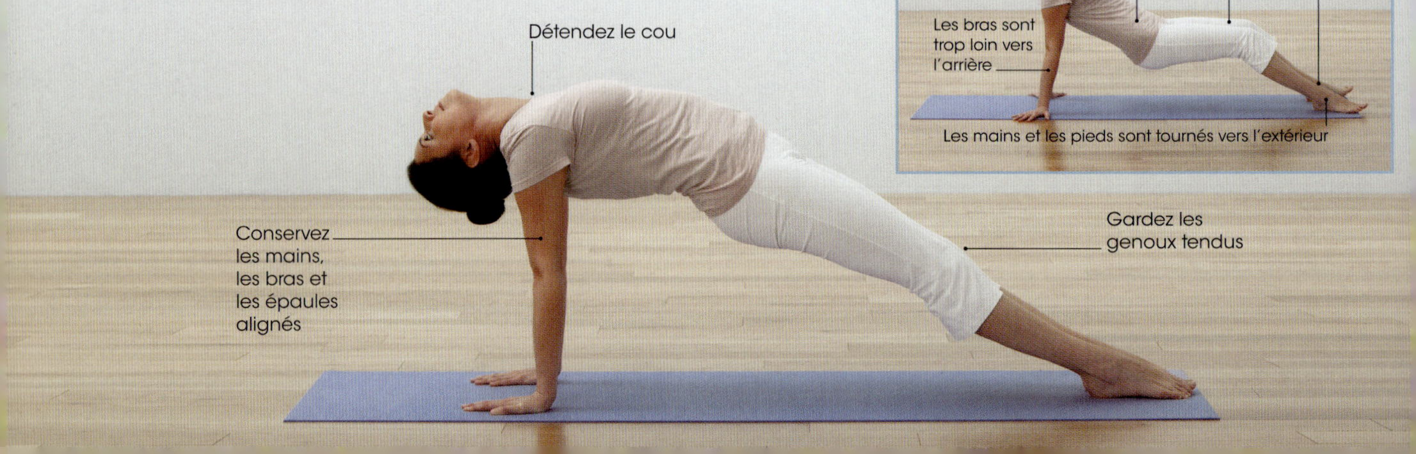
Détendez le cou
Conservez les mains, les bras et les épaules alignés
Gardez les genoux tendus

ERREURS FRÉQUENTES

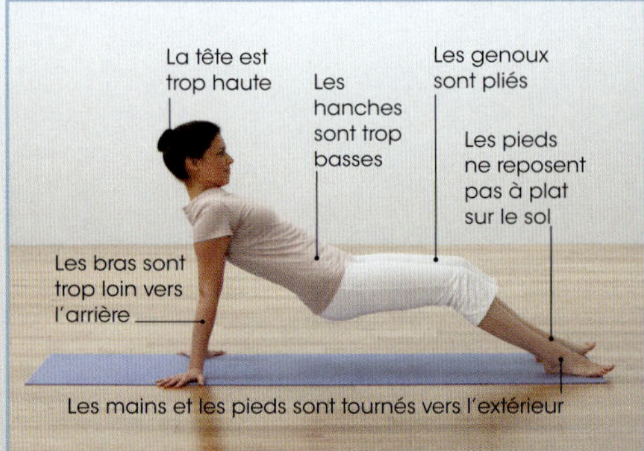
La tête est trop haute
Les hanches sont trop basses
Les genoux sont pliés
Les pieds ne reposent pas à plat sur le sol
Les bras sont trop loin vers l'arrière
Les mains et les pieds sont tournés vers l'extérieur

Avec une jambe levée

Variation intermédiaire

En partant de l'étape 2 du plan incliné (voir page ci-contre), inspirez et tendez la jambe gauche vers le haut. Expirez et abaissez la jambe. Répétez encore 2 fois, puis 3 fois avec la jambe droite.

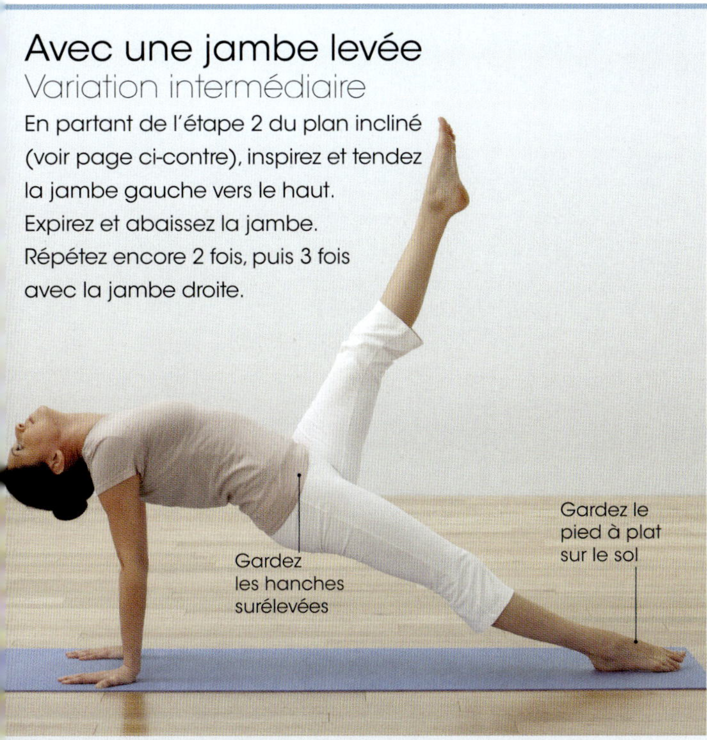
Gardez les hanches surélevées
Gardez le pied à plat sur le sol

Avec un bras levé

Variation intermédiaire

En partant de l'étape 2 du plan incliné (voir page ci-contre), placez le poids du corps sur le bras droit. Inspirez et levez le bras gauche. Expirez, abaissez le bras et répétez 2 fois l'exercice, puis 3 fois de l'autre côté.

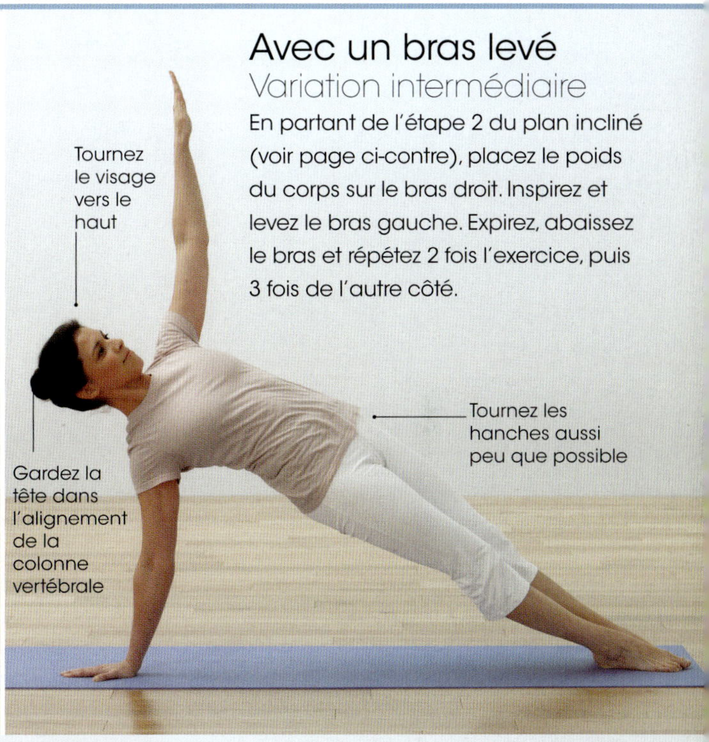
Tournez le visage vers le haut
Gardez la tête dans l'alignement de la colonne vertébrale
Tournez les hanches aussi peu que possible

Avec le bras et la jambe levés

Variation avancée

En partant de l'étape 2 du plan incliné (voir page ci-contre), inspirez et levez la jambe droite. Sur l'inspiration suivante, levez le bras gauche. Tout en basant votre équilibre sur le bras droit et la jambe gauche, déplacez doucement la poitrine en direction de la jambe levée et saisissez le pied levé. Après quelques respirations profondes, relâchez la posture. Répétez de l'autre côté.

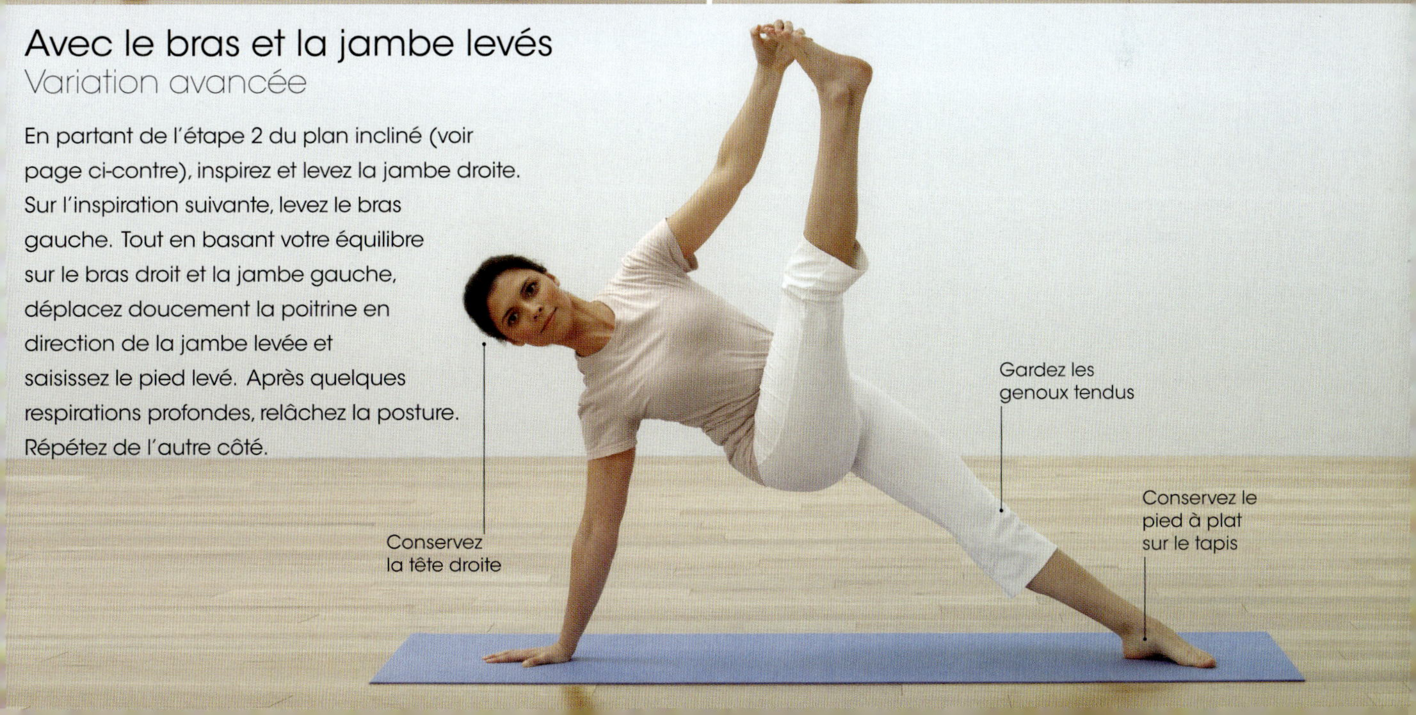
Conservez la tête droite
Gardez les genoux tendus
Conservez le pied à plat sur le tapis

La flexion avant
Variations

Après avoir fait une variation de la flexion avant, faites la suivre de sa contre-posture (le plan incliné, voir p. 100) avant d'en faire une autre. Puis détendez-vous dans la posture du cadavre (voir p. 188).

La flexion avant avec une jambe
Débutant

1 Asseyez-vous, jambes tendues devant vous. Pliez la jambe droite et placez la plante du pied droit contre la cuisse gauche. Inspirez et levez les bras au-dessus de la tête.

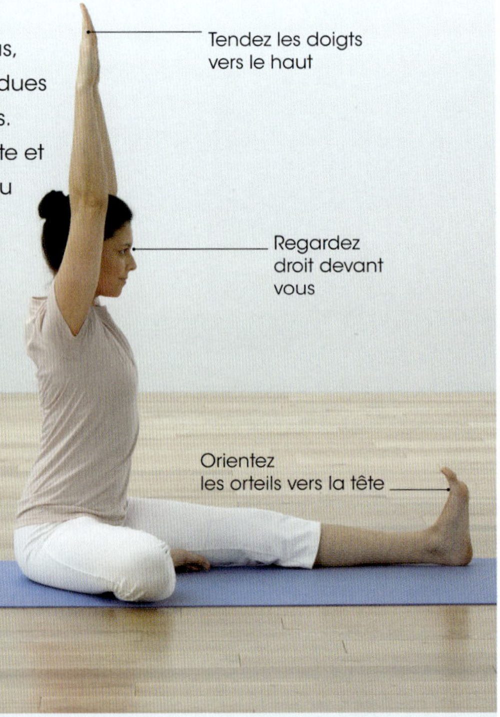
Tendez les doigts vers le haut
Regardez droit devant vous
Orientez les orteils vers la tête

2 Expirez et penchez-vous sur la jambe gauche à partir de la taille. Placez les mains sur la jambe, la cheville ou le pied. Avec chaque expiration, laissez votre colonne vertébrale s'allonger. Essayez de poser l'abdomen sur la cuisse, la poitrine sur le genou et la tête sur le tibia. Gardez la posture entre 1 et 3 minutes. Relâchez et répétez de l'autre côté.

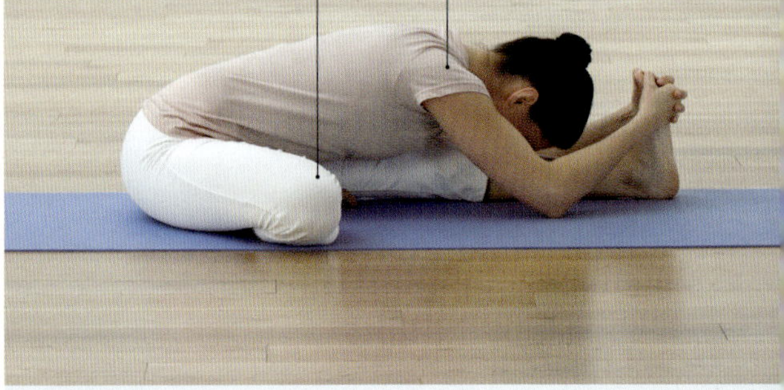
Conservez le genou droit près du sol
Les épaules et le cou sont détendus

Le papillon
Débutant

1 Asseyez-vous, jambes étendues devant vous, puis pliez les genoux, attrapez vos pieds et ramenez-les le plus près possible de votre corps.

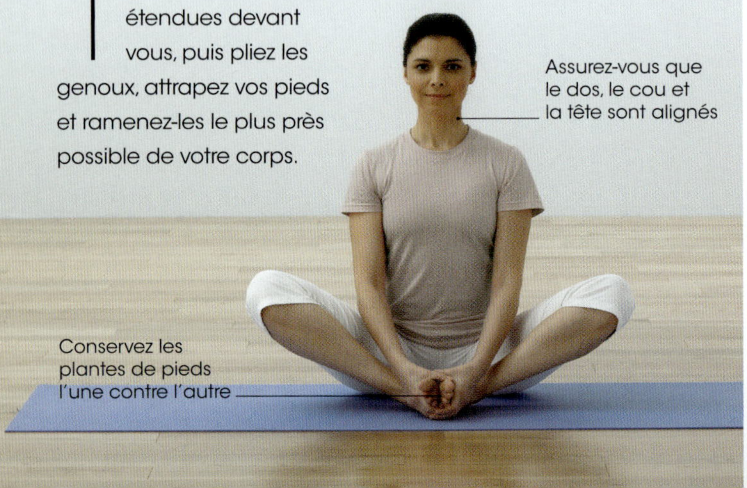
Assurez-vous que le dos, le cou et la tête sont alignés
Conservez les plantes de pieds l'une contre l'autre

2 Poussez progressivement les genoux vers le sol et relâchez la pression pour qu'ils remontent. Répétez l'exercice entre 10 et 20 fois.

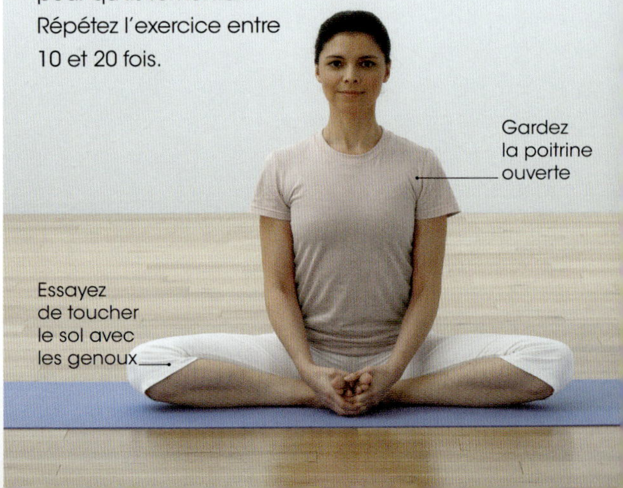
Gardez la poitrine ouverte
Essayez de toucher le sol avec les genoux

La flexion avant en demi-lotus
Intermédiaire

1 Asseyez-vous, les jambes étendues devant vous. Pliez la jambe gauche et placez le pied gauche au sommet de la cuisse droite, le plus près possible des hanches. C'est le demi-lotus. Inspirez et levez les bras au-dessus de la tête. Si le genou gauche ne repose pas sur le sol, pratiquez uniquement la flexion avant avec une jambe (voir page ci-contre).

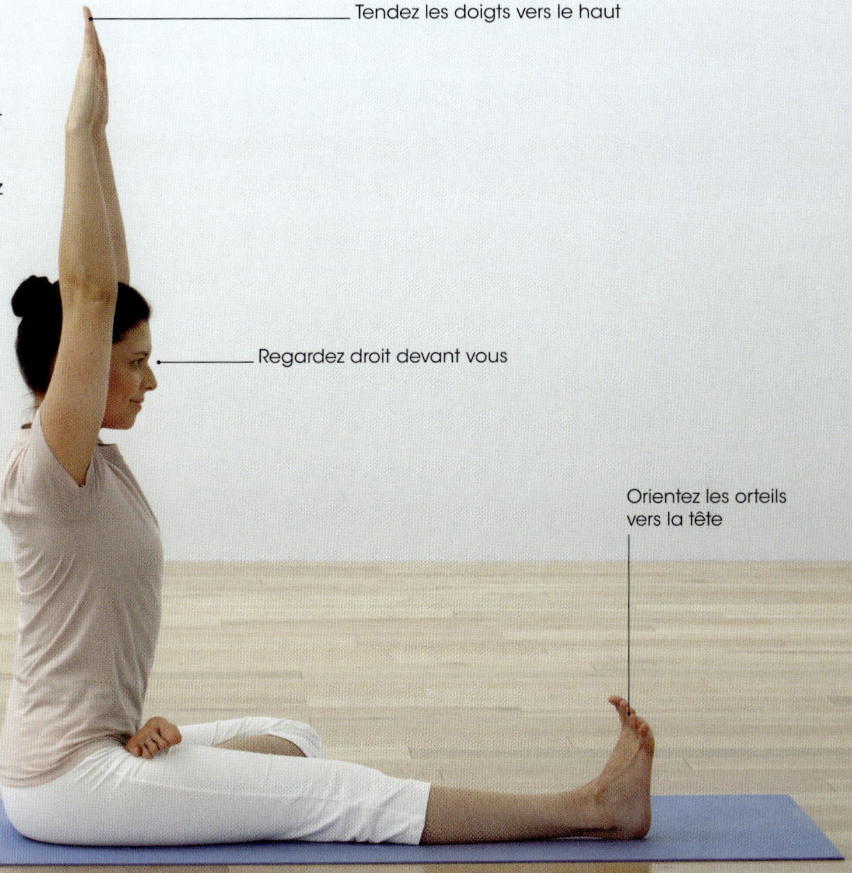
Tendez les doigts vers le haut
Regardez droit devant vous
Orientez les orteils vers la tête

2 Dans une expiration, penchez-vous à partir de la taille sur la jambe gauche. Placez les mains sur la jambe, la cheville ou attrapez le pied droit. Avec chaque expiration, laissez la colonne vertébrale s'allonger vers l'avant. Conservez la posture entre 1 et 3 minutes. Relâchez et répétez l'exercice de l'autre côté.

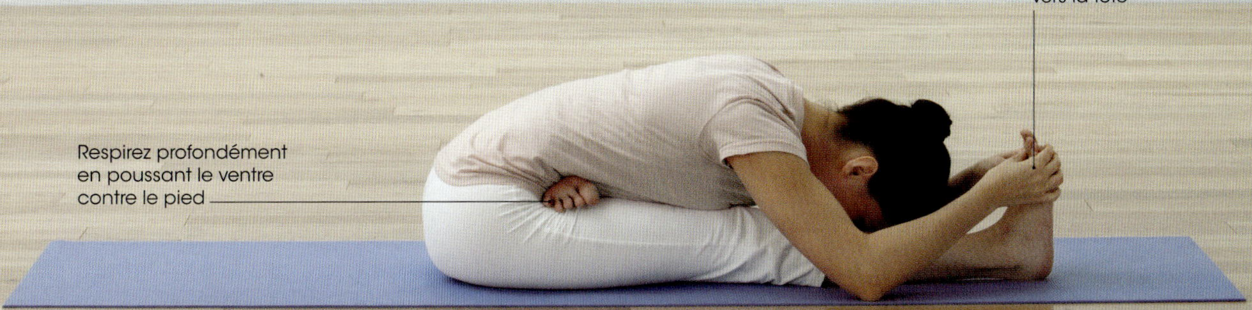
Orientez les orteils vers la tête
Respirez profondément en poussant le ventre contre le pied

La flexion avant
Variations (suite)

Ces variations travaillent sur la flexion, l'abduction et la rotation externe de l'articulation de la hanche. Elles faciliteront les stations debout et assise de la vie quotidienne ainsi que la marche.

La flexion avant avec les jambes écartées
Intermédiaire

1 Asseyez-vous, les jambes écartées au maximum et les pieds flex. Inspirez et levez les bras au-dessus de la tête.

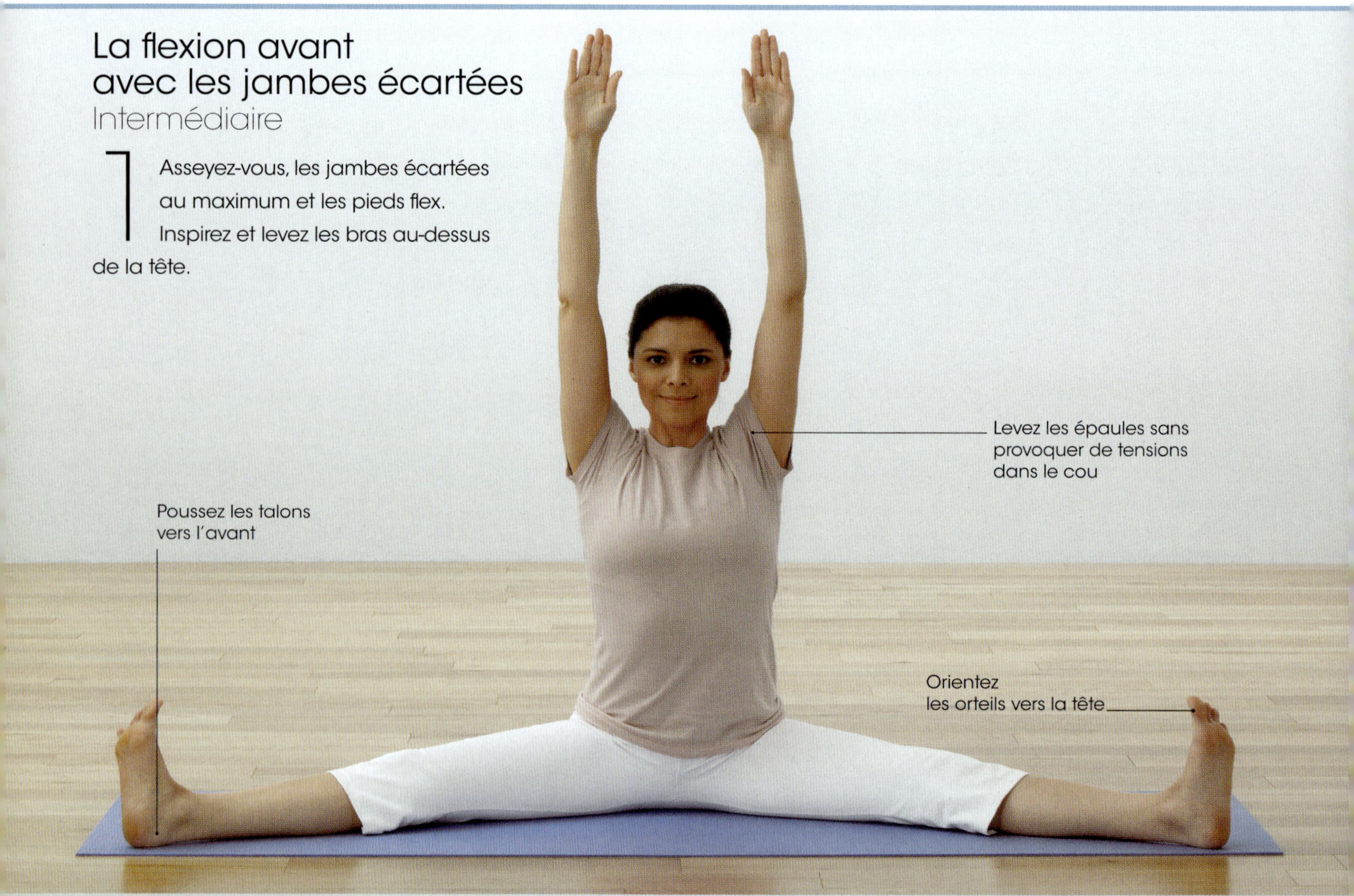
Levez les épaules sans provoquer de tensions dans le cou
Poussez les talons vers l'avant
Orientez les orteils vers la tête

2 Expirez et penchez-vous vers l'avant à partir de la taille. Attrapez vos mollets, vos chevilles ou vos orteils. À chaque inspiration, tendez le dos ; à chaque expiration, accentuez l'inclinaison vers l'avant et vers le sol. Essayez de toucher le sol avec la poitrine. Maintenez la posture jusqu'à 1 minute, puis relâchez les mains, inspirez et redressez-vous.

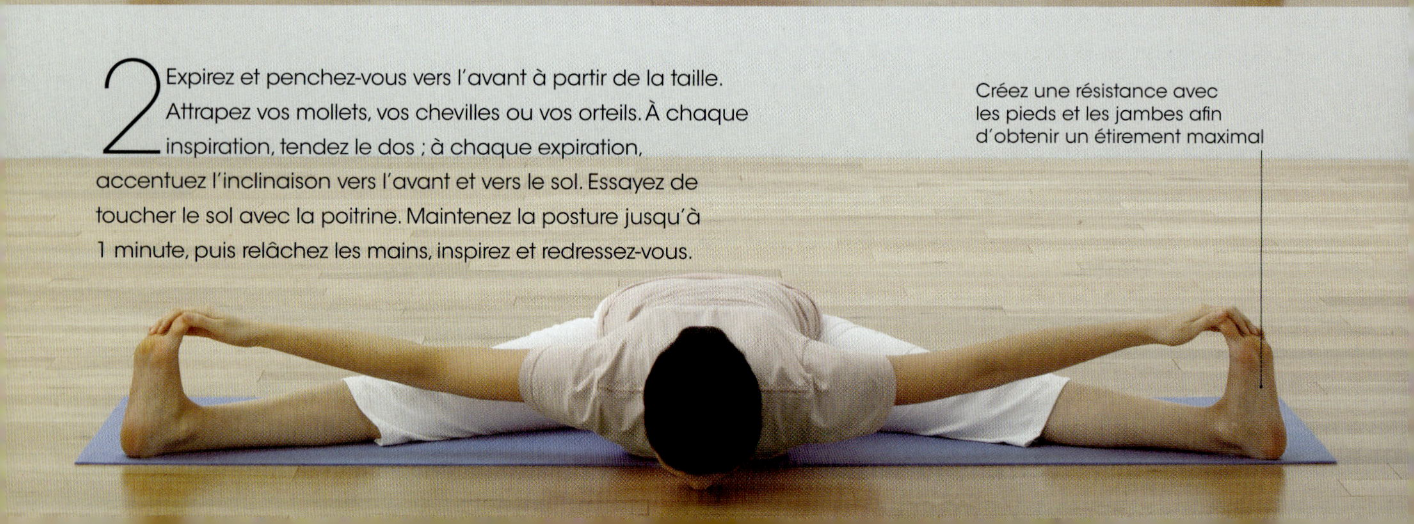
Créez une résistance avec les pieds et les jambes afin d'obtenir un étirement maximal

Débutez par

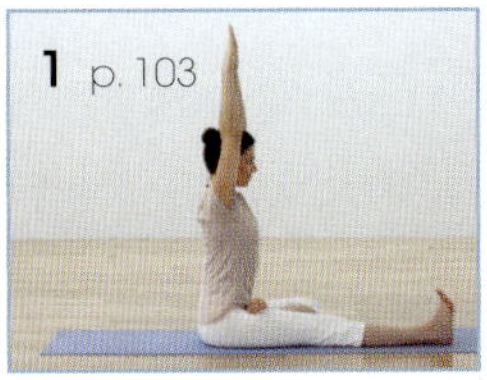
1 p. 103

La flexion avant en demi-lotus avec gros orteils crochetés

Avancé

2 En partant de l'étape 1 de la flexion avant en demi-lotus, placez le bras gauche dans le dos et attrapez le pied gauche. Expirez et inclinez-vous à partir de la taille jusqu'à toucher les orteils du pied droit avec la main droite. Maintenez la posture 1 minute maximum. Relâchez et répétez de l'autre côté.

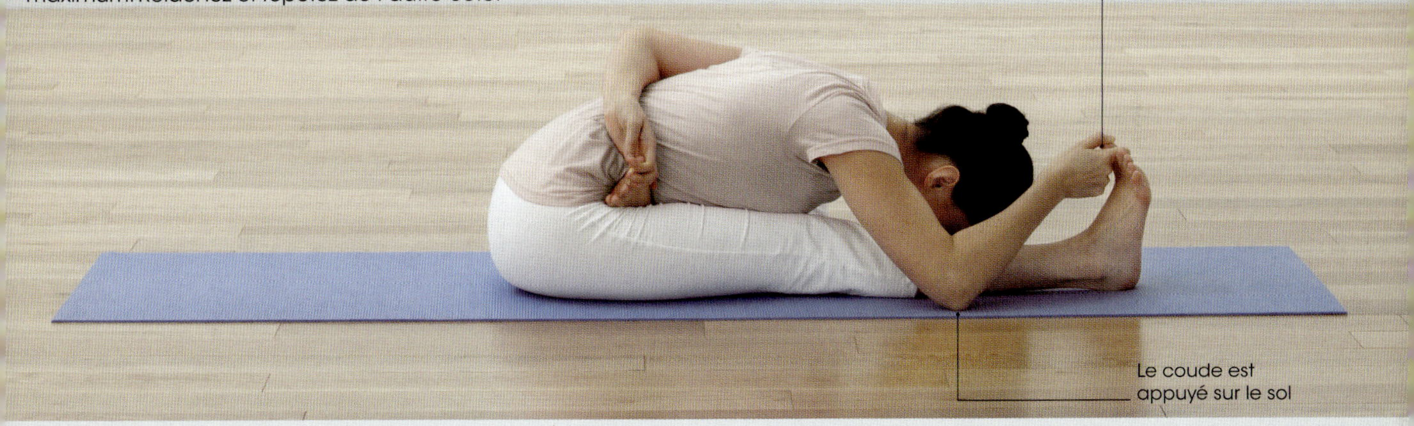
Utilisez la tenue de pieds classique (voir p. 98)
Le coude est appuyé sur le sol

La flexion avant avec les bras tendus

Avancé

En position assise, les jambes tendues, inspirez et levez les bras avant d'expirer et de vous pencher vers l'avant. Placez les mains en position de prière (voir p. 50) et posez les mains, les poignets ou les avant-bras sur les orteils. Maintenez la posture 1 minute maximum, puis relâchez.

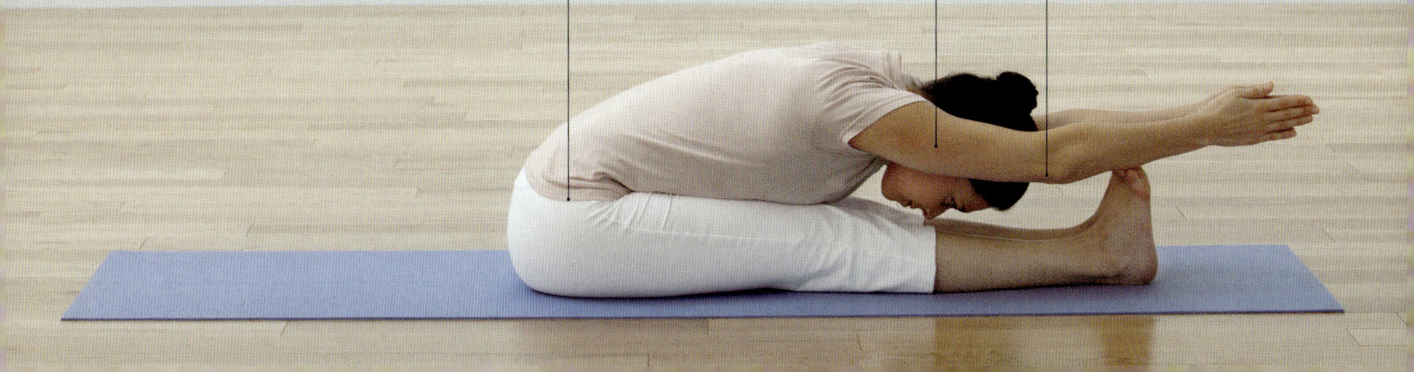
Conservez les bras près des oreilles
Gardez les coudes tendus
Penchez-vous à partir des hanches

La flexion avant
Variations (suite)

Ces variations sont de bons exemples de la façon dont les *asanas* vous préparent aux postures assises de méditation (voir p. 203). Elles vous aident à acquérir la souplesse, la force et l'équilibre nécessaires.

La tortue
Avancé

1 Asseyez-vous, jambes écartées, genoux pliés et pieds à plat sur le sol, les cuisses le plus près possible du buste. Penchez-vous en avant et placez les bras sous les genoux pliés aussi loin que possible vers l'arrière.

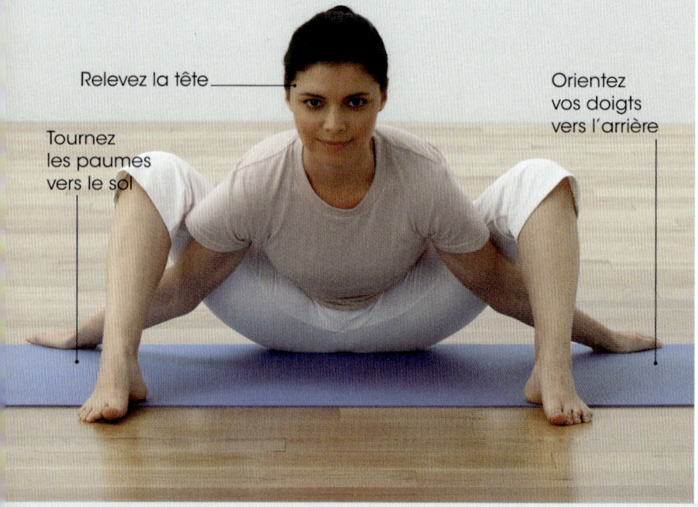
Relevez la tête
Orientez vos doigts vers l'arrière
Tournez les paumes vers le sol

2 Dans une expiration, inclinez-vous à partir de la taille jusqu'à ce que le menton, le front ou la poitrine touche le sol. Poussez les talons vers l'avant et tendez les genoux autant que possible. Tenez la posture 1 minute maximum, accompagnée de respirations régulières, puis repliez suffisamment les jambes pour pouvoir libérer les bras placés sous les genoux.

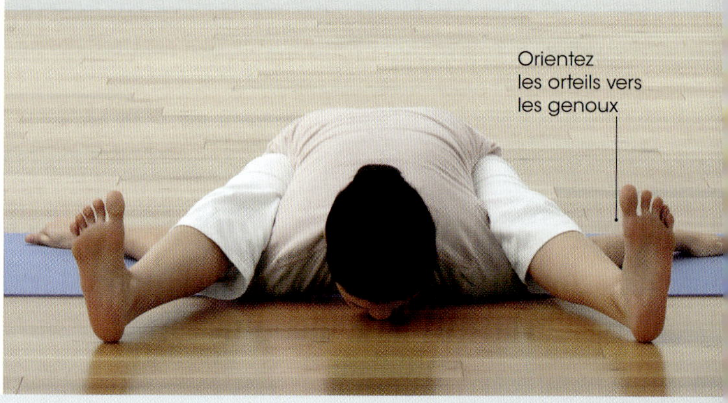
Orientez les orteils vers les genoux

La flexion avant avec une jambe levée
Avancé

Asseyez-vous avec les jambes tendues devant vous, puis repliez la jambe droite sur le sol avec le pied droit le plus près possible de vous. Penchez-vous vers l'avant, saisissez la jambe gauche et tirez-la vers le haut en la maintenant par le mollet, la cheville ou les orteils. Tenez la posture 1 minute au maximum avec des respirations régulières. Relâchez et répétez l'exercice de l'autre côté.

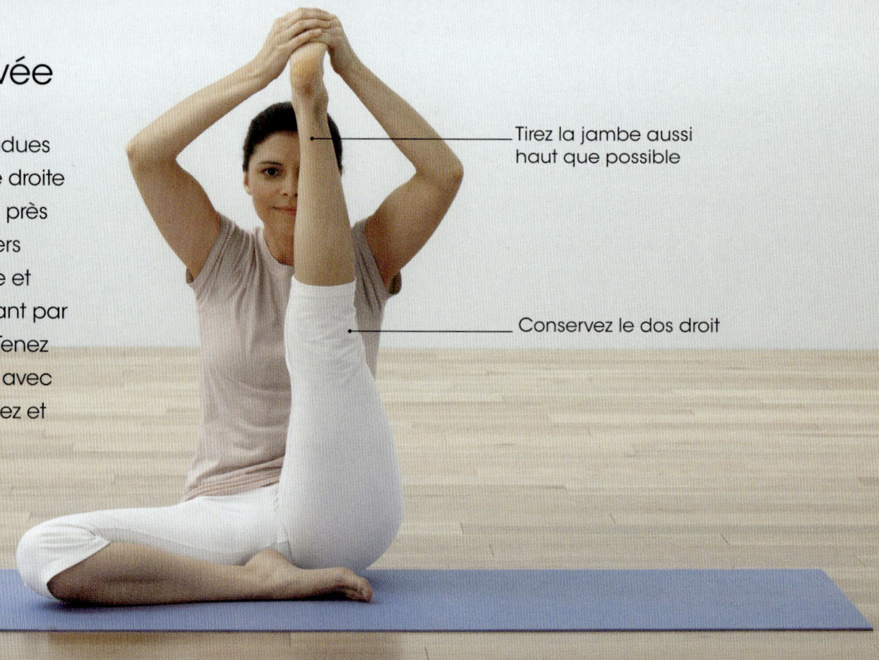
Tirez la jambe aussi haut que possible
Conservez le dos droit

Débutez par

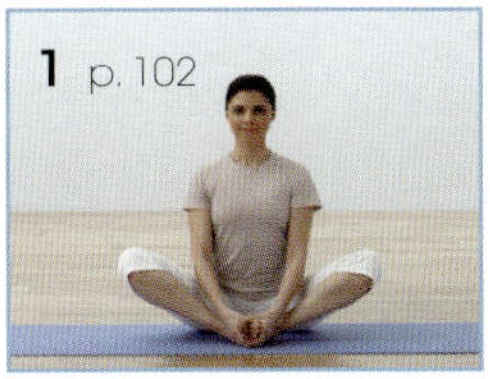
1 p. 102

La flexion avant avec deux jambes levées

Avancé

2 Avant de commencer, assurez-vous qu'il y a assez de place sur le tapis derrière vous, au cas où vous perdriez l'équilibre et rouleriez vers l'arrière. Démarrez de l'étape 1 du papillon, expirez et tirez les deux jambes à la verticale devant vous. Attrapez les mollets, les chevilles ou les orteils. Tenez 30 secondes, avec une respiration régulière, puis relâchez.

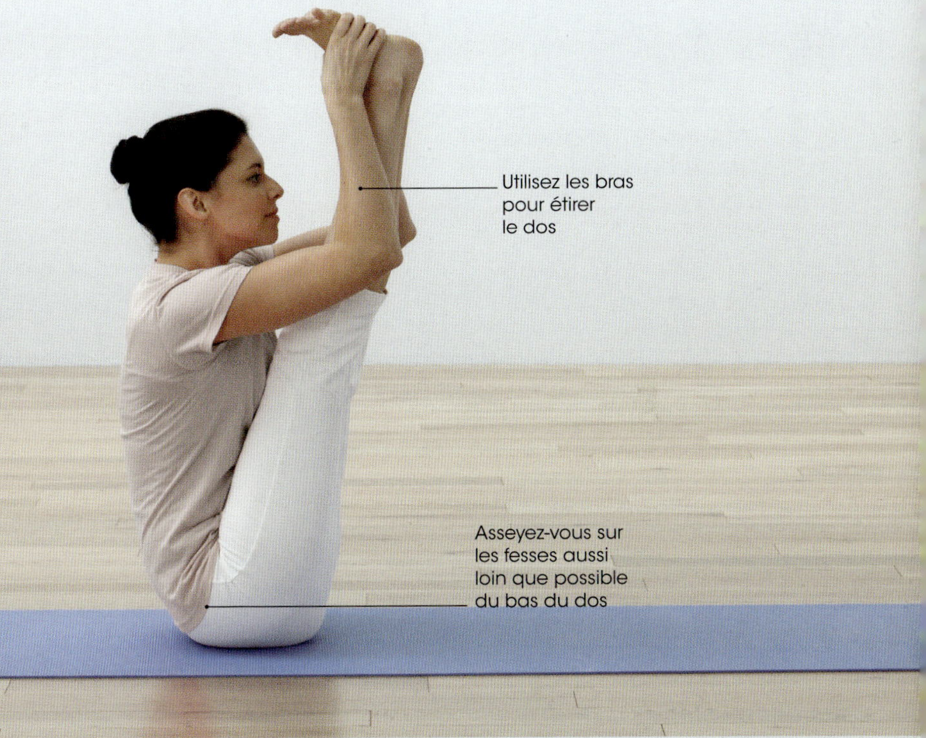
Utilisez les bras
pour étirer
le dos
Asseyez-vous sur
les fesses aussi
loin que possible
du bas du dos

La flexion latérale avec torsion

Avancé

Asseyez-vous, les jambes écartées, les pieds flex. Repliez la jambe droite avec le pied aussi près que possible de l'aine ou contre la cuisse gauche. Inspirez et étirez les deux bras vers le haut, puis pivotez vers la gauche. Expirez et penchez-vous sur la gauche. Attrapez le gros orteil gauche dans la tenue de pieds classique (voir p. 98) et placez la main droite à l'extérieur du pied gauche. Tenez 1 minute maximum et respirez régulièrement. Relâchez et répétez de l'autre côté.

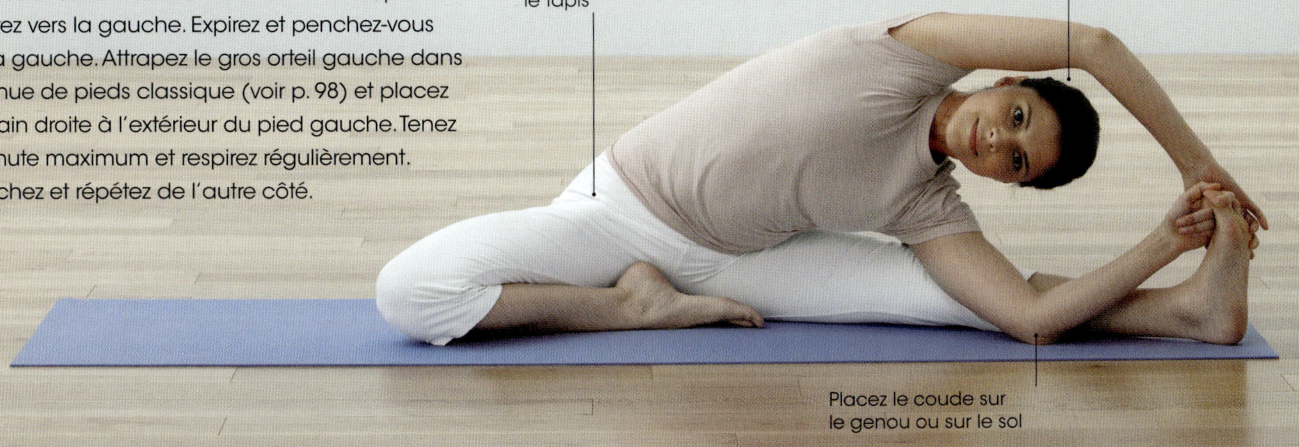
Gardez les
deux fesses sur
le tapis
Tournez la tête
pour regarder
droit devant vous
Placez le coude sur
le genou ou sur le sol

Le pied vers la tête
Tous niveaux

Essayez de prendre ces postures difficiles selon votre niveau. Reposez-vous ensuite dans la posture du cadavre (voir p. 188), afin que les muscles du bassin et du bas du dos se détendent totalement.

Débutant

1 En position assise, placez le pied gauche près de votre corps. Levez la jambe droite et entourez le genou droit et le pied droit avec les bras. En inspirant et expirant régulièrement, faites un mouvement doux vers l'avant et vers l'arrière pour faire travailler la colonne vertébrale et ouvrir l'articulation de la hanche. Répétez 4 fois, puis recommencez de l'autre côté. Poursuivez dans l'étape 2 ou détendez-vous.

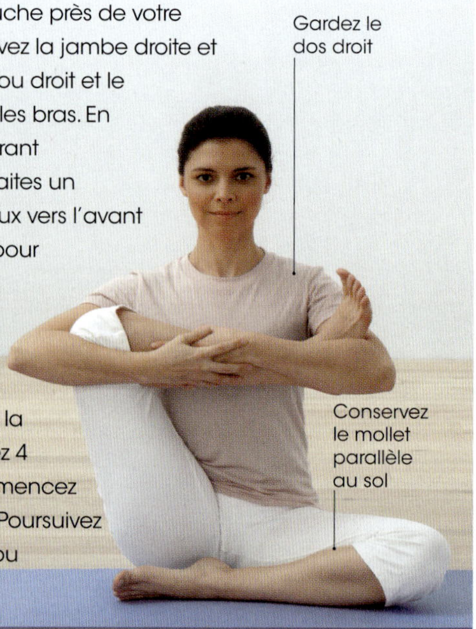
Gardez le dos droit
Conservez le mollet parallèle au sol

Intermédiaire

2 Revenez en position assise, puis placez le pied droit vers le centre de la poitrine. Sur une inspiration, grandissez-vous et, sur une expiration, rapprochez encore le pied de la poitrine. Tenez 1 minute avec des respirations régulières. Reprenez de l'autre côté, puis poursuivez dans l'étape 3 ou détendez-vous.

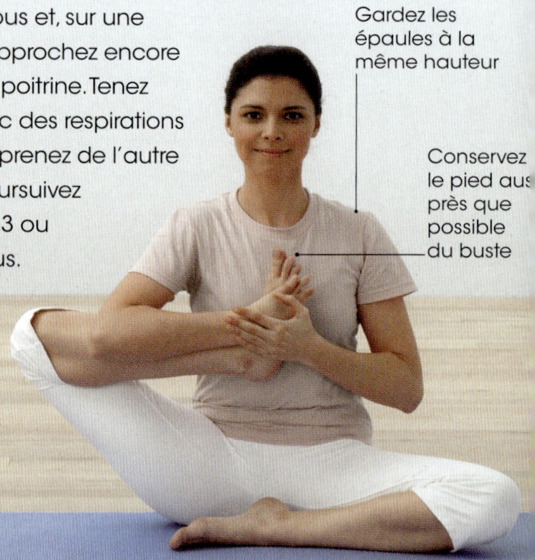
Gardez les épaules à la même hauteur
Conservez le pied aus près que possible du buste

Avancé

3 Revenez en position assise avec le pied gauche près de votre buste. Utilisez les deux mains pour placer le genou droit sur l'épaule droite. Conservez la posture 1 minute avec des respirations profondes. Reprenez de l'autre côté.

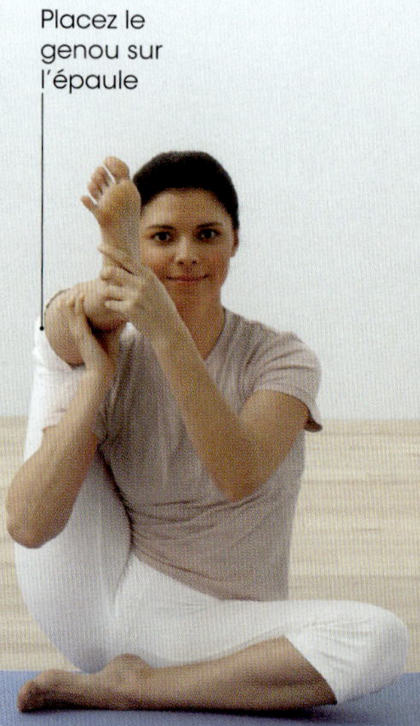
Placez le genou sur l'épaule

4 Revenez en position assise. Levez le bras gauche et levez le pied droit. Appuyez la main droite sur le sol. Conservez la posture 30 secondes en l'accompagnant d'une respiration régulière. Reprenez de l'autre côté.

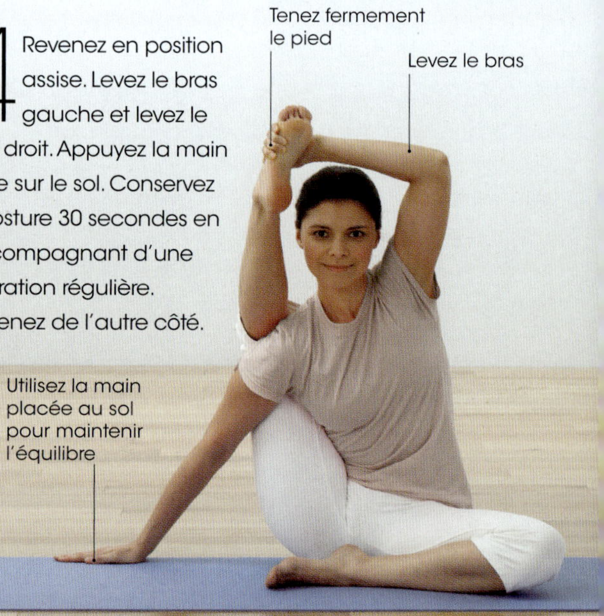
Tenez fermement le pied
Levez le bras
Utilisez la main placée au sol pour maintenir l'équilibre

5 Pour prendre la posture complète, revenez en position assise. Penchez la tête vers l'avant et utilisez la main gauche pour passer le pied droit derrière la tête. Relevez la tête, appuyez-la contre le pied droit et placez les mains en position de prière (voir p. 50) devant la poitrine. Pratiquez quelques respirations régulières en conservant la posture, puis relâchez en passant par les étapes 4 et 3, dans cet ordre. Faites la même chose de l'autre côté.

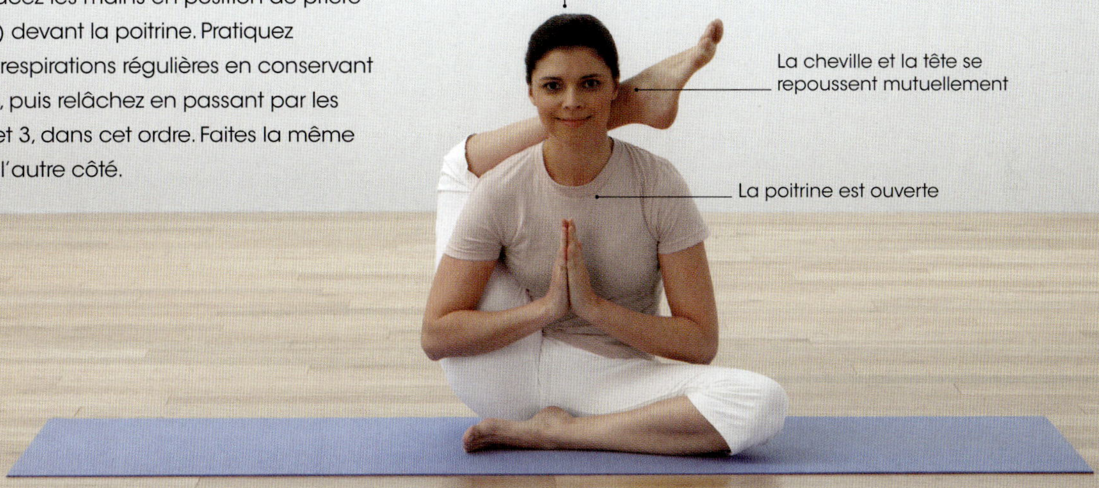
La tête est relevée
La cheville et la tête se repoussent mutuellement
La poitrine est ouverte

Allongé, le pied derrière la tête

Variation avancée

En partant de l'étape 5 de la posture du pied vers la tête (ci-dessus), tendez la jambe gauche et allongez-vous en douceur sur le tapis. Conservez la posture le temps de quelques respirations régulières, puis prenez le pied droit dans la main droite et libérez la jambe droite en douceur. Reprenez de l'autre côté.

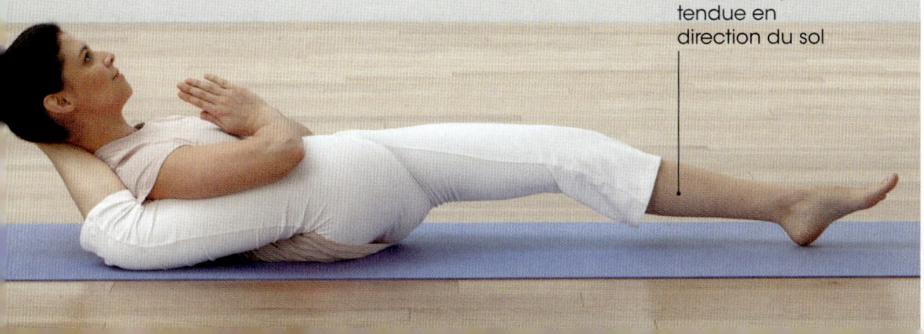
Poussez la jambe tendue en direction du sol

Les deux pieds derrière la tête

Variation avancée

En partant de la posture allongée, le pied derrière la tête (ci-contre), placez le pied gauche derrière la tête. Croisez les pieds. Joignez les mains sous le bas du dos. Tenez le temps de quelques respirations régulières, puis relâchez les pieds et roulez pour quitter la posture. Répétez de l'autre côté.

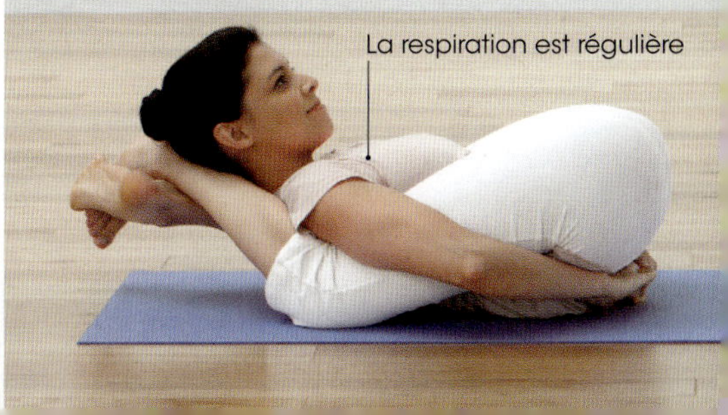
La respiration est régulière

L'archer
Avancé

Avec ces variations, vous améliorerez les postures de la pince (voir pp. 96 à 99). Après l'arc, reprenez l'étape 5 de la pince, enchaînez avec le plan incliné (voir p. 100), puis détendez-vous dans la posture du cadavre (voir p. 188).

Débutez par

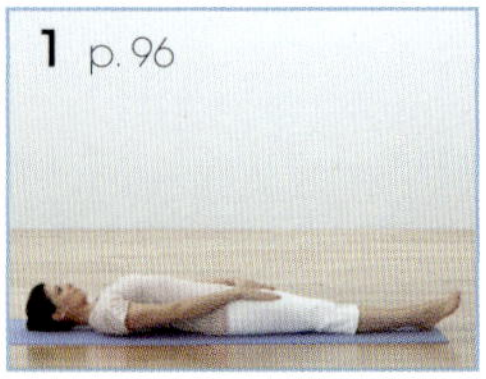
1 p. 96
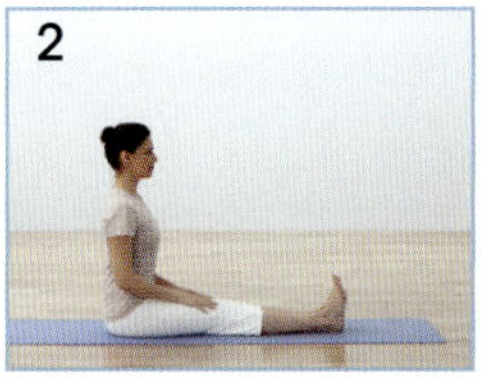
2
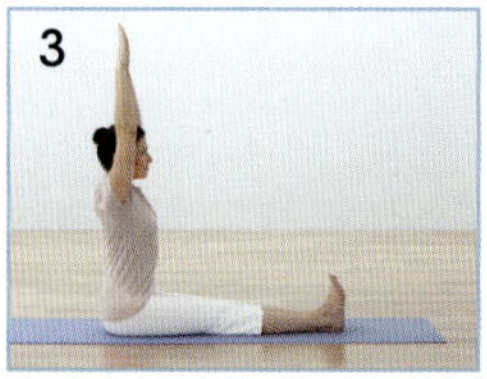
3
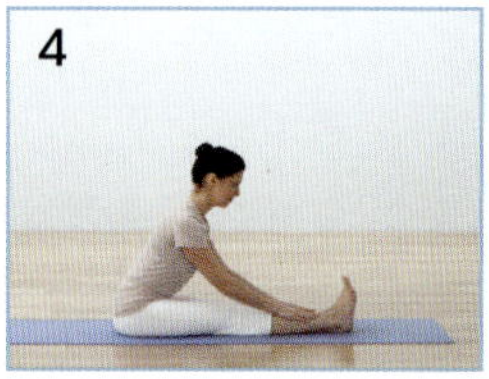
4
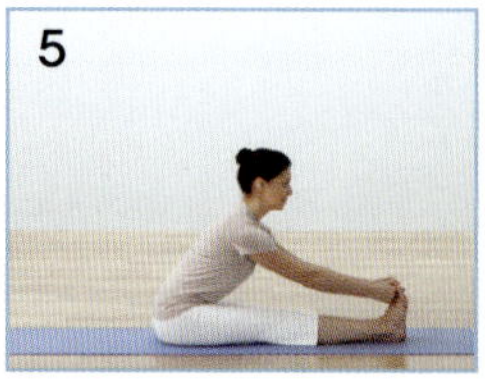
5

6 En partant de l'étape 5 de la pince, inspirez et pliez le genou droit en tirant le pied droit vers l'arrière et vers le haut, aussi près que possible de l'oreille droite. Conservez l'épaule levée aussi haut que possible. Après quelques respirations, relâchez le pied et reprenez de l'autre côté.

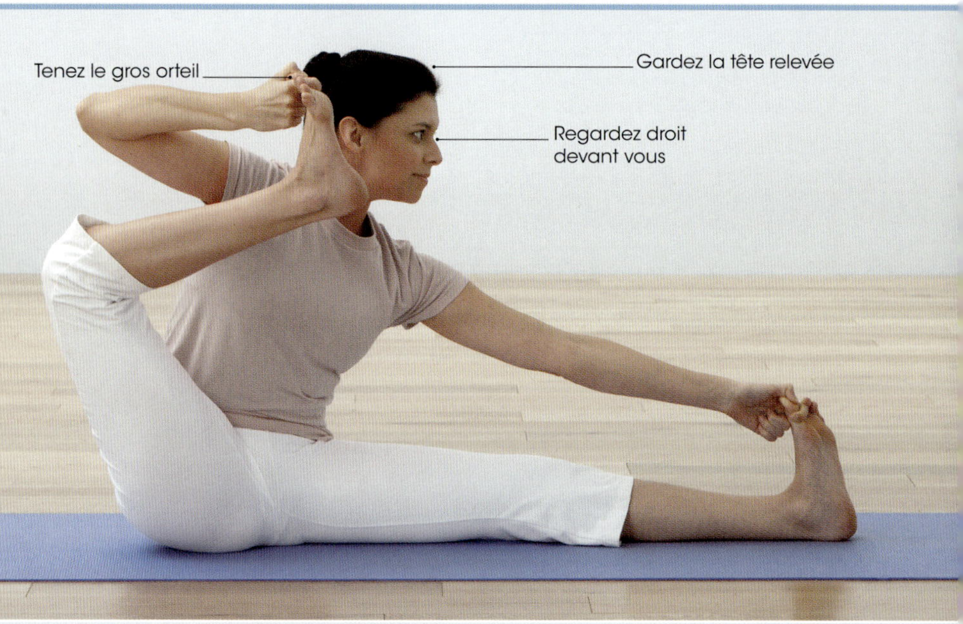
Tenez le gros orteil
Gardez la tête relevée
Regardez droit devant vous

L'archer en diagonale
Avancé

En partant de l'étape 5 de la pince, croisez les bras de façon que chaque main tienne le pied opposé. Inspirez et levez le pied gauche vers l'oreille droite. Après quelques respirations, relâchez la jambe et reprenez en croisant les bras dans l'autre sens et en tirant cette fois-ci le pied droit vers l'oreille gauche.

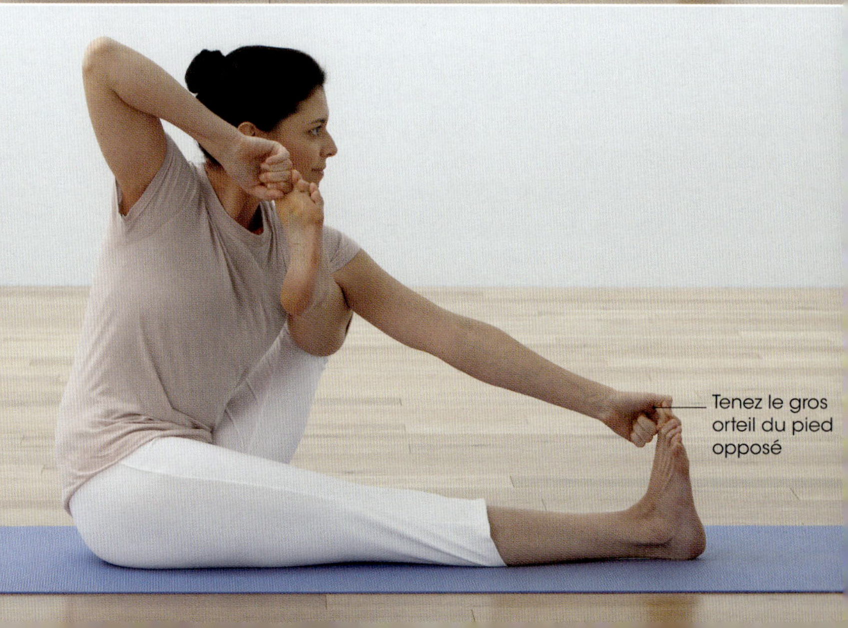
Tenez le gros orteil du pied opposé

« Les asanas apportent la force. Le pranayama donne au corps la légèreté. La méditation dévoile une perception de soi et aboutit à la liberté ou à la béatitude finale. » Swami Sivananda

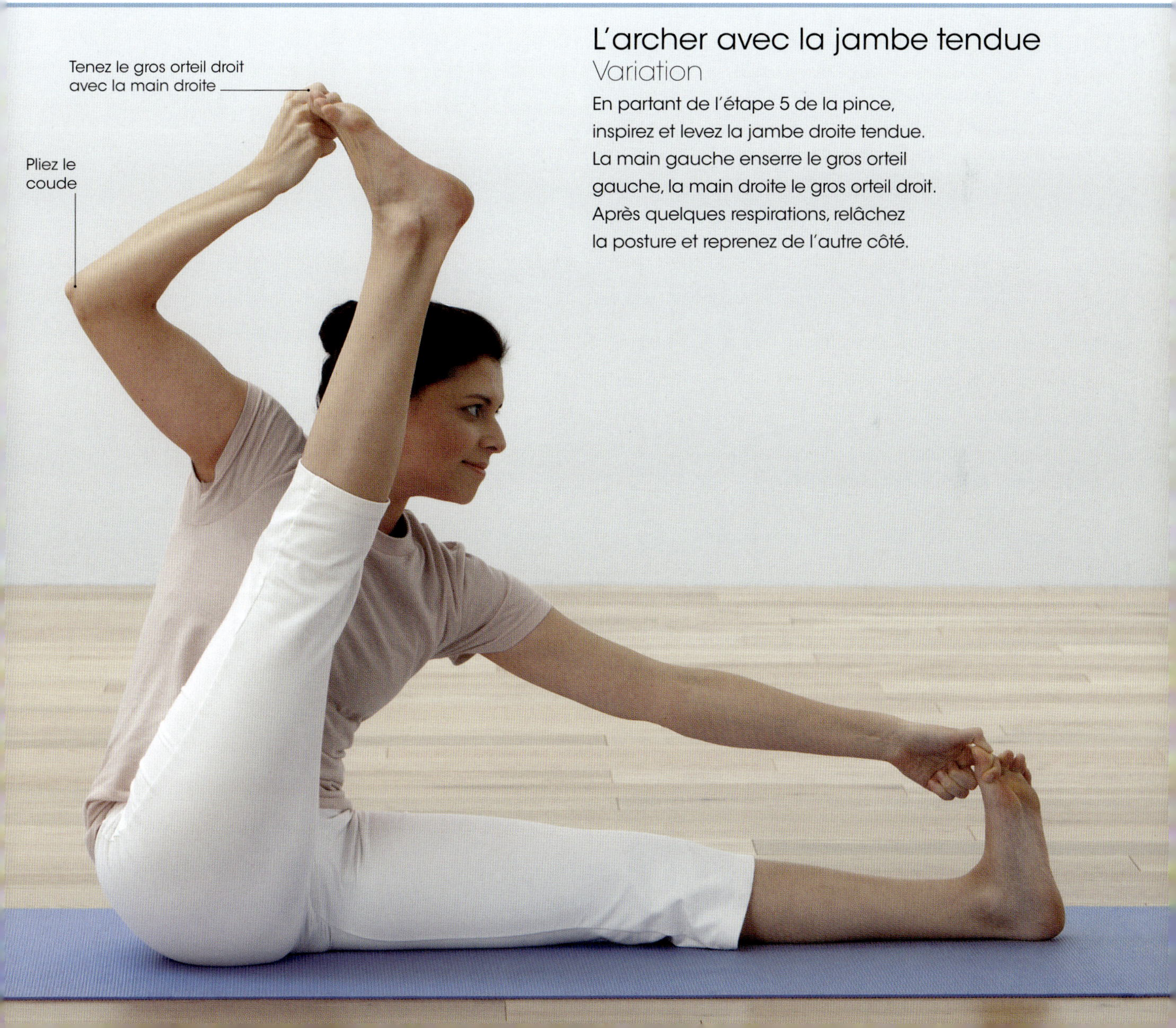
Tenez le gros orteil droit avec la main droite
Pliez le coude

L'archer avec la jambe tendue

Variation

En partant de l'étape 5 de la pince, inspirez et levez la jambe droite tendue. La main gauche enserre le gros orteil gauche, la main droite le gros orteil droit. Après quelques respirations, relâchez la posture et reprenez de l'autre côté.

Le grand écart
Avancé

Le grand écart et ses variations ouvrent les articulations de la hanche et de l'épaule, et la zone du plexus solaire, permettant au *prana* (voir p. 178) de circuler. Après, détendez-vous dans la posture du cadavre (voir p. 188).

Le grand écart

Agenouillez-vous et avancez la jambe gauche. Respirez lentement en plaçant les mains de chaque côté du corps pour vous aider à garder l'équilibre, puis étendez la jambe droite derrière vous et poussez le talon gauche au maximum pour obtenir le plus grand écart possible. Si vous êtes assez souple pour vous asseoir, placez les mains en position de prière (voir p. 50). Tenez le temps de quelques respirations puis, en repoussant le sol avec les mains, relâchez en pliant les deux jambes. Reprenez de l'autre côté.

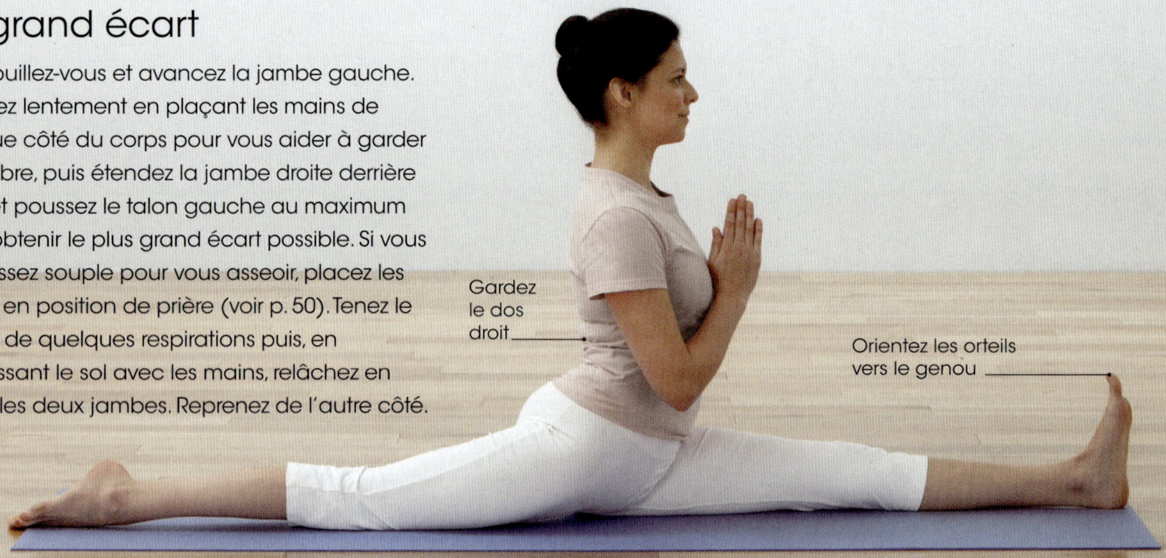
Gardez le dos droit
Orientez les orteils vers le genou

Le grand écart avec flexion arrière
Variation

1 En partant du grand écart (ci-dessus), inspirez et levez les bras au-dessus de la tête, paumes jointes. Conservez l'équilibre en respirant régulièrement et en fixant un point loin devant vous.

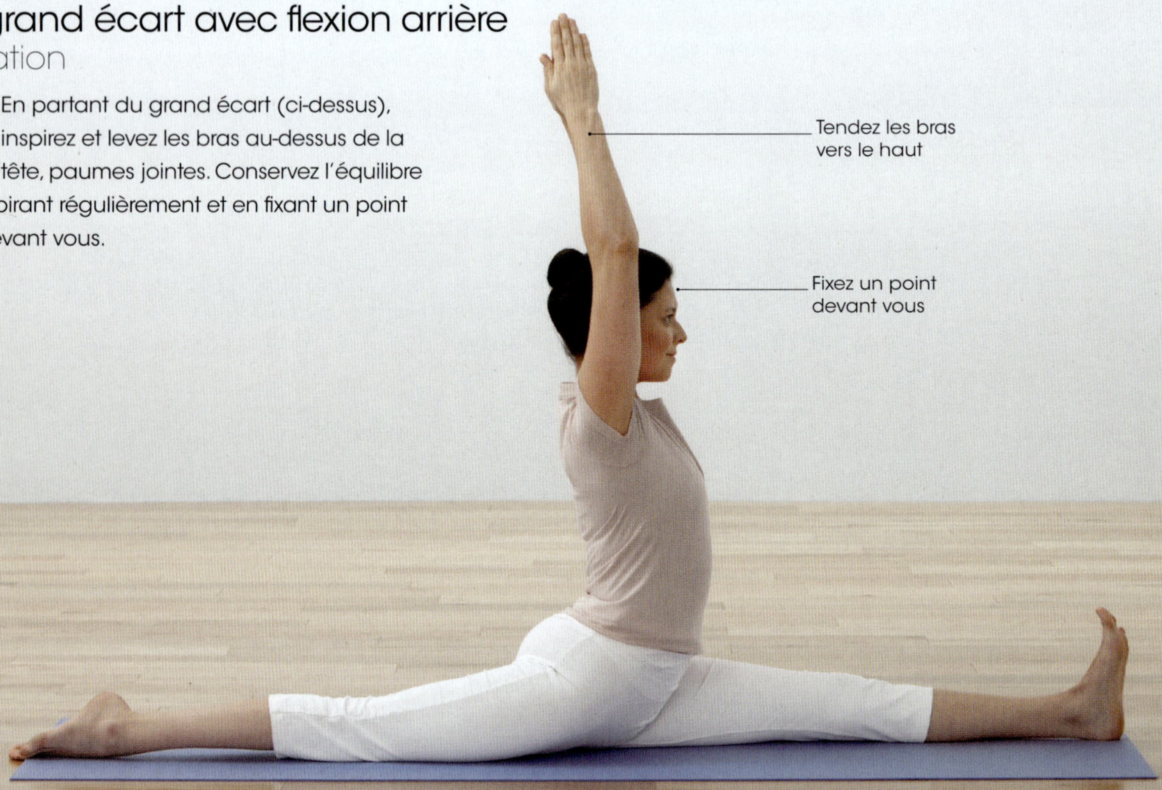
Tendez les bras vers le haut
Fixez un point devant vous

2 En conservant les bras tendus, inspirez et effectuez une flexion du haut du corps vers l'arrière. Tenez le temps de quelques respirations puis relâchez les bras et quittez la posture comme vous l'avez fait pour le grand écart simple (voir page ci-contre). Répétez de l'autre côté et relâchez.

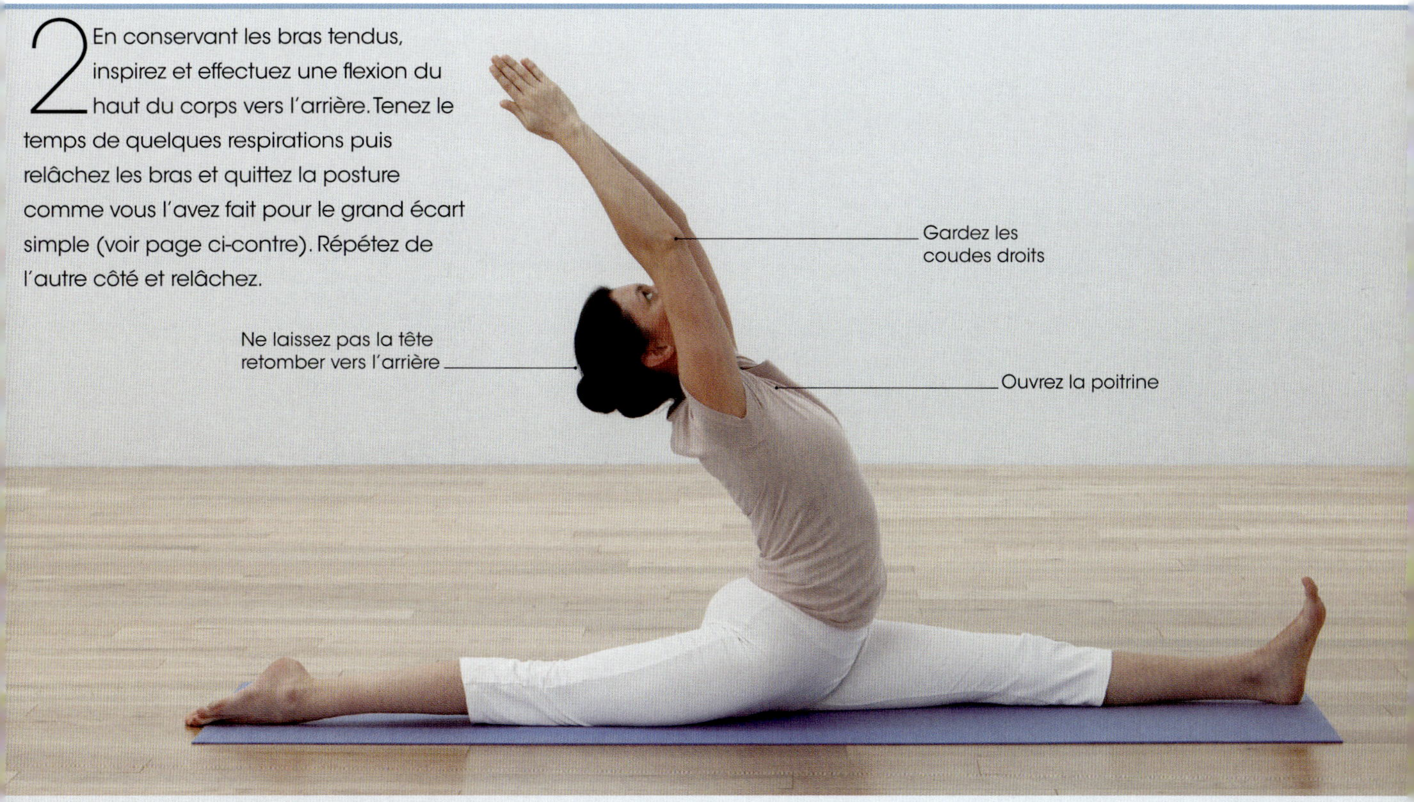
Gardez les coudes droits
Ne laissez pas la tête retomber vers l'arrière
Ouvrez la poitrine

Le grand écart en pigeon

Variation

En partant de l'étape 2 du grand écart avec flexion arrière (voir ci-dessus), respirez régulièrement en pliant le genou droit et en attrapant le pied droit des deux mains. Conservez la posture le temps de quelques respirations, puis relâchez le pied et la posture comme vous l'avez fait pour le grand écart simple (voir ci-contre). Faites la même chose de l'autre côté.

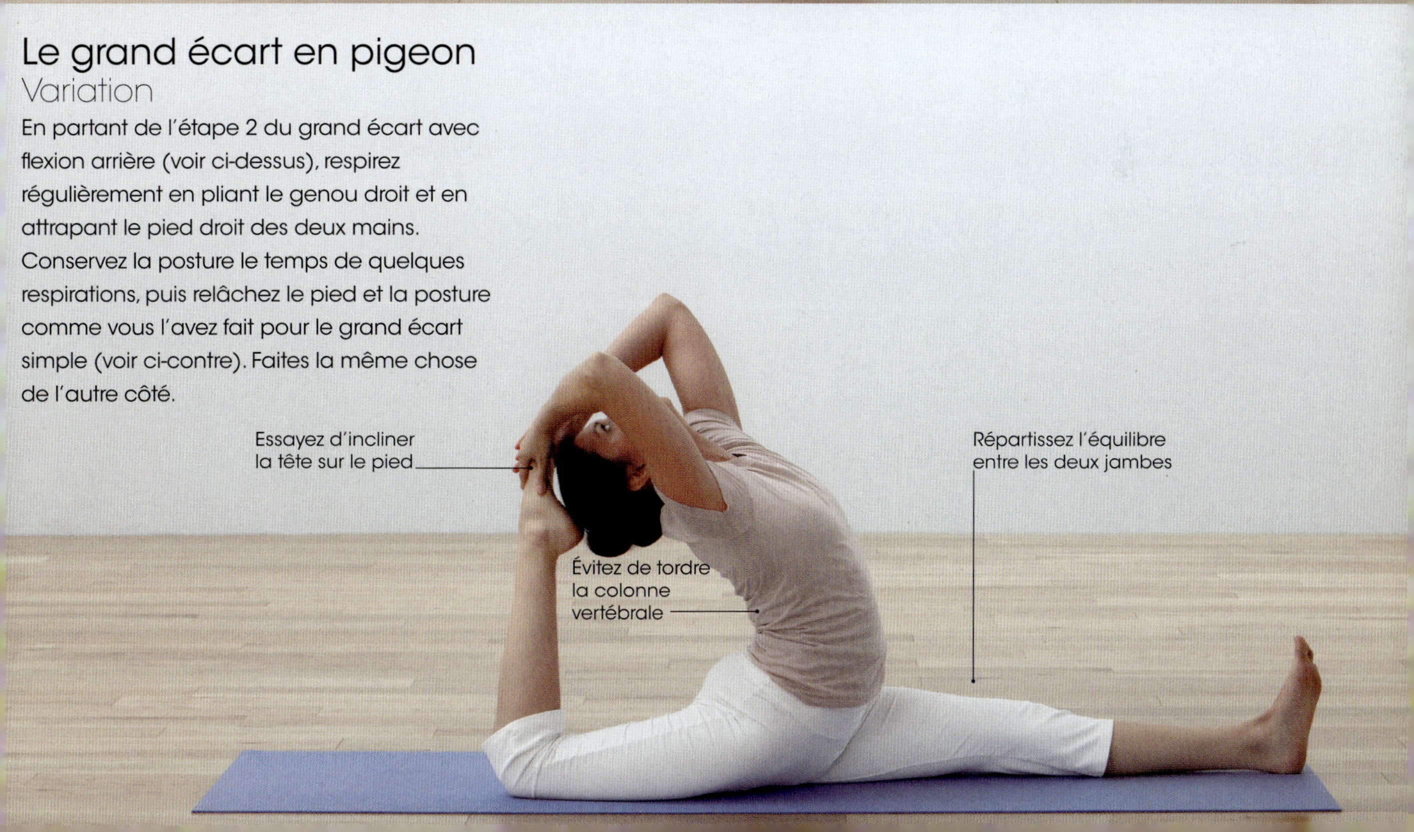
Essayez d'incliner la tête sur le pied
Répartissez l'équilibre entre les deux jambes
Évitez de tordre la colonne vertébrale

Le lotus
Avancé

Le lotus vous donne une base stable pour conserver le dos aligné sans effort. Les variations du lotus favorisent une libre circulation du *prana* (voir p. 178). Détendez-vous ensuite dans la posture du cadavre (voir p. 188).

1 Asseyez-vous les jambes croisées puis placez le pied gauche en haut de la cuisse droite, aussi près que possible de la hanche. Si nécessaire, placez un petit oreiller sous les ischions. Respirez lentement et concentrez-vous.

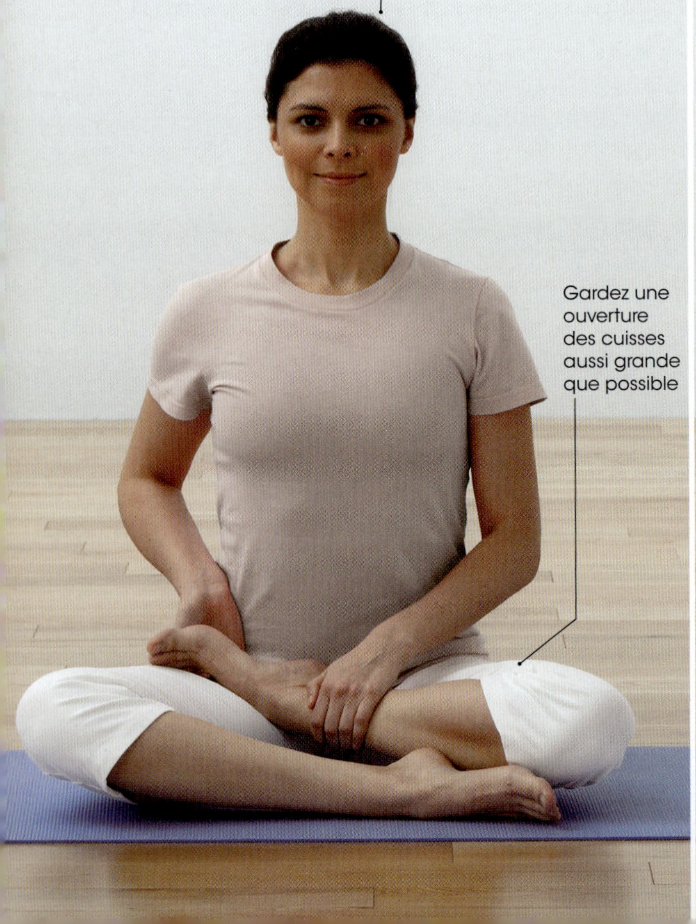
Imaginez un fil invisible qui relierait le sommet de votre tête au plafond
Gardez une ouverture des cuisses aussi grande que possible

2 Placez le pied droit sur la cuisse gauche et posez les mains sur les genoux en Chin mudra (voir p. 204). Tenez la posture en respirant lentement et en vous concentrant bien pendant 1 minute, relâchez d'abord le pied droit, puis le pied gauche. Reprenez avec les jambes croisées dans l'autre sens.

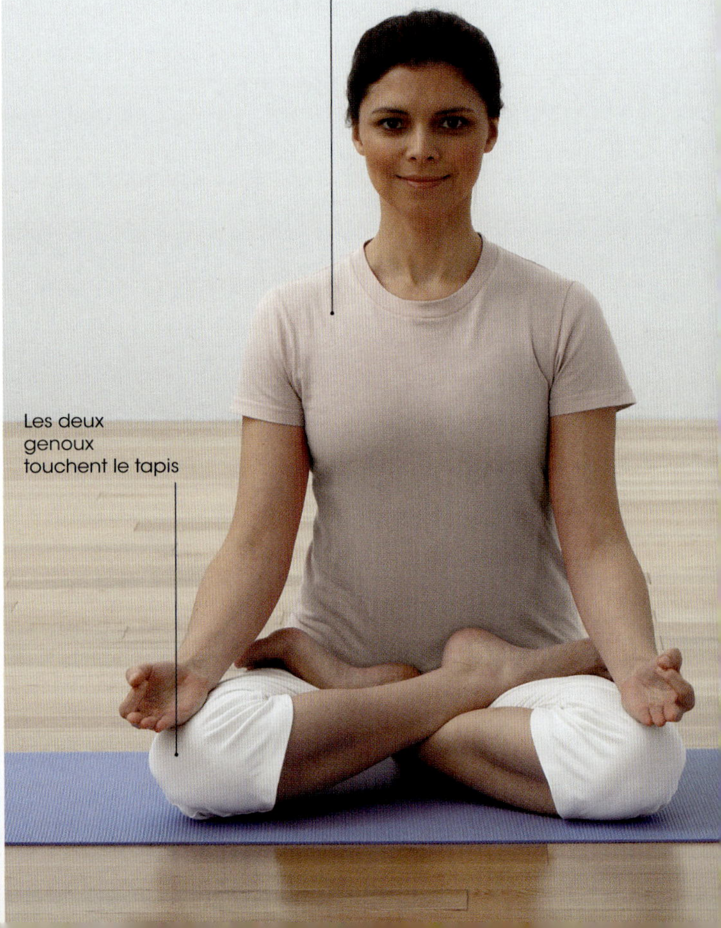
Gardez la tête droite
Les deux genoux touchent le tapis

Le lotus en équilibre
Variation

En partant de l'étape 2 du lotus (voir page ci-contre), étendez-vous sur le dos. Placez les bras sous le corps avec les paumes des mains sous les fesses. Inspirez, contractez les abdominaux et relevez d'abord la tête et la poitrine, puis les genoux. Tenez la posture pendant 30 secondes maximum en l'accompagnant de respirations profondes. Redescendez les genoux et retirez doucement les bras de dessous le corps avant de vous allonger. Reprenez en croisant les jambes dans l'autre sens.

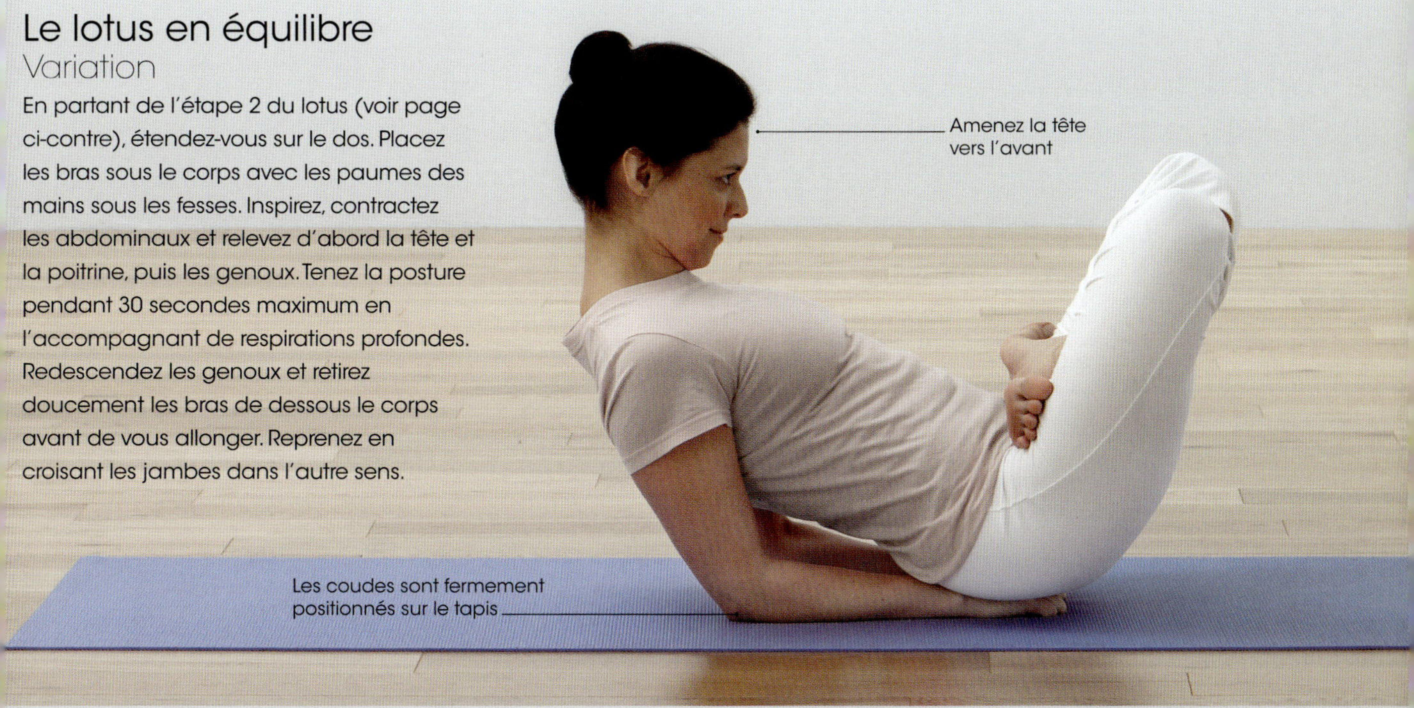
Amenez la tête vers l'avant
Les coudes sont fermement positionnés sur le tapis

Le poisson allongé
Variation

En partant de l'étape 2 du lotus (voir page ci-contre), étendez-vous sur le ventre. Pliez les bras et posez le front dessus. Tenez 1 minute en respirant lentement et tranquillement. Quittez la posture en poussant sur les coudes et en balançant les jambes croisées vers l'avant pour vous retrouver dans la position de départ. Dépliez les jambes et reprenez en pliant les jambes dans l'autre sens. Relâchez et détendez-vous dans la posture de l'enfant (voir p. 191).

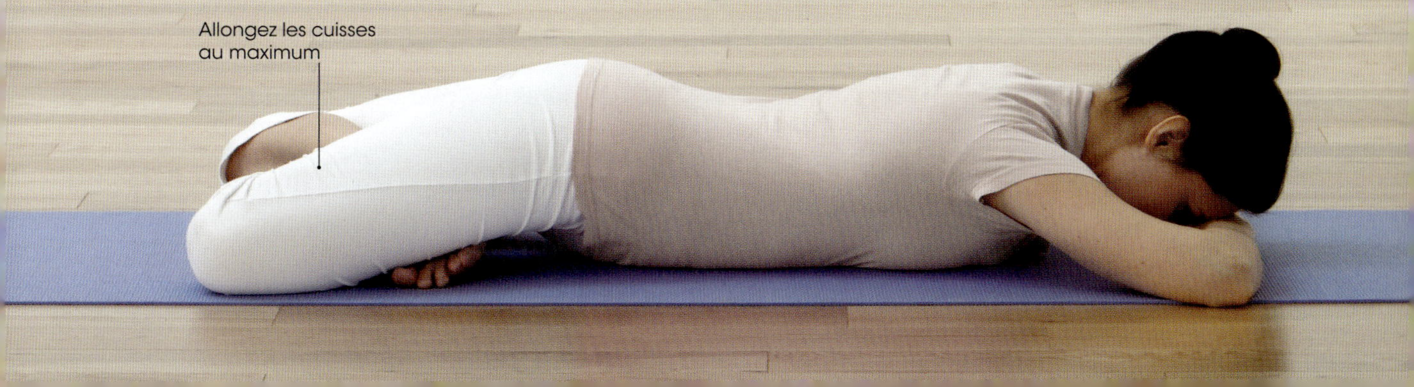

6 Le cobra
Bujangasana

Tel un cobra prêt à l'attaque, dans cette posture vous arquez la tête et le tronc vers le haut. La flexion arrière qui s'oppose aux forces exercées par la gravité est le meilleur moyen de se forger un dos fort. Après le cobra, vous pouvez vous détendre sur le ventre (voir p. 190) ou vous étirer dans la posture de l'enfant (voir p. 191).

BIENFAITS

PHYSIQUES

- Renforce les muscles superficiels et profonds du dos.
- Augmente l'afflux sanguin en direction des ligaments de la colonne vertébrale et des vertèbres.
- Enlève toutes les tensions existantes dans les muscles du dos, très sollicités.
- Soulage la cyphose (convexité exagérée de la partie supérieure du dos, voir p. 29).
- Masse les organes abdominaux.
- Combat la constipation.
- Renforce les ovaires et l'utérus ; soulage les problèmes menstruels.

MENTAUX ET PSYCHIQUES

- Parce qu'il exige une concentration totale sur la contraction des muscles du cou et du haut du dos, le cobra permet de développer ses pouvoirs de concentration.

Le cobra
Débutant et intermédiaire

Débutant

1 Allongez-vous sur le ventre, jambes tendues et pieds rapprochés. Allongez les orteils, placez le front sur le tapis et les mains de chaque côté de la poitrine, paumes vers le sol.

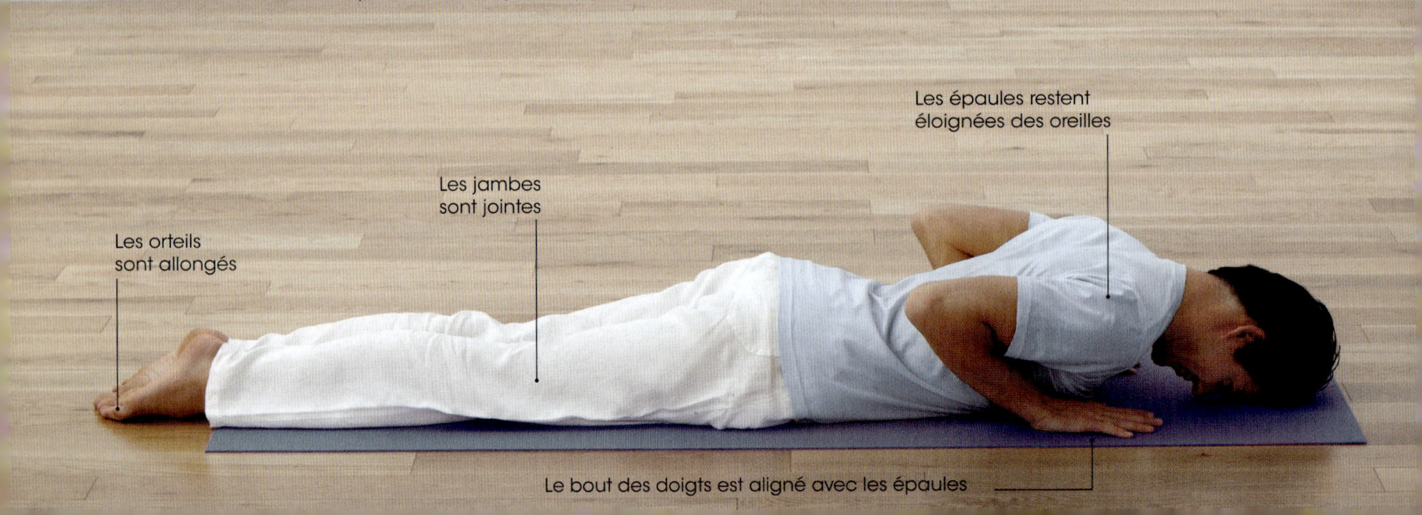

2 Sur une inspiration, soulevez les mains et levez la tête, les épaules et le haut du dos. Tirez les coudes dans le dos, tout près du buste. Gardez la posture durant 5 respirations, puis abaissez doucement le corps sur le tapis. Recommencez 3 fois. Poursuivez dans l'étape 3 ou détendez-vous.

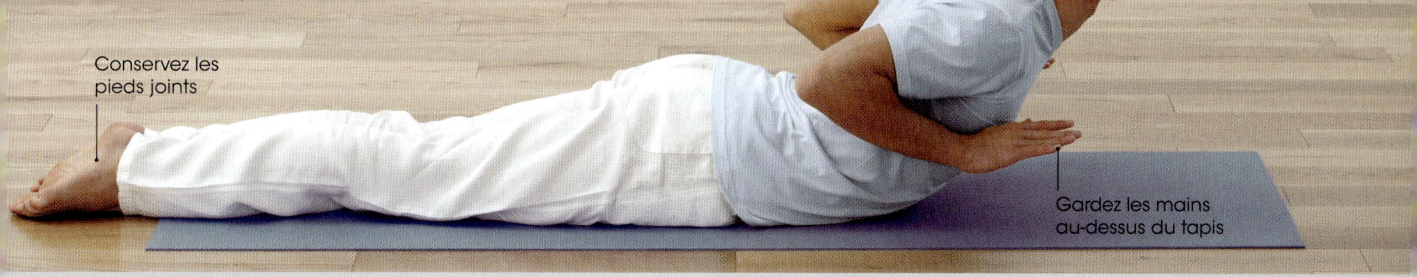
Rapprochez les omoplates
Regardez vers le haut
Conservez les pieds joints
Gardez les mains au-dessus du tapis

Intermédiaire

3 Sur l'inspiration, levez la tête et rapprochez les omoplates. Conservez la poitrine sur le tapis.

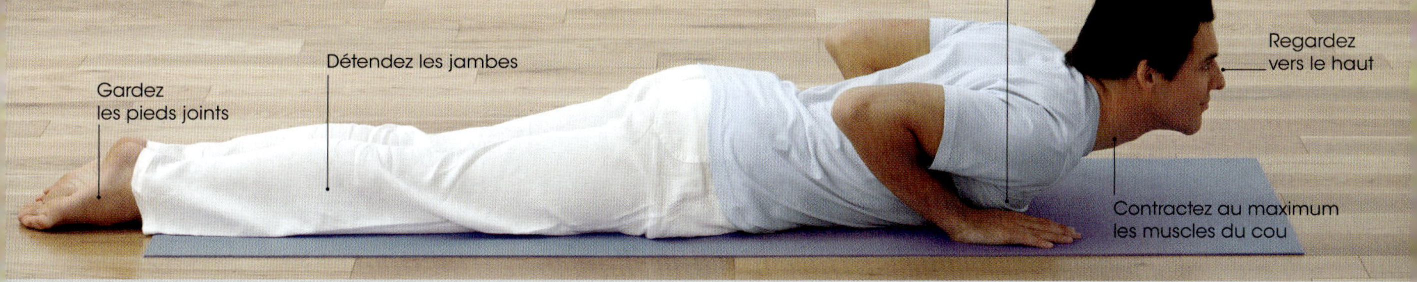
Conservez la poitrine sur le sol
Détendez les jambes
Regardez vers le haut
Gardez les pieds joints
Contractez au maximum les muscles du cou

4 Sur l'inspiration suivante, levez la tête plus haut et soulevez la poitrine du sol. Continuez à rapprocher les omoplates. Tenez la posture 30 secondes au maximum, puis redescendez lentement le corps sur le tapis. Refaites l'exercice, puis poursuivez dans l'étape 5 (p. 118) ou détendez-vous.

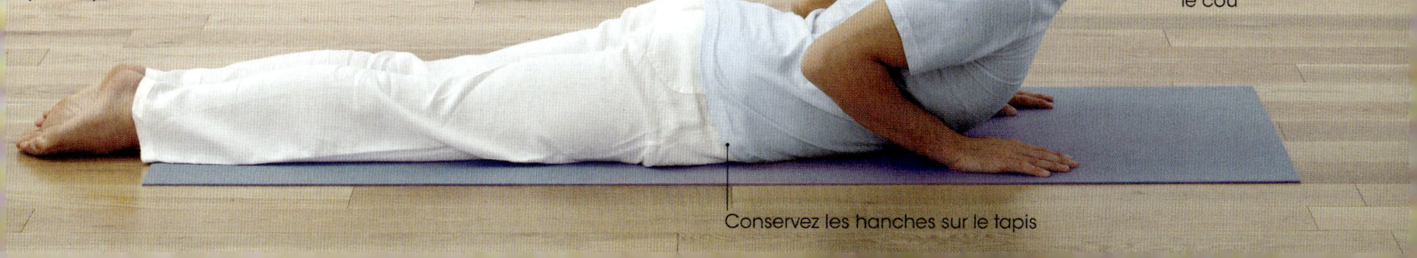

Le cobra
Avancé

Travailler à un bureau favorise les mauvaises positions qui perturbent la respiration et l'humeur. La pratique journalière du cobra, quel que soit votre niveau, peut vous aider à rectifier ces problèmes.

Débutez par

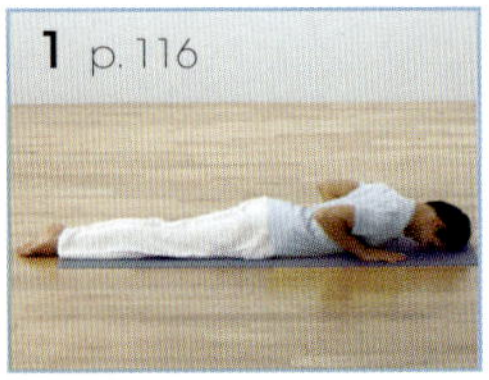

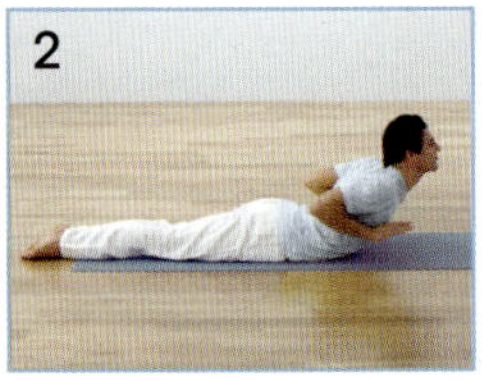

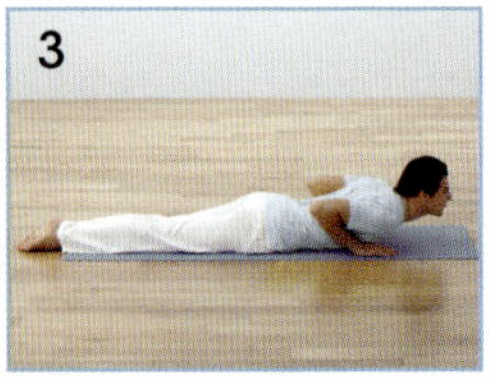

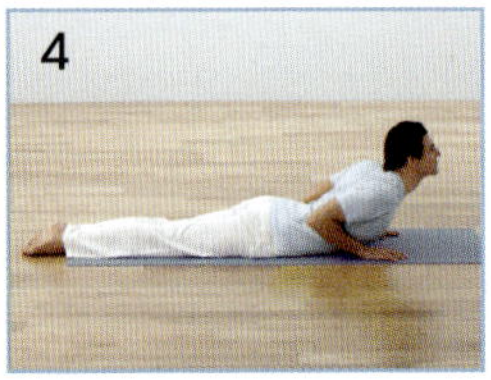

5 Pour prendre la posture complète, partez de l'étape 4 du cobra. Sur une inspiration, arquez la tête, le cou et le haut du dos au maximum vers l'arrière. Conservez les jambes jointes et assurez-vous que les omoplates sont tirées vers l'arrière et éloignées des oreilles. Conservez la posture 1 minute maximum, puis redescendez sur le sol. Prenez quelques respirations profondes avant de recommencer.

ERREURS FRÉQUENTES

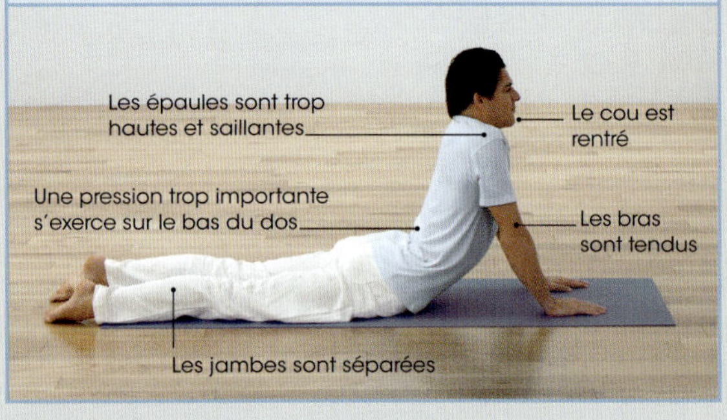

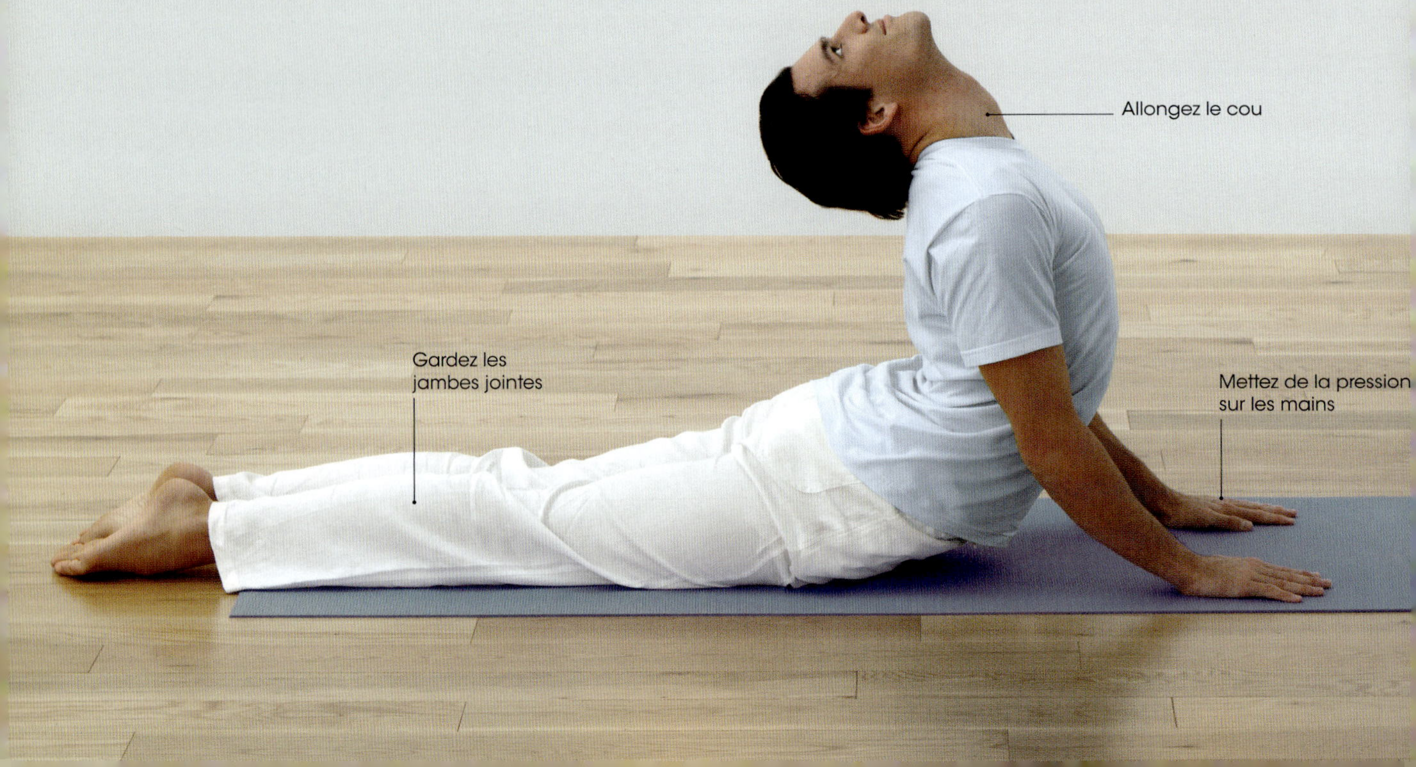

Débutez par

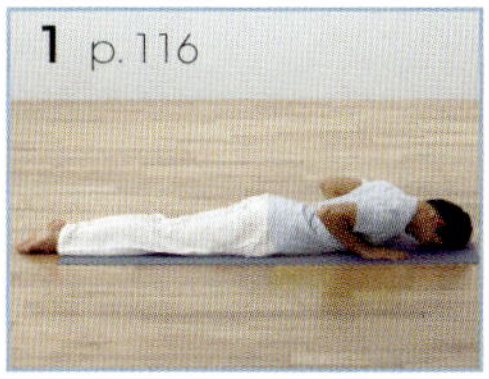

Avec les mains jointes

Variation intermédiaire

2 En partant de l'étape 1 du cobra, placez les bras dans le dos, tendez-les et croisez les doigts.

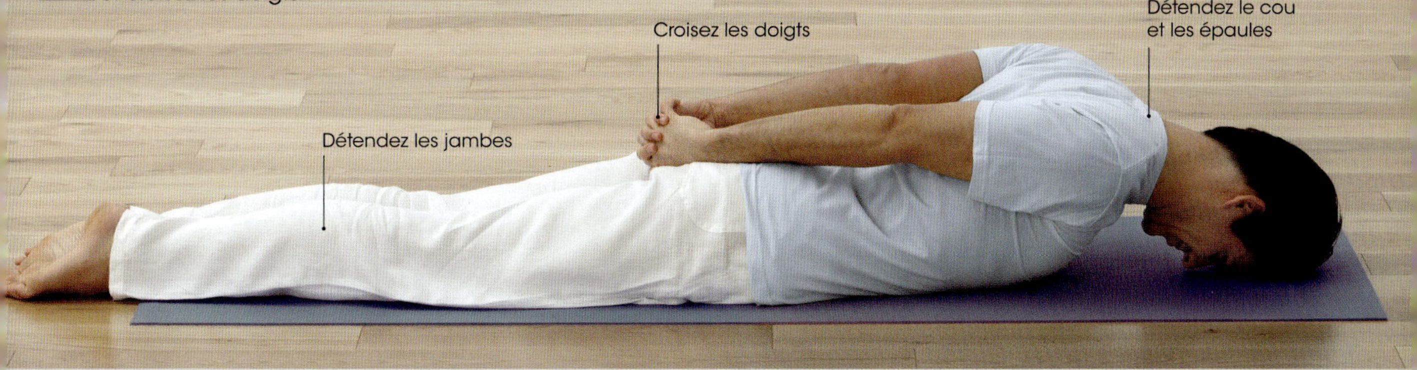

3 Sur une inspiration, levez la tête, les bras et la poitrine au-dessus du sol. Gardez la posture 30 secondes au maximum et redescendez sur le tapis. Prenez quelques respirations profondes et recommencez.

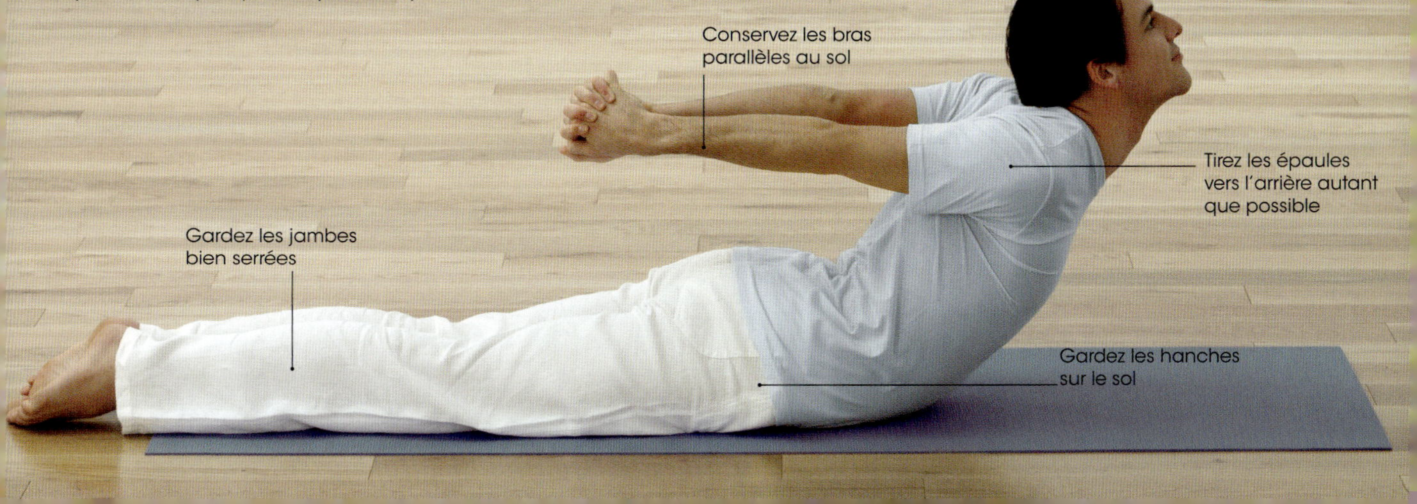
Conservez les bras parallèles au sol
Tirez les épaules vers l'arrière autant que possible
Gardez les jambes bien serrées
Gardez les hanches sur le sol

Le cobra
Variations (suite)

Le cobra royal allie avec majesté la contraction du cou et des muscles du haut du dos, accompagnée d'une flexion complète de la colonne vertébrale vers l'arrière avec, pour bénéfice supplémentaire, l'accroissement de la capacité pulmonaire.

Débutez par

1 p. 116

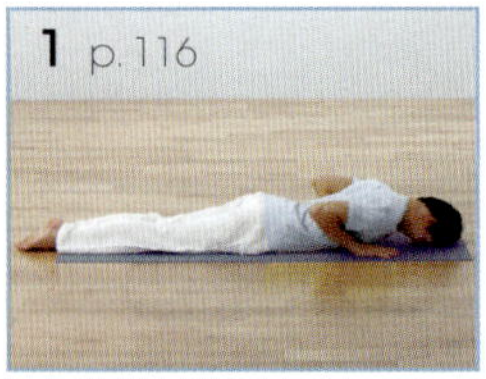

Le cobra royal
Avancé

2 En partant de l'étape 1 du cobra, placez les mains à proximité de la partie inférieure de la cage thoracique et pliez les jambes vers le haut. Les jambes restent séparées mais les pieds se touchent.

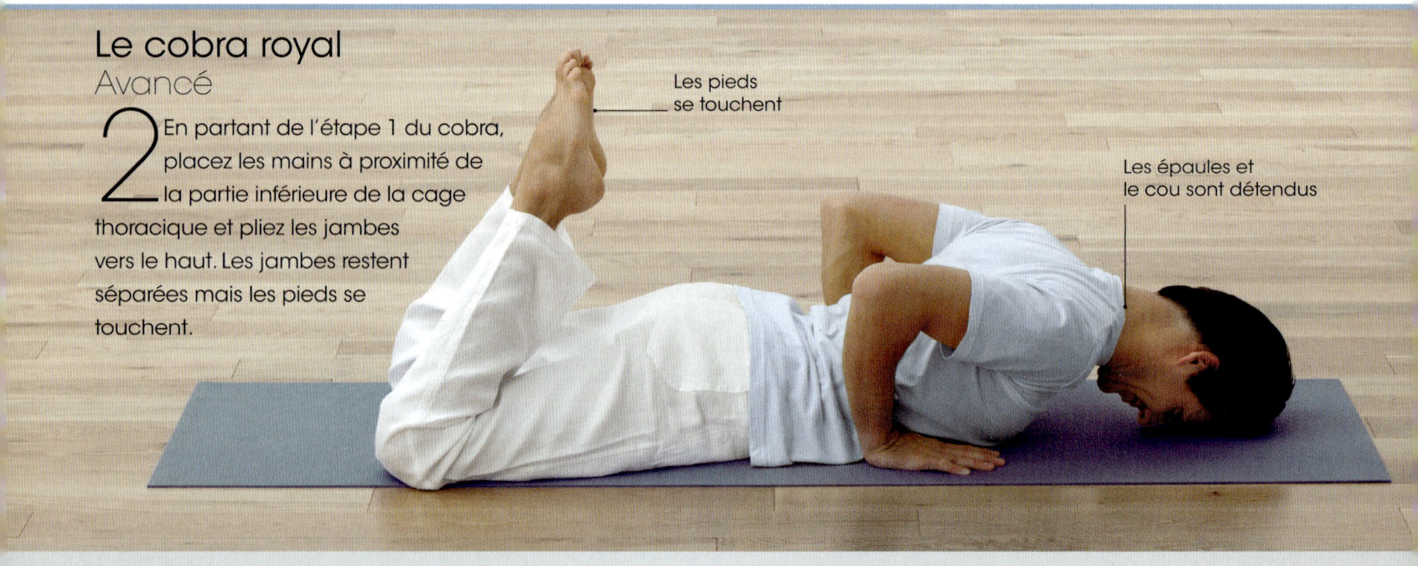
Les pieds se touchent
Les épaules et le cou sont détendus

3 Dans une inspiration, levez la tête et la poitrine aussi haut que possible en repoussant fermement le sol avec les mains. Gardez les coudes pliés.

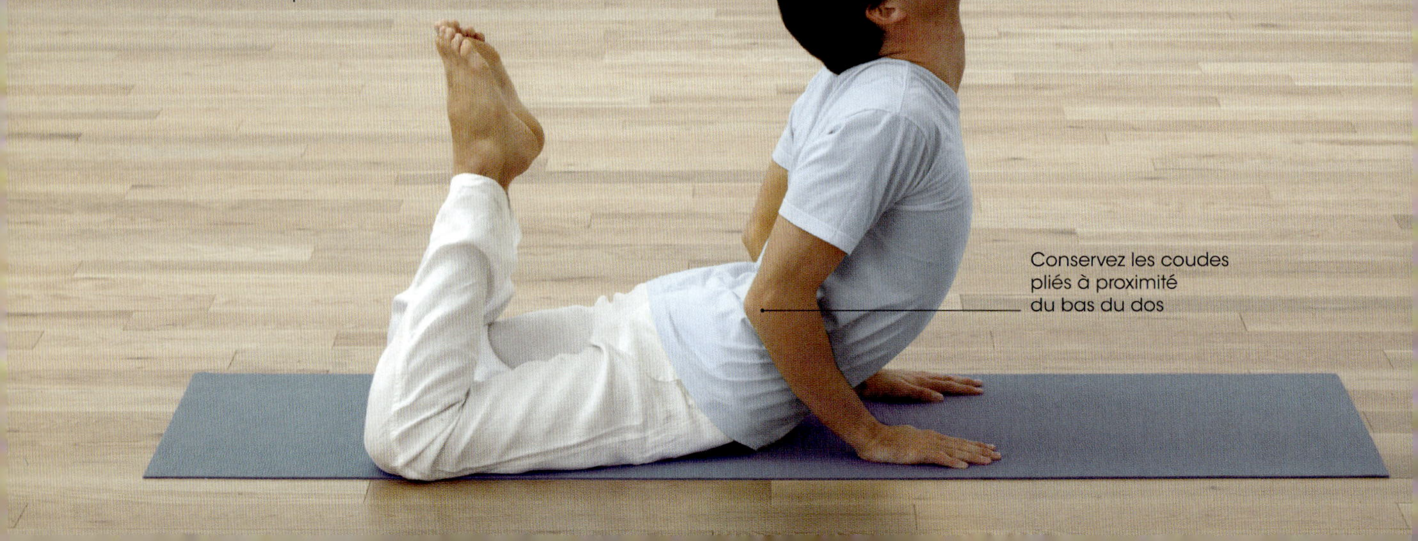
Regardez vers le haut
Conservez les coudes pliés à proximité du bas du dos

4 Dans une nouvelle inspiration, levez la tête et la poitrine plus haut. Tendez complètement les bras et faites avancer les pieds jusqu'à la tête. Conservez la posture 30 secondes maximum avant de revenir sur le tapis. Prenez quelques respirations profondes et recommencez.

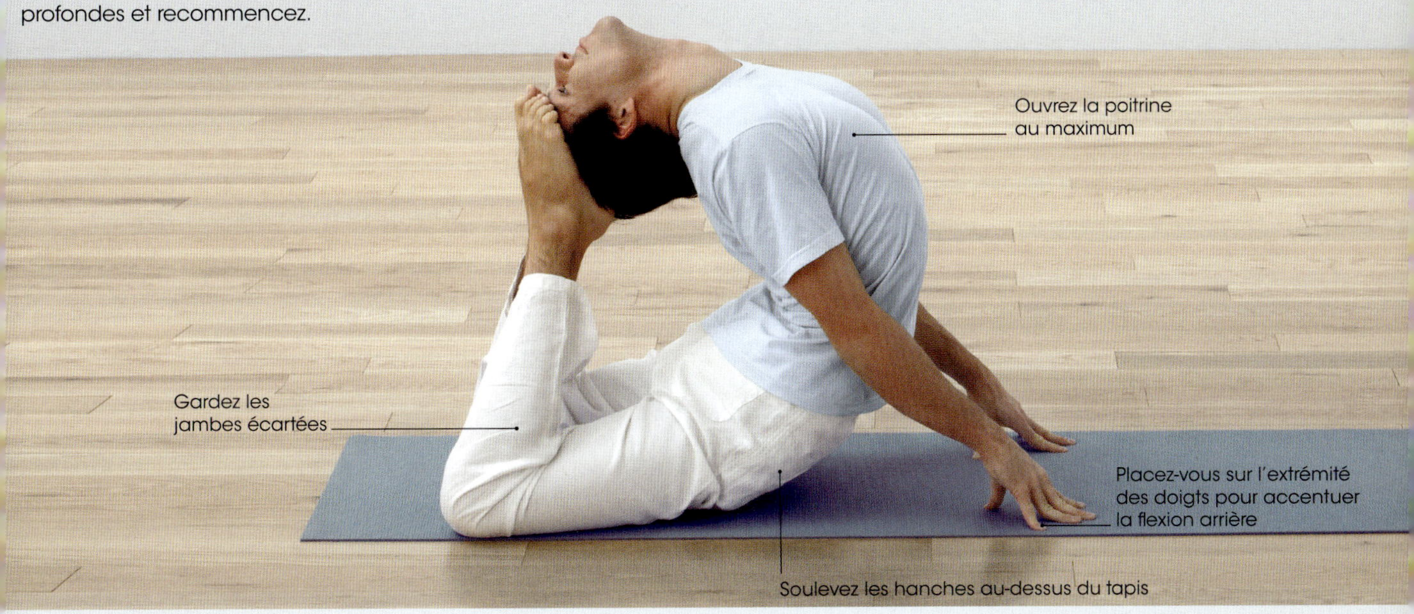
Ouvrez la poitrine au maximum
Gardez les jambes écartées
Placez-vous sur l'extrémité des doigts pour accentuer la flexion arrière
Soulevez les hanches au-dessus du tapis

Le cobra royal avec les genoux tenus

Avancé

En partant de l'étape 4 du cobra (ci-dessus), soulevez une main et attrapez un genou. Trouvez un équilibre avant de faire la même chose de l'autre côté. Conservez la posture le temps de quelques respirations, replacez les mains devant vous, comme dans la position de départ, puis ramenez le corps sur le sol. Prenez quelques respirations profondes et recommencez.

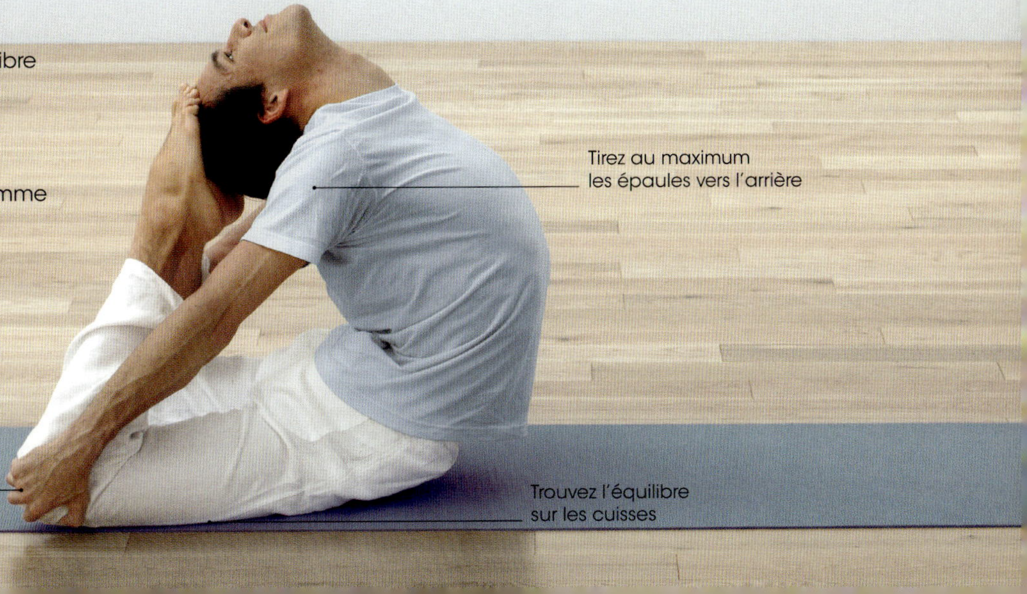
Tirez au maximum les épaules vers l'arrière
Tenez fermement les genoux
Trouvez l'équilibre sur les cuisses

7 La sauterelle
Salabhasana

Contrairement aux autres *asanas*, la sauterelle s'obtient par une seule contraction musculaire puissante, tel le saut de la sauterelle. Sont ainsi rassemblés la pensée, la respiration, le mouvement et le *prana* – l'énergie vitale (voir p. 178). Après la sauterelle, détendez-vous dans la posture de l'enfant (voir p. 191) ou sur le ventre (voir p. 190).

BIENFAITS

PHYSIQUES

- Renforce les muscles des bras, des épaules, du ventre, du bas du dos, des cuisses et des jambes.
- Agit sur le foie, le pancréas et les reins.
- Améliore l'appétit.
- Soulage la constipation.

MENTAUX ET PSYCHIQUES

- Parmi toutes les *asanas*, la sauterelle est la posture qui fait le plus travailler la volonté. Selon Swami Vishnudevananda, le fait d'exercer sa volonté rend ses pensées pures et puissantes, ce qui est le but principal de la pratique des *asanas*. Une forte volonté permet aussi de faire progresser le niveau d'énergie de l'inertie, *tamas*, à l'harmonie, *sattva* (voir encadré p. 212).

La sauterelle
Débutant et intermédiaire

Débutant

1 Étendez-vous sur le ventre, les jambes allongées, les talons joints, les bras sous le corps et le menton posé sur le tapis. Placez les mains dans l'une des deux positions proposées (voir photos à droite) ; la plus confortable pour vous. La position de mains A est la position classique associée à cette posture.

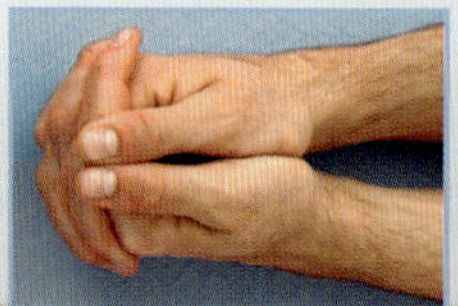

Position de mains A
Croisez les doigts et joignez les pouces

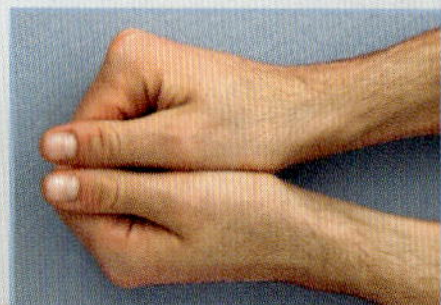

Position de mains B
Serrez les poings et joignez les pouces

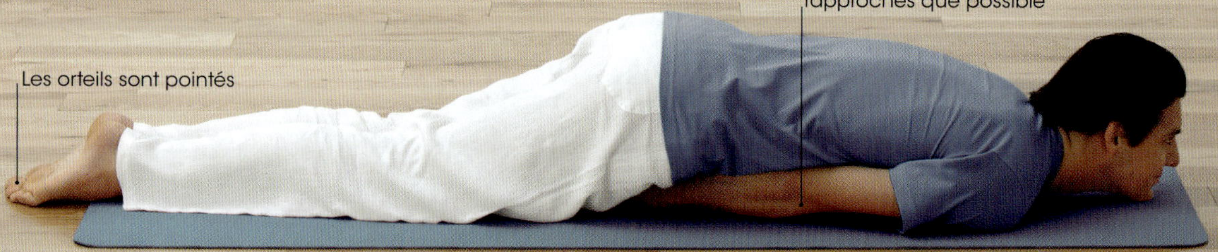
Les coudes sont aussi rapprochés que possible
Les orteils sont pointés

2 Les débutants doivent procéder lentement. Dans une longue inspiration, contractez le bas du dos et levez progressivement la jambe gauche. Retenez le souffle et gardez la position tant que celle-ci reste confortable. Expirez et abaissez la jambe. Répétez 2 fois avec la même jambe, puis faites de même avec la jambe droite. Poursuivez dans l'étape 3 ou détendez-vous.

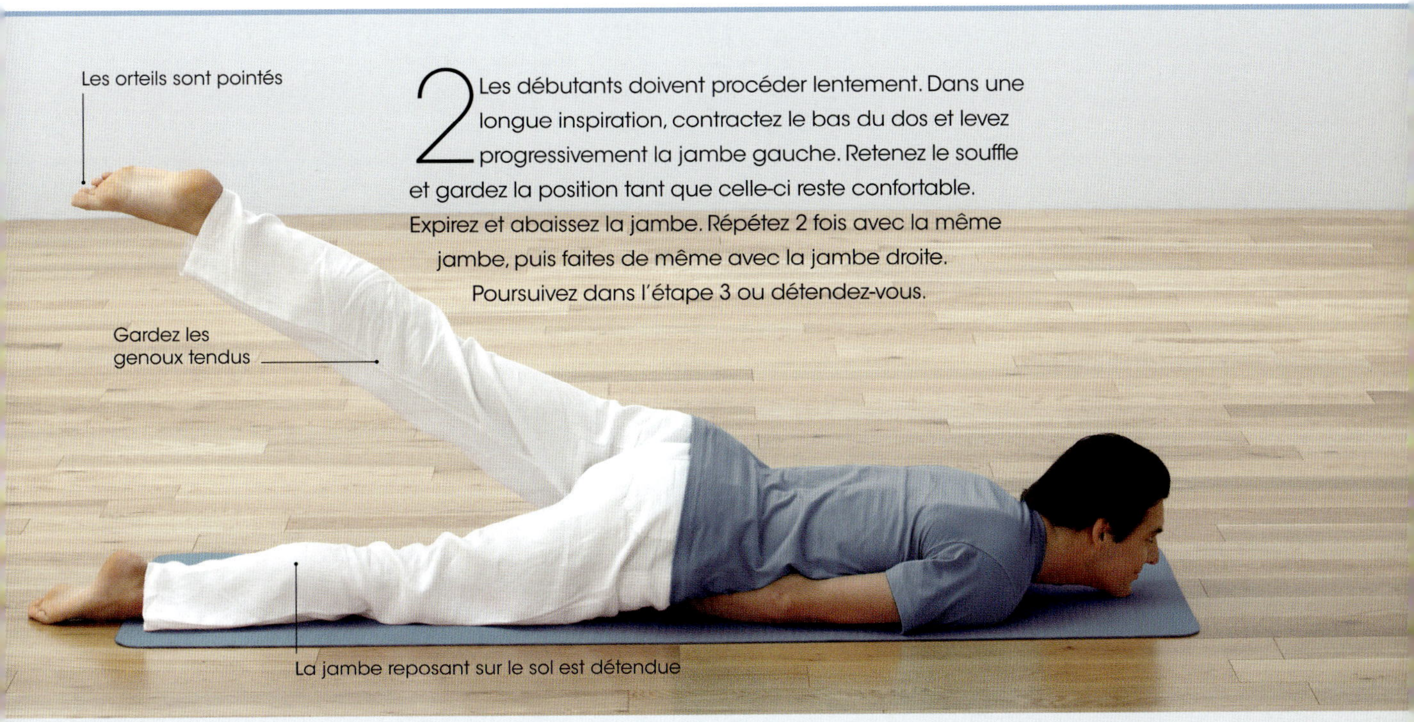
Les orteils sont pointés
Gardez les genoux tendus
La jambe reposant sur le sol est détendue

Intermédiaire

3 Pour prendre la posture complète, sur une inspiration brève et puissante contractez le bas du dos, poussez sur les bras et balancez les jambes aussi haut que possible. Retenez le souffle tant que vous le pouvez, puis expirez et abaissez les jambes. Faites encore 2 fois l'exercice.

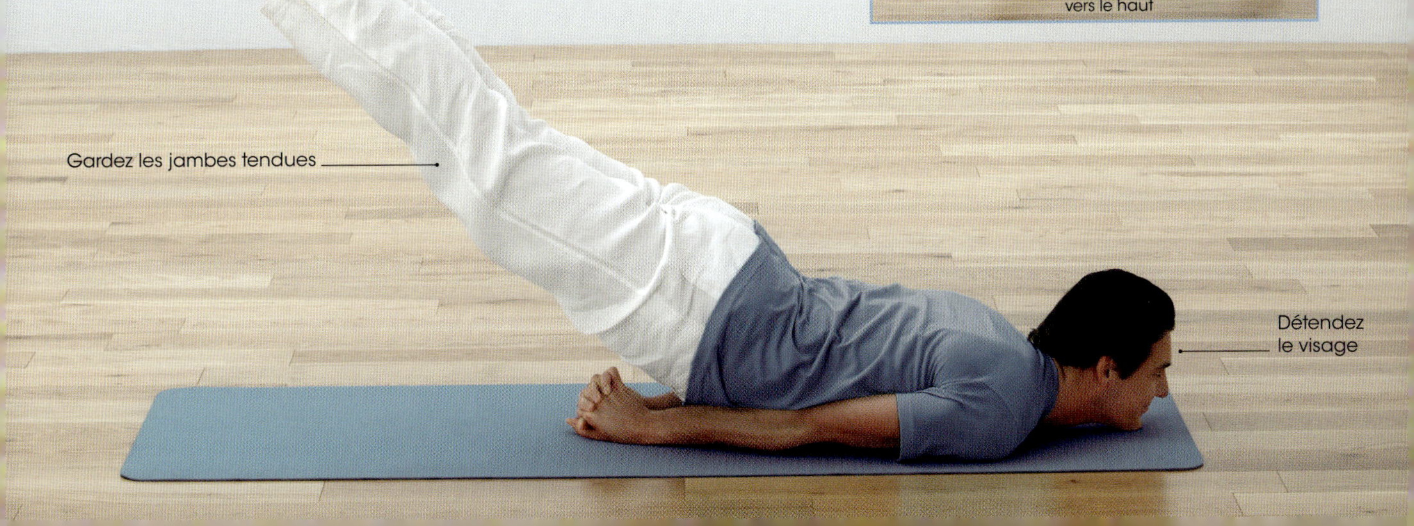
Pointez les orteils
Gardez les jambes tendues
Détendez le visage

ERREURS FRÉQUENTES

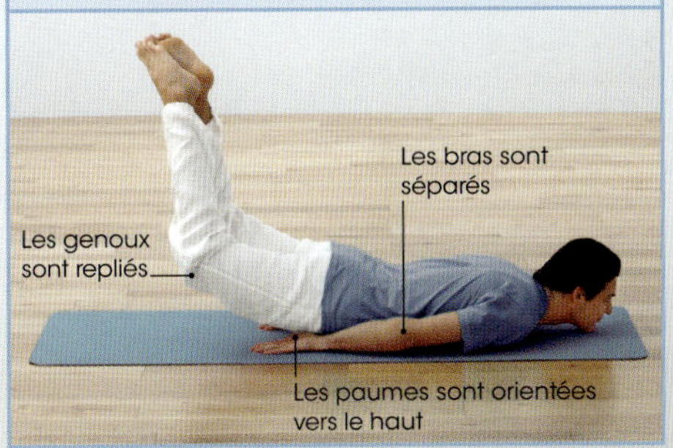
Les bras sont séparés
Les genoux sont repliés
Les paumes sont orientées vers le haut

La sauterelle
Variations

Les variations du bateau sont très efficaces. Vous contractez fortement les muscles du dos sans placer trop de pression sur les vertèbres. Pour obtenir le maximum de bienfaits, entrez et sortez très lentement de ces postures.

Le bateau
Débutant

1 Étendez-vous sur le ventre, les bras tendus devant vous et les pieds allongés sur le sol. Posez le front sur le sol et effectuez des respirations abdominales profondes. Expirez totalement.

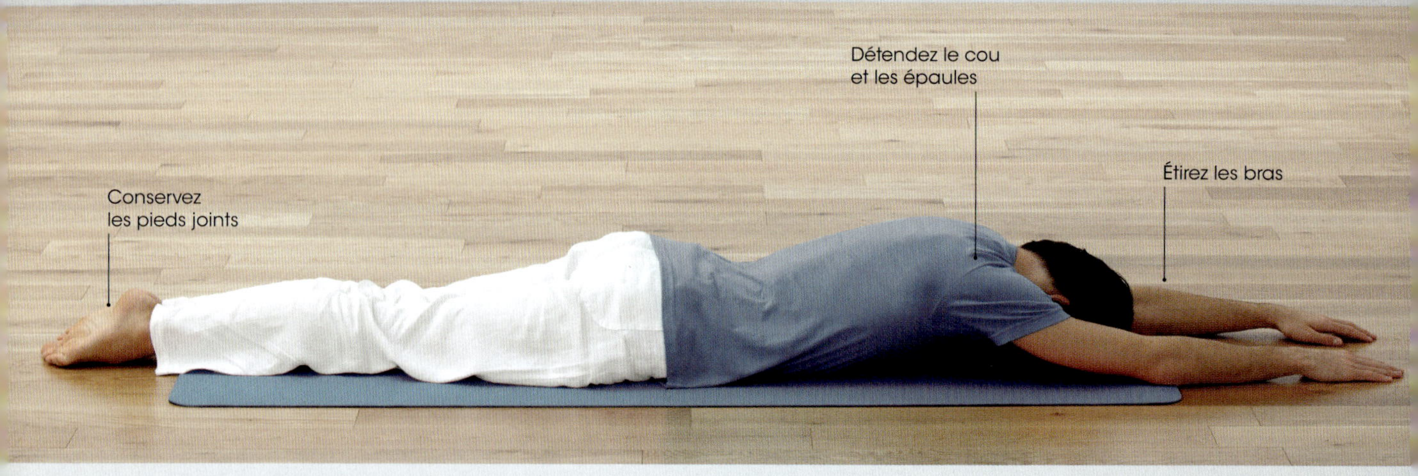
Détendez le cou
et les épaules
Étirez les bras
Conservez
les pieds joints

2 Sur une inspiration, soulevez simultanément les ras et les jambes aussi haut que possible. Vous pouvez retenir le souffle ou pratiquer des respirations abdominales profondes. Expirez et relâchez. Répétez l'exercice 3 fois au maximum.

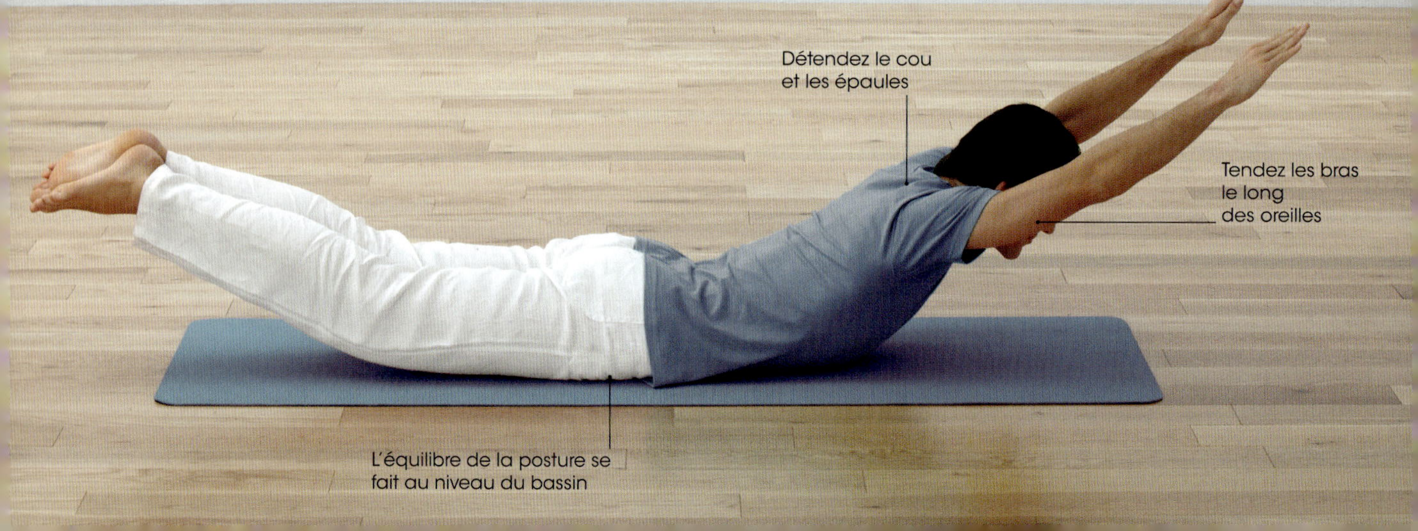
Détendez le cou
et les épaules
Tendez les bras
le long
des oreilles
L'équilibre de la posture se
fait au niveau du bassin

Le bateau avec les bras croisés dans le dos

Débutant

1 Étendez-vous sur le ventre, le visage et le front sur le tapis, les pieds étendus au sol. Croisez les bras dans le dos et attrapez les coudes. Expirez complètement.

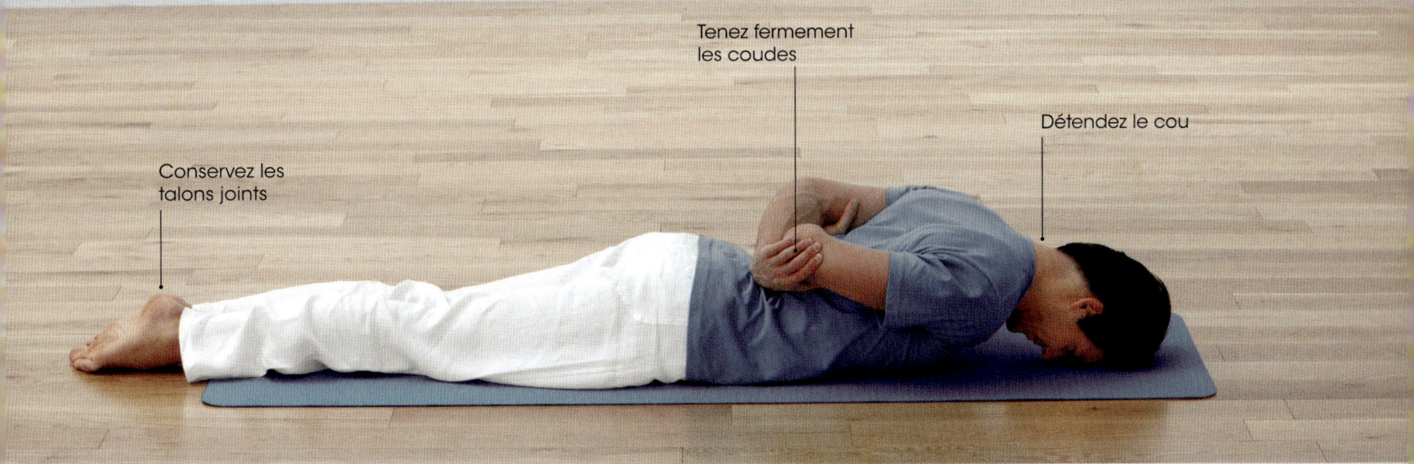

2 Sur une inspiration, levez les jambes, la tête et la poitrine aussi haut que possible. Vous pouvez retenir le souffle ou pratiquer quelques respirations profondes. Expirez et relâchez. Reprenez 3 fois au maximum.

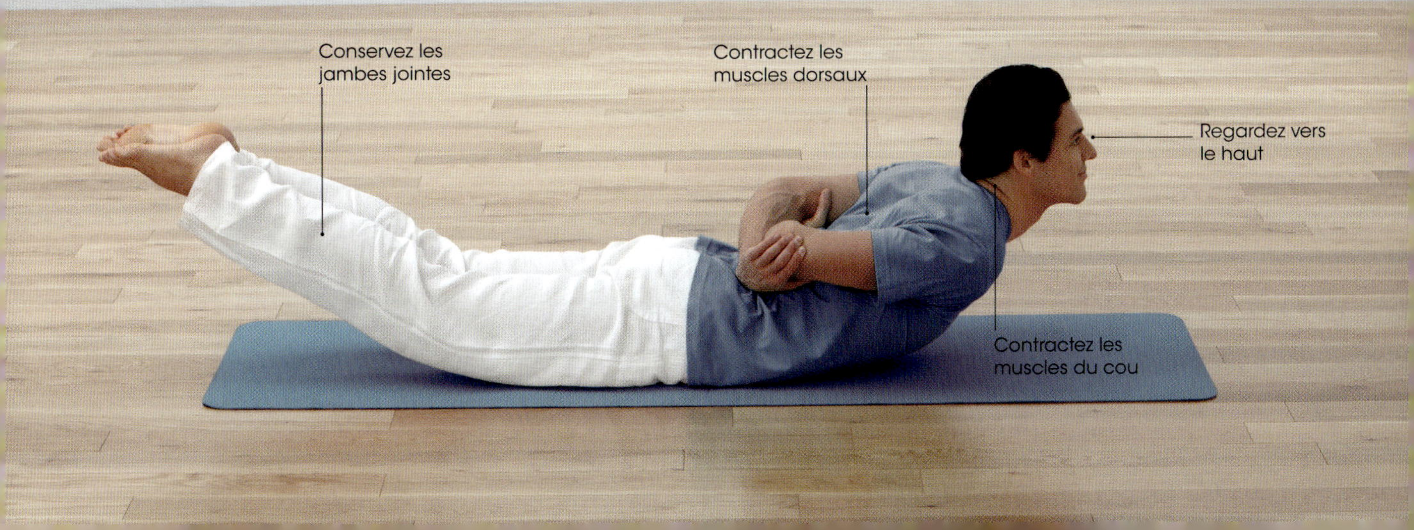

La sauterelle
Variations (suite)

Ces variations exigent une pratique régulière. Elles vous permettront de contracter rapidement et avec force les muscles du bas du dos afin de lever les jambes plus haut que dans le niveau intermédiaire.

Débutez par

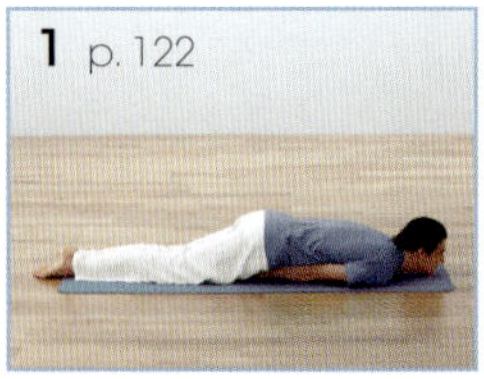

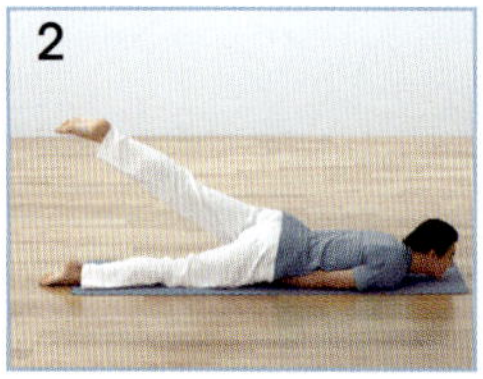

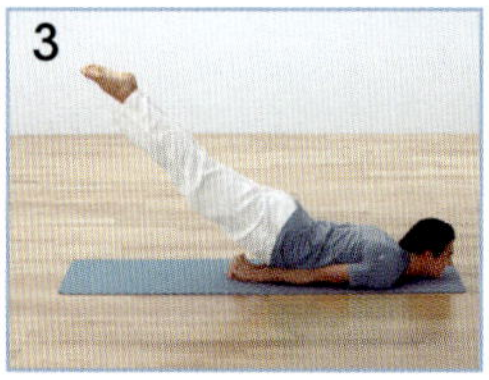

La sauterelle, jambes vers le haut
Avancé

4 En partant de l'étape 3 de la sauterelle, inspirez et balancez les jambes vers le haut aussi vite que vous le pouvez, en ajoutant une forte poussée des bras contre le sol. Conservez la posture le temps de quelques respirations, puis quittez-la en relâchant lentement la contraction du dos et en résistant avec les bras. Prenez quelques respirations profondes et recommencez. Poursuivez dans la posture de la sauterelle avec les pieds sur la tête (voir ci-contre) ou détendez-vous.

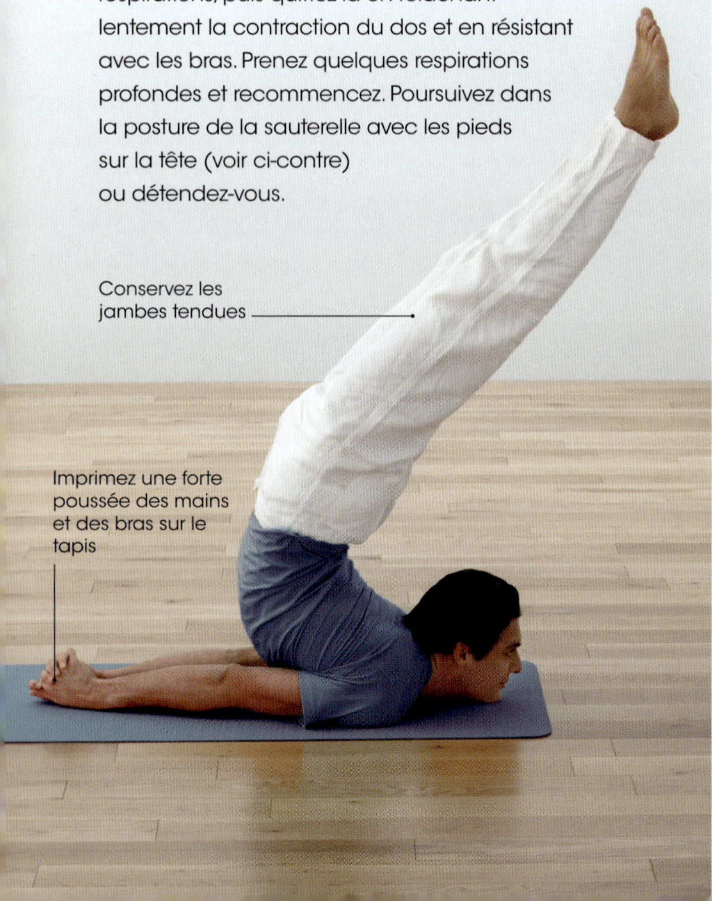

La sauterelle, les pieds sur la tête
Avancé

En partant de la posture avec les jambes vers le haut (voir à gauche), prenez de longues expirations alors que vous pliez les genoux et abaissez les pieds aussi près de la tête que possible. Tenez le temps de quelques respirations, puis quittez la posture en relâchant lentement la contraction du dos et en résistant avec les bras. Prenez quelques respirations profondes et recommencez.

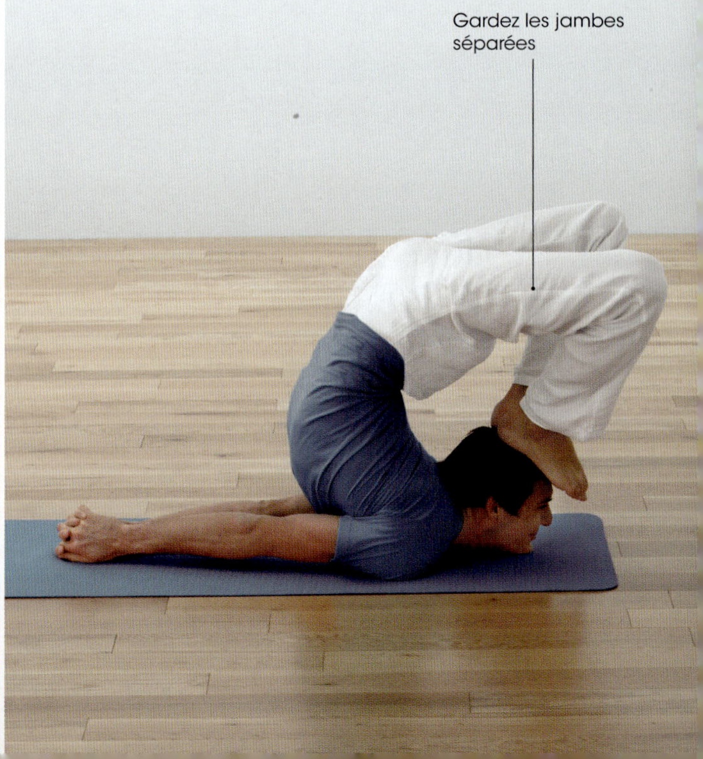

La sauterelle en lotus
Avancé

1 Placez-vous en position de lotus (voir p. 114). Pratiquez quelques respirations yogiques complètes (voir p. 181).

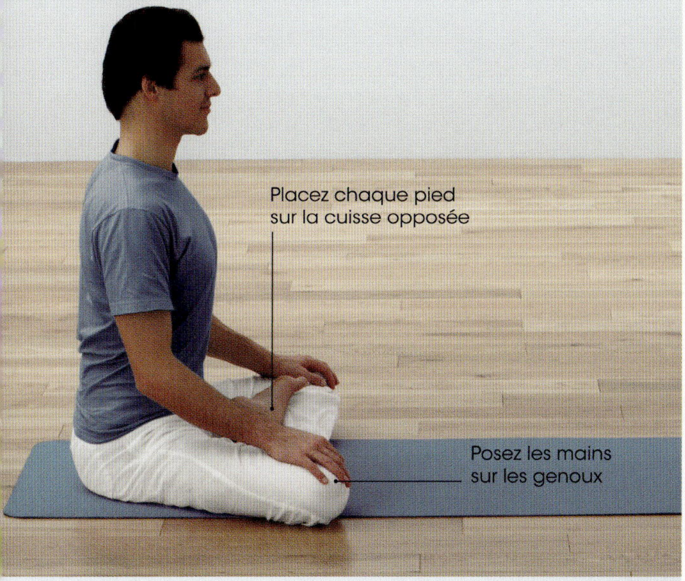
Placez chaque pied sur la cuisse opposée
Posez les mains sur les genoux

2 En vous inclinant vers l'avant, placez les mains devant vous et redressez-vous sur les genoux. Avancez encore les mains jusqu'à ce qu'elles se trouvent au-dessous des épaules. Respirez lentement et régulièrement.

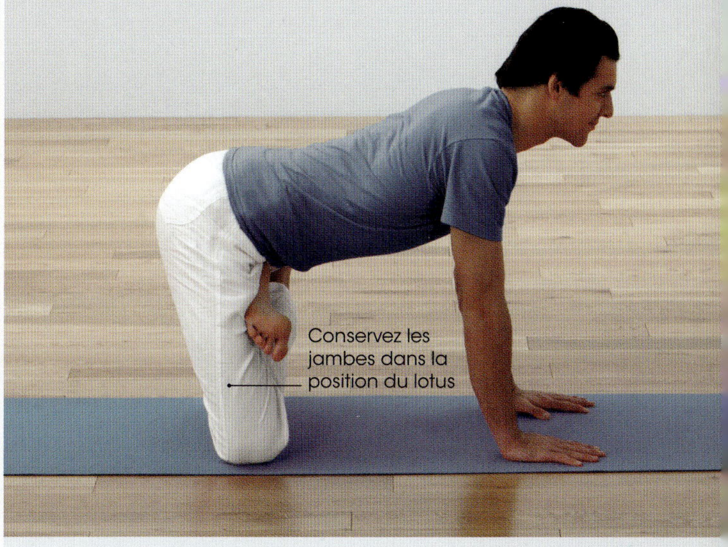
Conservez les jambes dans la position du lotus

3 Sans relâcher les jambes, abaissez-vous en douceur pour vous placer en position couchée avec les bras sous le corps. Placez les mains dans l'une des positions proposées p. 122, celle dans laquelle vous êtes le plus à l'aise. Expirez complètement.

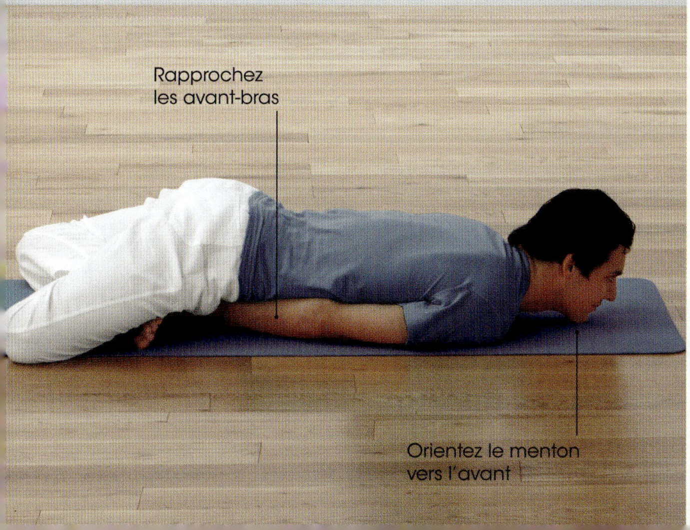
Rapprochez les avant-bras
Orientez le menton vers l'avant

4 Inspirez et balancez les jambes aussi vite et aussi haut que possible. Utilisez la force des bras et du bas du dos pour monter. Tenez le temps de quelques respirations, puis quittez la posture en relâchant lentement la contraction du dos, tout en résistant avec les bras. Reprenez en croisant les jambes dans l'autre sens.

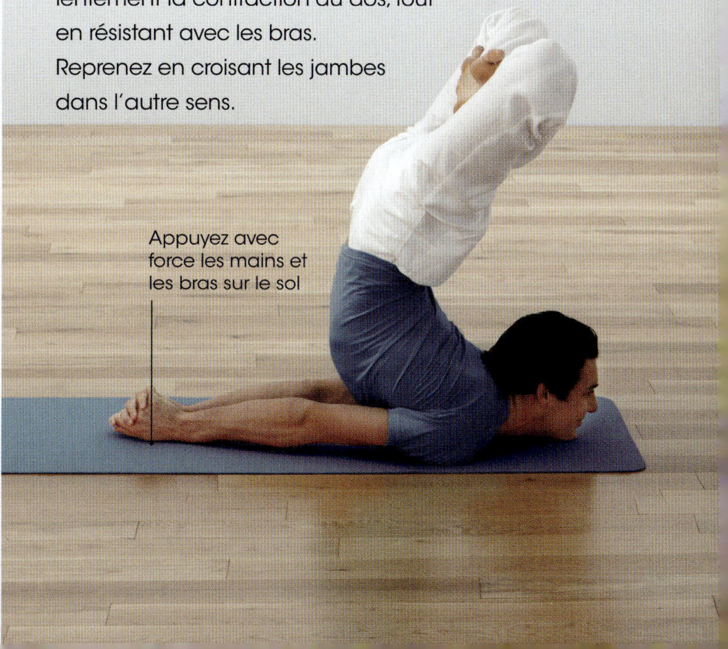
Appuyez avec force les mains et les bras sur le sol

Le chameau
Débutant et intermédiaire

Le chameau étire les muscles de la poitrine et de la gorge, en renforçant les ischio-jambiers et les fessiers. Détendez-vous après dans la posture de l'enfant (voir p. 191) durant 8 respirations au moins.

Débutant

1 Agenouillez-vous sur le tapis, les genoux et les pieds écartés de la largeur des hanches, les bras le long du corps. Votre respiration est lente et régulière.

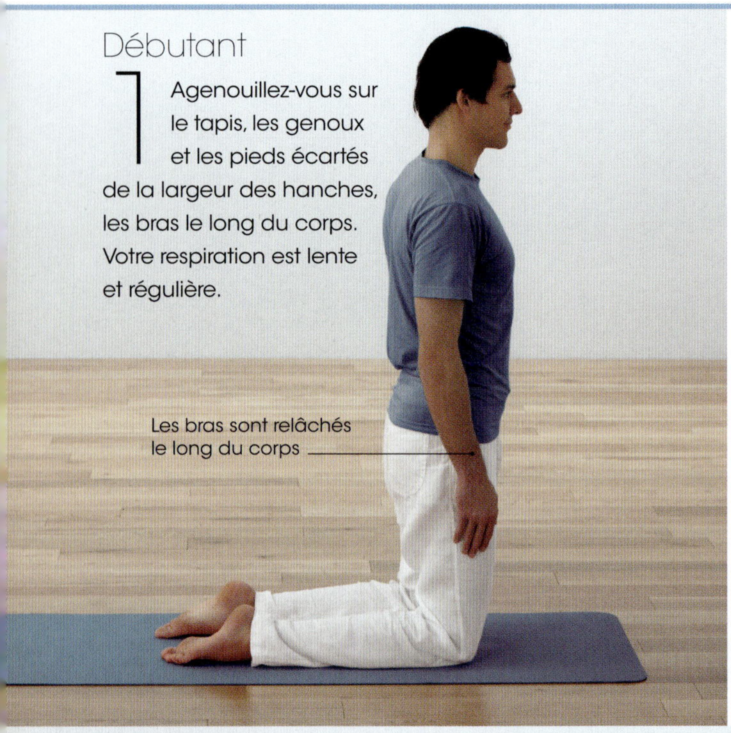
Les bras sont relâchés
le long du corps

2 Soutenez le bas du dos des deux mains. Inspirez et inclinez-vous lentement vers l'arrière, en amenant d'abord la tête, puis les épaules et la poitrine et, enfin, le bas du dos. Tenez 30 secondes au maximum. Votre respiration est lente et régulière. Poursuivez dans l'étape 3 ou quittez la posture sur une inspiration, en contractant le ventre et en relevant le torse.

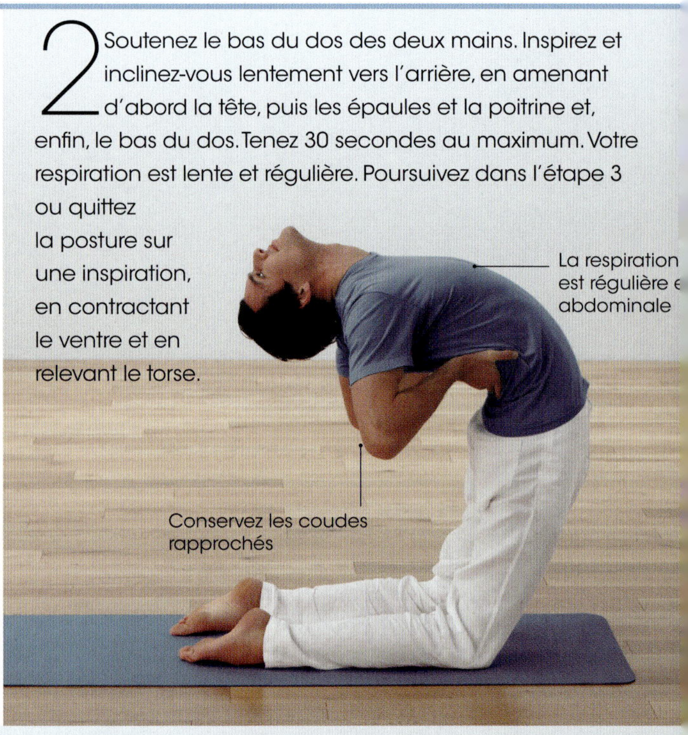
La respiration
est régulière e
abdominale
Conservez les coudes
rapprochés

Intermédiaire

3 Pour réaliser la posture complète, respirez lentement tout en déplaçant les mains l'une après l'autre, du bas du dos jusqu'aux chevilles. Poussez le bassin vers l'avant en contractant les fesses et l'arrière des cuisses. Gardez la posture 30 secondes maximum, en pratiquant une respiration abdominale lente et régulière. Sur une inspiration, contractez le ventre et relevez le torse avant de recommencer.

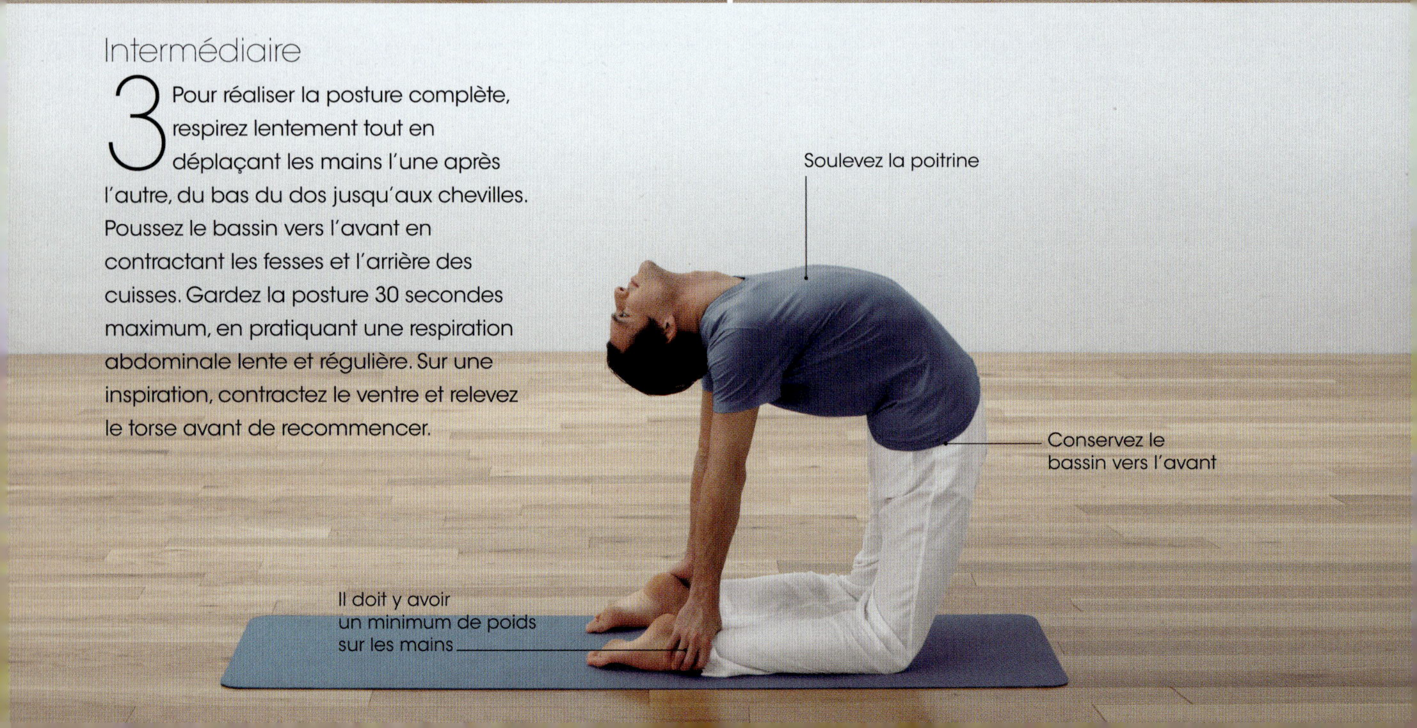
Soulevez la poitrine
Conservez le
bassin vers l'avant
Il doit y avoir
un minimum de poids
sur les mains

Le diamant
Intermédiaire et avancé

Cette flexion arrière complète donne un remarquable étirement de la partie antérieure du corps et revitalise la zone du plexus solaire. Détendez-vous après dans la posture de l'enfant (voir p. 191).

Intermédiaire

1 Agenouillez-vous, puis déposez les fesses entre les talons et amenez les bras derrière vous. Abaissez-vous lentement sur les coudes, puis allongez-vous complètement en plaçant les bras derrière la tête, les mains enserrant les coudes. Conservez la posture 30 secondes au maximum. Poursuivez dans l'étape 2 ou quittez-la en plaçant les coudes à proximité du bas du dos et en vous appuyant dessus pour vous relever. Étendez ensuite les jambes devant vous.

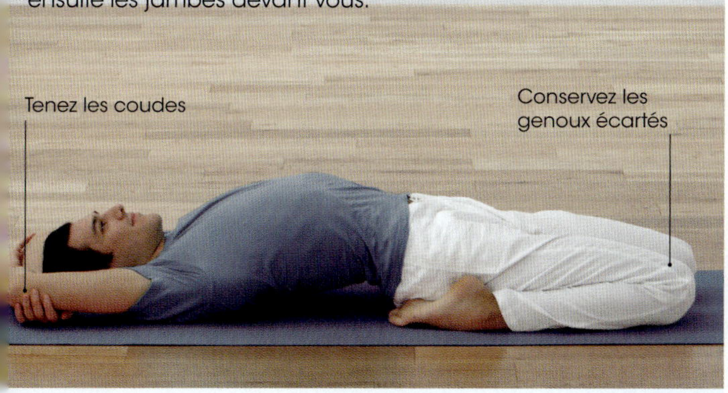
Tenez les coudes
Conservez les genoux écartés

Avancé

2 Placez les paumes des mains à plat sur le tapis, aussi près que possible des épaules. Inspirez, poussez sur les bras et placez le sommet de la tête sur le sol.

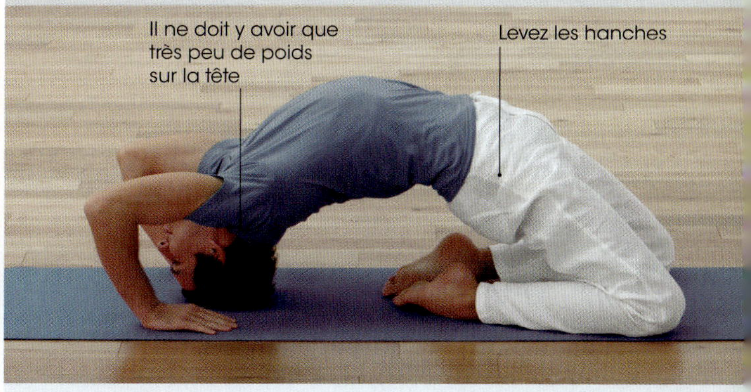
Il ne doit y avoir que très peu de poids sur la tête
Levez les hanches

3 Pour faire la posture complète, prenez une inspiration profonde et, en poussant sur les bras, rapprochez la tête des pieds. Déplacez les mains sur les pieds et appuyez fermement les coudes sur le sol. Tenez 30 secondes (maximum), puis relâchez en éloignant les mains du corps et en abaissant le cou sur le tapis. Recommencez. Pour vous redresser, appuyez sur les coudes placés à la hauteur du bas du dos, puis allongez les jambes devant vous.

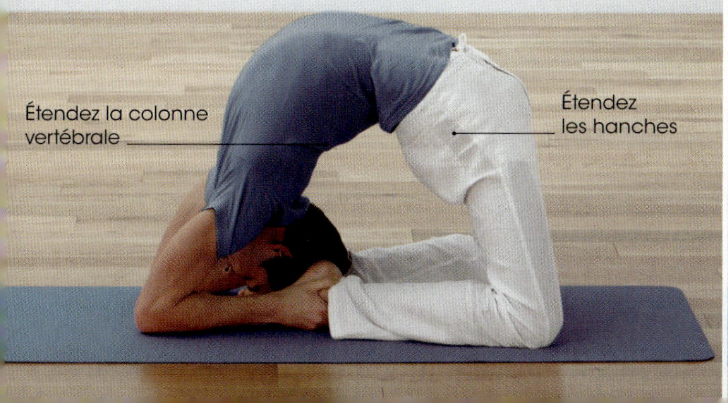
Étendez la colonne vertébrale
Étendez les hanches

Avec les mains sur les cuisses
Variation avancée

En partant de l'étape 2 du diamant et dans une inspiration, levez lentement un bras puis l'autre en plaçant les mains sur les cuisses afin que l'équilibre repose sur la tête et les jambes. Tenez le temps de quelques respirations, puis revenez dans la position de départ, avant d'abaisser le cou sur le tapis. Reprenez. Pour vous redresser, appuyez sur les coudes placés à proximité du bas du dos. Allongez ensuite les jambes devant vous.

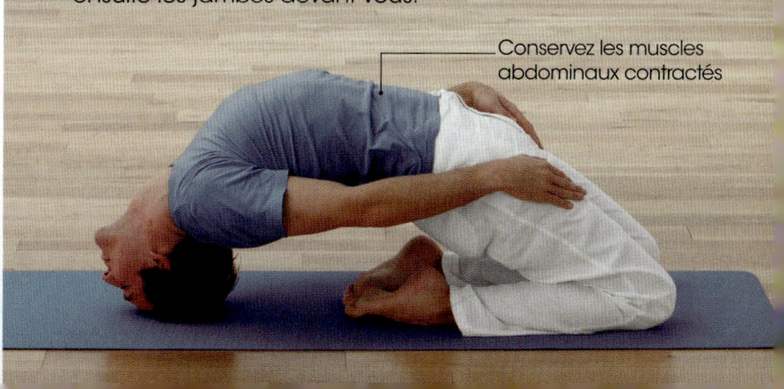
Conservez les muscles abdominaux contractés

Le pigeon
Tous niveaux

Tenir un pied avec les bras au-dessus de la tête, assis, est une expérience exceptionnelle. Cette posture étire totalement la colonne vertébrale. Détendez-vous dans la posture de l'enfant (voir p. 191).

Débutant

1 Asseyez-vous sur les talons, les paumes reposant sur les cuisses.

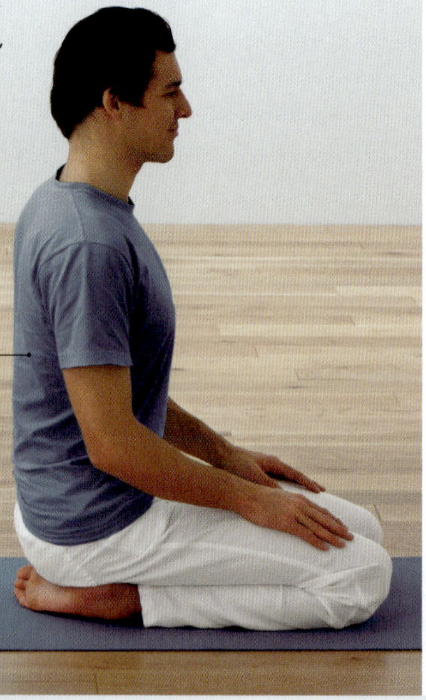

2 Asseyez-vous à gauche des pieds, en vous assurant que les deux fesses reposent sur le sol. Pratiquez une respiration abdominale lente et régulière.

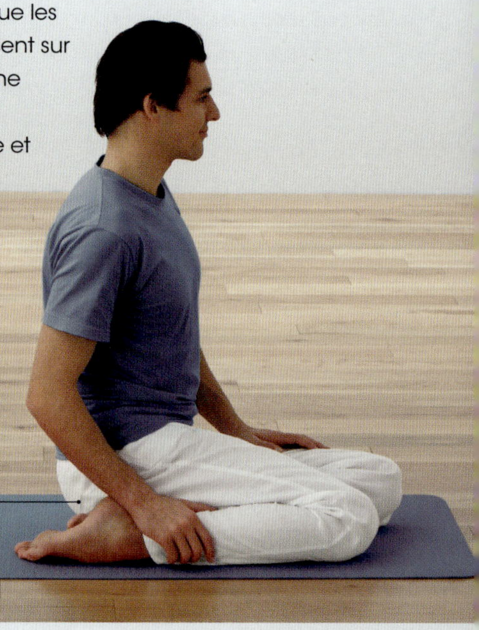

3 Poursuivez la respiration abdominale régulière, étendez la jambe droite derrière vous sur le sol, les orteils pointés. Soutenez-vous avec les mains afin de conserver une colonne vertébrale droite. Conservez le pied gauche devant la hanche droite. Gardez la posture le temps de quelques respirations, puis poursuivez dans l'étape 4 ou relâchez les jambes et recommencez de l'autre côté avant de vous détendre.

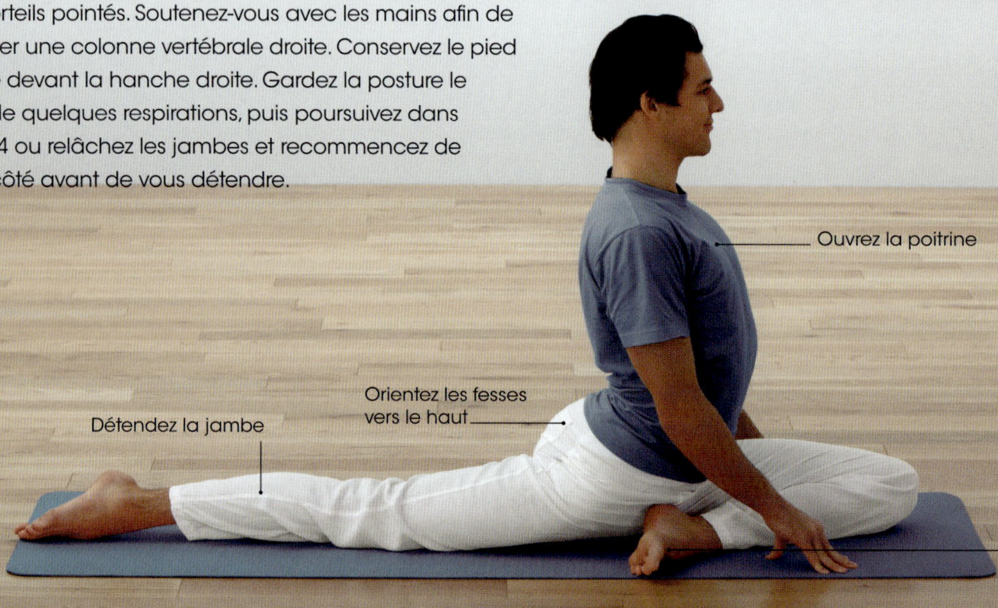

Intermédiaire

4 Pliez le genou droit, attrapez le pied droit avec la main droite et poussez-le contre la fesse droite. Tenez pendant quelques respirations, puis poursuivez avec l'étape 5, ou répétez de l'autre côté, puis détendez-vous.

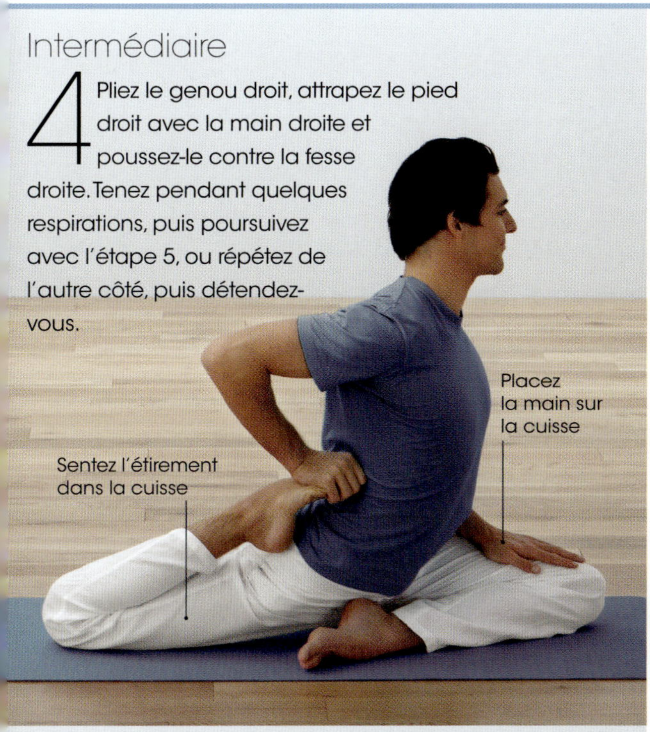
Placez la main sur la cuisse
Sentez l'étirement dans la cuisse

Avancé

5 Attrapez l'intérieur du pied droit avec la main droite. Placez la main gauche sur le sol près de la hanche gauche pour vous aider à garder l'équilibre. Conservez une respiration régulière.

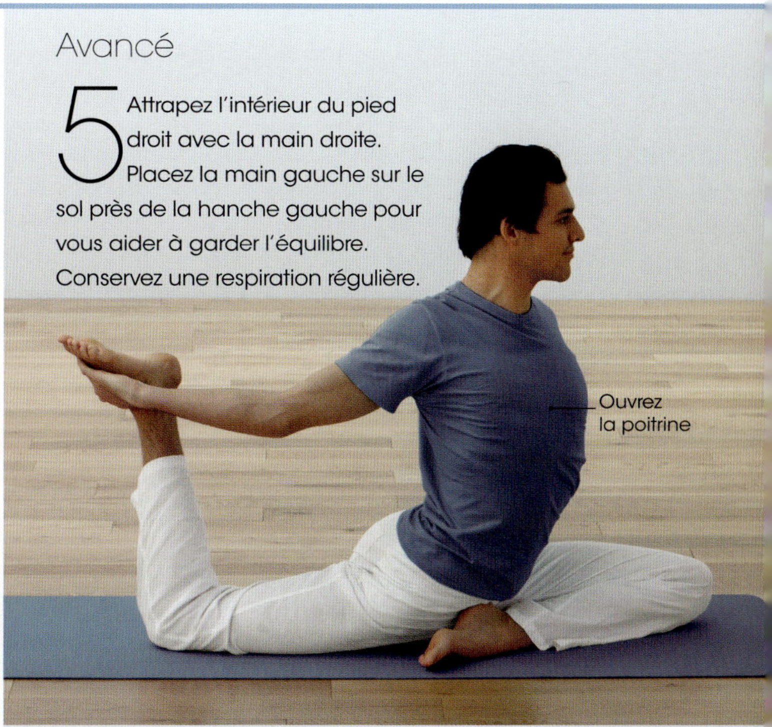
Ouvrez la poitrine

6 En inclinant la tête vers l'arrière, tirez le pied droit vers l'épaule avec la main droite. Continuez à pratiquer une respiration régulière et orientez le coude droit vers le haut. Maintenez l'équilibre grâce à la main gauche posée sur le tapis.

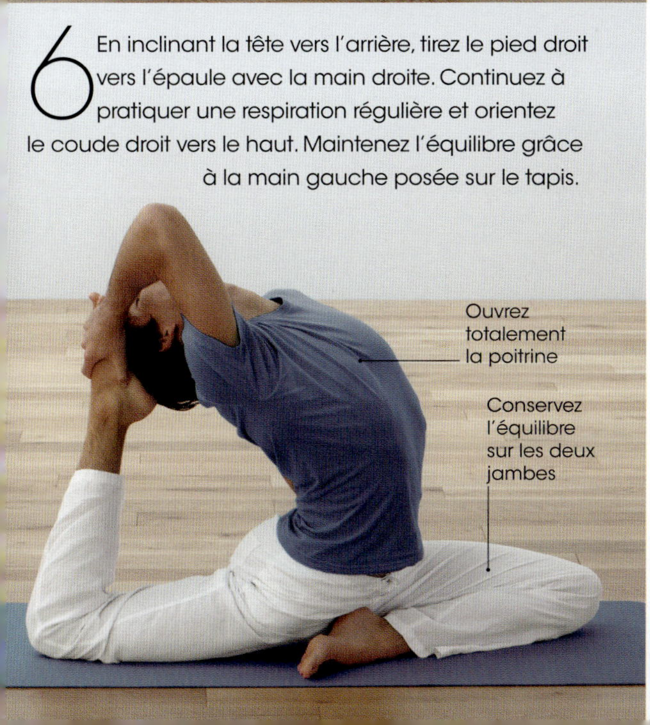
Ouvrez totalement la poitrine
Conservez l'équilibre sur les deux jambes

7 Pour faire la posture complète, avec une respiration régulière qui vous aidera à garder l'équilibre, placez le bras gauche au-dessus de la tête et la main gauche près de la main droite sur le pied droit. Essayez de monter le pied jusqu'au sommet du crâne. Tenez pendant quelques respirations, puis relâchez et reprenez de l'autre côté.

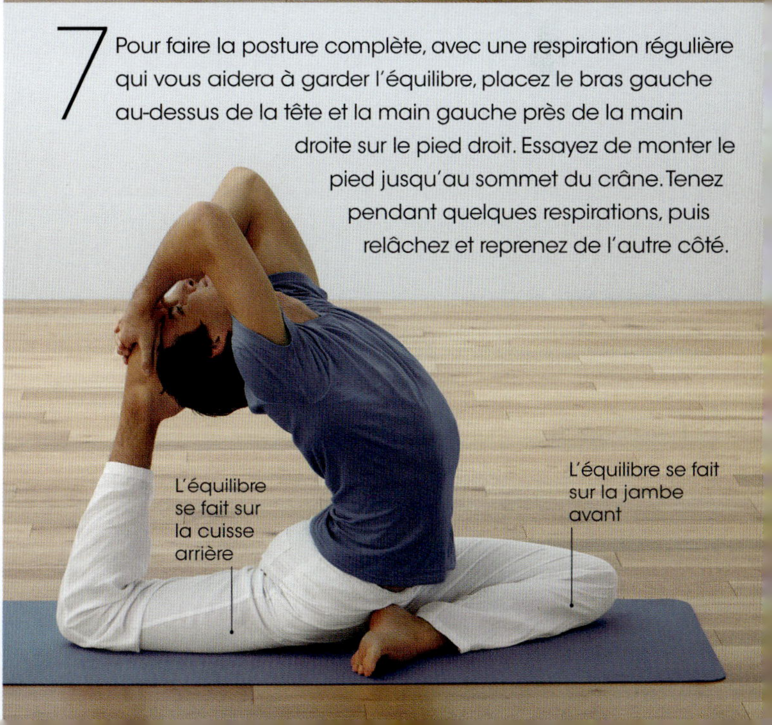
L'équilibre se fait sur la cuisse arrière
L'équilibre se fait sur la jambe avant

La demi-lune

Tous niveaux

Cette posture étire les muscles fléchisseurs de la hanche (ilio-psoas) dans le bassin, qui sont souvent raccourcis du fait de notre mode de vie sédentaire,

Débutant

1 Agenouillez-vous sur le sol, puis avancez la jambe droite en plaçant le pied droit entre vos mains. Étirez la jambe gauche vers l'arrière, en posant le genou gauche sur le tapis. Conservez le tibia de la jambe avant en position verticale. Pratiquez une respiration lente et régulière.

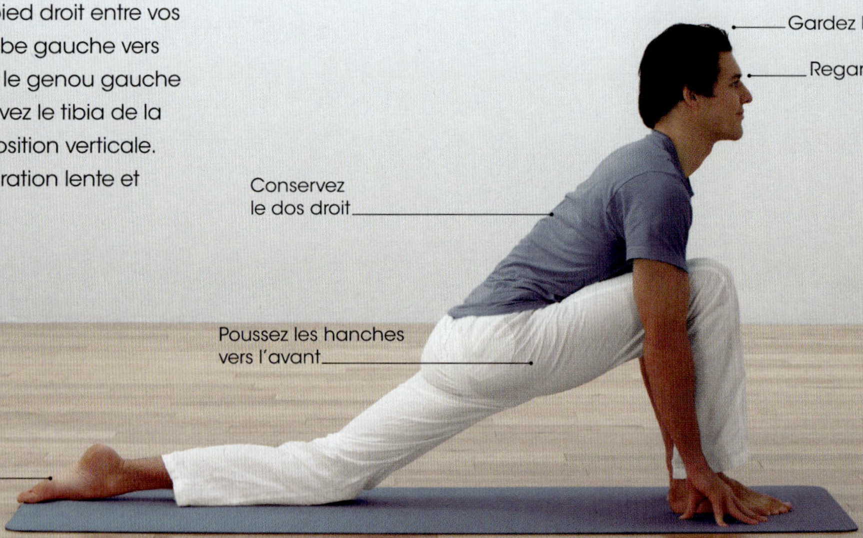
Gardez la tête levée
Regardez droit devant vous
Conservez le dos droit
Poussez les hanches vers l'avant
Détendez le pied arrière

2 Inspirez et placez les mains devant vous en prière (voir p. 50). Conservez le dos en position verticale et utilisez la jambe pliée et les orteils de cette même jambe pour vous aider à garder l'équilibre. Conservez la posture le temps de quelques respirations, puis poursuivez avec l'étape 3 ou relâchez la posture. Reprenez de l'autre côté, puis détendez-vous.

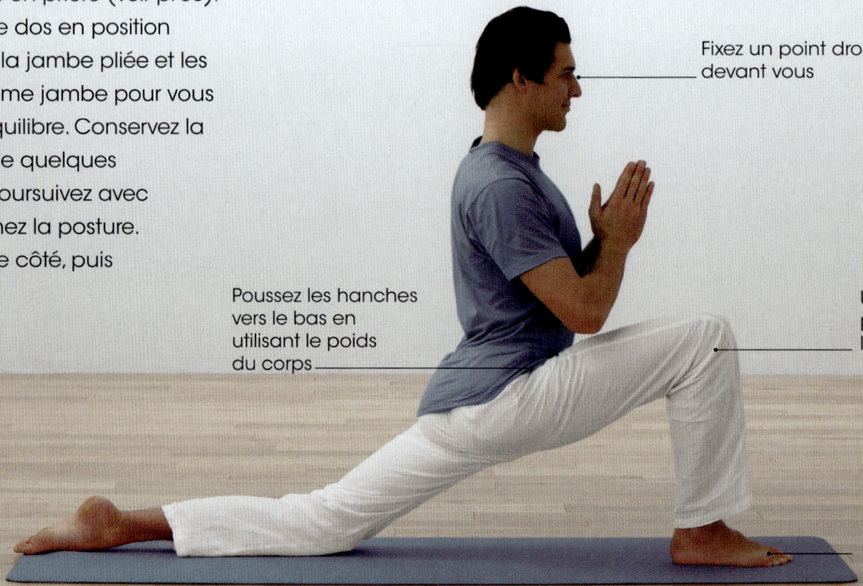
Fixez un point droit devant vous
Poussez les hanches vers le bas en utilisant le poids du corps
Utilisez la jambe pliée pour maintenir l'équilibre
Utilisez les orteils pour conserver l'équilibre

ce qui provoque des raideurs dans le bas du dos. Détendez-vous ensuite dans la posture de l'enfant (voir p. 191).

Intermédiaire

3 Sur une inspiration, levez les bras le long des oreilles. Conservez la posture 30 secondes au maximum, en l'accompagnant d'une respiration lente et régulière. Sur chaque inspiration, étirez un peu plus les bras ; sur chaque expiration, essayez de rapprocher les hanches du sol. Poursuivez avec l'étape 4 ou relâchez la posture. Reprenez de l'autre côté, puis détendez-vous.

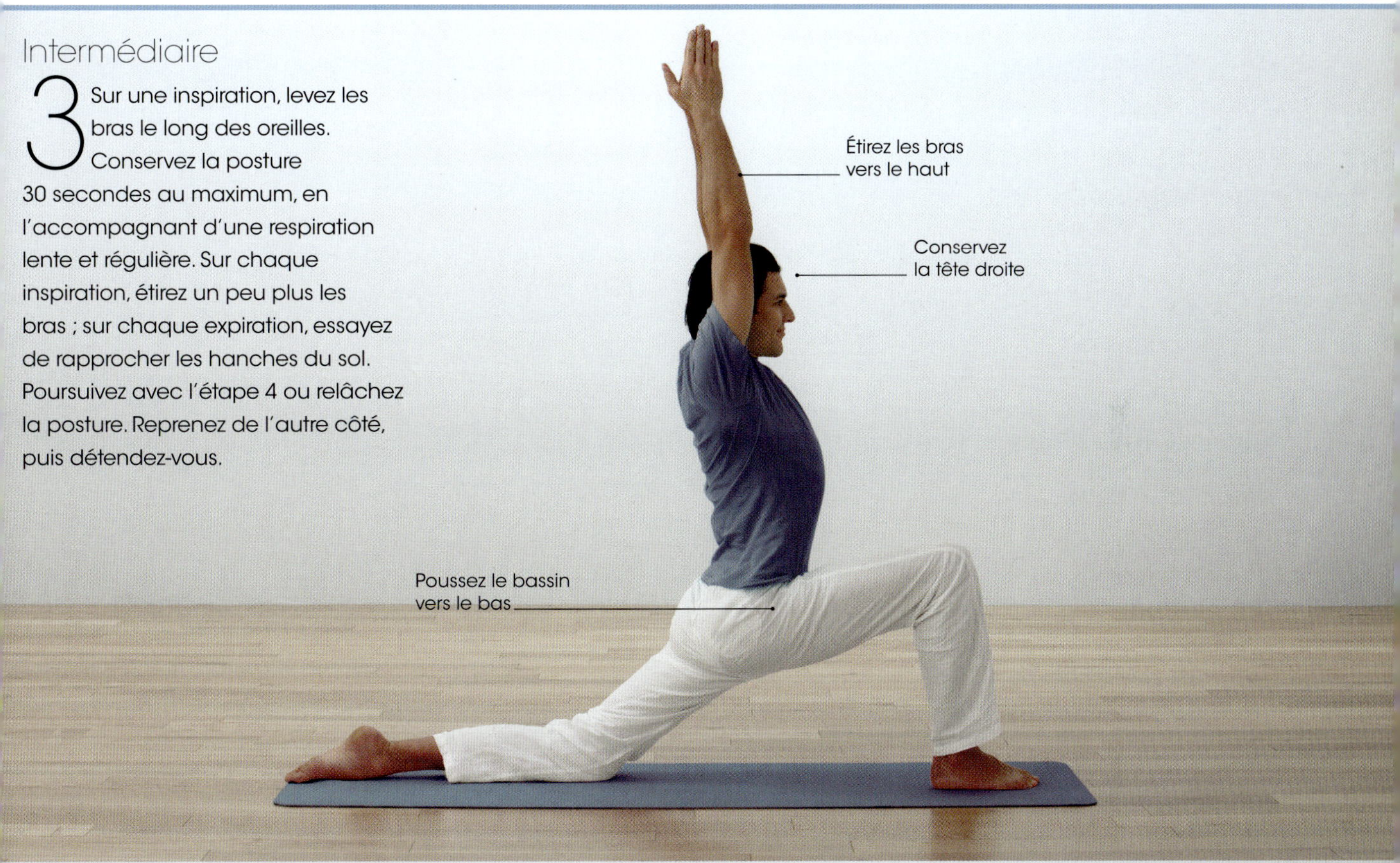
Étirez les bras vers le haut
Conservez la tête droite
Poussez le bassin vers le bas

Avancé

4 Pour faire la posture complète, sur une inspiration, faites une flexion arrière en partant de la poitrine. Gardez la posture 30 secondes maximum, puis reprenez de l'autre côté.

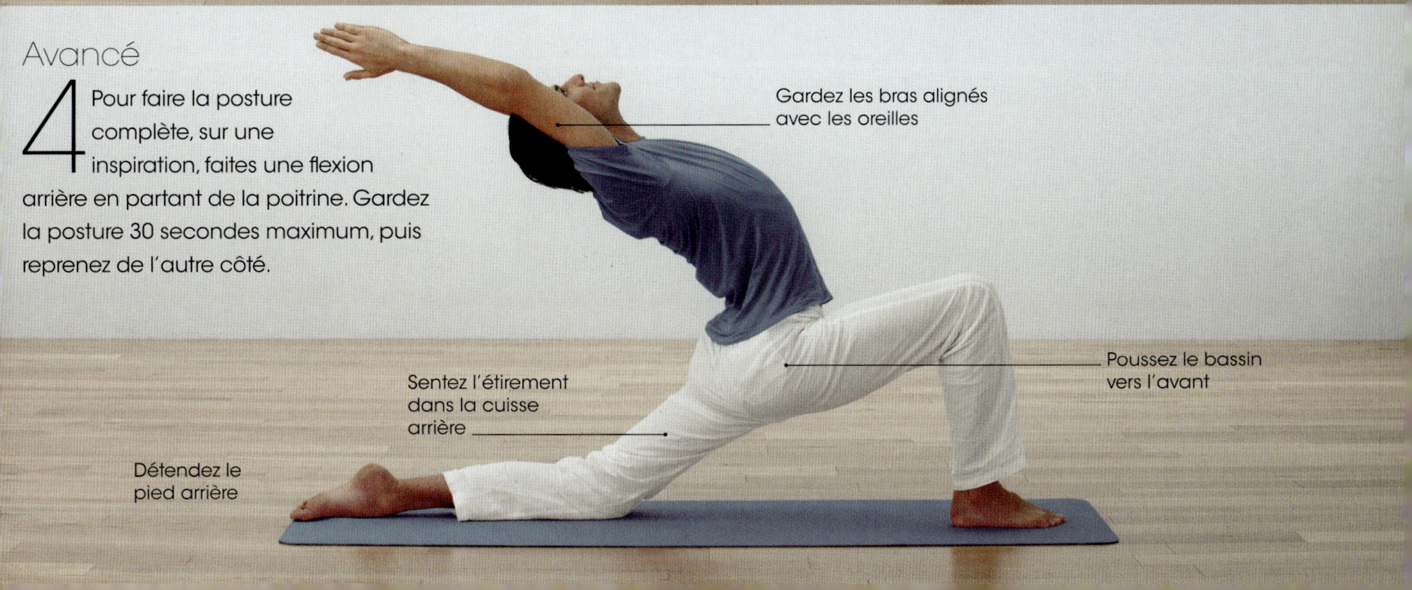
Gardez les bras alignés avec les oreilles
Poussez le bassin vers l'avant
Sentez l'étirement dans la cuisse arrière
Détendez le pied arrière

8 L'arc *Dhanurasana*

L'arc allie les bienfaits du cobra (voir pp. 116 à 118) et de la sauterelle (voir pp. 122-123). Les muscles des jambes et du dos sont actifs et forment un arc, tandis que les bras sont étirés passivement comme la corde d'un arc. Détendez-vous après dans la posture de l'enfant (voir p. 191), le temps de 8 respirations.

BIENFAITS

PHYSIQUES

- Renforce les muscles du dos.
- Maintient l'élasticité de l'ensemble de la colonne vertébrale.
- Agit contre la cyphose (convexité exagérée de la partie supérieure du dos, voir p. 29).
- Renforce les quadriceps situés à l'avant des cuisses.
- Soulage les désordres gastro-intestinaux.
- Dynamise la digestion.
- Soulage la constipation.
- Dynamise le système reproducteur féminin.

MENTAUX ET PSYCHIQUES

- Agit contre la léthargie et la paresse.

L'arc
Débutant

1 Étendez-vous sur le ventre, les jambes et les bras allongés. Pliez la jambe droite et attrapez la cheville droite avec la main droite.

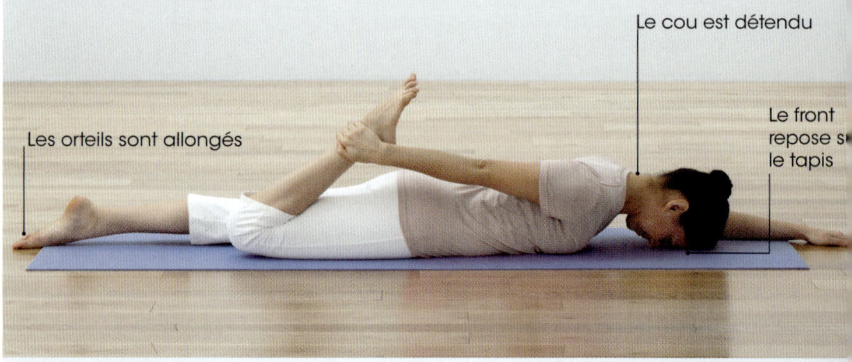
Le cou est détendu
Les orteils sont allongés
Le front repose s
le tapis

2 En inspirant, poussez la jambe droite vers le haut et levez la tête. Tenez sur 5 respirations, puis relâchez en expirant. Reprenez avec l'autre jambe. Détendez-vous en respirant sur le ventre (voir p. 190) ou dans la posture de l'enfant (voir p. 191).

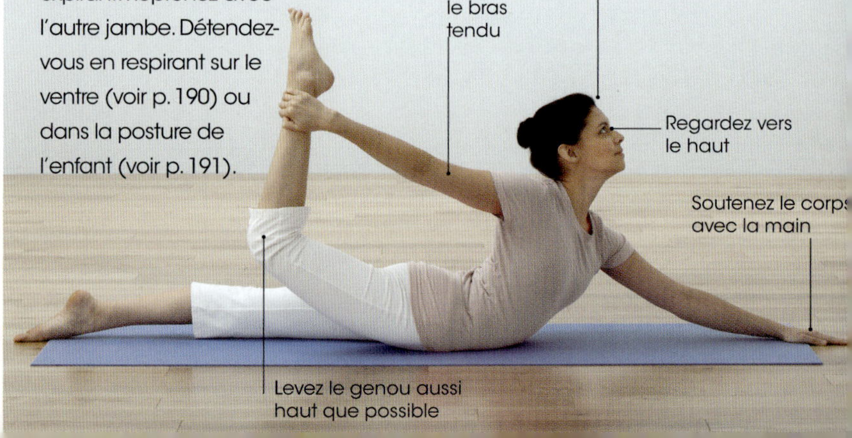
Gardez le bras tendu
Levez la tête et contractez le cou
Regardez vers le haut
Soutenez le corps
avec la main
Levez le genou aussi haut que possible

L'arc
Intermédiaire

1 Allongez-vous sur le ventre, les genoux écartés. Pliez les jambes et attrapez les chevilles.

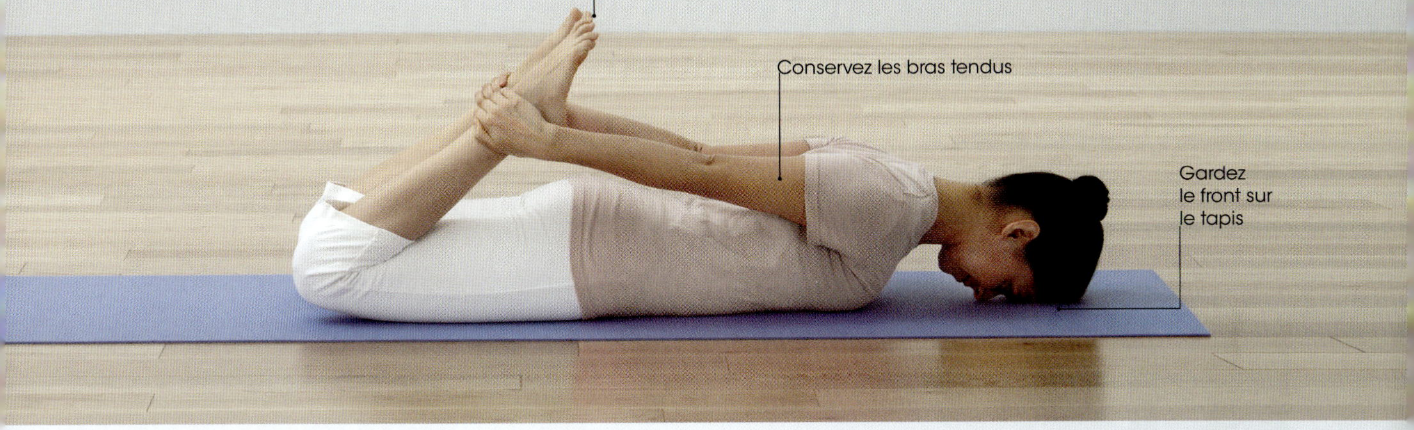

2 Pour prendre la posture complète, sur l'inspiration, poussez les pieds vers le haut jusqu'à ce que les genoux soient éloignés au maximum du tapis. Levez la tête et contractez le cou. Tenez la posture sur 3 à 6 respirations, puis expirez, relâchez les pieds, abaissez les genoux et le front sur le tapis.

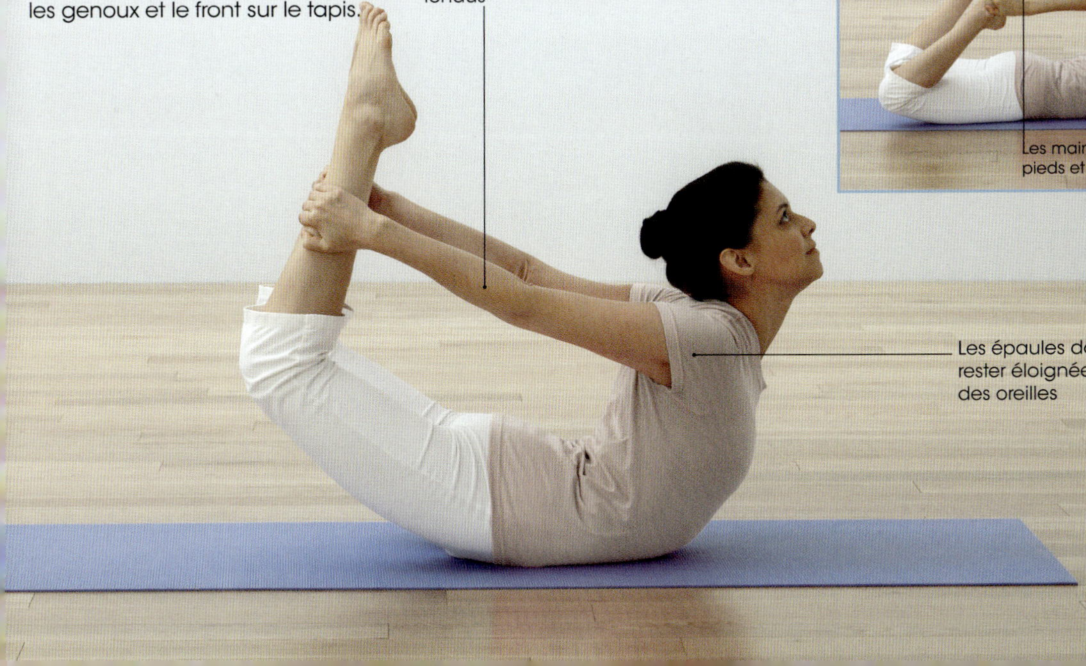

ERREURS FRÉQUENTES

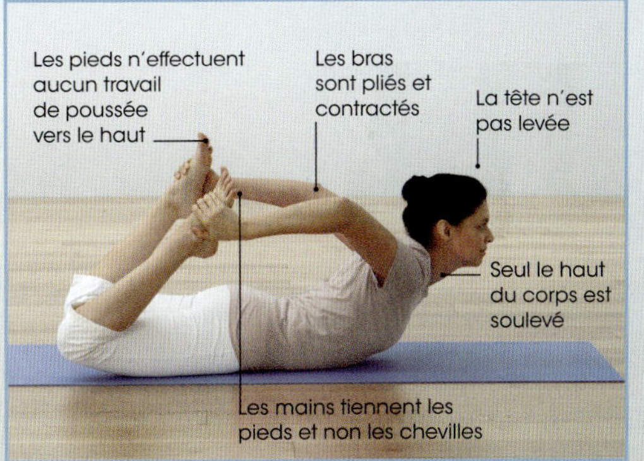

L'arc
Variations

Ces variations favorisent une flexibilité totale des articulations des épaules, mais exigent une grande souplesse des muscles des hanches et de la poitrine. Après les avoir pratiquées, passez dans la posture de l'enfant (voir p. 191) pour vous détendre.

Débutez par

1 p. 135

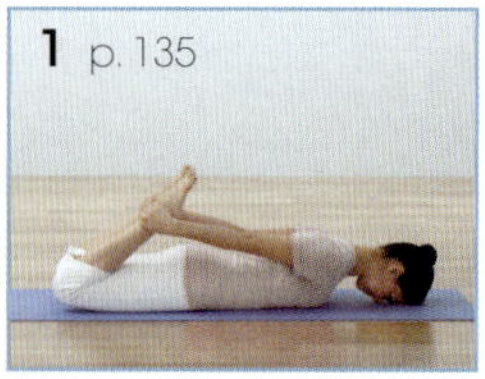

2

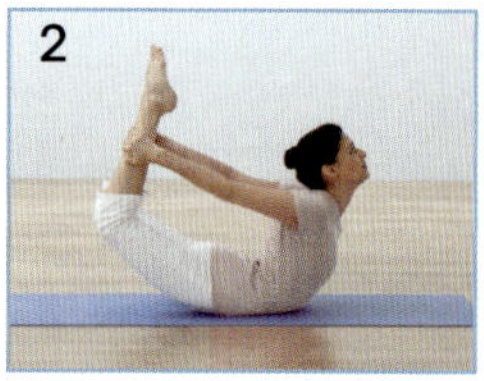

L'arc dynamique
Intermédiaire

3 En partant de l'étape 2 de l'arc, inspirez profondément et contractez fort le cou et les muscles du haut du dos. Levez la tête et la poitrine autant que possible. Ceci crée un mouvement de balancier qui fait passer le poids du corps de l'abdomen aux cuisses.

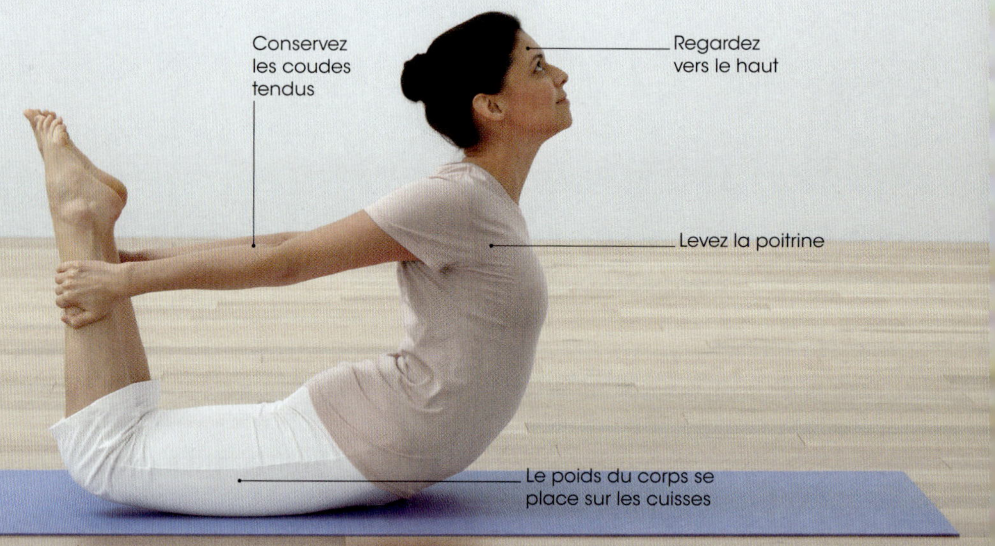
Conservez les coudes tendus
Regardez vers le haut
Levez la poitrine
Le poids du corps se place sur les cuisses

4 Dans une grande expiration, utilisez les bras et les épaules pour rouler vers l'avant, en déplaçant le poids du corps sur l'abdomen et la poitrine. Effectuez ce mouvement d'avant en arrière 3 à 6 fois, puis expirez, relâchez les pieds et abaissez les genoux et le front sur le tapis.

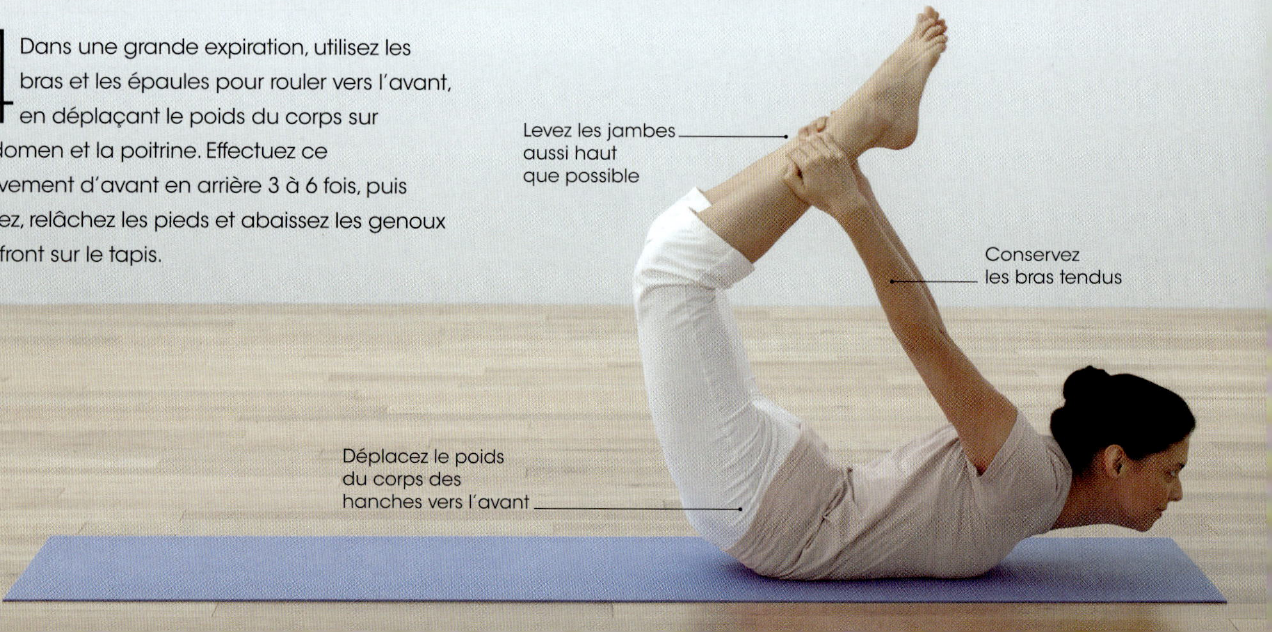
Levez les jambes aussi haut que possible
Conservez les bras tendus
Déplacez le poids du corps des hanches vers l'avant

L'arc avec une main
Avancé

1 Étendez-vous sur le ventre en vous soutenant grâce au bras gauche plié. Pliez la jambe droite et attrapez, avec la main droite, le pied droit juste au-dessous du gros orteil. Conservez le pied gauche étendu derrière vous.

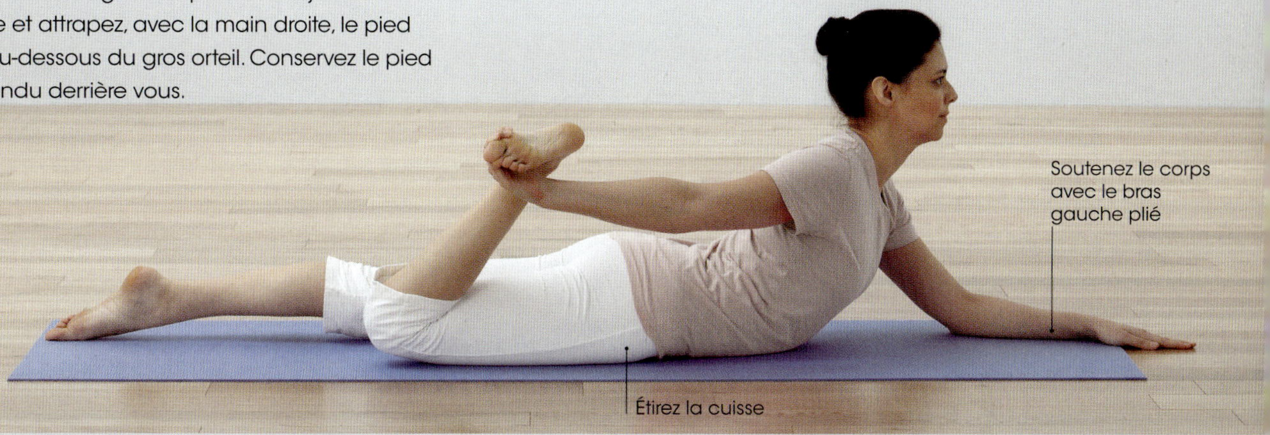
Soutenez le corps avec le bras gauche plié
Étirez la cuisse

2 Sur une inspiration, rapprochez le pied droit de l'épaule. Tendez le bras gauche pour vous aider à repousser la poitrine vers l'arrière.

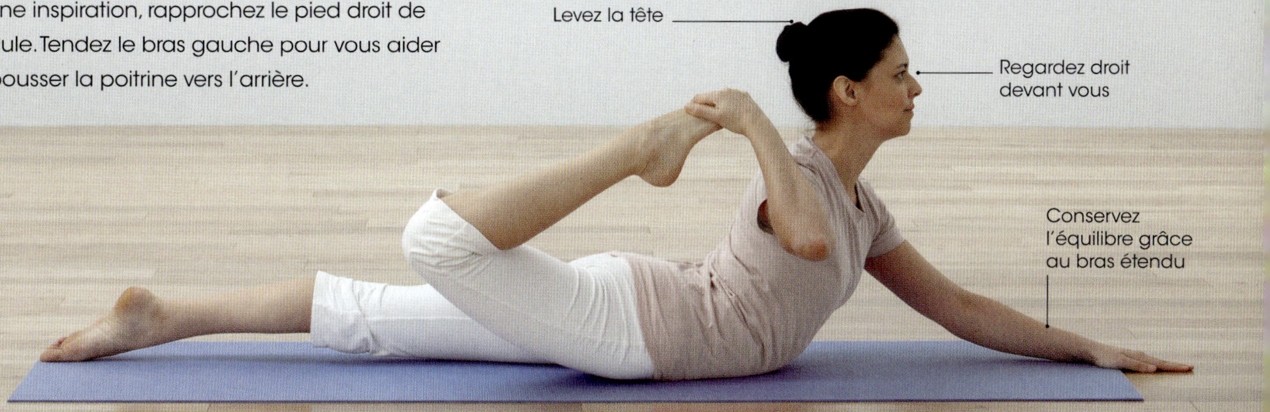
Levez la tête
Regardez droit devant vous
Conservez l'équilibre grâce au bras étendu

3 Une fois que le pied est suffisamment proche de l'épaule, respirez lentement et soulevez le coude droit en tirant le pied plus haut. Tenez la posture le temps de quelques respirations, puis expirez, relâchez le pied et replacez le genou et le front sur le tapis. Reprenez de l'autre côté.

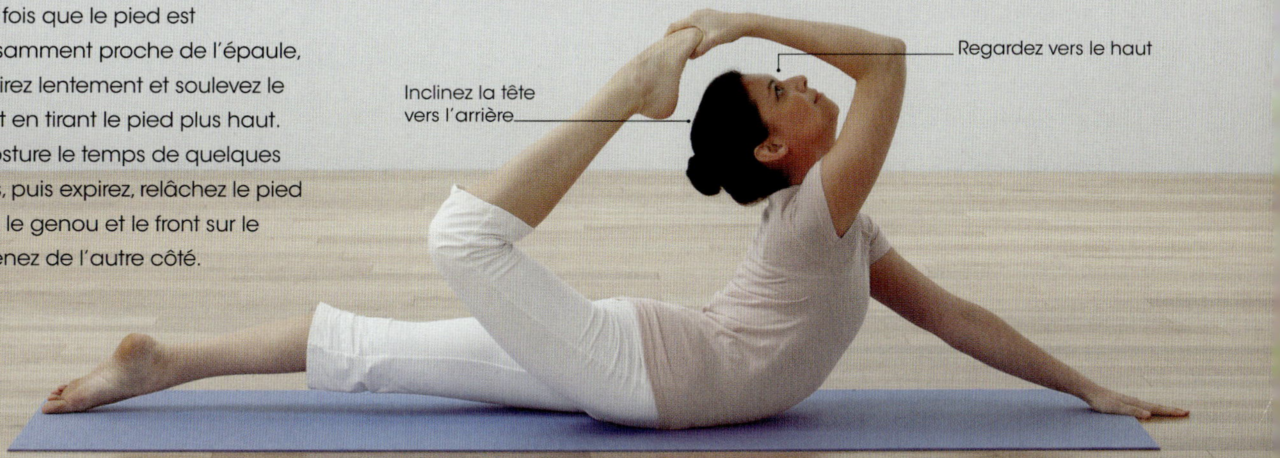
Regardez vers le haut
Inclinez la tête vers l'arrière

L'arc
Variations (suite)

Dès que vous saurez faire l'arc avec une main (voir p. 137), tentez l'arc complet. Cette posture dynamique procure un remarquable étirement de la partie antérieure du corps, de la gorge aux genoux.

L'arc complet
Avancé

1 Allongé sur le ventre, pliez les deux jambes et attrapez les pieds, les doigts agrippant le gros orteil et le haut du pied. Respirez profondément et régulièrement.

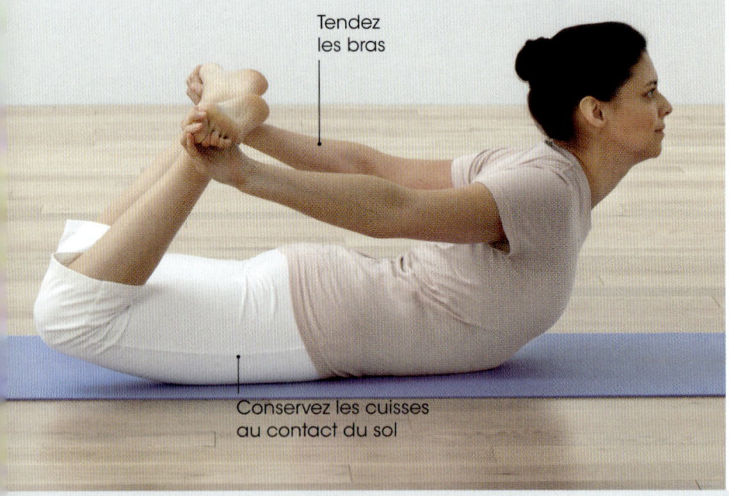
Tendez les bras
Conservez les cuisses au contact du sol

2 Effectuez une rotation des épaules tout en pliant les coudes et en rapprochant au maximum les pieds des épaules. Les cuisses quittent le sol. Concentrez-vous sur la régularité de la respiration.

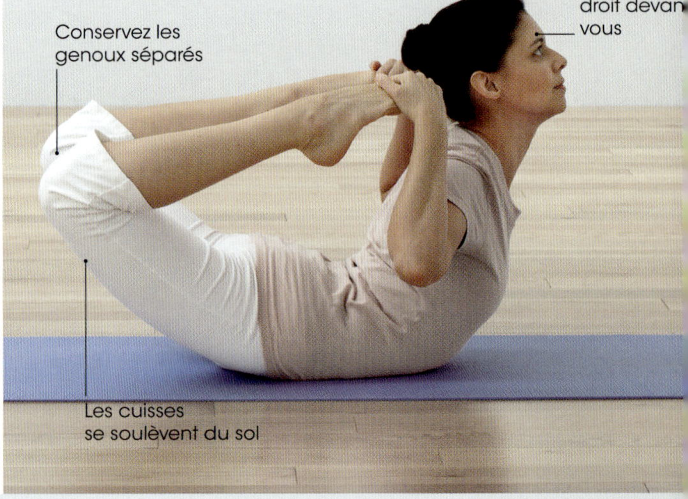
Relevez la tête
Regardez droit devant vous
Conservez les genoux séparés
Les cuisses se soulèvent du sol

3 Continuez à respirer lentement. Une fois que les pieds sont suffisamment proches des épaules, levez les coudes vers l'avant, devant le visage, en tirant les pieds encore plus haut. Gardez la posture le temps de quelques respirations, puis expirez, relâchez les pieds, replacez enfin les genoux et le front sur le tapis.

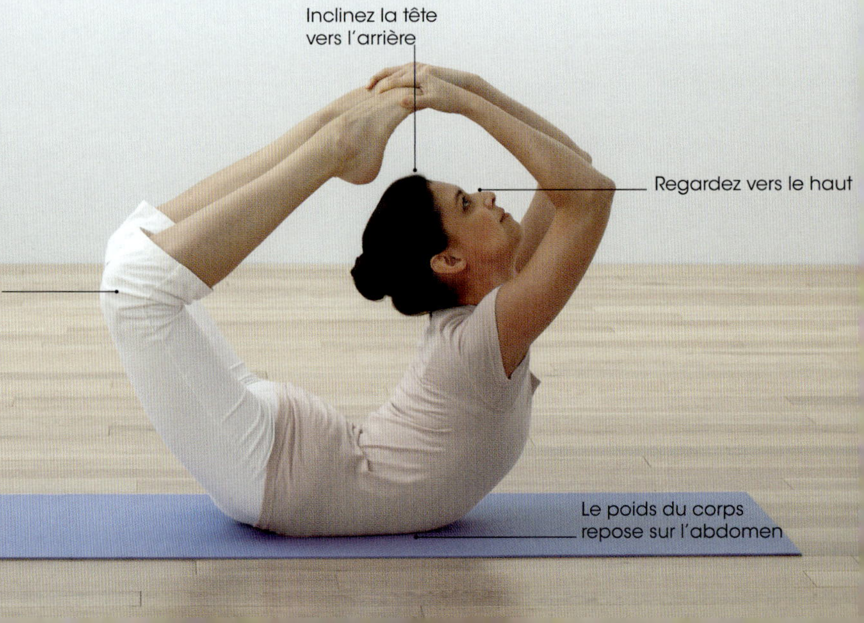
Inclinez la tête vers l'arrière
Regardez vers le haut
Étirez les genoux afin d'aider à monter les pieds
Le poids du corps repose sur l'abdomen

Avec les pieds sur la tête

Avancé

En partant de l'étape 3 de l'arc complet (voir page ci-contre), respirez lentement et régulièrement en continuant à tirer en douceur les pieds jusqu'à ce qu'ils touchent le front. Tenez le temps de quelques respirations, puis expirez, relâchez les pieds, reposez les genoux et le front sur le tapis.

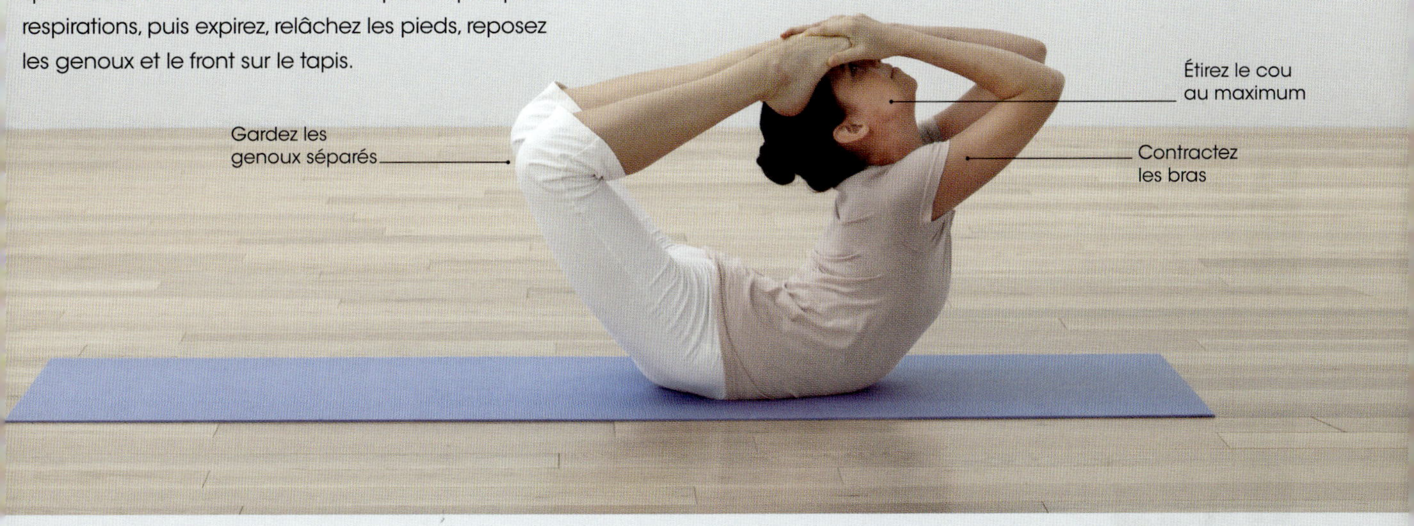
Étirez le cou au maximum
Gardez les genoux séparés
Contractez les bras

Avec les pieds sur les épaules

Avancé

En partant de la posture avec les pieds sur la tête (ci-dessus) et à l'aide d'une respiration lente, essayez de tirer en douceur les pieds vers le sommet de vos épaules. Ce mouvement exige une grande souplesse de la colonne vertébrale et des épaules. Conservez la posture le temps de quelques respirations, puis expirez, relâchez les pieds, abaissez les genoux et le front jusqu'au sol.

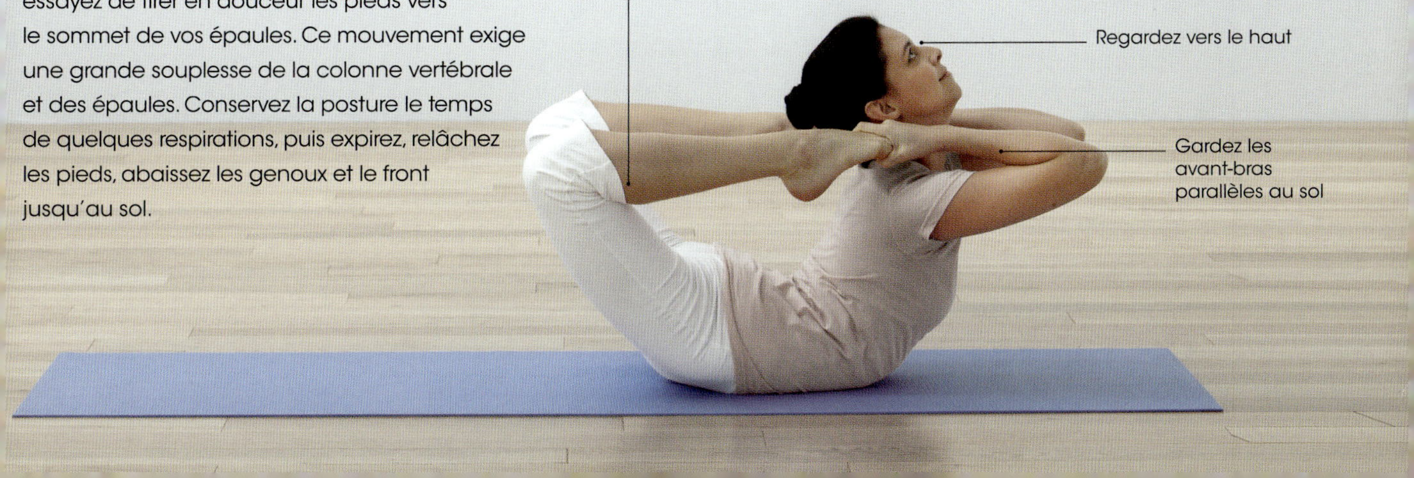
Conservez les mollets parallèles au sol
Regardez vers le haut
Gardez les avant-bras parallèles au sol

La roue

Tous niveaux

La roue exige des muscles forts et extensibles. Si vous arrivez à faire la posture avec une respiration régulière, c'est la preuve de grands progrès. Détendez-vous après sur le dos, genoux pliés (voir p. 189).

Débutant

1 Étendez-vous sur le dos, les genoux pliés, les pieds écartés de la largeur des hanches et posés à plat sur le tapis. Attrapez les chevilles. Pratiquez une respiration profonde et régulière.

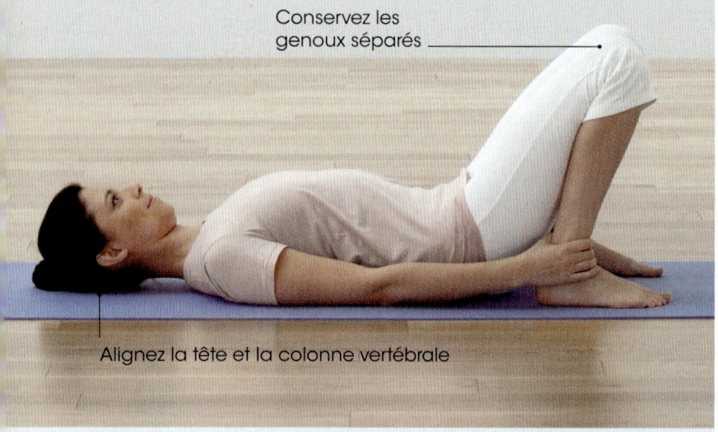
Conservez les genoux séparés
Alignez la tête et la colonne vertébrale

2 Conservez la tête, les épaules et les pieds sur le sol, tout en inspirant et en levant les hanches aussi haut que possible. Tenez le temps de 2 respirations profondes et régulières, puis poursuivez avec l'étape 3 ou abaissez les hanches sur le sol et détendez-vous.

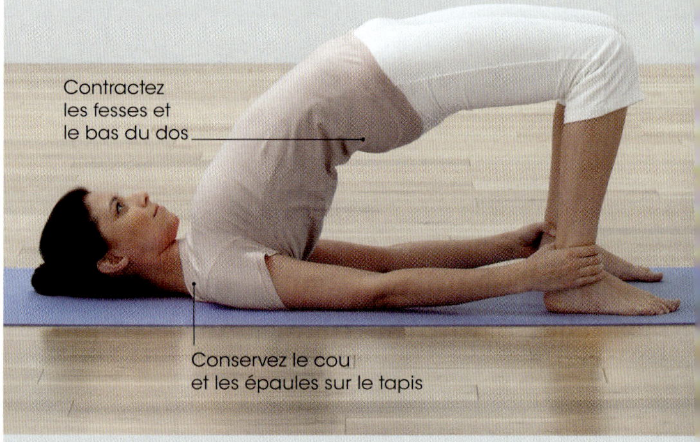
Contractez les fesses et le bas du dos
Conservez le cou et les épaules sur le tapis

Intermédiaire et avancé

3 En maintenant une respiration profonde et régulière, continuez à lever les hanches et placez les mains près des oreilles avec les doigts orientés vers les épaules. Gardez les pieds parallèles.

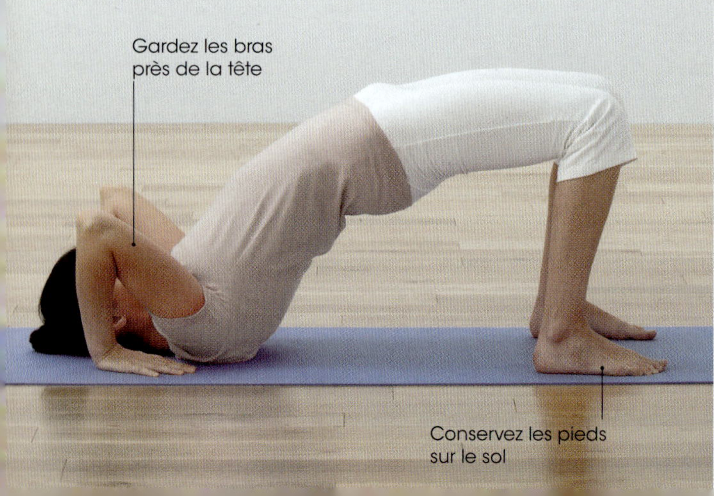
Gardez les bras près de la tête
Conservez les pieds sur le sol

4 Inspirez, poussez sur les mains, soulevez la tête et placez en douceur le sommet du crâne sur le sol. Les coudes doivent être orientés vers l'arrière et les bras sont pliés.

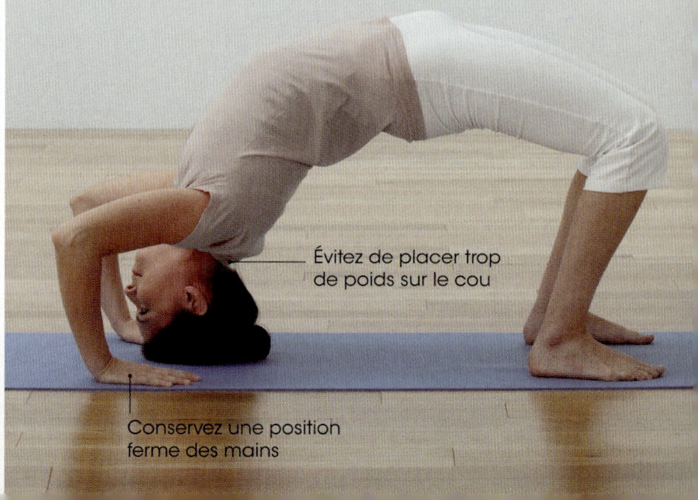
Évitez de placer trop de poids sur le cou
Conservez une position ferme des mains

5 Pour prendre la posture complète, sur l'inspiration suivante tendez les bras pour lever le torse. Si vous avez du mal à tendre les bras, essayez de vous placer sur les orteils et, une fois les bras tendus, reposez les talons. Gardez la posture le temps de quelques respirations, puis quittez-la en pliant les bras et en suivant les étapes 3, 2 et 1 (dans cet ordre). Vous devez quitter la posture avant de ressentir de la fatigue, afin d'avoir encore la force d'abaisser le cou sur le sol en toute sécurité. Refaites la posture 1 à 2 fois supplémentaires.

ERREURS FRÉQUENTES

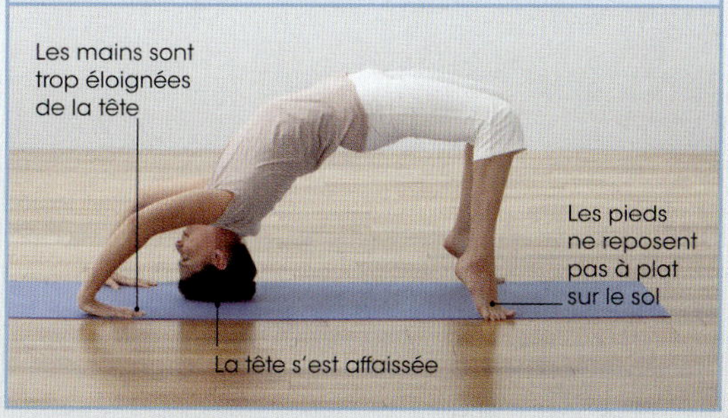
Les mains sont trop éloignées de la tête
Les pieds ne reposent pas à plat sur le sol
La tête s'est affaissée

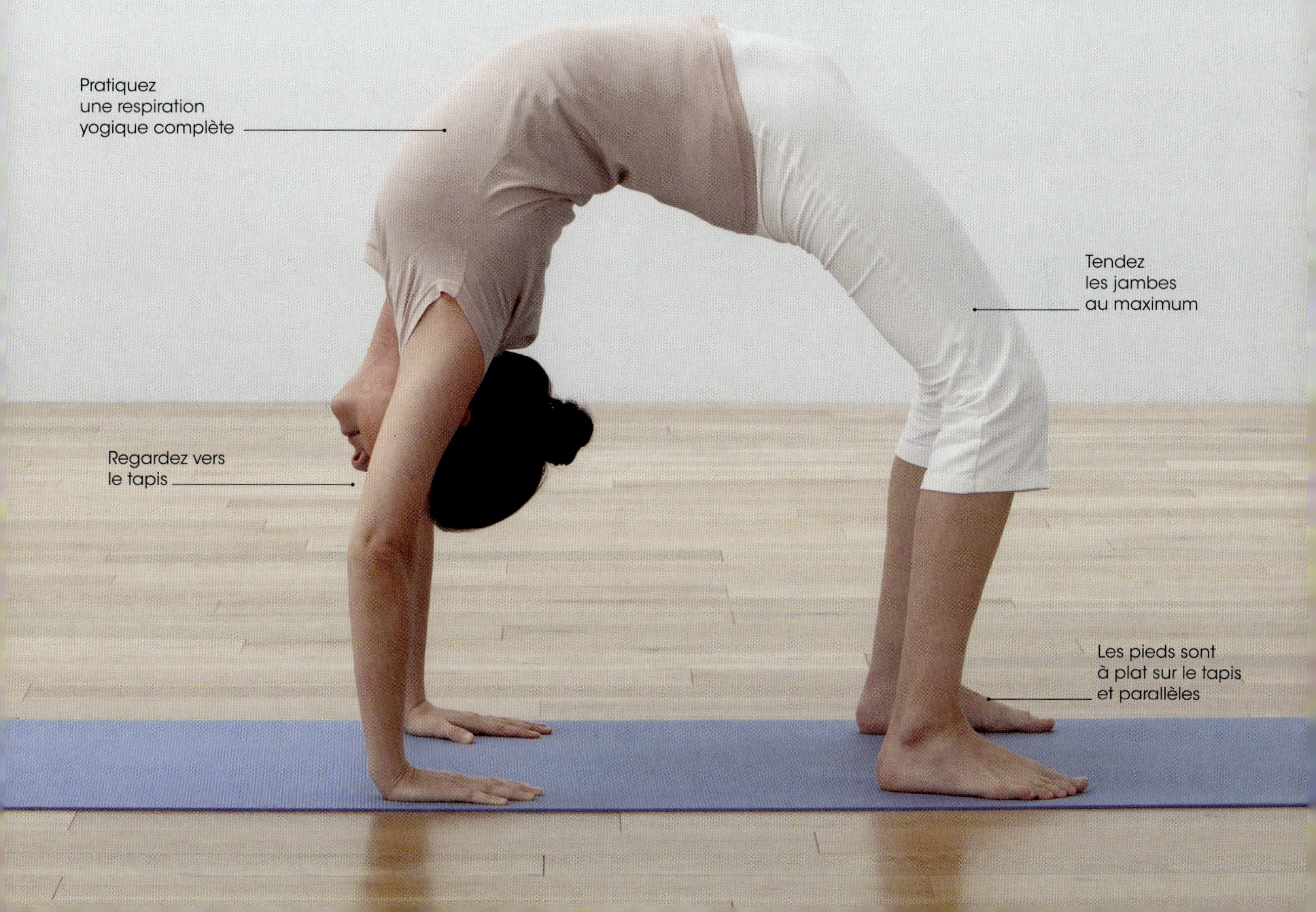
Pratiquez une respiration yogique complète
Regardez vers le tapis
Tendez les jambes au maximum
Les pieds sont à plat sur le tapis et parallèles

La roue
Variations

Il est conseillé de pratiquer ces variations avancées de la roue avec un professeur ou une autre personne, quelqu'un qui pourra fixer vos hanches au cas où vous commenceriez à tomber d'un côté.

Débutez par

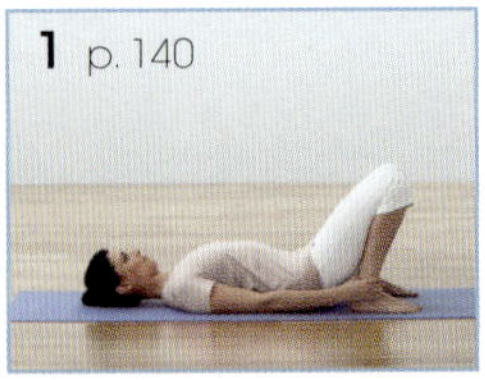
1 p. 140

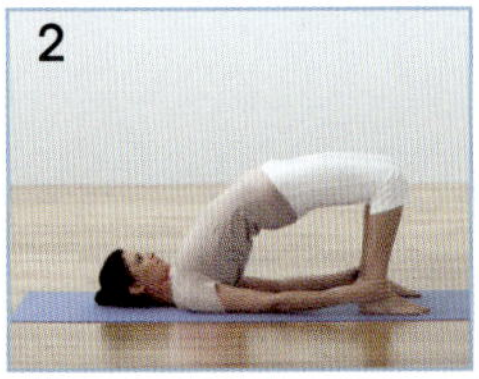
2

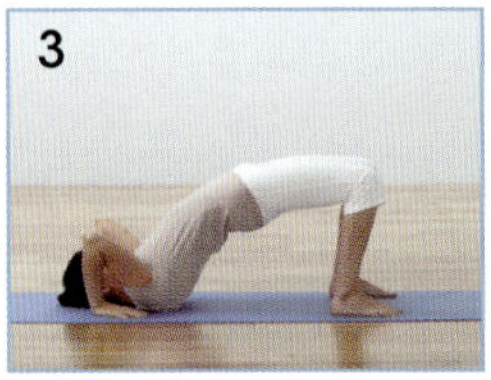
3

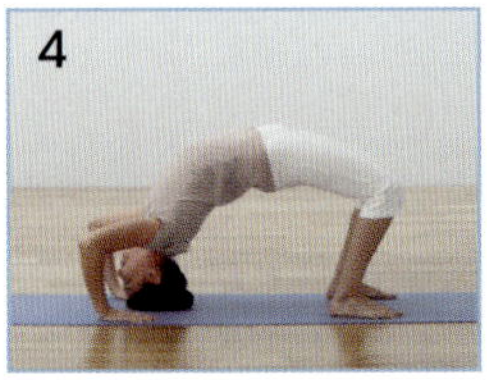
4

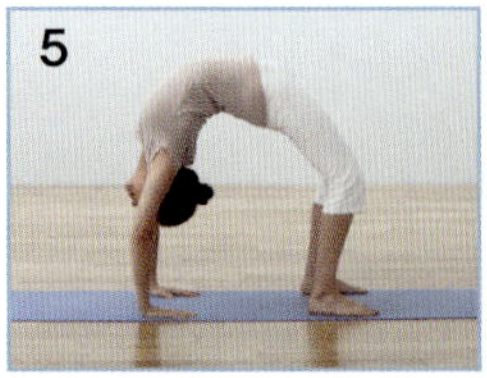
5

Avec une jambe levée
Avancé

En partant de l'étape 5 de la roue, placez le poids du corps sur la jambe droite. Sur une inspiration, levez la jambe gauche. Retenez le souffle, puis reposez la jambe sur le sol dans l'expiration. Reprenez de l'autre côté, puis poursuivez dans la roue avec un bras ou quittez la posture en pliant les bras et en reprenant les étapes 3, 2 et 1 de la roue, dans cet ordre.

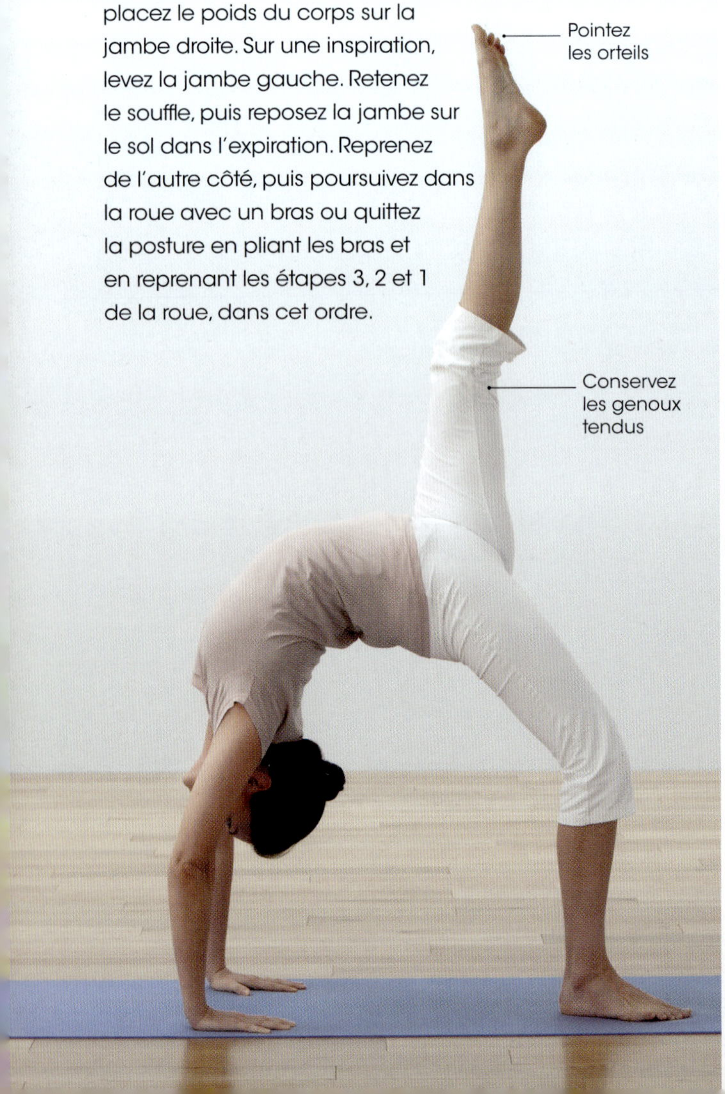
Pointez les orteils
Conservez les genoux tendus

Avec un bras
Avancé

En partant de l'étape 5 de la roue, déplacez le poids du corps sur le bras gauche. Inspirez et levez le bras droit avant de le placer sur la cuisse droite, les doigts tournés vers l'intérieur de la cuisse. Retenez le souffle pendant quelques secondes puis, sur une expiration, replacez le bras droit sur le sol. Reprenez de l'autre côté puis quittez la posture en pliant les bras et en reprenant les étapes 3, 2 et 1 de la roue, dans cet ordre.

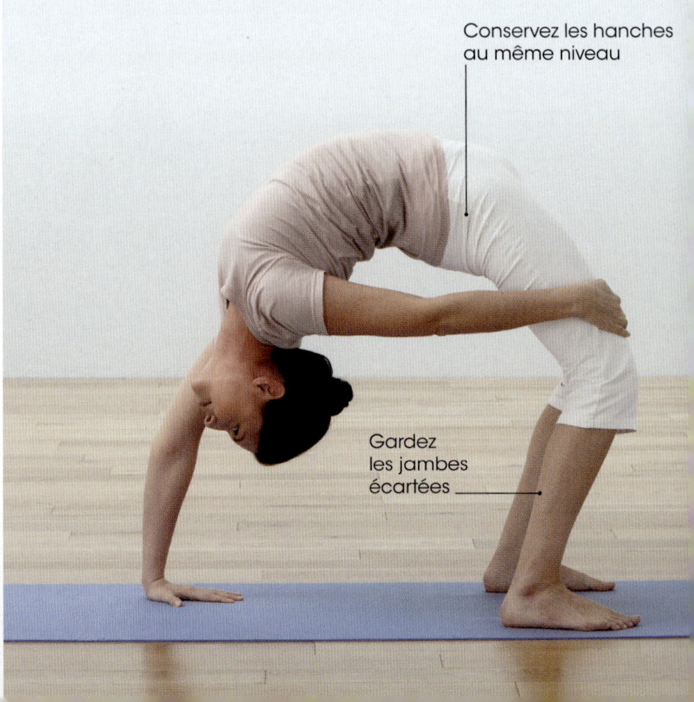
Conservez les hanches au même niveau
Gardez les jambes écartées

La roue complète en partant de la position debout

Avancé

1 Placez-vous à l'avant du tapis, les jambes écartées de 50 cm environ et les pieds légèrement orientés vers l'extérieur. Placez les mains en position de prière devant la poitrine (voir p. 50).

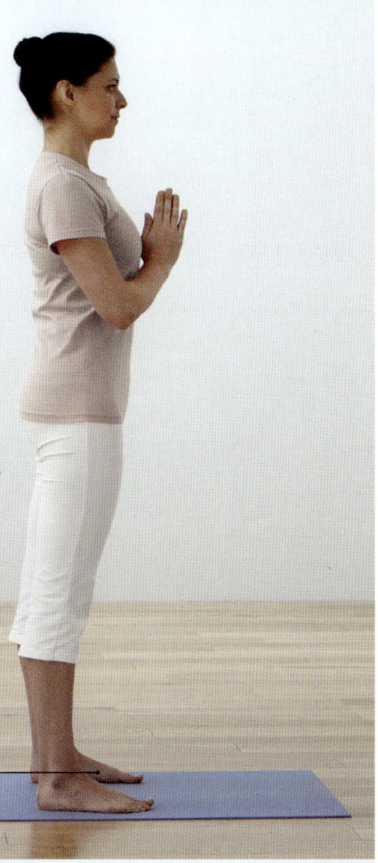
Répartissez le poids du corps de façon égale sur les deux pieds

2 Inspirez et levez les bras au-dessus de la tête. Inclinez la tête vers l'arrière et entamez une flexion arrière en conservant les bras tendus.

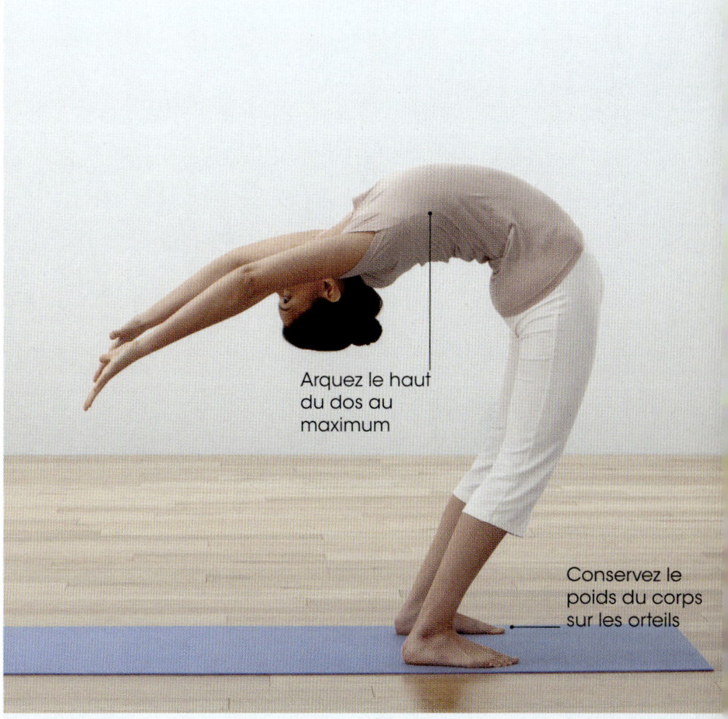
Arquez le haut du dos au maximum
Conservez le poids du corps sur les orteils

3 Pliez légèrement les genoux et poursuivez la flexion arrière en rapprochant les bras du sol. Retenez le souffle et gardez l'équilibre en déplaçant le poids du corps le plus possible vers l'avant.

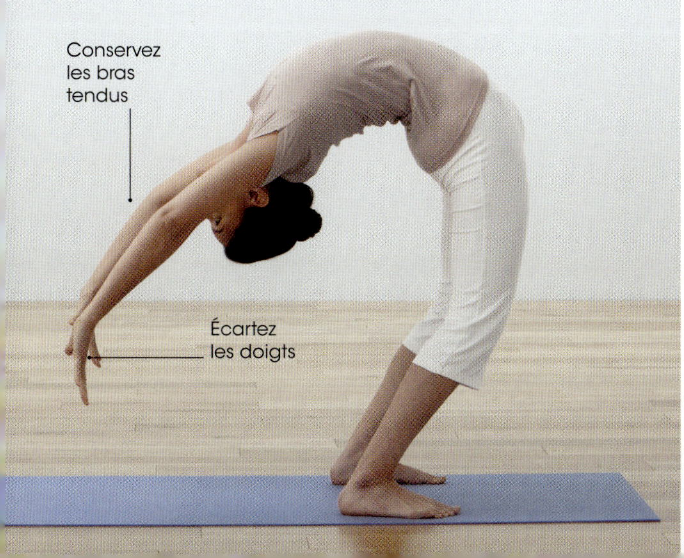
Conservez les bras tendus
Écartez les doigts

4 Lorsque vous approchez du sol, laissez le poids du corps passer en douceur sur vos bras. Quand les mains touchent le sol, pliez un peu les coudes pour protéger les poignets. Prenez quelques respirations, puis revenez à l'étape 1 en inspirant et en passant rapidement le poids du corps vers l'avant. Ou bien, pliez les coudes et revenez en reprenant les étapes 3, 2 et 1 de la roue.

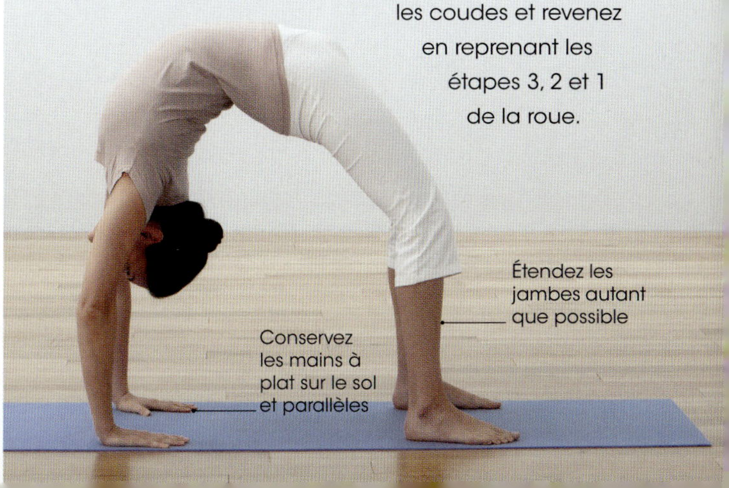
Étendez les jambes autant que possible
Conservez les mains à plat sur le sol et parallèles

9 La demi-torsion vertébrale
Ardha Matsyendrasana

La rotation latérale est importante pour que la colonne vertébrale acquière une vraie souplesse. Ces *asanas* font travailler la rotation des vertèbres et de l'articulation de la hanche. Faites-les suivre de la posture de l'enfant (voir p. 191) comme contre-posture pour vous détendre. Cette posture doit son nom sanskrit au grand sage yogi Matsyendranath.

BIENFAITS

PHYSIQUES

• Participe à l'amélioration de la souplesse de la colonne vertébrale.
• Aide à renforcer les racines des nerfs spinaux.
• Contribue à la dynamisation du système gastro-intestinal.
• Dynamise le fonctionnement du gros intestin.
• Améliore l'appétit.

MENTAUX ET PSYCHIQUES

• Les torsions et les rotations de la colonne vertébrale ne font pas partie des mouvements effectués dans la vie quotidienne. En explorant ce mouvement insolite, l'esprit se fait plus flexible et adaptable.

La demi-torsion vertébrale
Débutant

1 Asseyez-vous les jambes tendues devant vous et placez les bras dans le dos. Les paumes des mains reposent sur le sol avec les doigts orientés vers l'arrière. Adoptez une respiration abdominale régulière.

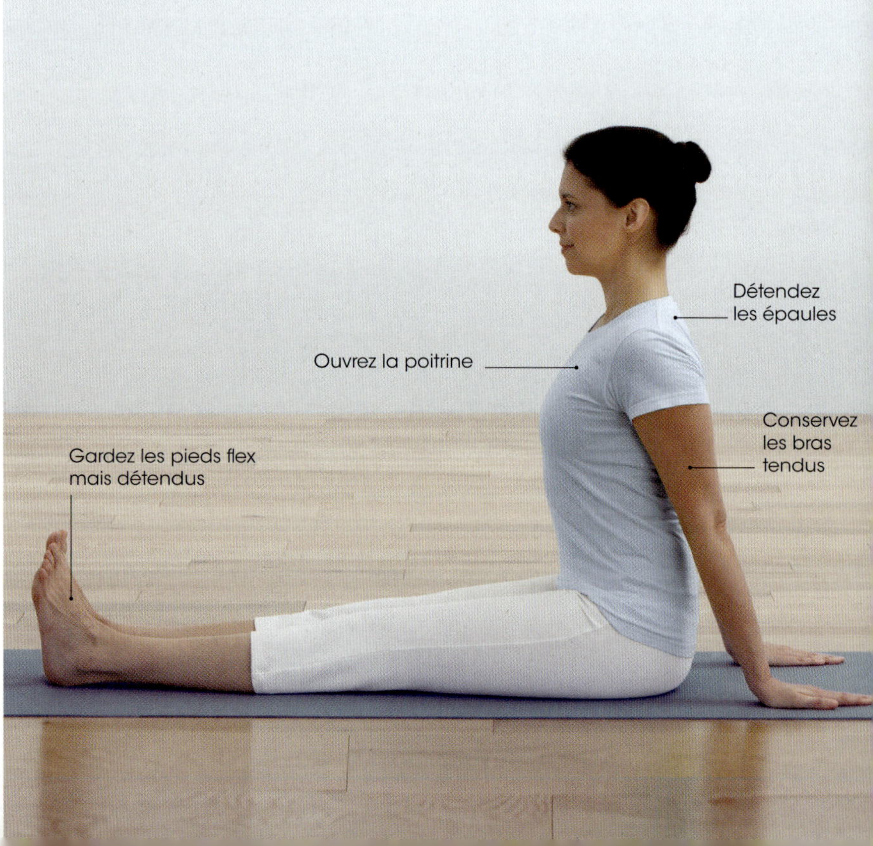
Détendez les épaules
Ouvrez la poitrine
Conservez les bras tendus
Gardez les pieds flex mais détendus

2 Placez le pied gauche à plat sur le tapis à l'extérieur du mollet droit. Inspirez et levez le bras droit.

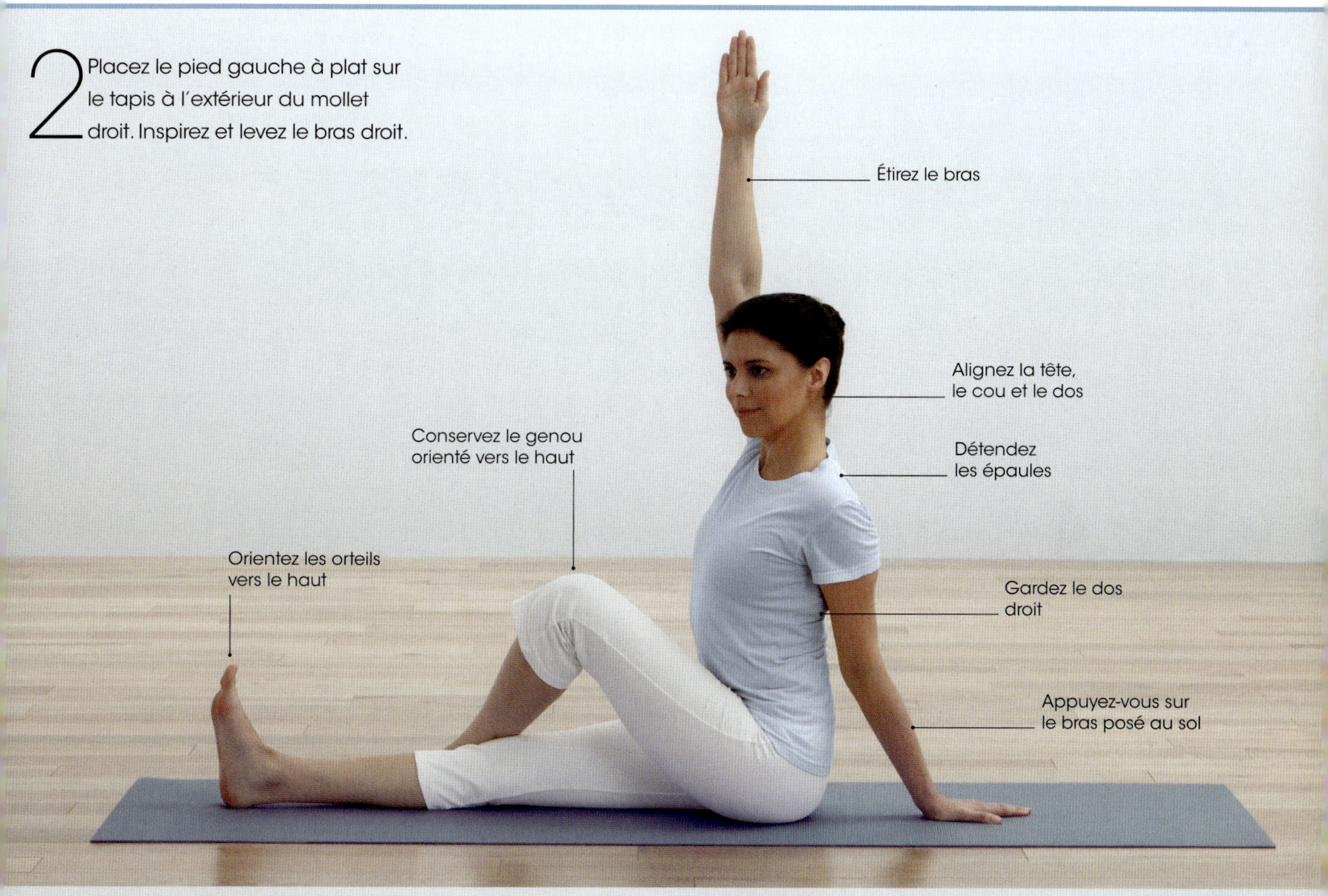
Étirez le bras
Alignez la tête, le cou et le dos
Conservez le genou orienté vers le haut
Détendez les épaules
Orientez les orteils vers le haut
Gardez le dos droit
Appuyez-vous sur le bras posé au sol

3 Pour prendre la posture complète, expirez et placez le bras droit sur le sol, contre l'extérieur de la jambe gauche. Attrapez la plante du pied gauche ou la cheville. Tournez la poitrine, la tête et les yeux vers la gauche. Respirez lentement avec le ventre. Gardez la posture 1 minute maximum. Relâchez doucement la tête en premier, puis la colonne vertébrale. Reprenez de l'autre côté.

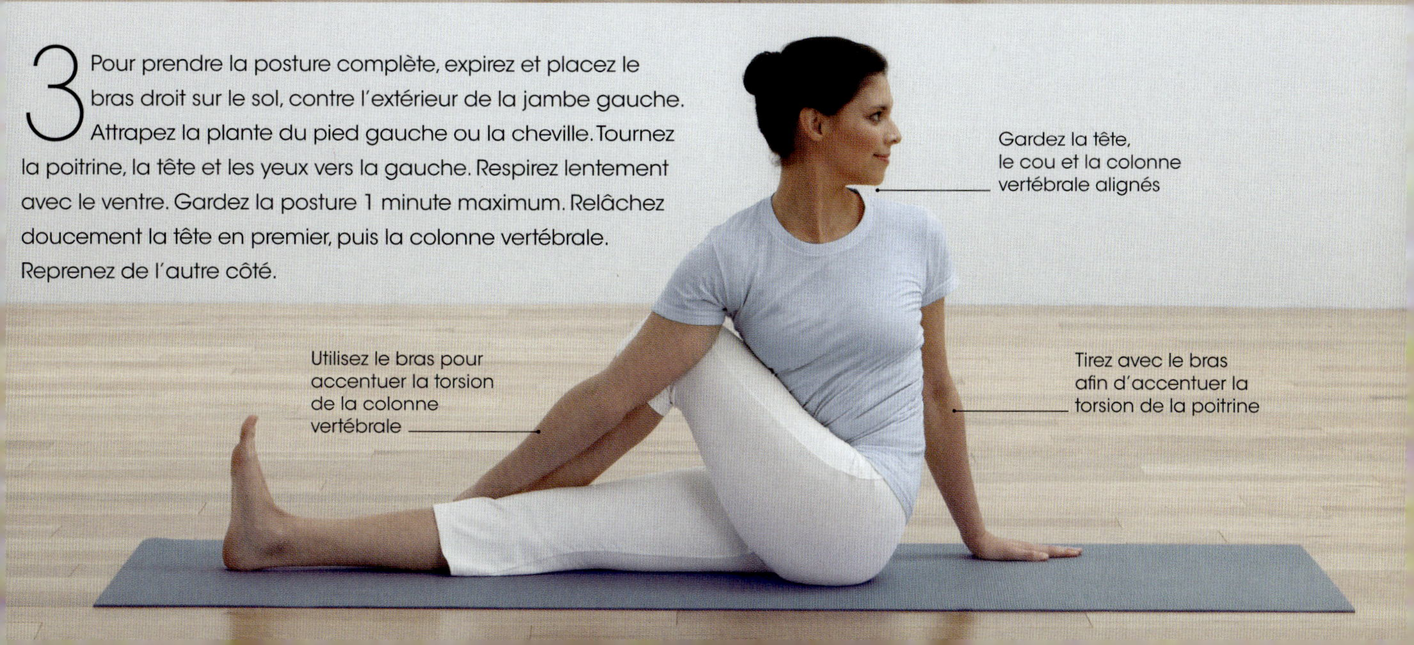
Gardez la tête, le cou et la colonne vertébrale alignés
Utilisez le bras pour accentuer la torsion de la colonne vertébrale
Tirez avec le bras afin d'accentuer la torsion de la poitrine

La demi-torsion vertébrale

Intermédiaire et avancé

Les torsions de la région lombaire sont difficiles : il faut faire une rotation des zones cervicale et thoracique de la colonne. Pour plus d'efficacité, gardez la poitrine ouverte et le cou droit.

1 Commencez par vous asseoir sur les talons en plaçant les paumes des mains sur les cuisses.

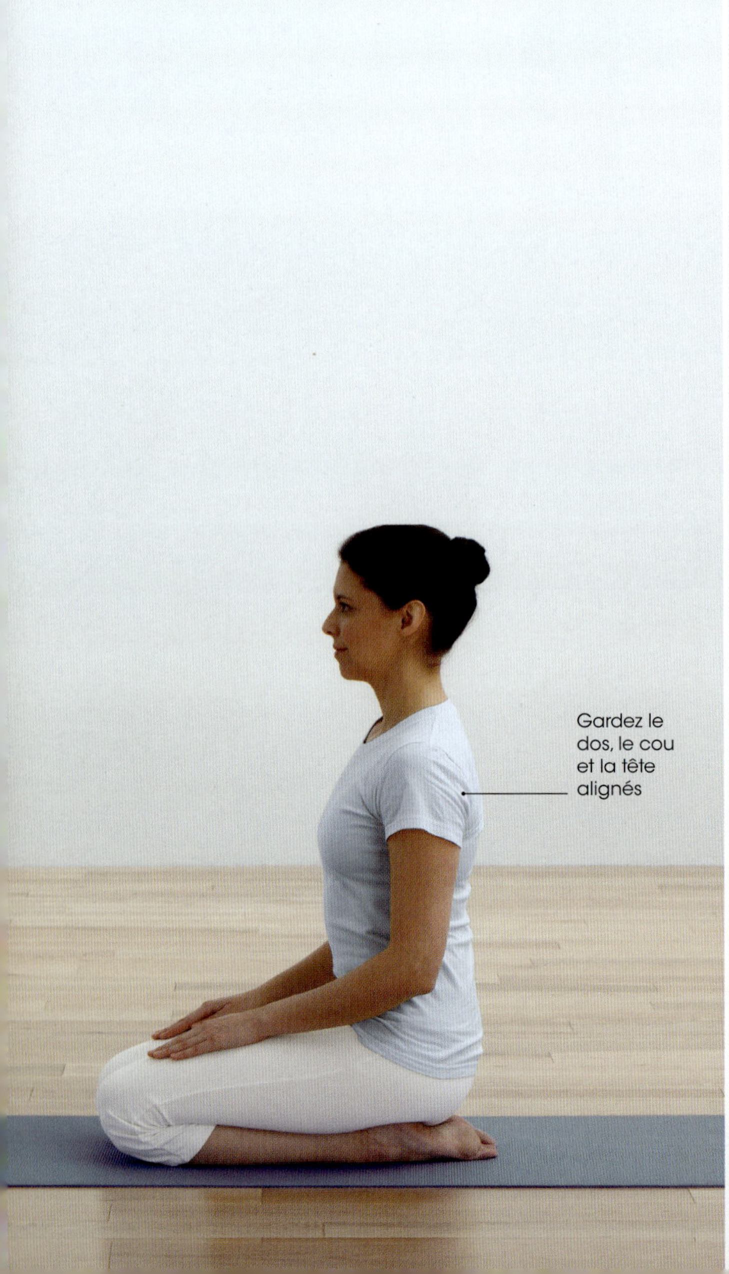
Gardez le dos, le cou et la tête alignés

2 Tout en conservant les paumes sur les cuisses, asseyez-vous à droite des pieds, avec les fesses bien placées sur le sol.

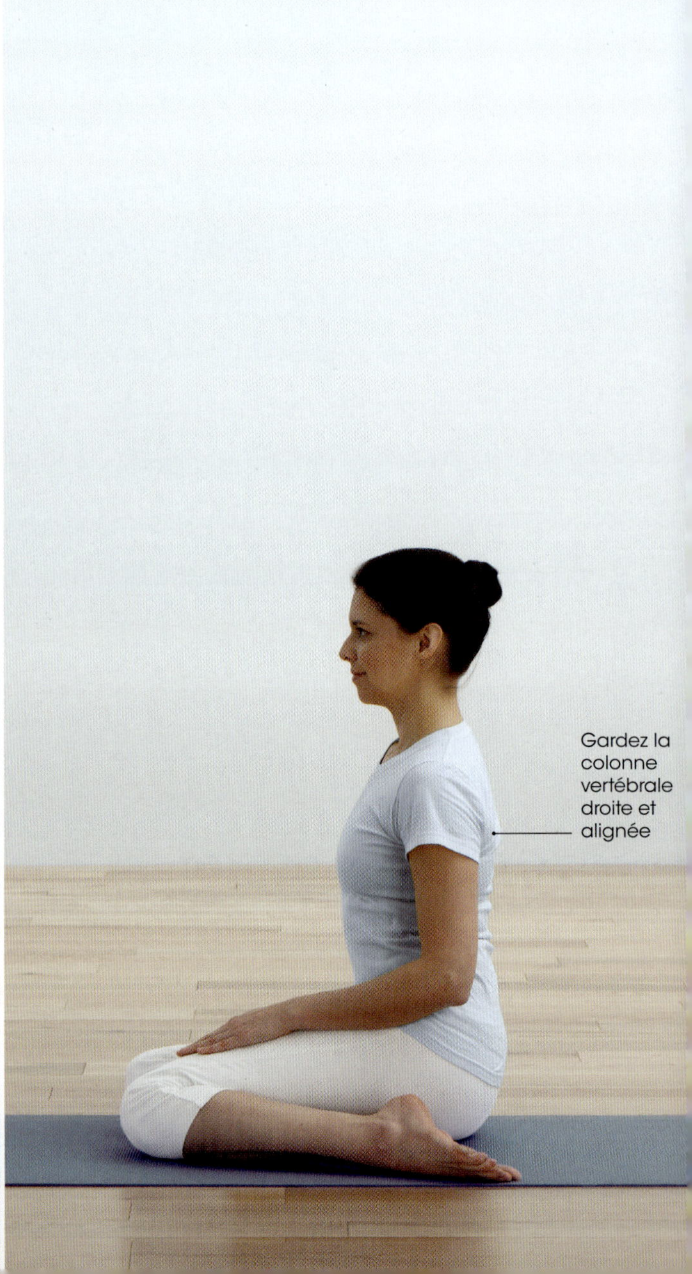
Gardez la colonne vertébrale droite et alignée

3 Passez le pied gauche par-dessus la cuisse droite, le pied repose à plat près du genou. Le poids du corps repose sur le bras gauche placé dans le dos. Inspirez et levez le bras droit.

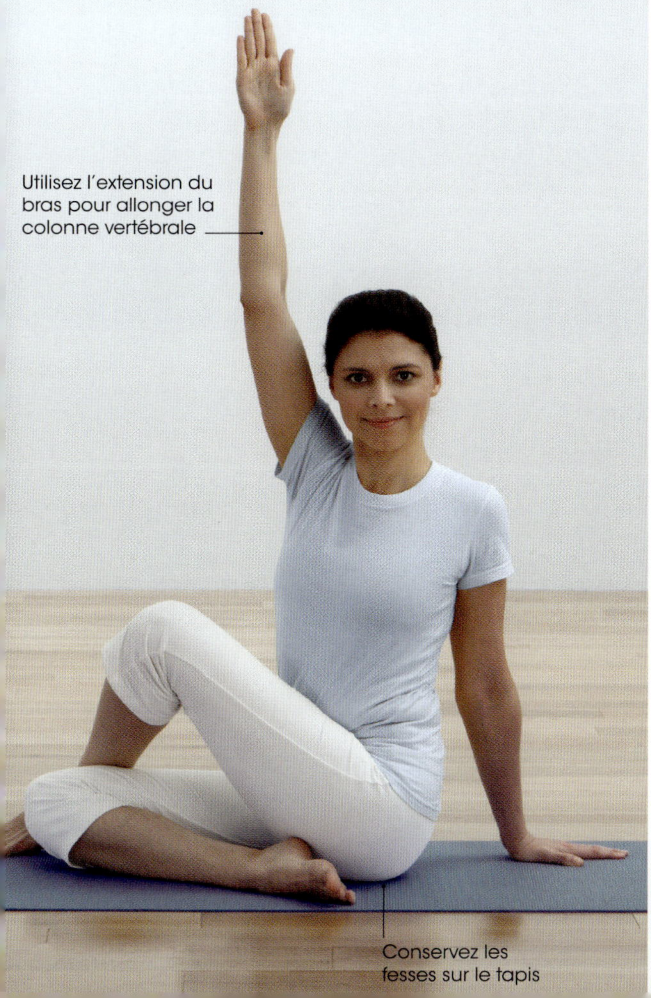
Utilisez l'extension du bras pour allonger la colonne vertébrale
Conservez les fesses sur le tapis

4 Pour prendre la posture complète, expirez, baissez le bras droit et faites en sorte qu'il pousse l'extérieur du genou gauche tandis que vous essayez d'attraper la plante du pied gauche ou la cheville gauche. Tournez la poitrine, la tête et les yeux vers la gauche. Respirez lentement avec le ventre. Gardez la posture 1 minute au maximum. Relâchez doucement en commençant par la tête, puis la colonne vertébrale. Reprenez de l'autre côté, puis pratiquez les variations (voir pp. 148-149) ou détendez-vous.

ERREURS FRÉQUENTES

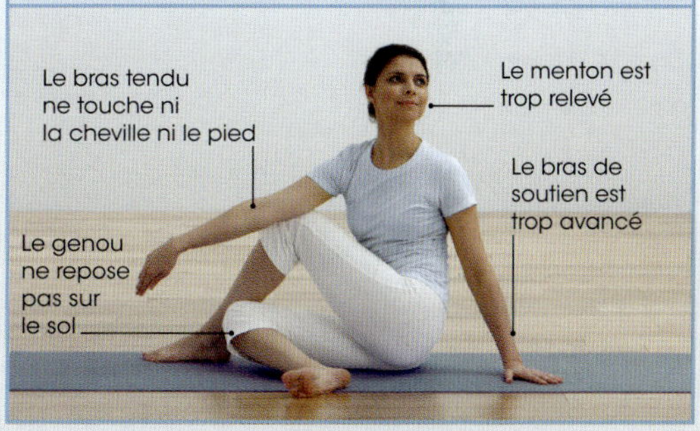
Le bras tendu ne touche ni la cheville ni le pied
Le menton est trop relevé
Le bras de soutien est trop avancé
Le genou ne repose pas sur le sol

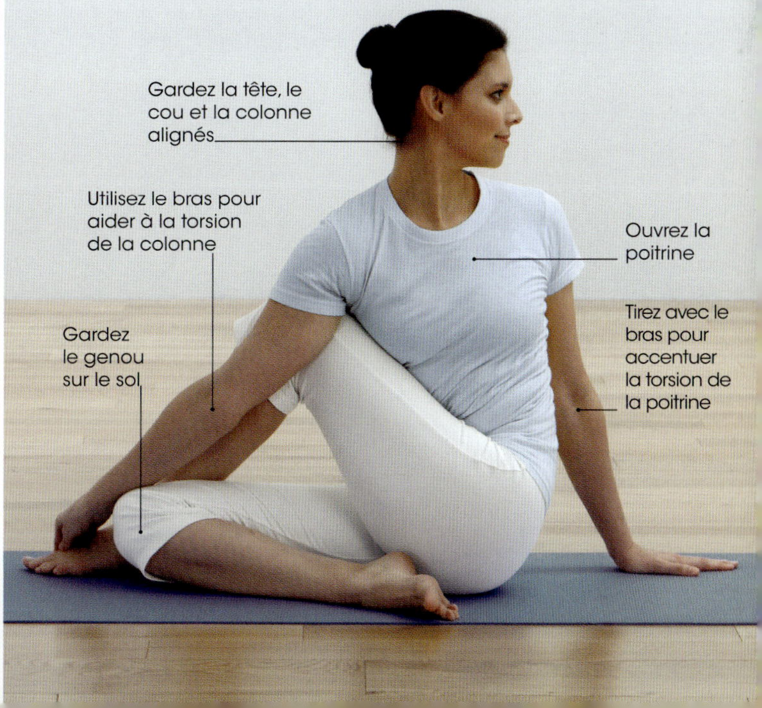
Gardez la tête, le cou et la colonne alignés
Utilisez le bras pour aider à la torsion de la colonne
Ouvrez la poitrine
Tirez avec le bras pour accentuer la torsion de la poitrine
Gardez le genou sur le sol

La demi-torsion vertébrale
Variations

Ces variations accentuent la torsion de la colonne vertébrale tout en étirant les muscles abducteurs des cuisses. Ne les pratiquez que si vous parvenez à garder l'alignement du dos, du cou et de la tête.

Débutez par

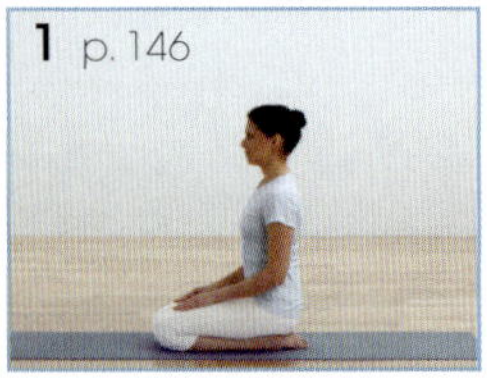
1 p. 146

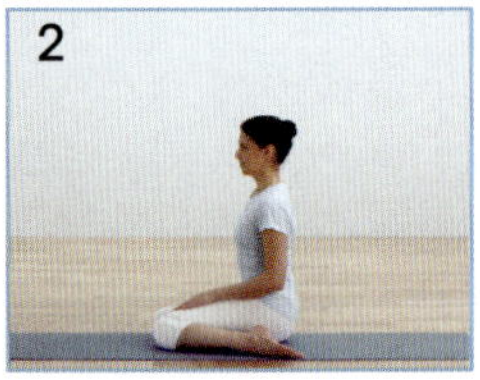
2

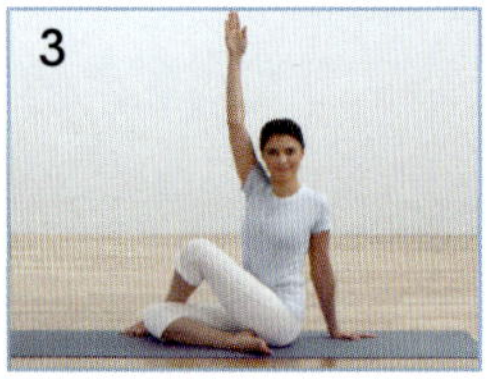
3

Avec le poignet
Avancé

En partant de l'étape 3 de la demi-torsion vertébrale, placez le bras droit dans l'espace entre le genou gauche et la jambe droite et attrapez la main ou le poignet gauche. Accompagnez la posture d'une respiration abdominale lente pendant 2 minutes maximum. Répétez de l'autre côté.

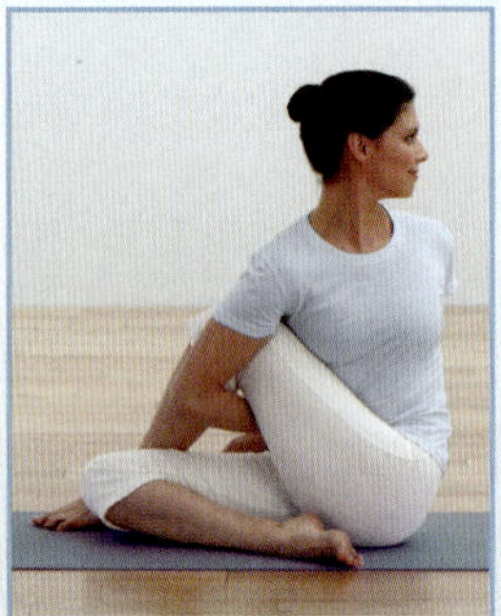

Vue de face Cette vue montre bien l'ouverture totale de la poitrine dans cette posture.

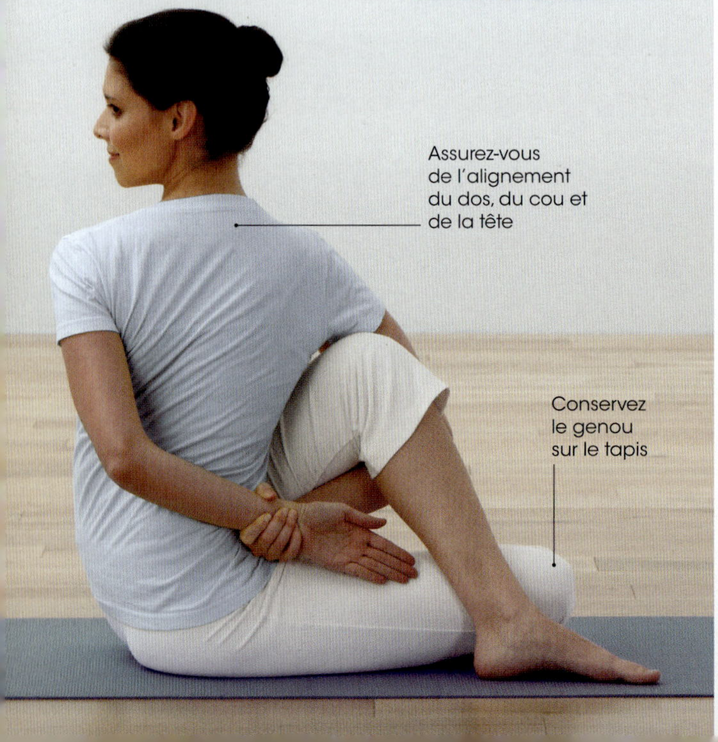
Assurez-vous de l'alignement du dos, du cou et de la tête
Conservez le genou sur le tapis

Avec la cheville
Avancé

En partant de la demi-torsion vertébrale avec le poignet (voir à gauche), rapprochez le pied gauche de la hanche. Placez le bras gauche dans le dos et tentez d'attraper la cheville gauche. Maintenez le genou droit avec la main droite, en vous servant du bras droit comme d'un levier pour vous aider à effectuer la torsion vers la gauche. Pratiquez une respiration lente et tenez la posture 2 minutes au maximum. Reprenez de l'autre côté.

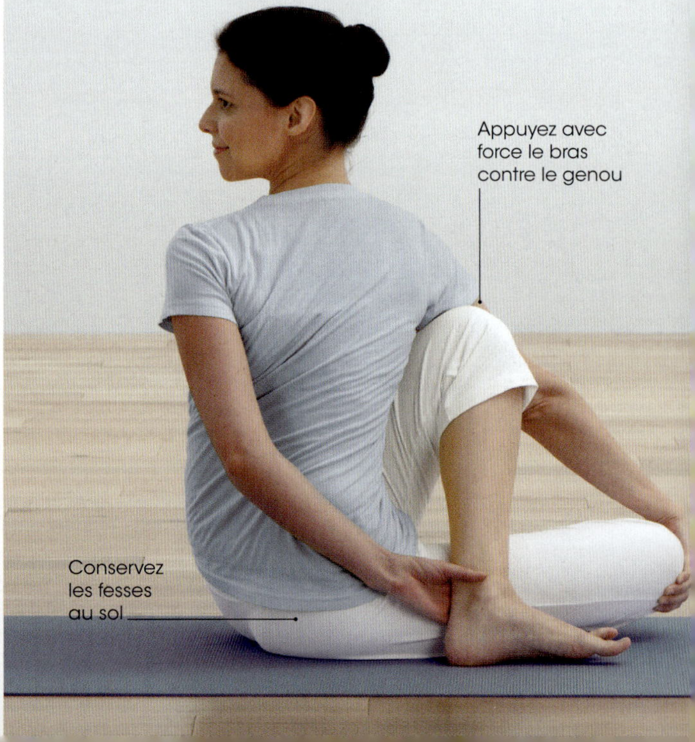
Appuyez avec force le bras contre le genou
Conservez les fesses au sol

Débutez par

1 p. 114

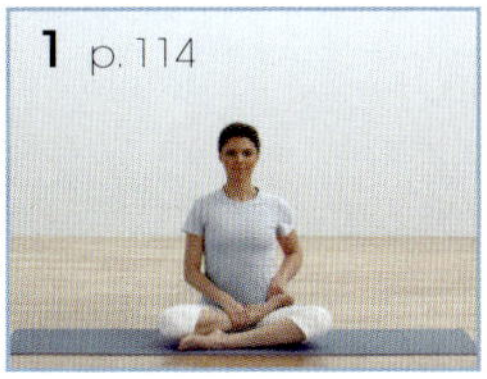

2

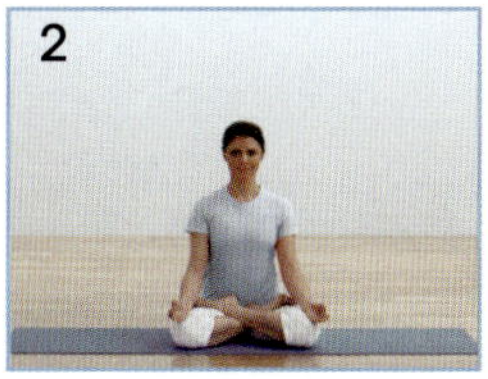

La torsion vertébrale complète

Avancé

Voici la torsion vertébrale complète ou *Purna Matsyendrasana*. En partant de l'étape 2 de la posture du lotus, placez la jambe gauche à l'extérieur du genou droit et attrapez le pied gauche avec la main droite. Conservez le bras gauche dans le dos. Tournez la tête vers la gauche et regardez par-dessus votre épaule gauche. Gardez la posture 1 minute maximum en pratiquant une respiration régulière. Relâchez doucement en commençant par la tête, puis la colonne vertébrale. Reprenez de l'autre côté.

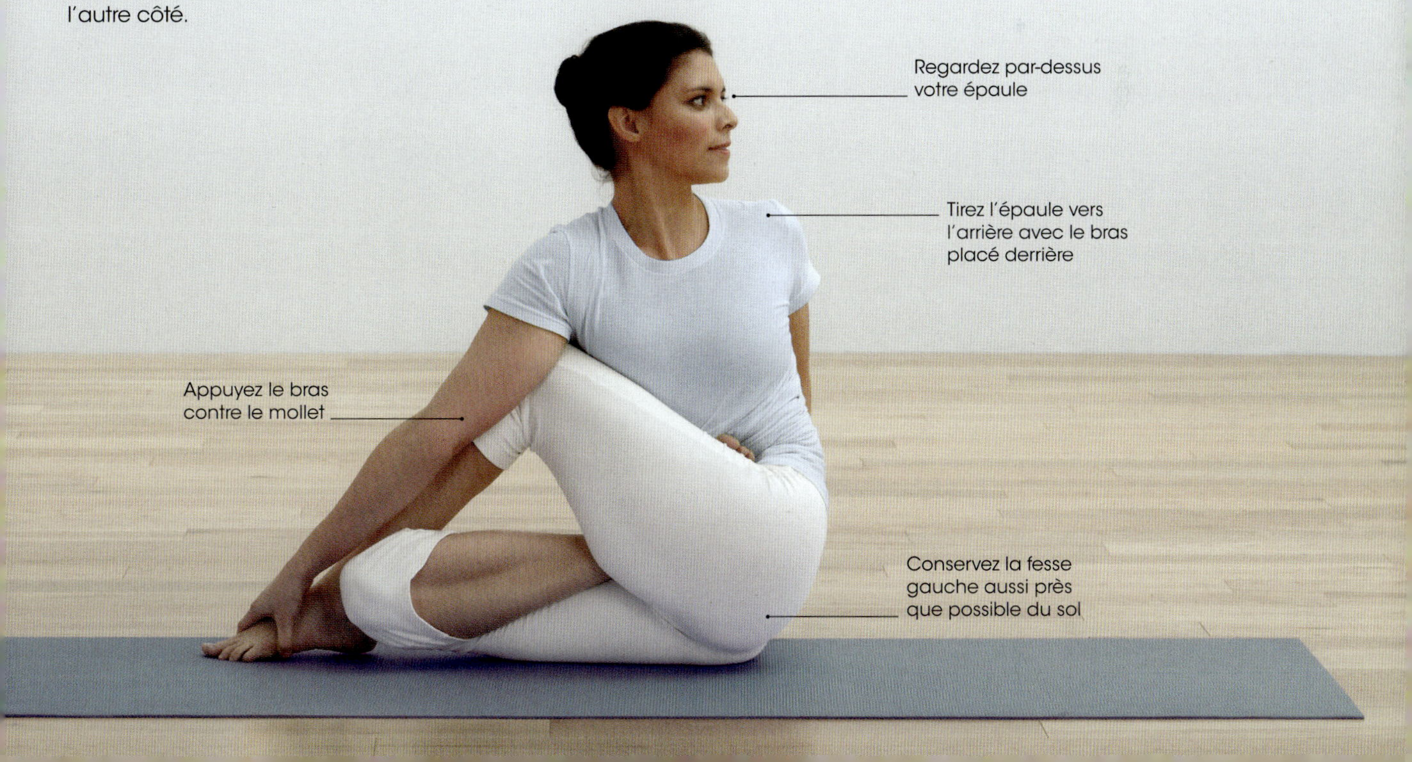
Regardez par-dessus votre épaule
Tirez l'épaule vers l'arrière avec le bras placé derrière
Appuyez le bras contre le mollet
Conservez la fesse gauche aussi près que possible du sol

10a Le corbeau *Kakasana*

Le renforcement des bras et de la ceinture scapulaire est dans tous les programmes de renforcement musculaire. Au lieu d'utiliser des poids, les yogis ont mis au point des postures d'équilibre : le poids du corps se déplace du bas du corps jusqu'au haut du corps. Finissez avec la posture de l'enfant (voir p. 191).

BIENFAITS

PHYSIQUES

- Contribue au renforcement et à la souplesse des poignets.
- Renforce les triceps.
- Renforce les muscles des épaules.
- Les différentes variations accentuent encore le renforcement des jambes, des hanches et du dos.

MENTAUX ET PSYCHIQUES

- Lorsque vous pratiquez cette posture, vous devez évaluer la quantité de poids de corps à placer sur les bras et les mains. S'il y en a trop peu, vous ne parviendrez pas à soulever les jambes du sol. Après une période de tentatives et d'hésitations, c'est un mouvement déterminé et effectué dans la concentration qui vous permettra de réaliser la posture. Le corbeau aide à développer votre détermination ainsi que vos pouvoirs de concentration.

Le corbeau
Débutant

1 Accroupissez-vous avec les jambes et les pieds séparés. Placez les épaules devant les genoux et les paumes sur le sol devant vous. Conservez les bras légèrement fléchis et placez correctement les mains et les coudes pour cette posture (voir encadré, ci-contre). Respirez lentement et régulièrement.

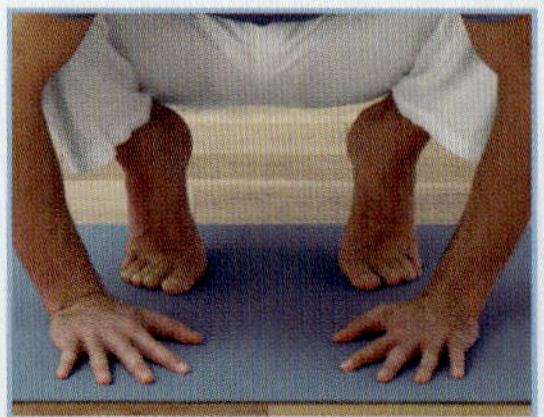

Les mains et les coudes Écartez les doigts, tournez les poignets vers l'intérieur et pliez les coudes vers l'extérieur.

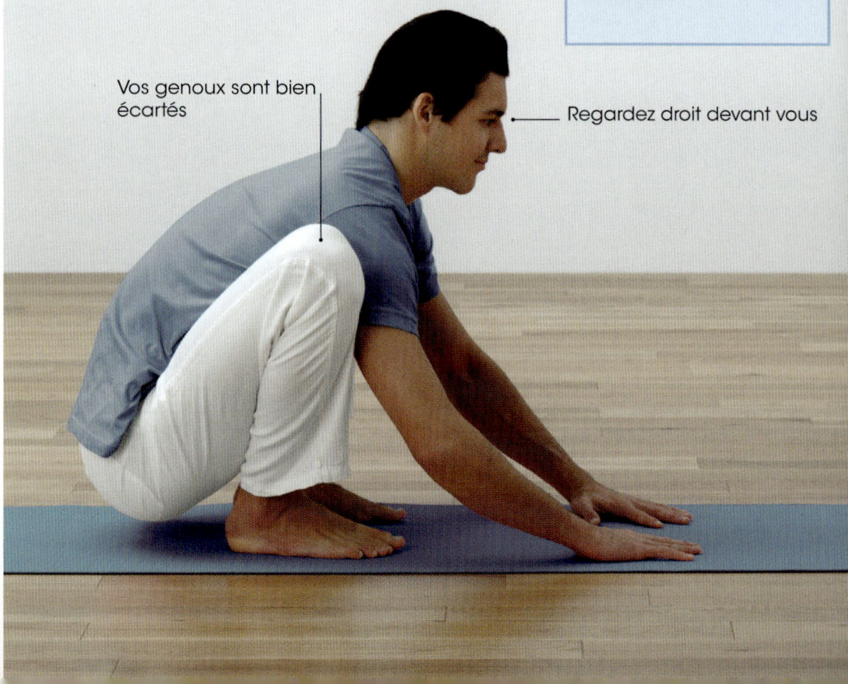

2 Placez-vous sur les orteils, en levant les hanches et en conservant les genoux bien appuyés contre les bras. Continuez à utiliser une respiration abdominale régulière.

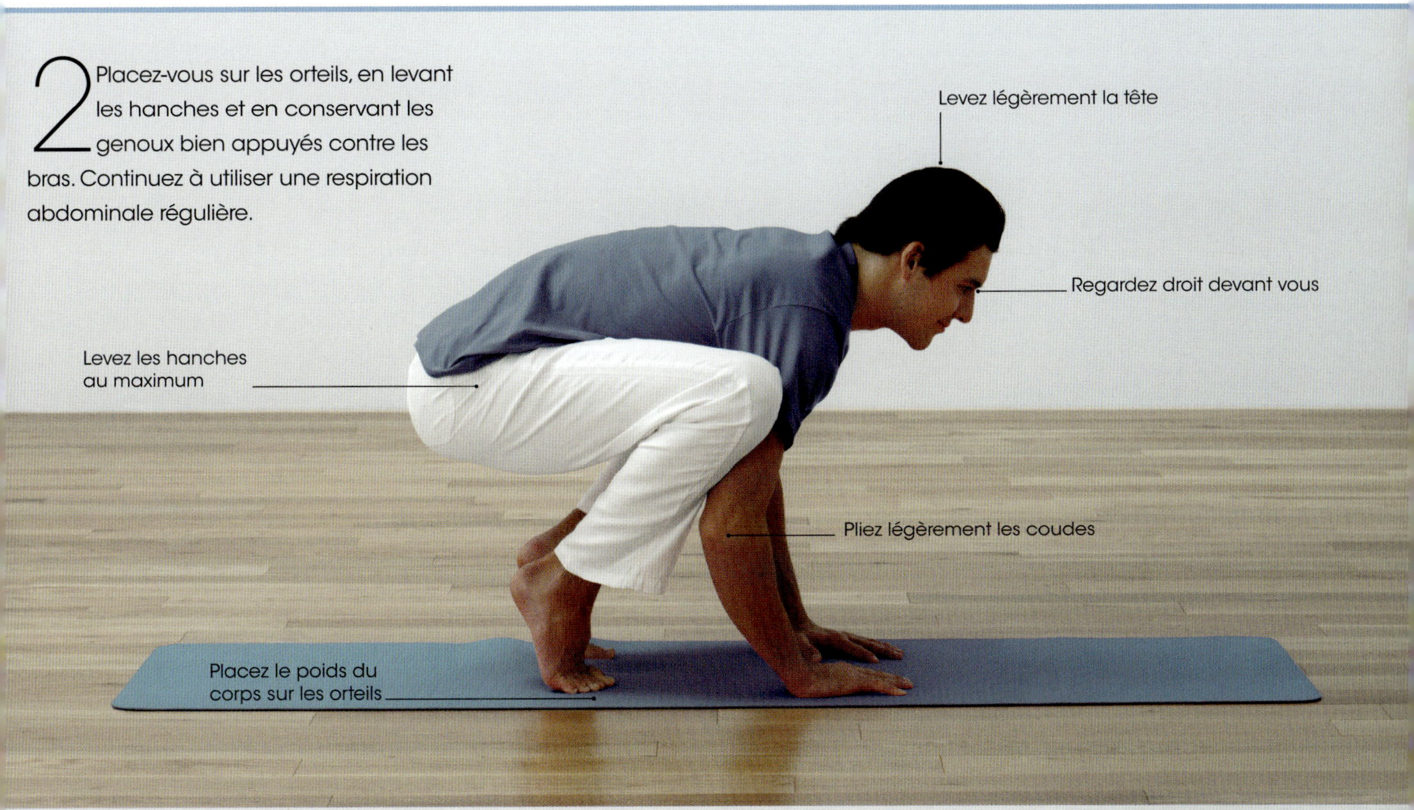
Levez légèrement la tête
Regardez droit devant vous
Levez les hanches au maximum
Pliez légèrement les coudes
Placez le poids du corps sur les orteils

3 En prenant des respirations plus profondes, concentrez-vous sur un point devant vous et avancez lentement en déplaçant le poids du corps depuis les pieds jusqu'aux poignets. Les coudes doivent être légèrement pliés et les genoux reposer sur les bras. Poursuivez dans l'étape 4 ou tenez la posture quelques instants, avant d'expirer et de revenir en position accroupie.

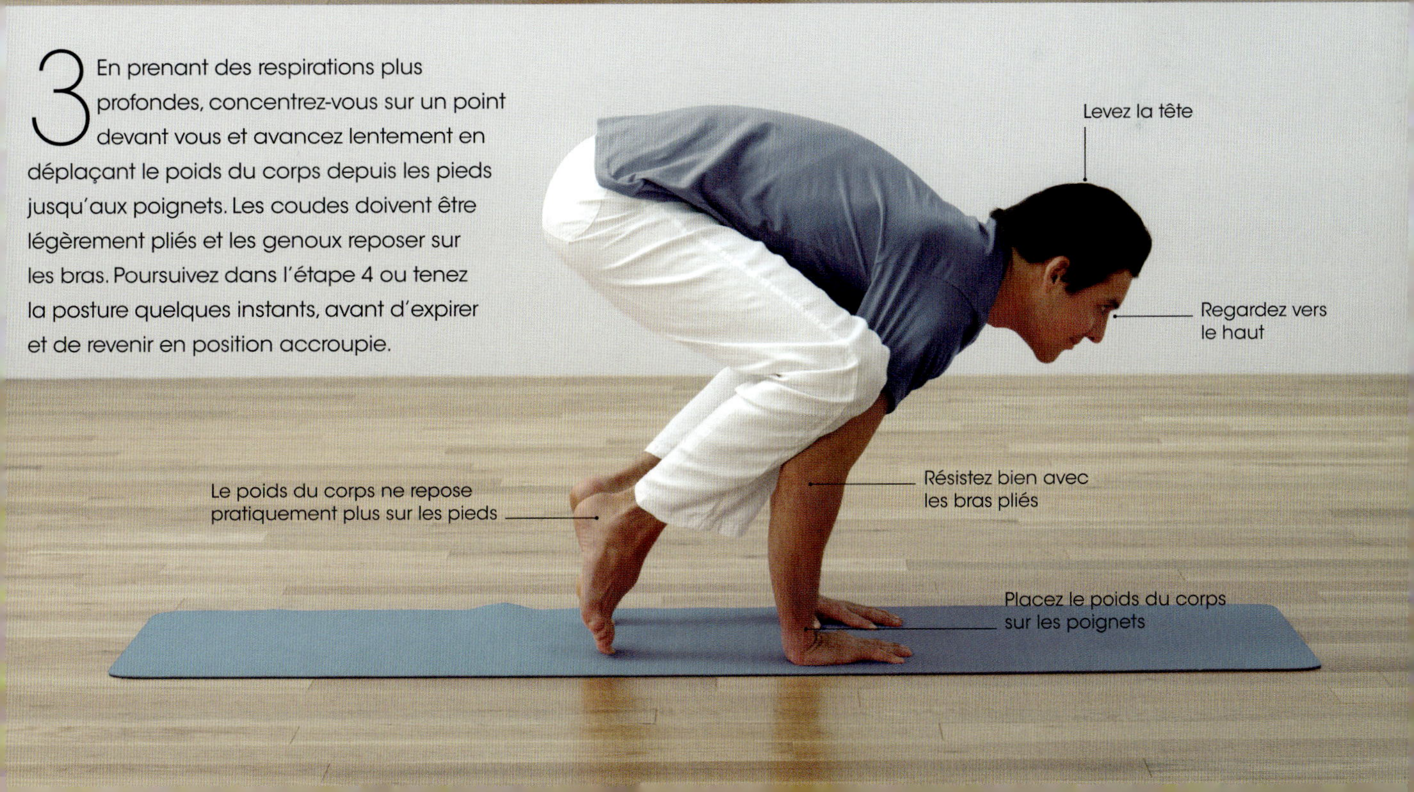
Levez la tête
Regardez vers le haut
Le poids du corps ne repose pratiquement plus sur les pieds
Résistez bien avec les bras pliés
Placez le poids du corps sur les poignets

Le corbeau
Intermédiaire et avancé

Les variations du corbeau sont plus faciles à réaliser qu'il n'y paraît. Il faut juste une base très solide pour soutenir le poids des jambes. Le corbeau latéral fait travailler les équilibres latéraux.

Débutez par

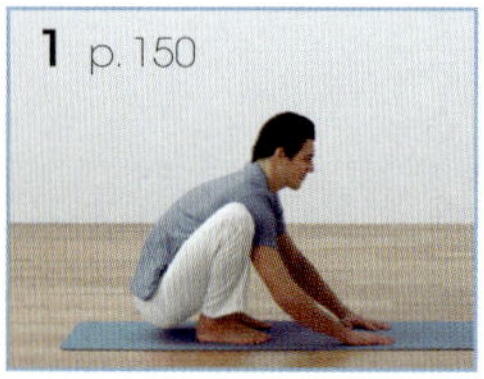
1 p. 150

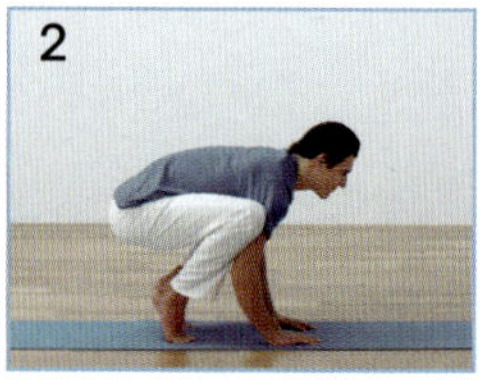
2

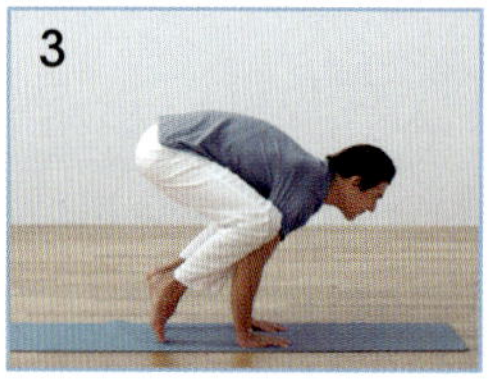
3

4 Si vos poignets sont suffisamment forts, vous pouvez passer à la posture complète. En partant de l'étape 3 du corbeau, retenez le souffle et avancez lentement le poids du corps vers l'avant jusqu'à ce que vos pieds se soulèvent du sol. Conservez l'équilibre pendant quelques instants avant d'expirer et de revenir à l'étape 2. Une fois que vous êtes capable de faire la posture complète, conservez-la 30 secondes au maximum, accompagnée d'une respiration régulière.

ERREURS FRÉQUENTES

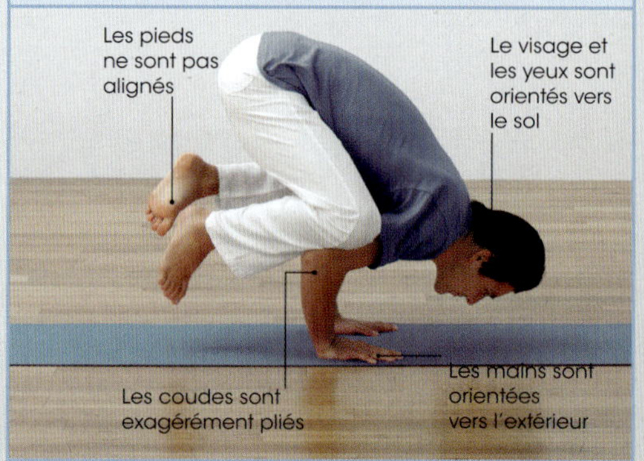
Les pieds ne sont pas alignés
Le visage et les yeux sont orientés vers le sol
Les coudes sont exagérément pliés
Les mains sont orientées vers l'extérieur

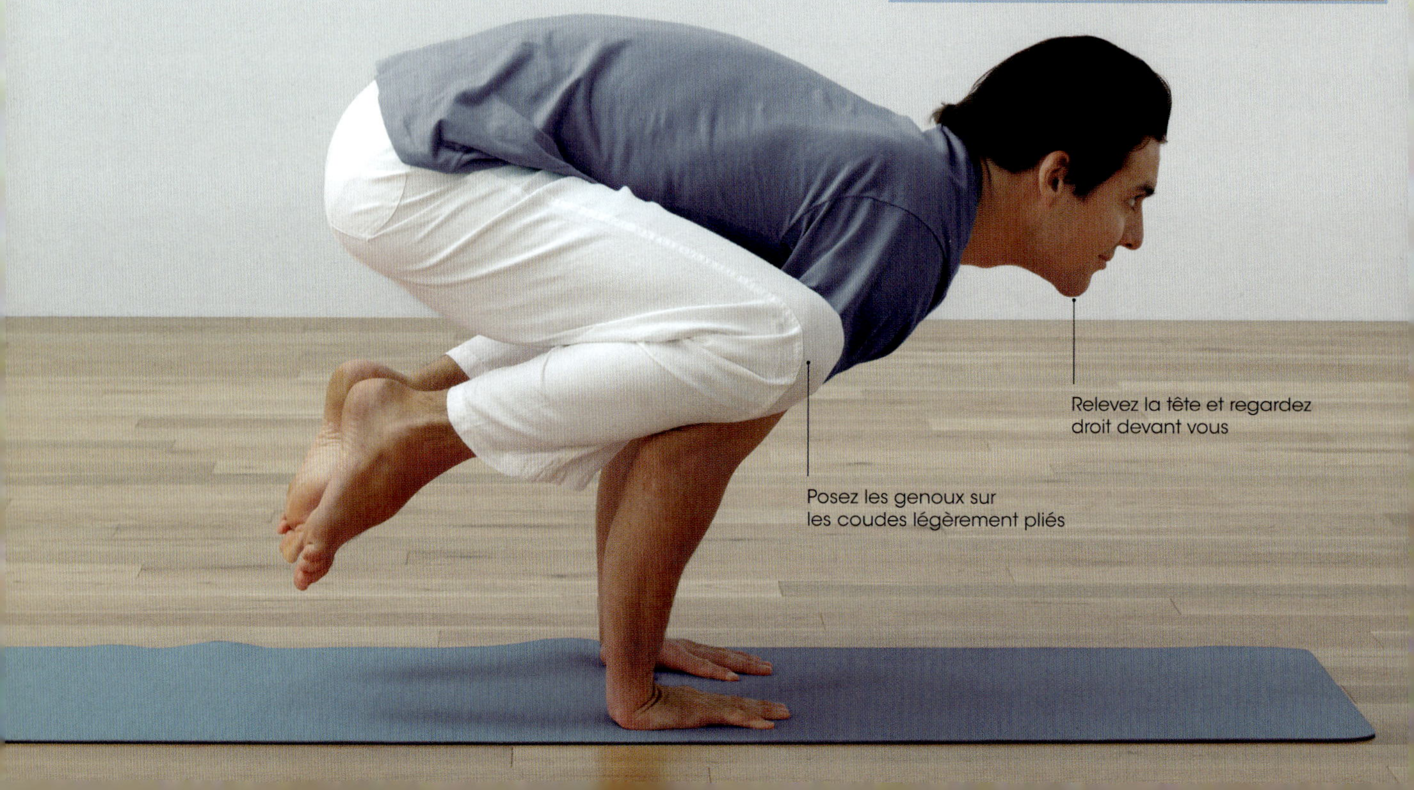
Relevez la tête et regardez droit devant vous
Posez les genoux sur les coudes légèrement pliés

Le corbeau latéral
Variation avancée

1 En partant de la position accroupie, placez les mains au sol, écartées de 50 cm environ, à droite des jambes. Placez les deux pieds à gauche.

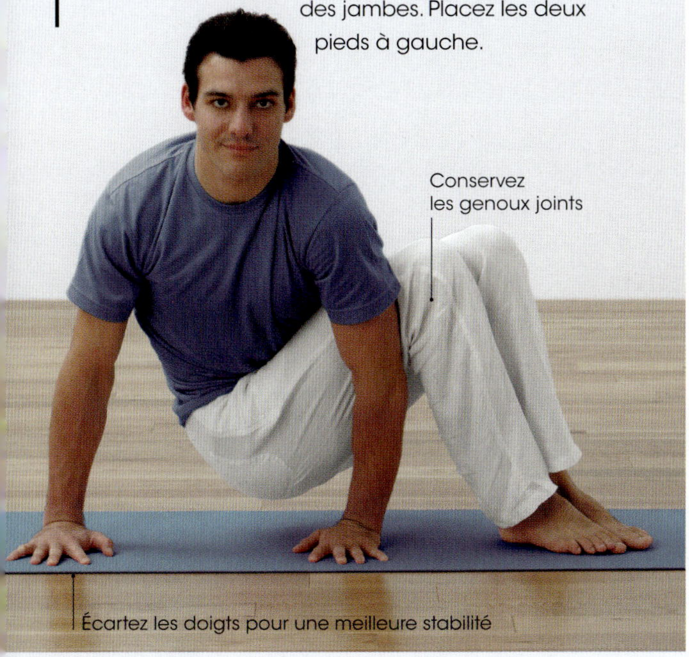
Conservez les genoux joints
Écartez les doigts pour une meilleure stabilité

2 Assurez-vous que vos pieds se trouvent à 50 cm de la main gauche et sont alignés avec les mains. Pliez les genoux et placez les jambes sur le coude gauche. Inspirez, puis retenez le souffle en plaçant le poids du corps vers l'avant jusqu'à ce que les pieds quittent le sol.

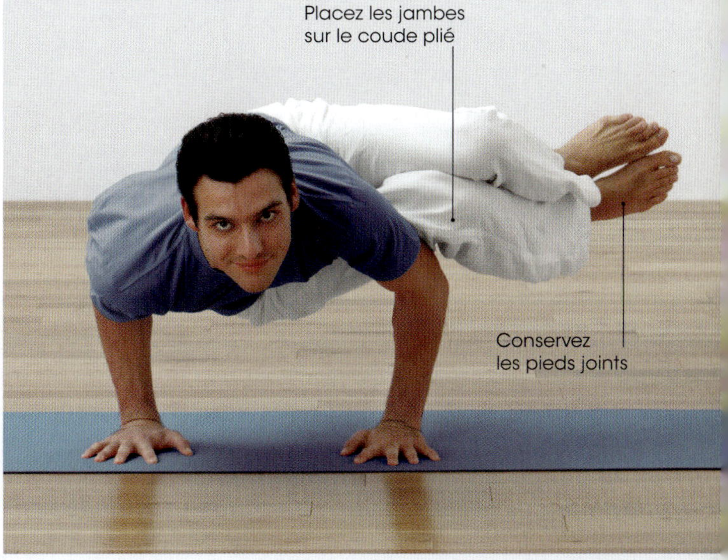
Placez les jambes sur le coude plié
Conservez les pieds joints

3 Mettez en place une respiration profonde et régulière pour déplacer le poids de la tête, du torse, des pieds et des jambes vers l'avant, tout en tendant lentement les jambes. Conservez la posture autant que la respiration profonde vous le permet et revenez en position accroupie. Reprenez de l'autre côté.

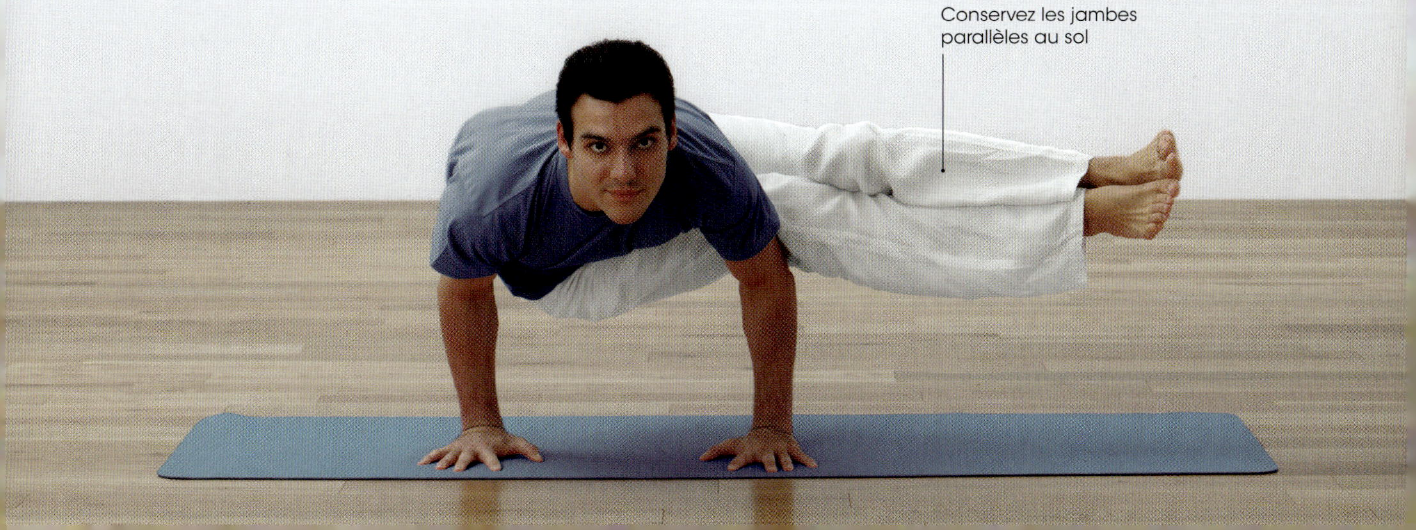
Conservez les jambes parallèles au sol

10b Le paon
Mayurasana

Dans cette posture, votre corps ressemble à celui d'un paon avec son plumage déployé derrière lui. C'est un excellent exercice d'équilibre. De plus, vous aurez renforcé de nombreux muscles ainsi que les poumons et les organes internes. Détendez-vous après dans la posture de l'enfant (voir p. 191).

BIENFAITS

PHYSIQUES

- Renforce les muscles des jambes, des bras, du dos, du ventre, des épaules et du cou.
- Tonifie les poumons.
- Tonifie les organes internes.
- Aide à surmonter la constipation.
- Dynamise l'ensemble du corps.

MENTAUX ET PSYCHIQUES

- L'effort musculaire exigé, la respiration profonde et la grande concentration nécessaires pour cette posture permettent de surmonter la léthargie, *tamas*, et l'hyperactivité, *rajas* (voir encadré p. 212).

Le paon
Débutant

1 Agenouillez-vous les genoux bien écartés, puis asseyez-vous entre les talons. Placez les bras devant vous coudes pliés, et coudes et mains joints. Pratiquez une respiration profonde et régulière.

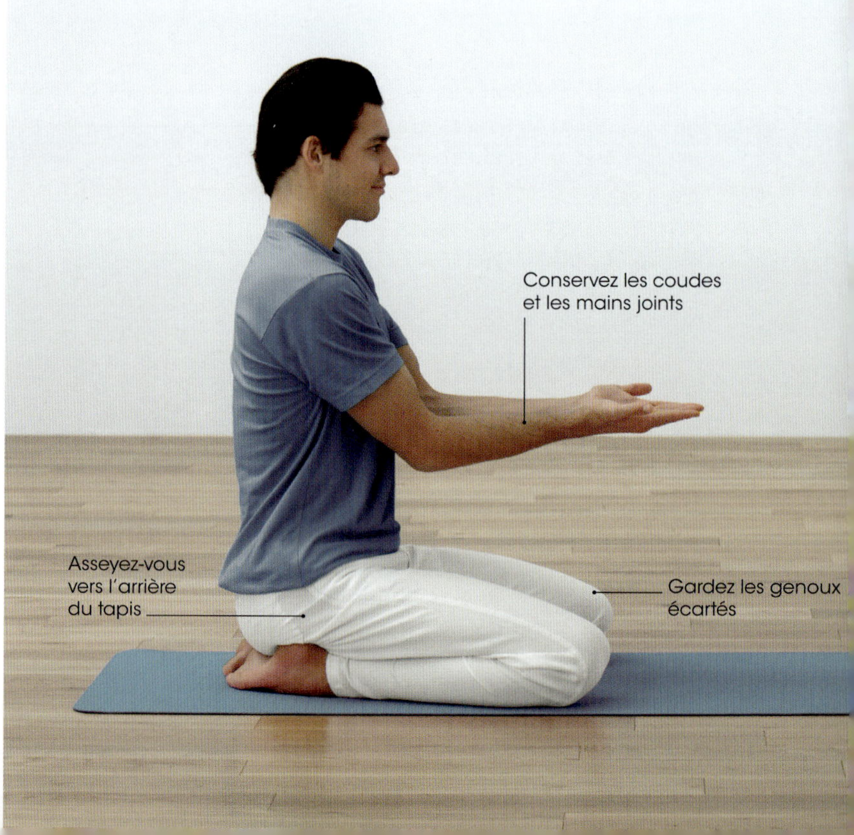
Conservez les coudes et les mains joints
Asseyez-vous vers l'arrière du tapis
Gardez les genoux écartés

2 Penchez-vous vers l'avant, en levant les hanches et en plaçant les paumes sur le tapis près des genoux, les doigts orientés vers l'arrière. Conservez les coudes joints et placez dessus le haut de l'abdomen. Pour certaines femmes, cela peut être très difficile ; dans ce cas, écartez les coudes.

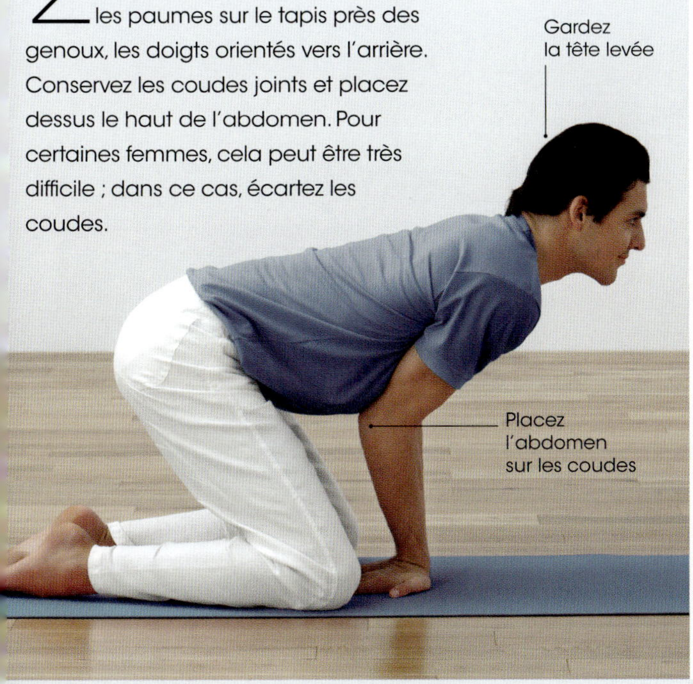
Gardez
la tête levée
Placez
l'abdomen
sur les coudes

3 Penchez-vous lentement vers l'avant et placez le front sur le sol. Gardez l'abdomen fermement appuyé sur les coudes et poursuivez une respiration régulière.

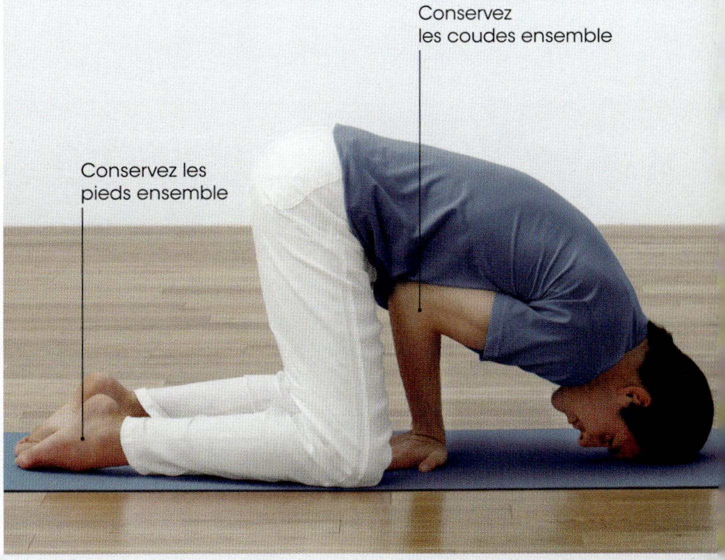
Conservez
les coudes ensemble
Conservez les
pieds ensemble

4 Tendez une jambe, puis l'autre. Retournez les orteils. Résistez à la pression exercée sur les coudes grâce aux abdominaux. Poursuivez dans l'étape 5 (p. 156) ou quittez la posture sur une expiration et abaissez ensuite les genoux et les pieds sur le sol. Asseyez-vous et secouez les poignets.

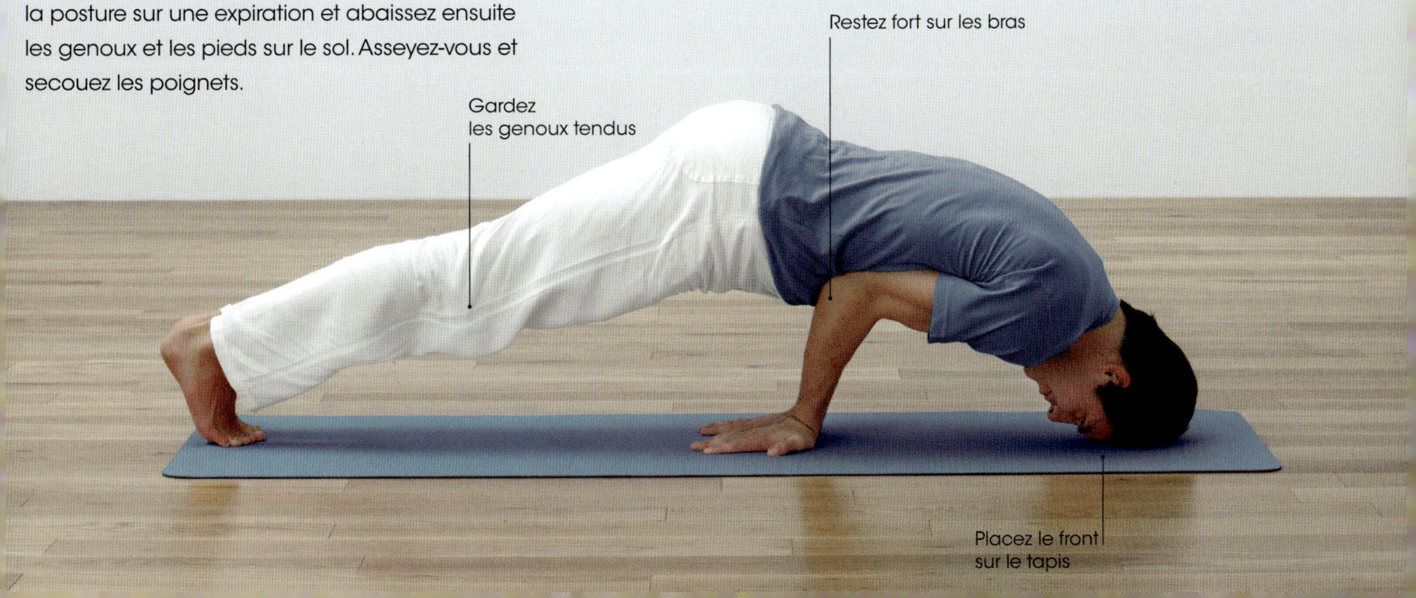
Restez fort sur les bras
Gardez
les genoux tendus
Placez le front
sur le tapis

Le paon
Intermédiaire et avancé

Chaque *asana* agit sur des points de pression spécifiques du corps, permettant la libération du *prana* (énergie vitale, voir p. 178). Le paon favorise la circulation du *prana* dans tout le corps à partir du plexus solaire.

Débutez par

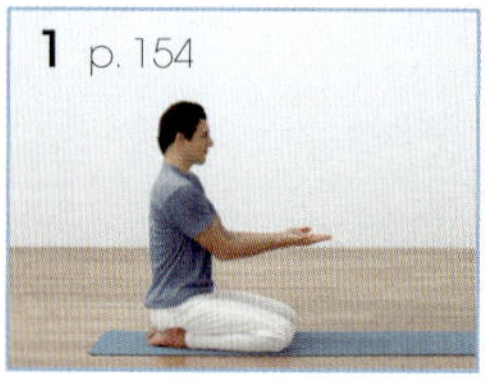
1 p. 154

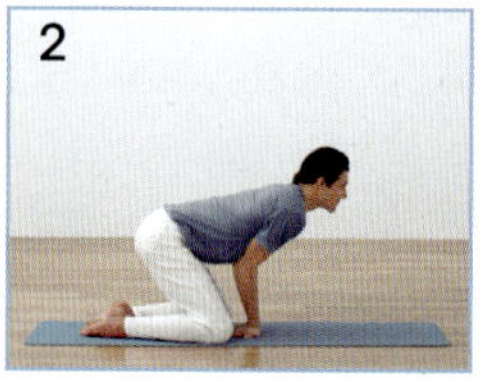
2

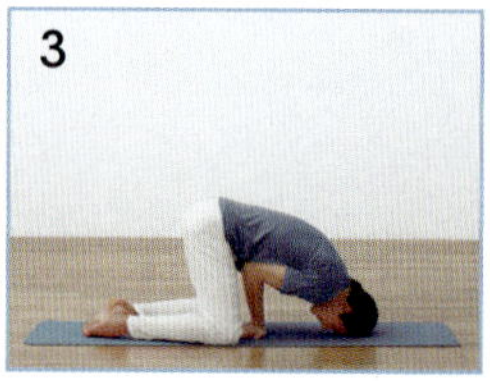
3

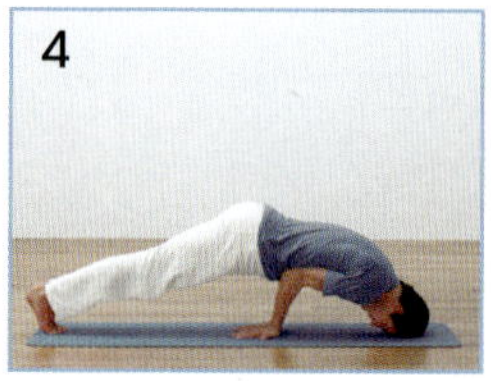
4

Intermédiaire

5 En partant de l'étape 4 du paon, inspirez puis levez la tête et la poitrine. Prenez une nouvelle respiration profonde et préparez-vous à contracter les muscles des jambes, du dos, de l'abdomen et du cou. Poursuivez avec l'étape 6 ou quittez la posture en expirant et en ramenant les pieds et les genoux sur le sol. Asseyez-vous et secouez les poignets.

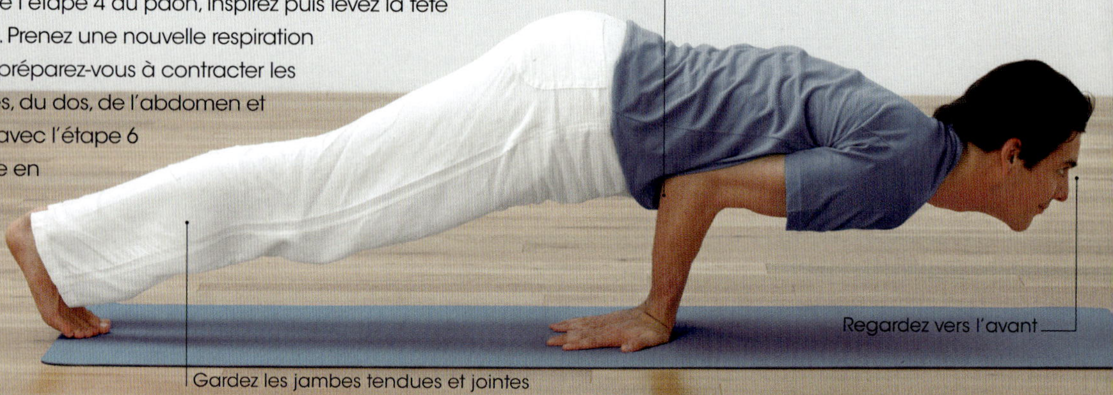
Conservez les coudes joints
Regardez vers l'avant
Gardez les jambes tendues et jointes

Avancé

6 Pour passer dans la posture finale, prenez l'inspiration la plus profonde possible, puis retenez le souffle et tendez tout votre corps avant d'avancer sur la pointe des pieds jusqu'à ce qu'ils quittent le sol. Expirez, abaissez les pieds et les genoux sur le tapis. Asseyez-vous et secouez les poignets.

ERREURS FRÉQUENTES

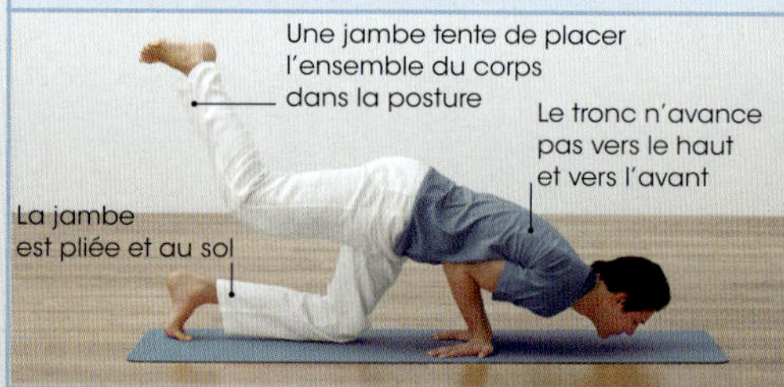
Une jambe tente de placer l'ensemble du corps dans la posture
Le tronc n'avance pas vers le haut et vers l'avant
La jambe est pliée et au sol

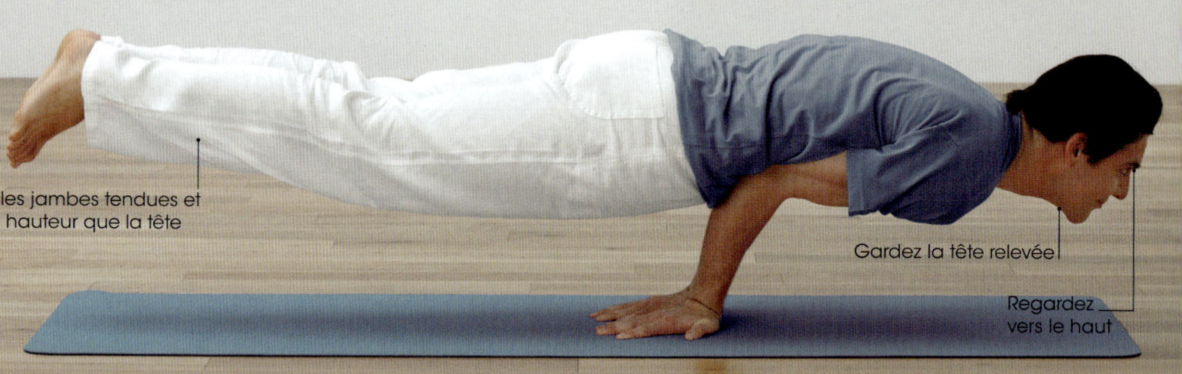
Conservez les jambes tendues et à la même hauteur que la tête
Gardez la tête relevée
Regardez vers le haut

Avec la tête sur le sol

Variation avancée

En partant de l'étape 6 du paon (voir page ci-contre), poursuivez en déplaçant le poids du corps vers l'avant jusqu'à ce que le front touche le tapis et que les jambes s'élèvent haut au-dessus du sol. Essayez de tenir le temps de 3 respirations. Expirez puis abaissez le bas du corps sur le sol. Asseyez-vous et secouez les poignets.

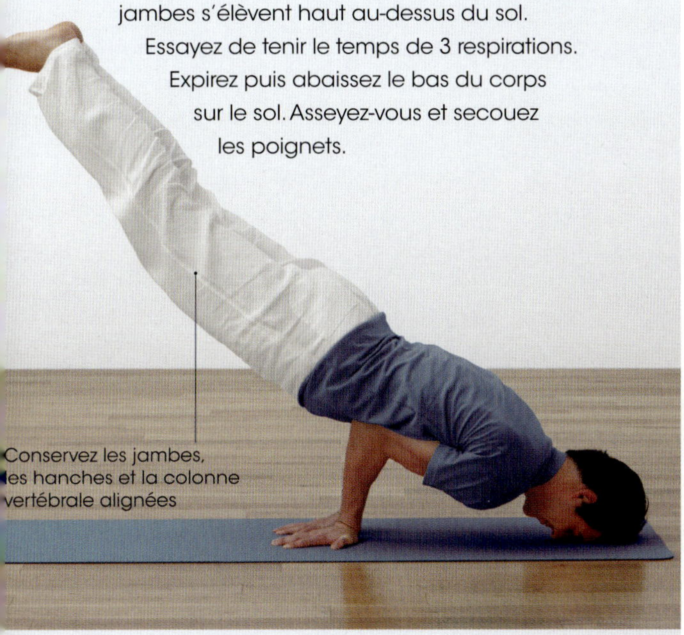
Conservez les jambes, les hanches et la colonne vertébrale alignées

Le paon en lotus

Variation avancée

1 Asseyez-vous les jambes croisées puis prenez la posture du lotus (voir p. 114) en plaçant le pied gauche en haut de la cuisse droite puis le pied droit en haut de la cuisse gauche.

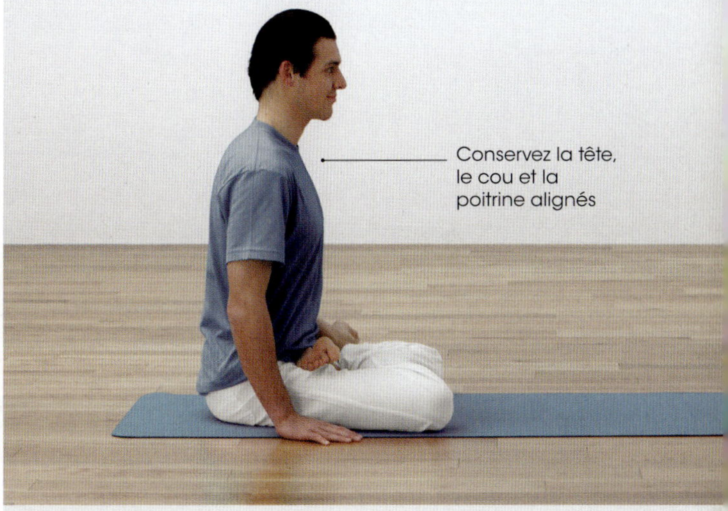
Conservez la tête, le cou et la poitrine alignés

2 Inclinez le corps vers l'avant jusqu'à ce que vous soyez en équilibre sur les genoux. Placez les paumes à plat sur le sol avec les doigts dirigés vers les jambes.

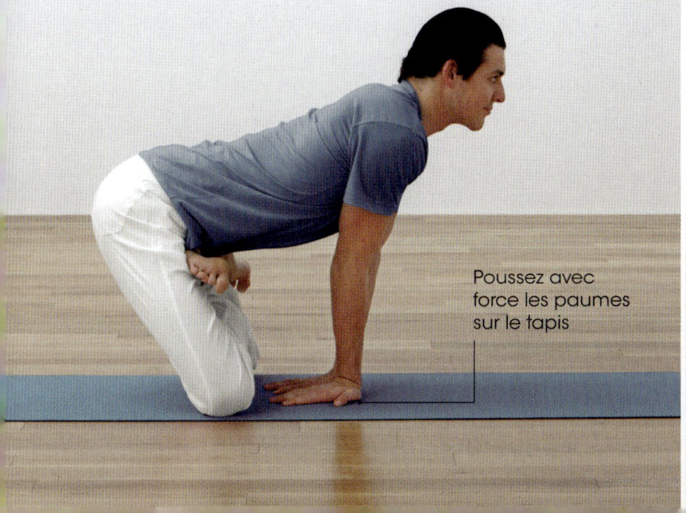
Poussez avec force les paumes sur le tapis

3 Pliez les coudes et placez-les contre l'abdomen. Inspirez et inclinez le corps vers l'avant, en relevant la tête, la poitrine et les jambes pliées. Conservez la posture le temps de 3 respirations, puis quittez-la en suivant les étapes 2 et 1 de la posture. Recommencez avec les jambes croisées dans l'autre sens.

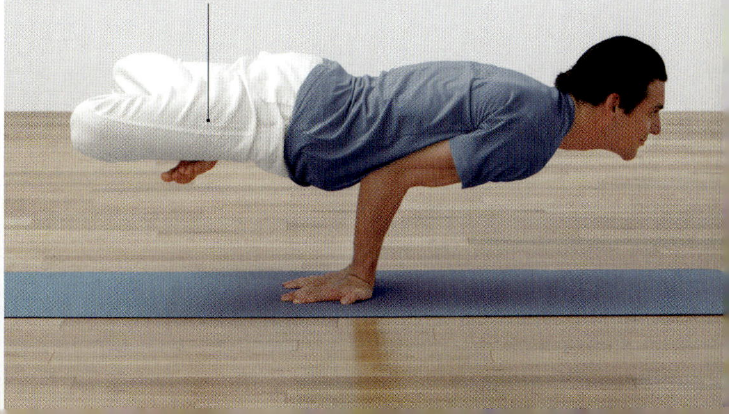
Conservez les jambes, les hanches et le dos alignés

Les équilibres debout

Tous niveaux

Tenir debout sur une jambe exige plus de concentration et de détermination que de qualités physiques. Pour vous aider à trouver votre équilibre, déplacez le poids du corps du talon aux orteils.

L'arbre

Débutant

1 Tenez-vous debout, droit, concentré sur un point devant vous pour conserver l'équilibre. Adoptez une respiration abdominale lente. Levez le pied gauche et posez-le contre la cuisse droite. Le genou gauche est pointé vers l'extérieur.

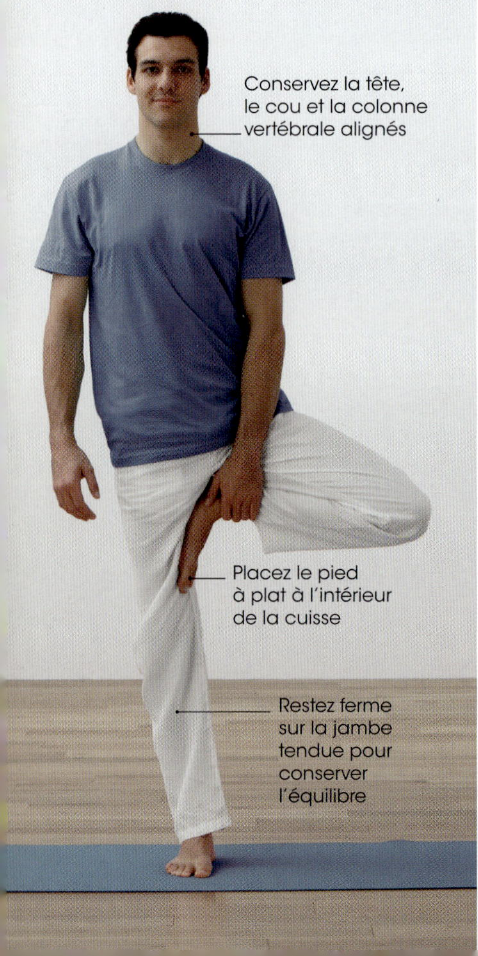
Conservez la tête, le cou et la colonne vertébrale alignés
Placez le pied à plat à l'intérieur de la cuisse
Restez ferme sur la jambe tendue pour conserver l'équilibre

2 Lorsque vous vous sentez à l'aise, relâchez le pied et placez les mains en position de prière devant la poitrine (voir p. 50). Conservez une respiration régulière.

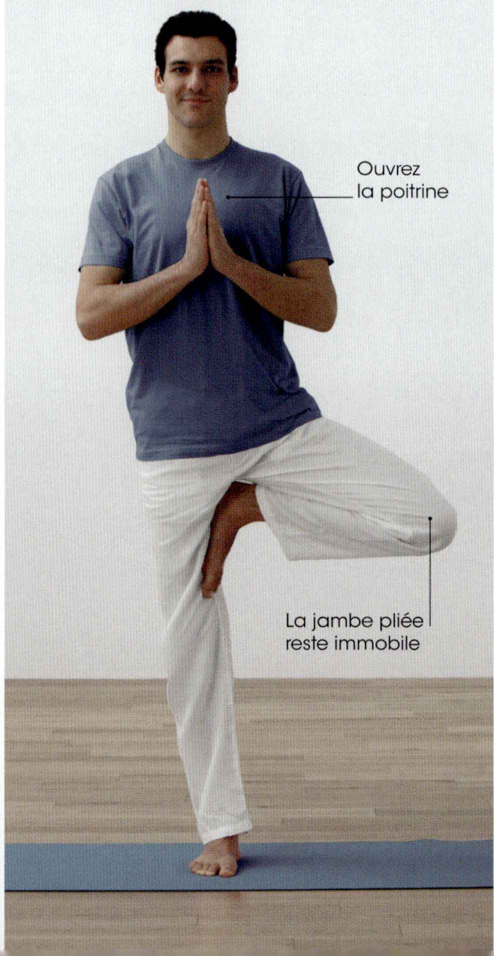
Ouvrez la poitrine
La jambe pliée reste immobile

3 En inspirant, levez lentement les bras. Tenez 1 minute au maximum. Relâchez et recommencez de l'autre côté. Pratiquez une autre posture debout (voir pp. 159 à 169) ou passez à la relaxation finale (voir pp. 192-193).

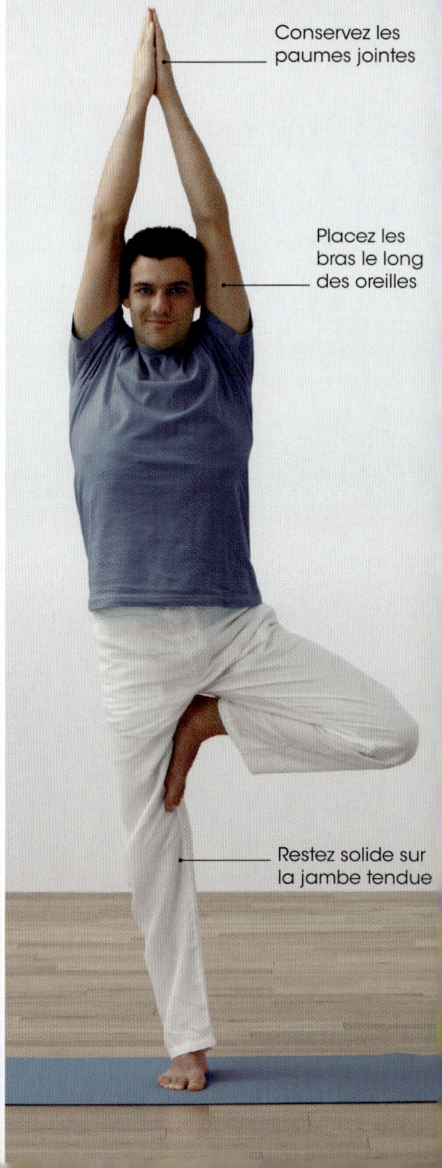
Conservez les paumes jointes
Placez les bras le long des oreilles
Restez solide sur la jambe tendue

L'arbre en demi-lotus

Variation intermédiaire

1 Debout et droit, concentrez-vous sur un point situé devant vous pour conserver l'équilibre. Levez le pied gauche et placez-le en haut de la cuisse droite en demi-lotus. Relâchez le pied et placez les bras le long du corps. Appuyez-vous avec force sur le pied de la jambe tendue.

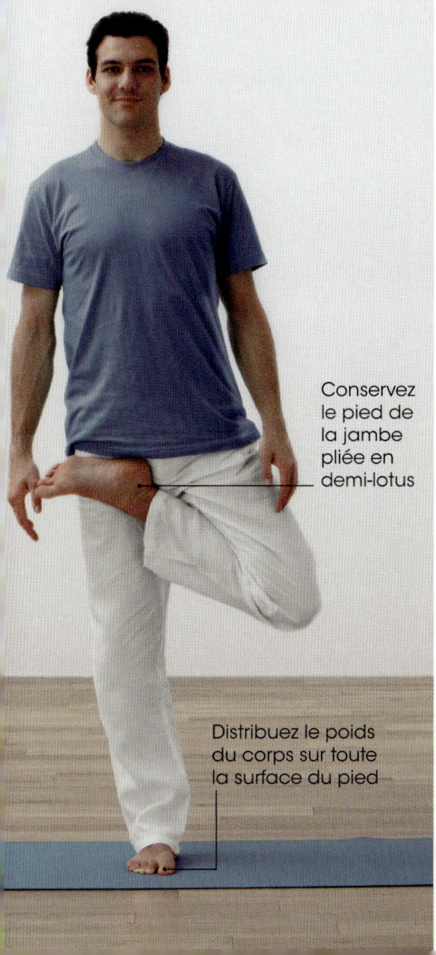
Conservez le pied de la jambe pliée en demi-lotus
Distribuez le poids du corps sur toute la surface du pied

2 Levez lentement les bras. Tenez 1 minute au maximum avec une respiration régulière, puis relâchez et recommencez de l'autre côté. Pratiquez une autre *asana* d'équilibre debout (voir pp. 159 à 169) ou installez-vous pour la relaxation finale (voir pp. 192-193).

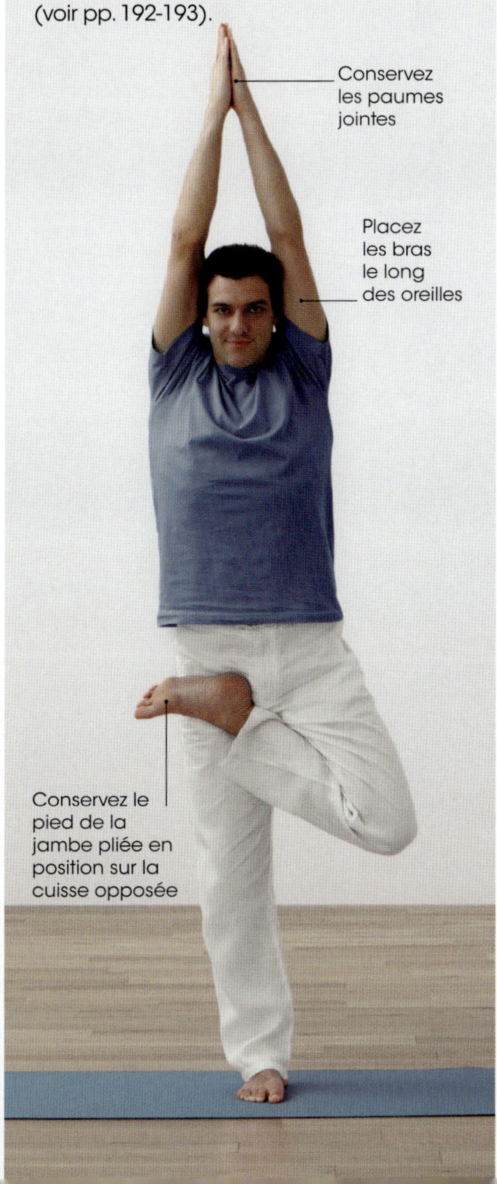
Conservez les paumes jointes
Placez les bras le long des oreilles
Conservez le pied de la jambe pliée en position sur la cuisse opposée

L'aigle

Intermédiaire

Debout, les genoux légèrement pliés, placez le genou droit par-dessus le gauche et coincez le pied droit derrière le mollet gauche. Placez l'avant-bras gauche dans le coude droit et joignez les paumes devant le visage. Tenez 30 secondes au maximum, avec une respiration régulière. Relâchez et reprenez de l'autre côté. Pratiquez une autre *asana* d'équilibre debout (voir pp. 160 à 169) ou passez à la relaxation finale (voir pp. 192-193).

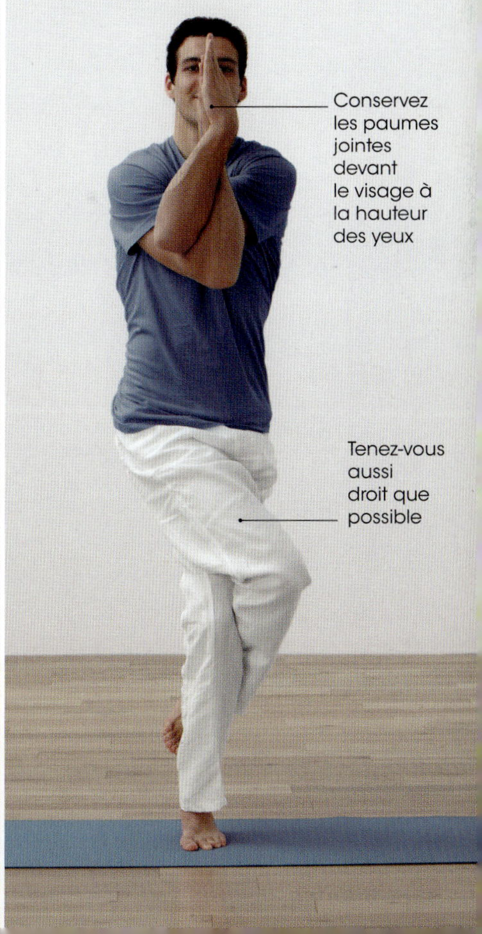
Conservez les paumes jointes devant le visage à la hauteur des yeux
Tenez-vous aussi droit que possible

La posture du danseur
Tous niveaux

La concentration sur la position verticale de la jambe et du bras d'un côté du corps crée une base stable. Ensuite, vous pourrez aisément réaliser la flexion arrière de l'autre côté.

Débutant et intermédiaire

1 En position debout sur les deux pieds, placez-vous en équilibre sur le pied gauche, levez la cheville droite vers l'arrière et attrapez-la avec la main droite. Trouvez l'équilibre grâce à une respiration lente et régulière.

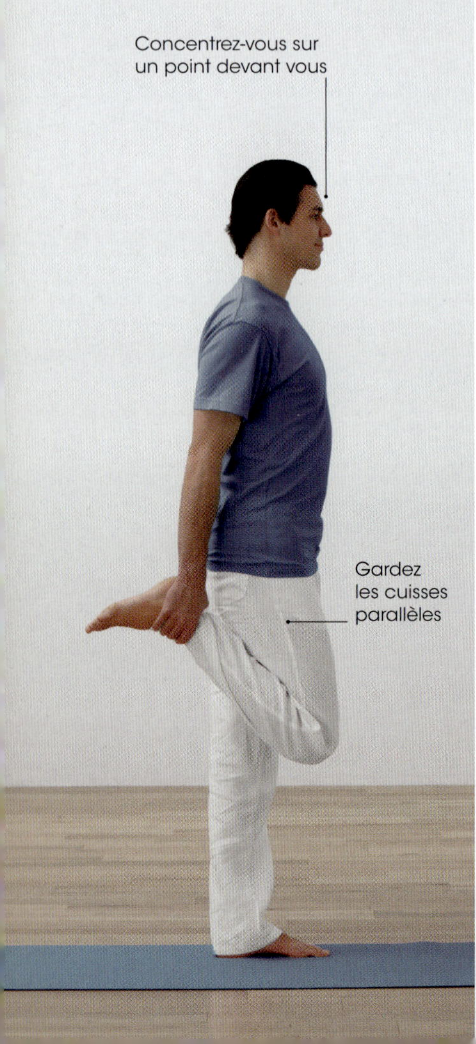
Concentrez-vous sur un point devant vous
Gardez les cuisses parallèles

2 Dans une inspiration, tendez le bras gauche le long de l'oreille. Tirez sur l'épaule et tendez les doigts vers le haut. Fixez un point devant vous et mettez en place une respiration lente et régulière. Stabilisez l'équilibre sur le pied gauche.

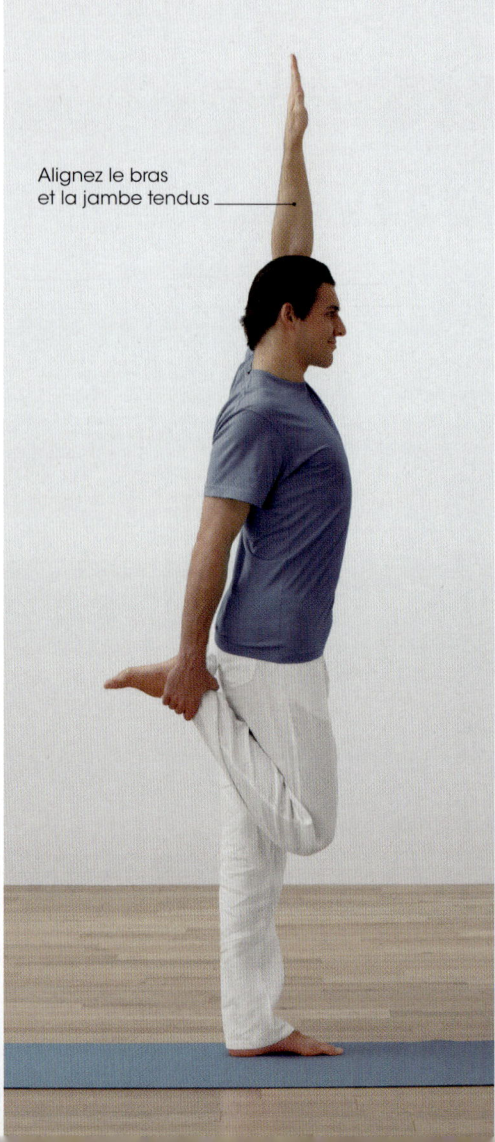
Alignez le bras et la jambe tendus

3 Poussez le pied droit vers l'arrière et penchez le haut du corps légèrement vers l'avant. Pratiquez une respiration profonde et régulière. Tenez jusqu'à 30 secondes puis relâchez et reprenez de l'autre côté. Poursuivez avec l'étape 4 (ci-contre), ou pratiquez la pince debout (voir pp. 162-163), ou le triangle (voir pp. 164 à 169). Vous pouvez aussi vous installer pour la relaxation finale (voir pp. 192-193).

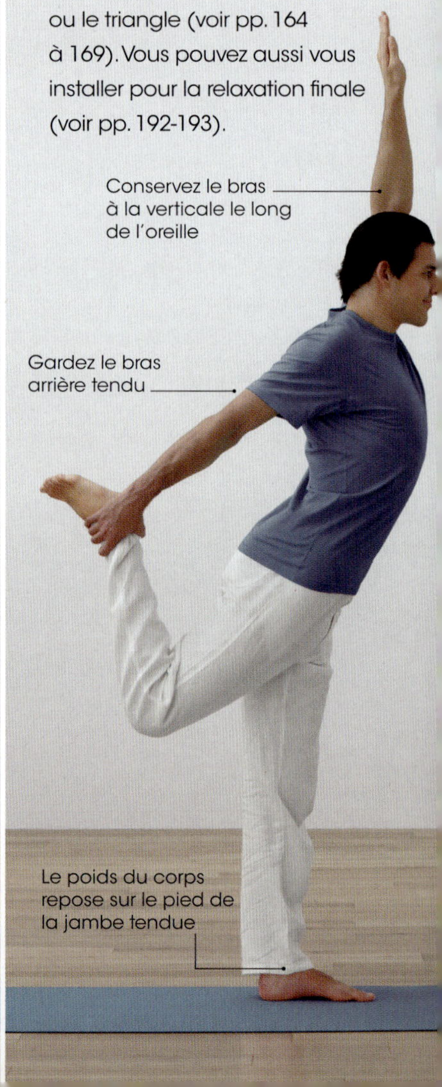
Conservez le bras à la verticale le long de l'oreille
Gardez le bras arrière tendu
Le poids du corps repose sur le pied de la jambe tendue

Avancé

4 En partant de l'étape 3 de la posture du danseur, rapprochez le pied droit de l'épaule droite jusqu'à ce que celle-ci se soulève. Tournez le poignet afin de tenir la partie supérieure du pied. Pratiquez une respiration profonde et régulière. Gardez la posture 30 secondes maximum, puis relâchez et reprenez de l'autre côté.

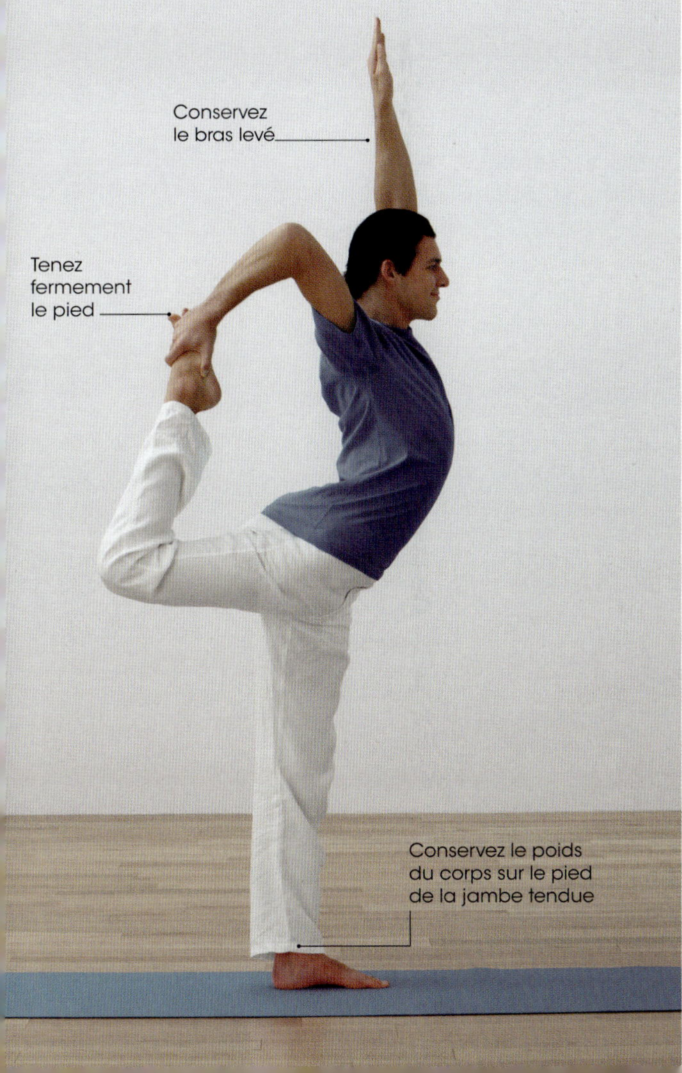
Conservez le bras levé
Tenez fermement le pied
Conservez le poids du corps sur le pied de la jambe tendue

5 Pour prendre la posture complète, placez le bras gauche par-dessus la tête et abaissez la main gauche pour agripper le pied des deux mains. Maintenez la posture 30 secondes au maximum, en pratiquant une respiration profonde et régulière. Relâchez et répétez de l'autre côté. Vous pouvez ensuite faire la pince debout (voir pp. 162-163) ou le triangle (voir pp. 164 à 169), ou bien vous installer pour la relaxation finale (voir pp. 192-193).

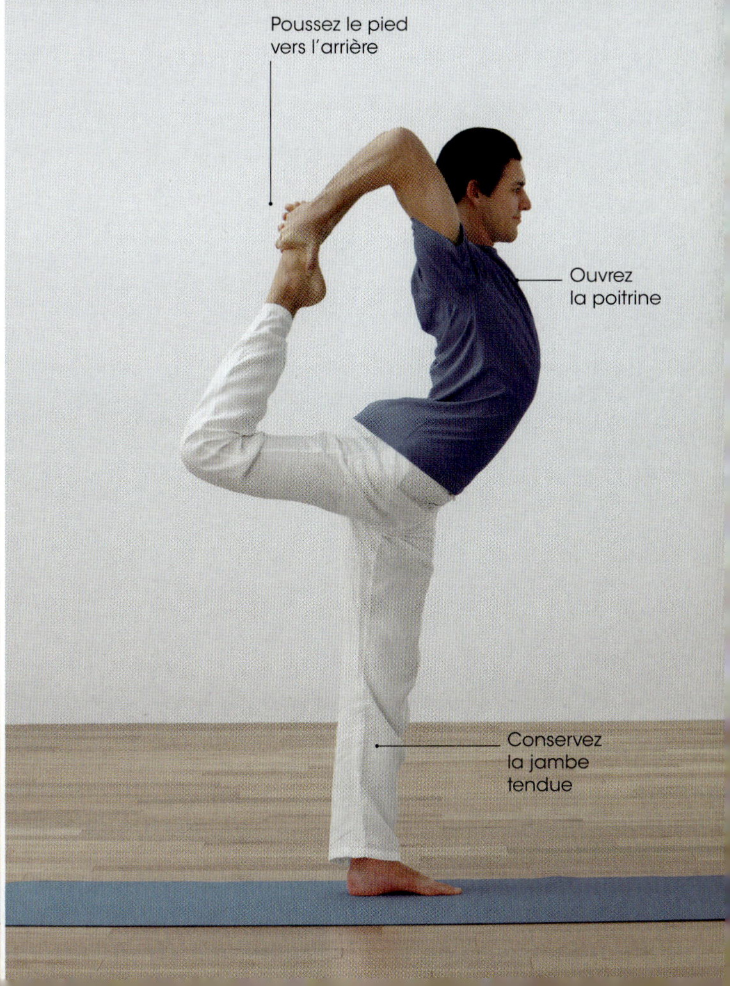
Poussez le pied vers l'arrière
Ouvrez la poitrine
Conservez la jambe tendue

11 La pince debout
Pada Hasthasana

Si vos jambes sont raides parce que vous passez trop de temps en position assise, pratiquez la pince debout. En utilisant la force de gravité, elle permet d'allonger les muscles et les ligaments de l'arrière du corps, des talons au milieu du dos. Cette posture vous prépare aussi au triangle (voir pp. 164 à 169).

BIENFAITS

PHYSIQUES

- Allonge les muscles des jambes, des hanches et du bas du dos.
- Accroît de façon modérée l'afflux sanguin vers le cerveau.
- Dessine progressivement la taille si la pratique s'accompagne d'un régime approprié.
- Aide à surmonter la constipation.

MENTAUX ET PSYCHIQUES

- La stimulation de la colonne vertébrale, un sens plus aigu de l'équilibre et l'apport accru de sang vers le cerveau produits par cette posture soulagent le *tamas*, un manque d'énergie pouvant se caractériser par la léthargie, l'inertie, la torpeur, l'étourderie et un état dépressif (voir encadré p. 212).

ATTENTION Si l'arrière de vos genoux est distendu, prenez soin de garder les genoux tendus, mais sans les pousser vers l'arrière.

La pince debout
Tous niveaux

Débutant et intermédiaire

1 Placez-vous debout, les jambes jointes. Inspirez et tendez les bras le long des oreilles.

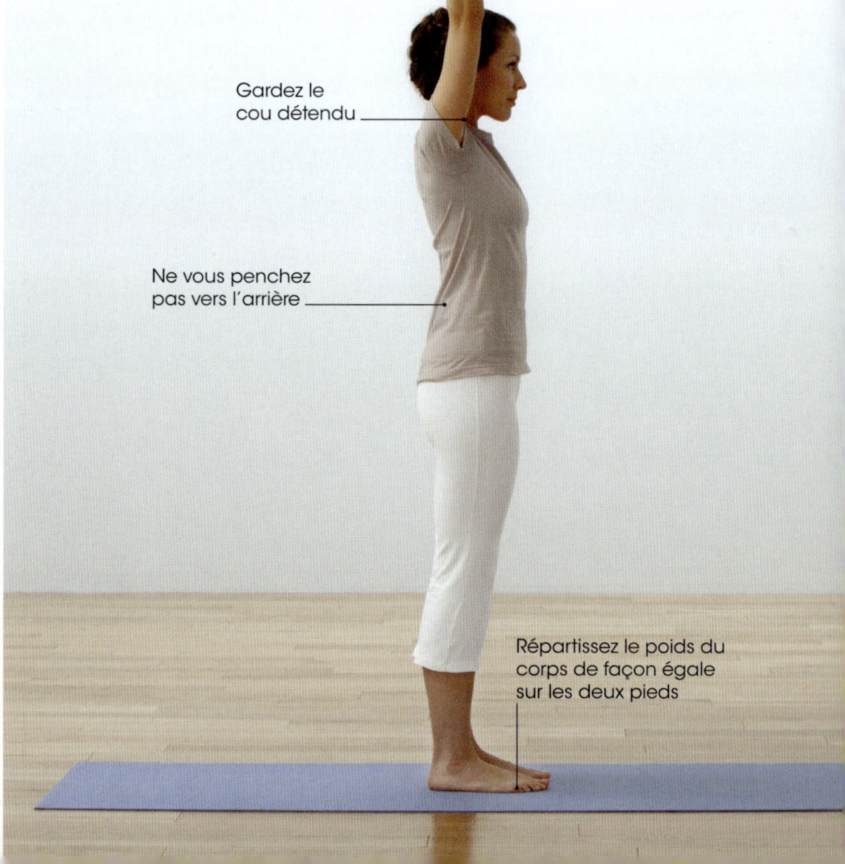
Gardez le cou détendu
Ne vous penchez pas vers l'arrière
Répartissez le poids du corps de façon égale sur les deux pieds

2 Expirez et penchez-vous vers l'avant à partir des hanches afin de former une ligne horizontale avec les bras et le haut du corps.

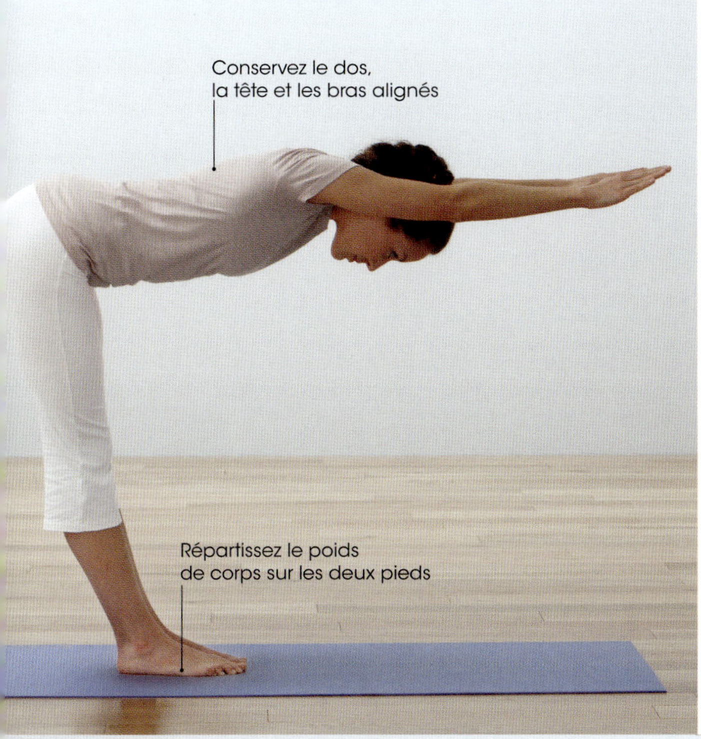
Conservez le dos, la tête et les bras alignés
Répartissez le poids de corps sur les deux pieds

3 Continuez à expirer et penchez-vous vers l'avant. Attrapez vos chevilles ou vos mollets, ou vos gros orteils dans la tenue de pieds classique (voir ci-dessous). Tenez la posture 1 minute maximum en pratiquant une respiration lente et régulière. Poursuivez dans l'étape 4 ou inspirez et remontez en laissant les bras et la tête ballants, avant de revenir en position debout.

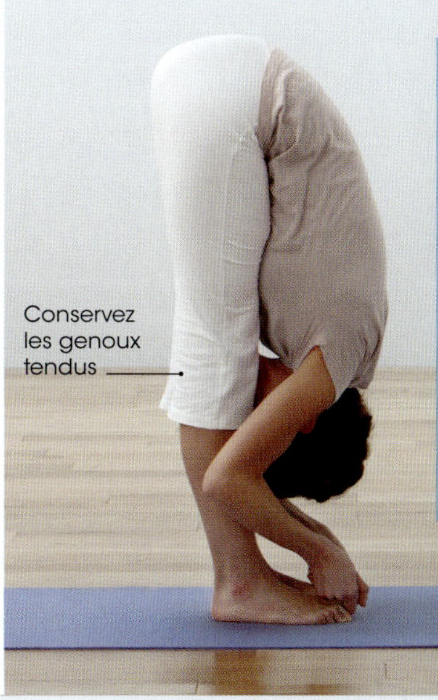
Conservez les genoux tendus

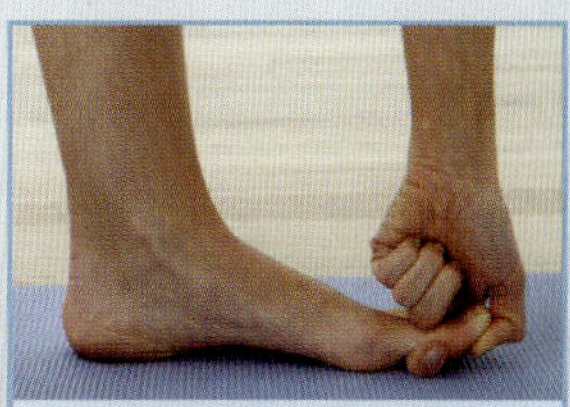

La tenue de pieds classique Entourez l'index autour du gros orteil et placez le pouce dessous. Repliez les autres doigts dans la paume.

Avancé

4 Si vous pouvez attraper les orteils, passez à la posture complète en plaçant les bras derrière les genoux et en tenant les coudes. Dans une expiration, poussez les bras vers le bas, le long des mollets. Pour obtenir un plus grand étirement des jambes, vous pouvez glisser les paumes des mains sous les pieds (voir ci-dessous). Gardez l'une ou l'autre posture 1 minute au maximum en pratiquant une respiration lente et régulière, puis revenez comme dans l'étape 3.

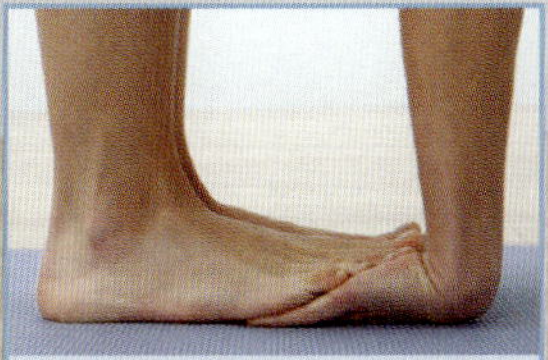

Autre tenue de pieds Glissez les paumes dessous.

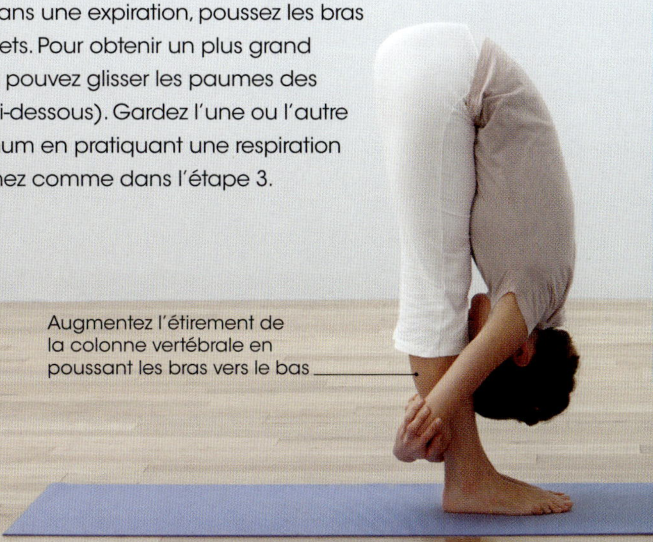
Augmentez l'étirement de la colonne vertébrale en poussant les bras vers le bas

ERREURS FRÉQUENTES

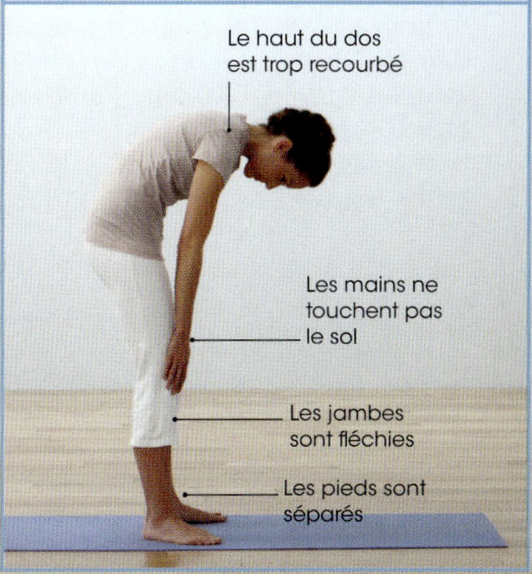
Le haut du dos est trop recourbé
Les mains ne touchent pas le sol
Les jambes sont fléchies
Les pieds sont séparés

12 Le triangle *Trikonasana*

La flexion latérale du triangle étire et renforce plusieurs muscles latéraux en même temps. Il permet aussi de travailler l'équilibre. C'est la dernière des douze *asanas* de base dans un cycle. Après l'avoir pratiqué, terminez avec la relaxation finale (voir pp. 192-193) pour recueillir les bienfaits accumulés au cours de la séance.

BIENFAITS

PHYSIQUES

- Augmente la mobilité latérale des zones lombaire et thoracique de la colonne vertébrale.
- Renforce et allonge les muscles des jambes et du dos.
- Renforce les nerfs spinaux.
- Renforce les organes abdominaux.
- Améliore la circulation intestinale et stimule donc l'appétit.

MENTAUX ET PSYCHIQUES

- Faire travailler les muscles des jambes et du dos, tout en conservant une respiration abdominale calme et en essayant de se détendre consciemment, constitue un défi physique et mental. Le triangle vous apprendra à affronter une tâche difficile tout en faisant preuve de calme et de détachement.
- Renforce la concentration et la détermination.

Le triangle
Débutant et intermédiaire

Débutant

1 Placez-vous debout, les jambes écartées (d'à peu près deux fois la largeur des épaules). Tournez le pied gauche vers la gauche et alignez-le avec le pied droit.

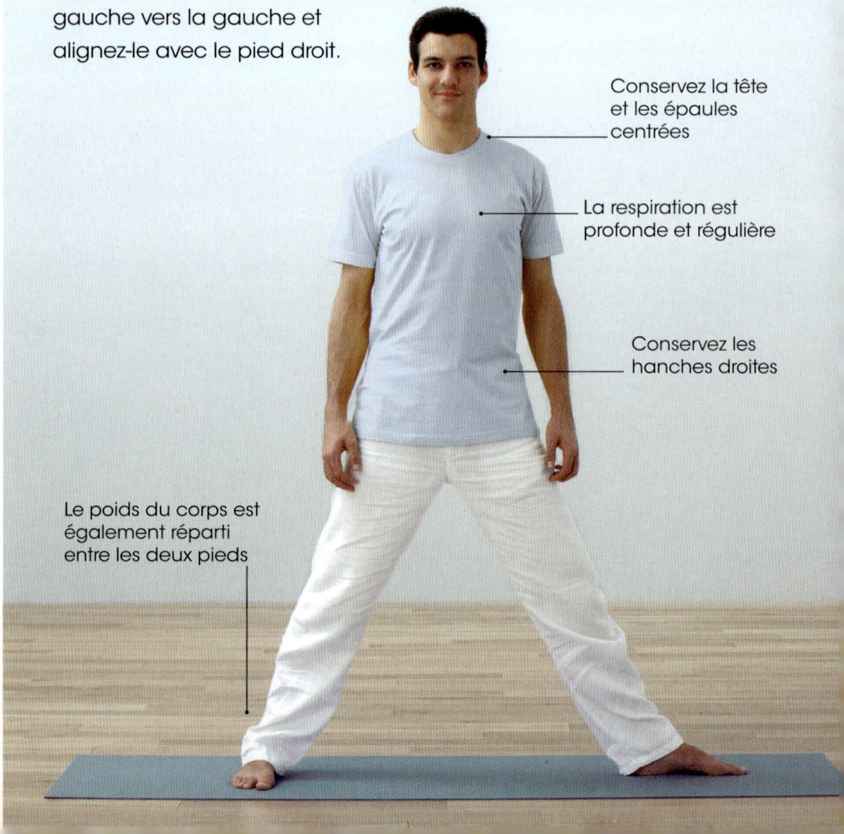
Conservez la tête et les épaules centrées
La respiration est profonde et régulière
Conservez les hanches droites
Le poids du corps est également réparti entre les deux pieds

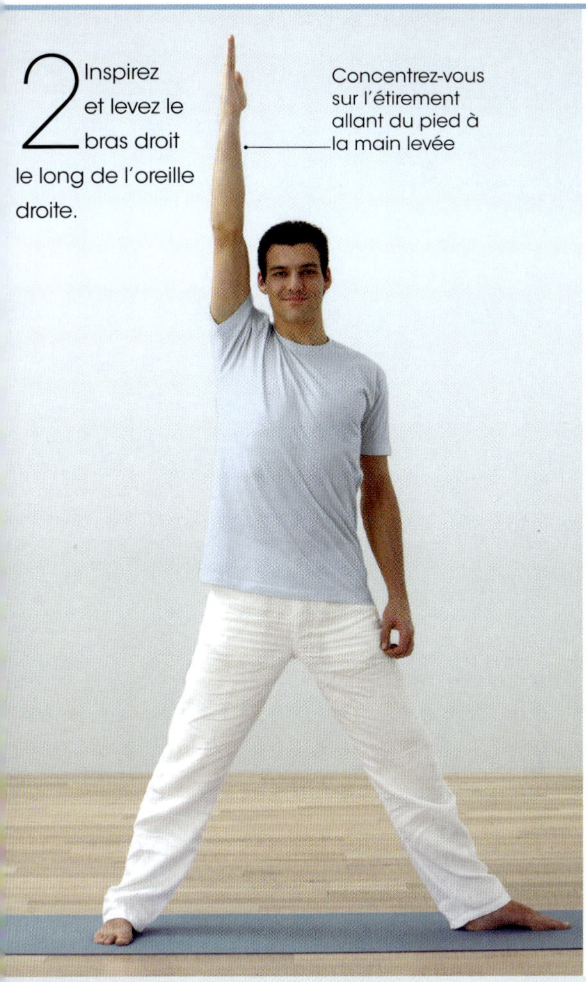
Concentrez-vous
sur l'étirement
allant du pied à
la main levée

2 Inspirez et levez le bras droit le long de l'oreille droite.

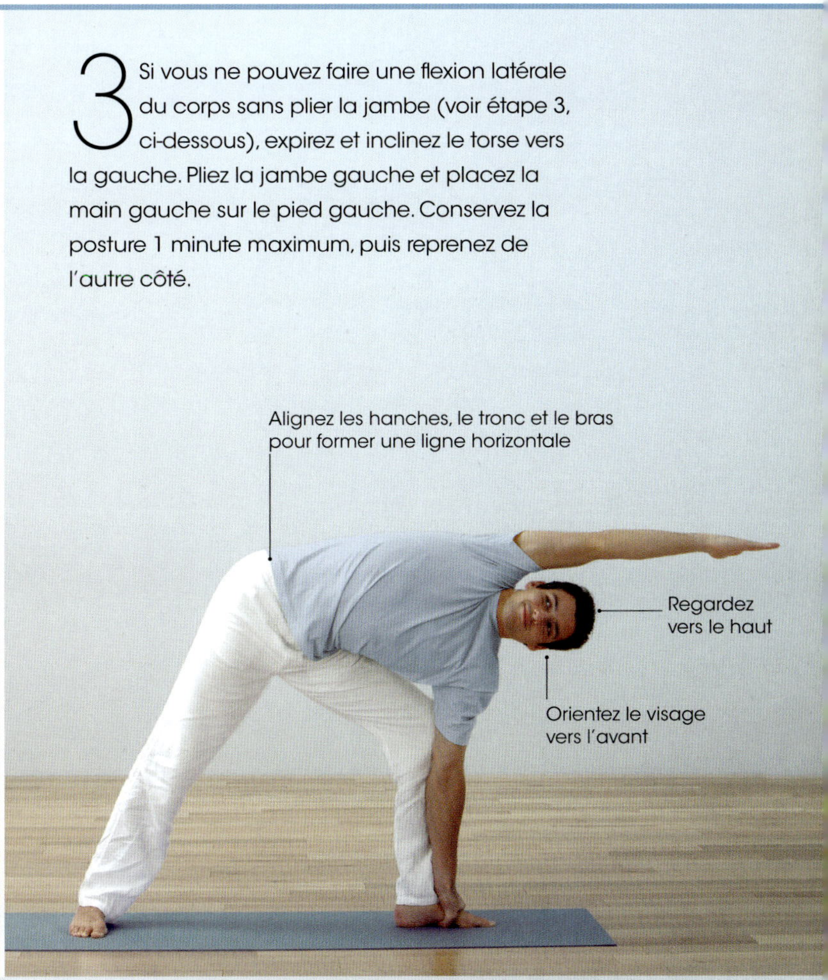
Alignez les hanches, le tronc et le bras
pour former une ligne horizontale
Regardez
vers le haut
Orientez le visage
vers l'avant

3 Si vous ne pouvez faire une flexion latérale du corps sans plier la jambe (voir étape 3, ci-dessous), expirez et inclinez le torse vers la gauche. Pliez la jambe gauche et placez la main gauche sur le pied gauche. Conservez la posture 1 minute maximum, puis reprenez de l'autre côté.

Intermédiaire

3 Si vous parvenez à faire une flexion latérale sans plier la jambe, passez à la posture complète à partir de l'étape 2. Expirez et effectuez une flexion latérale du torse tout en gardant le genou gauche tendu. Attrapez la cheville ou le mollet. Gardez la posture 1 minute maximum, puis faites de même de l'autre côté.

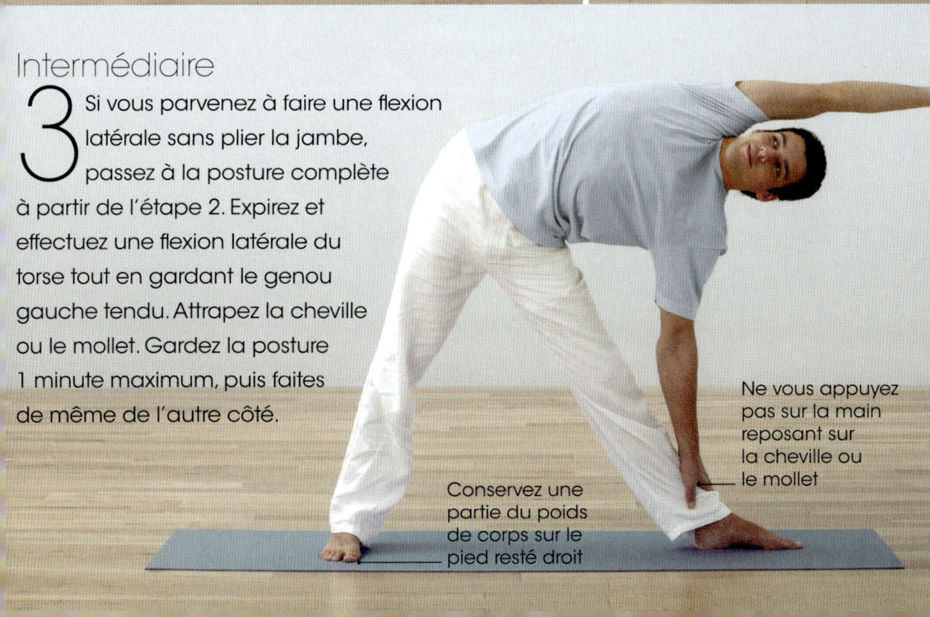
Ne vous appuyez
pas sur la main
reposant sur
la cheville ou
le mollet
Conservez une
partie du poids
de corps sur le
pied resté droit

ERREURS FRÉQUENTES

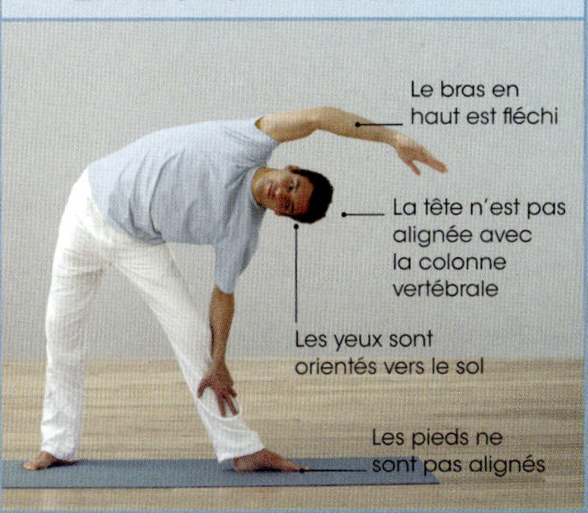
Le bras en
haut est fléchi
La tête n'est pas
alignée avec
la colonne
vertébrale
Les yeux sont
orientés vers le sol
Les pieds ne
sont pas alignés

Le triangle
Variations

La première variation ajoute une rotation des hanches et la deuxième une torsion de la colonne vertébrale à la flexion latérale réalisée lorsque vous

Rotation des hanches simple
Débutant

1 Placez-vous debout avec les jambes écartées d'environ deux fois la largeur des épaules. Tournez ensuite le pied gauche vers la droite et le pied droit légèrement vers l'intérieur. Croisez les doigts dans le dos. Prenez une inspiration profonde.

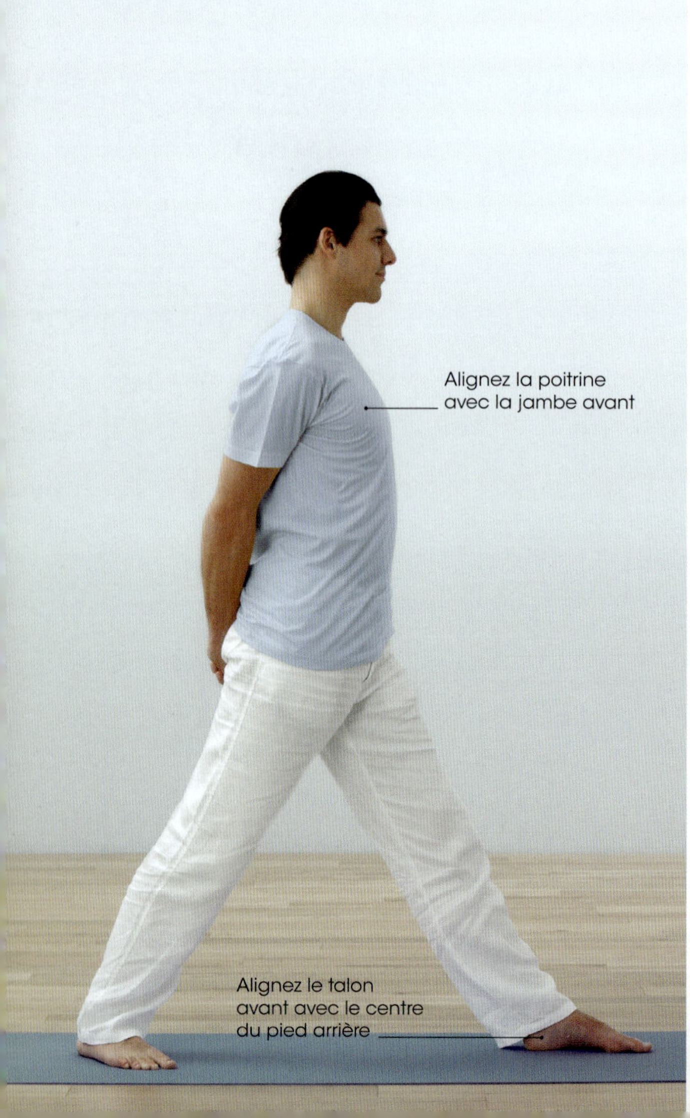
Alignez la poitrine avec la jambe avant
Alignez le talon avant avec le centre du pied arrière

2 Dans une expiration, inclinez le corps sur la jambe gauche en plaçant le front sur le genou gauche. Gardez la posture 1 minute au maximum en pratiquant une respiration régulière, puis reprenez de l'autre côté.

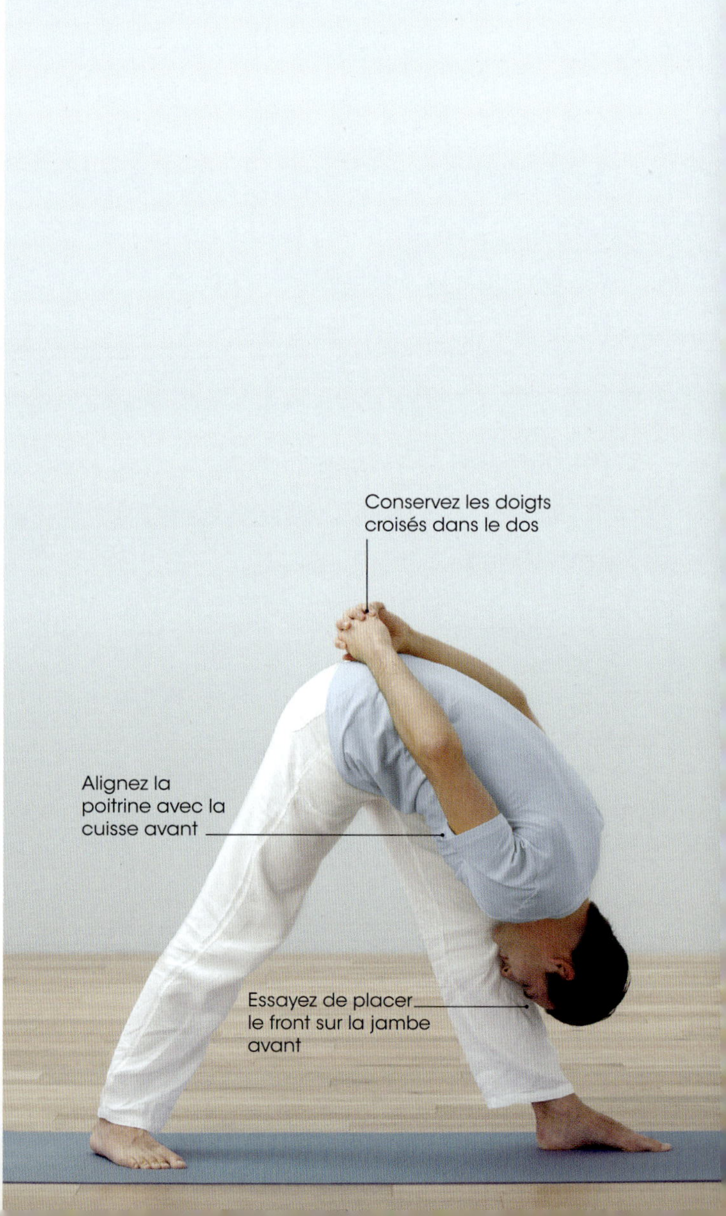
Conservez les doigts croisés dans le dos
Alignez la poitrine avec la cuisse avant
Essayez de placer le front sur la jambe avant

pratiquez le triangle. Cette combinaison de mouvements constitue un travail complet pour le dos.

Le triangle avec torsion de la colonne vertébrale

Intermédiaire

1 Placez-vous debout avec les jambes écartées d'environ deux fois la largeur des épaules. Tournez le pied droit vers la droite et le pied gauche légèrement vers l'intérieur. Placez les bras parallèles au sol et effectuez la plus grande torsion possible sur la droite. Inspirez profondément.

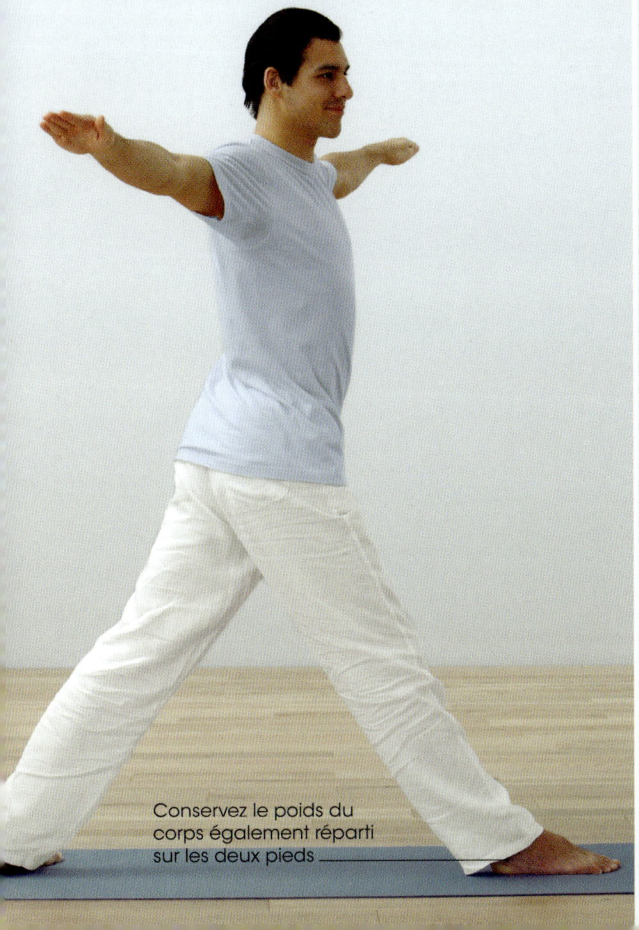
Conservez le poids du corps également réparti sur les deux pieds

2 Dans une expiration, poursuivez la torsion tout en inclinant le corps à partir de la taille et en plaçant la main gauche sur le haut de la cheville ou sur le sol à l'extérieur du pied droit. Levez le bras droit tendu vers le haut et regardez dans sa direction. Pratiquez une respiration régulière et conservez la posture 1 minute maximum avant de reprendre de l'autre côté.

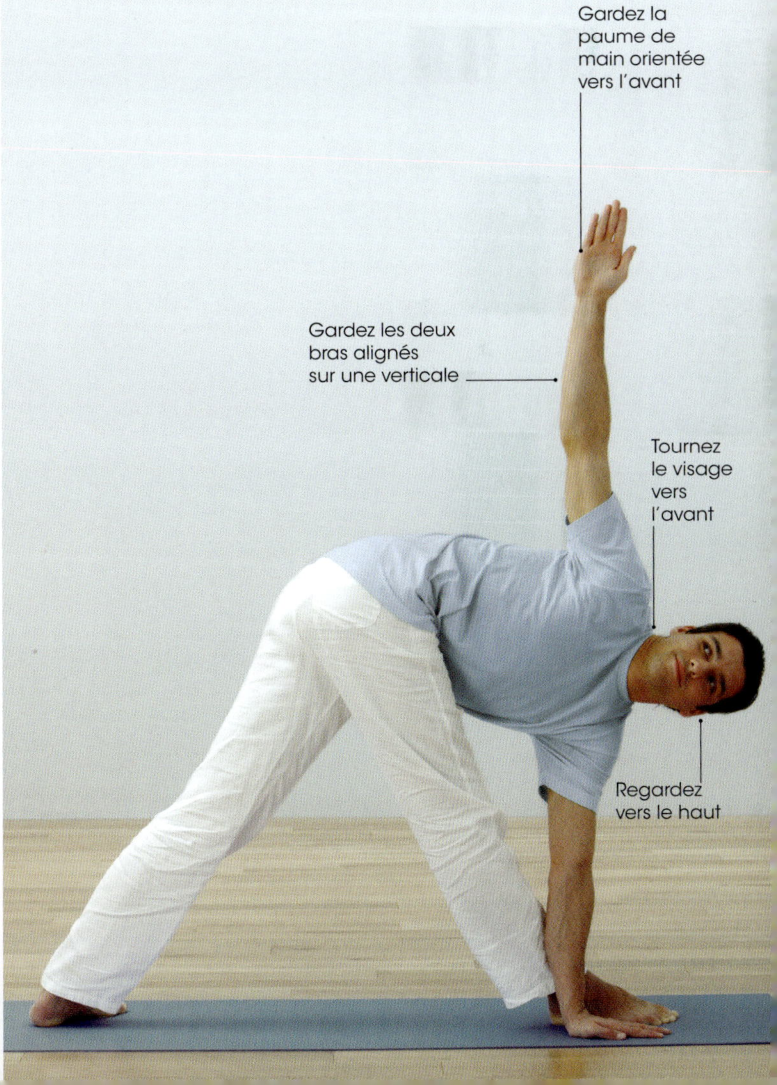
Gardez la paume de main orientée vers l'avant
Gardez les deux bras alignés sur une verticale
Tournez le visage vers l'avant
Regardez vers le haut

Le triangle
Variations (suite)

Ces variations mettent particulièrement l'accent sur l'étirement et le renforcement de la ceinture pelvienne. La contraction isométrique du quadriceps constitue un excellent travail pour les cuisses.

Avec un genou plié
Intermédiaire

1 Placez-vous debout, les jambes plus écartées que pour l'étape 1 du triangle (voir p. 164). Tournez le pied gauche vers la gauche, pliez le genou gauche et placez l'avant-bras gauche dessus. Gardez la jambe droite tendue. Pratiquez une respiration régulière.

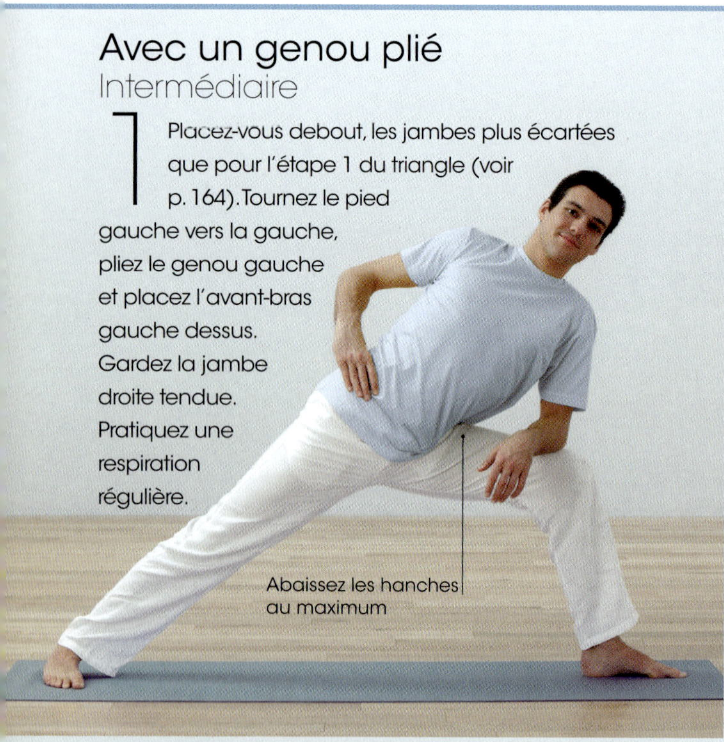
Abaissez les hanches
au maximum

2 Tournez le torse vers la gauche, expirez et placez les deux paumes sur le sol, en parallèle, à l'intérieur du pied gauche.

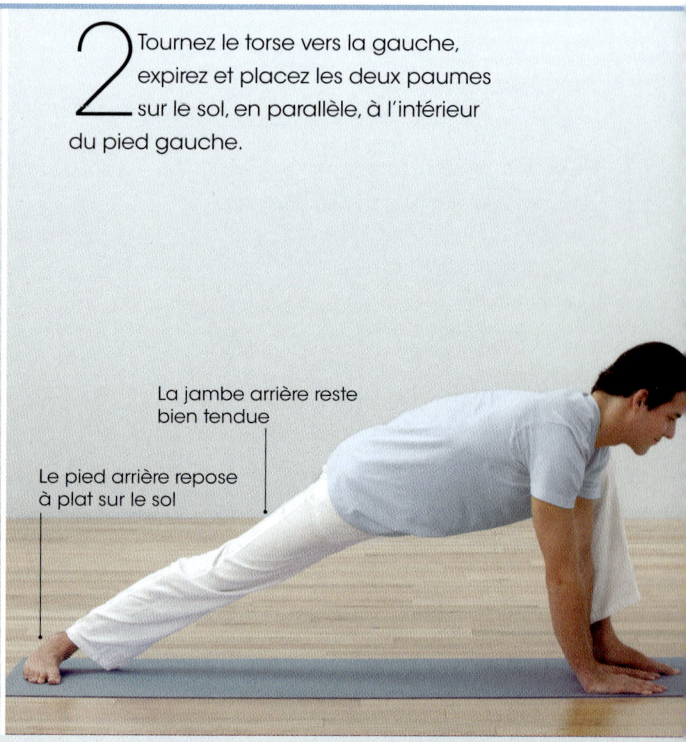
La jambe arrière reste
bien tendue
Le pied arrière repose
à plat sur le sol

3 Inspirez et levez le bras droit le long de l'oreille droite. Gardez la posture 30 secondes maximum en pratiquant une respiration régulière. Pour quitter la posture, relevez le bras gauche vers le haut et poussez sur la jambe gauche afin de vous replacer en position debout. Reprenez de l'autre côté.

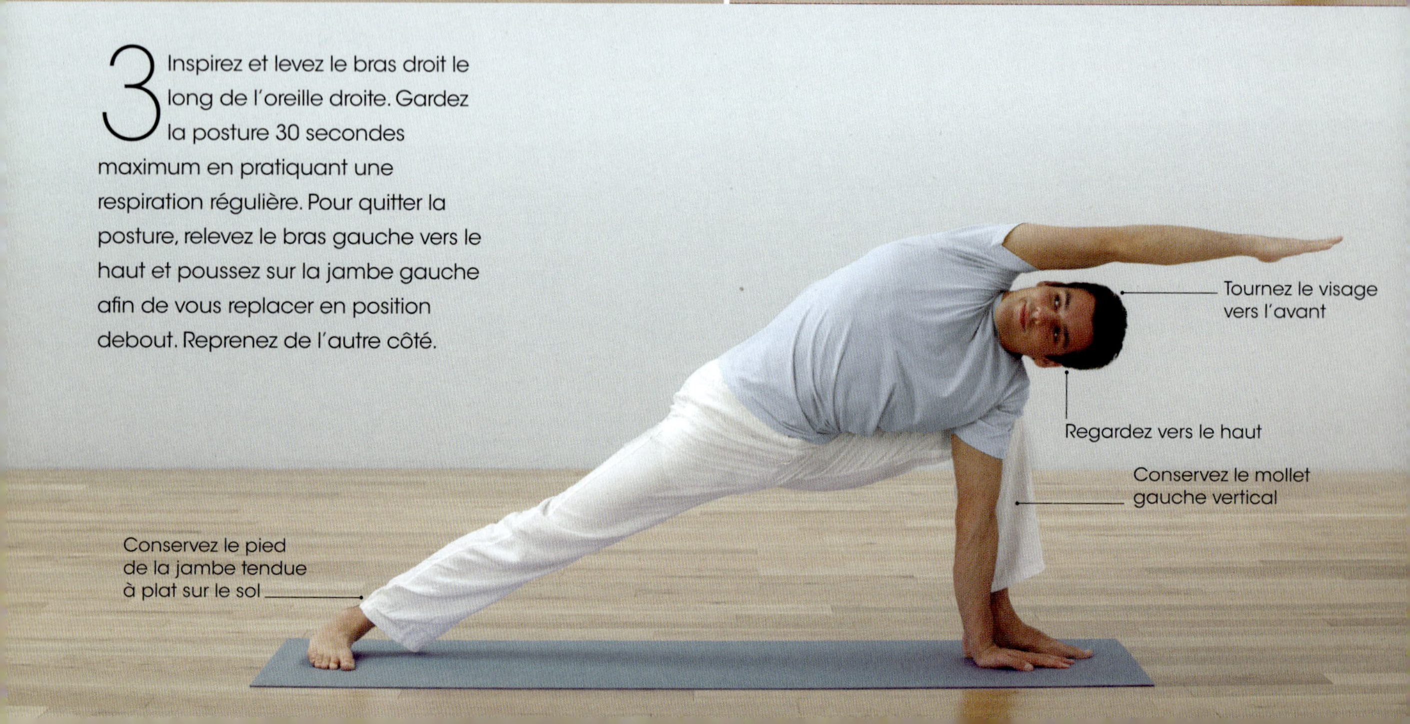
Tournez le visage
vers l'avant
Regardez vers le haut
Conservez le mollet
gauche vertical
Conservez le pied
de la jambe tendue
à plat sur le sol

De la tête au pied

Avancé

4 En partant de l'étape 2 du triangle avec un genou plié (voir page ci-contre), placez les mains dans le dos et croisez les doigts. Inspirez et soulevez le dos jusqu'à ce qu'il soit aligné avec la jambe gauche, le poids du corps est également réparti sur les deux pieds.

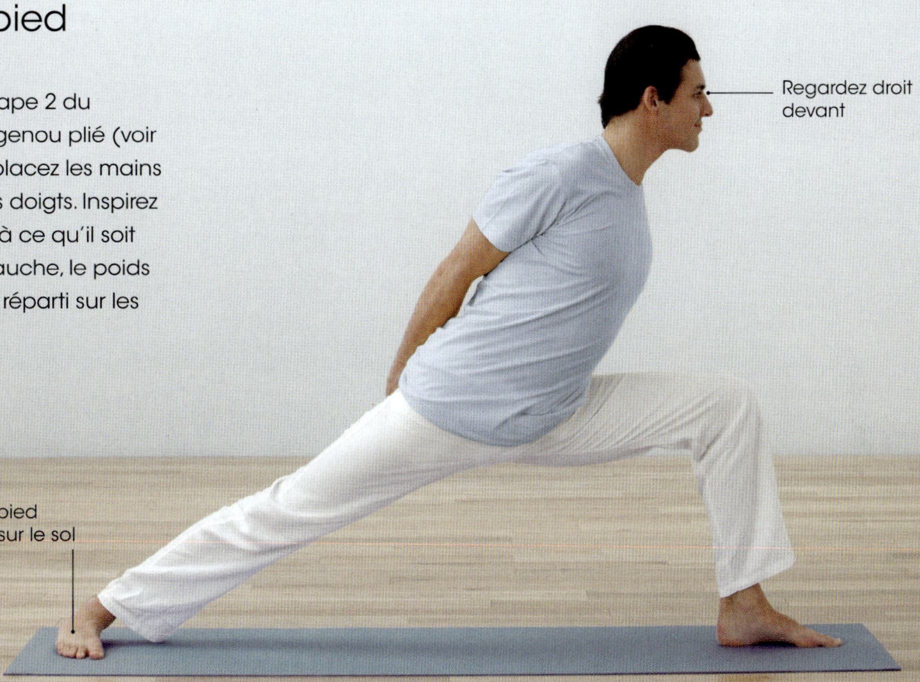
Regardez droit devant
Conservez le pied arrière à plat sur le sol

5 Expirez et penchez-vous vers l'avant en essayant de placer le sommet de la tête sur le sol près du pied gauche. Conservez la posture 30 secondes maximum. Dans une inspiration, quittez la posture en relevant le buste, puis reprenez de l'autre côté.

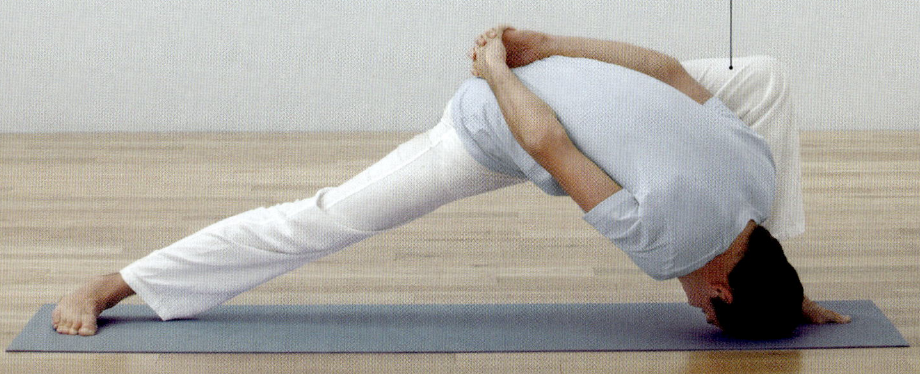
Le quadriceps de la jambe pliée est fortement contracté

Les séquences de postures

Les séquences de postures offrent des cycles adaptés à tous les niveaux. Pour chacun, sont proposées des séquences de 20, 40 et 60 minutes. N'oubliez pas de vous détendre dans la posture du cadavre (voir p. 46) avant de commencer.

Niveau débutant

DÉTAILS DES POSTURE DU CADAVRE/POSTURE DE L'ENFANT/DÉTENTE SUR LE VENTRE
Après chaque séquence, détendez-vous dans l'une de ces trois postures.

20 minutes

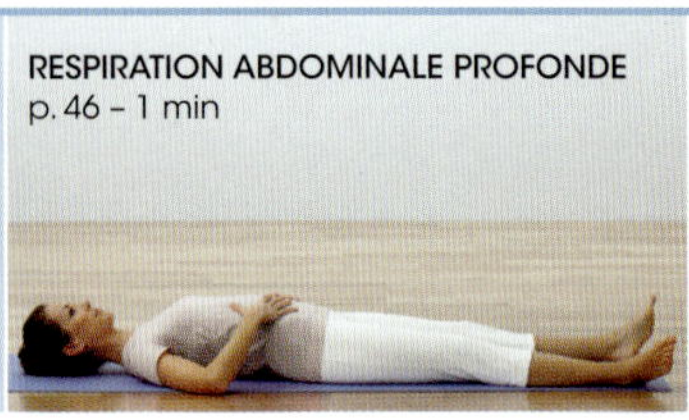
RESPIRATION ABDOMINALE PROFONDE
p. 46 – 1 min

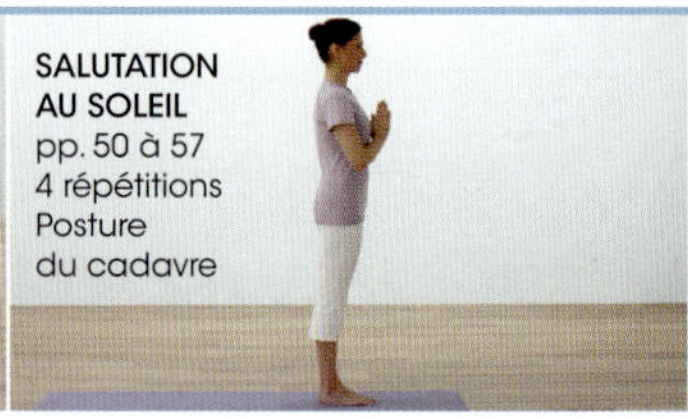
SALUTATION AU SOLEIL
pp. 50 à 57
4 répétitions
Posture du cadavre

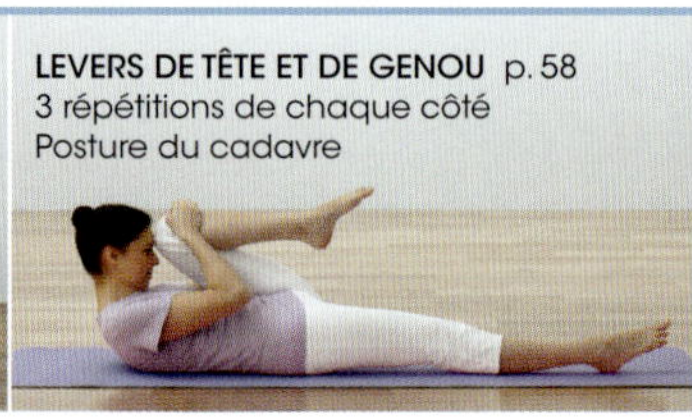
LEVERS DE TÊTE ET DE GENOU p. 58
3 répétitions de chaque côté
Posture du cadavre

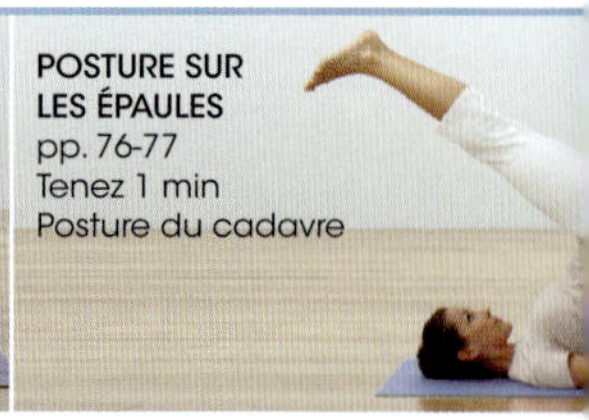
POSTURE SUR LES ÉPAULES
pp. 76-77
Tenez 1 min
Posture du cadavre

40 minutes

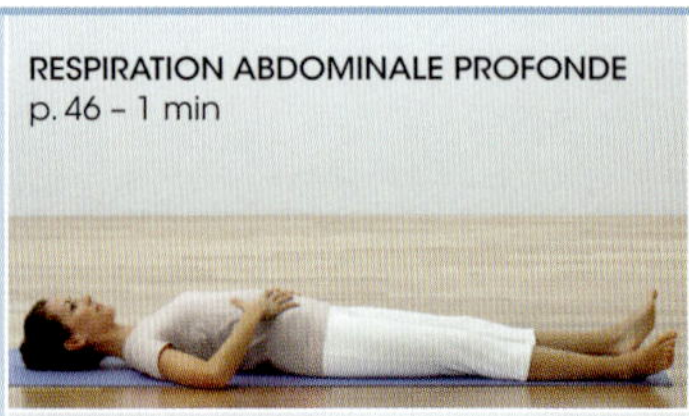
RESPIRATION ABDOMINALE PROFONDE
p. 46 – 1 min

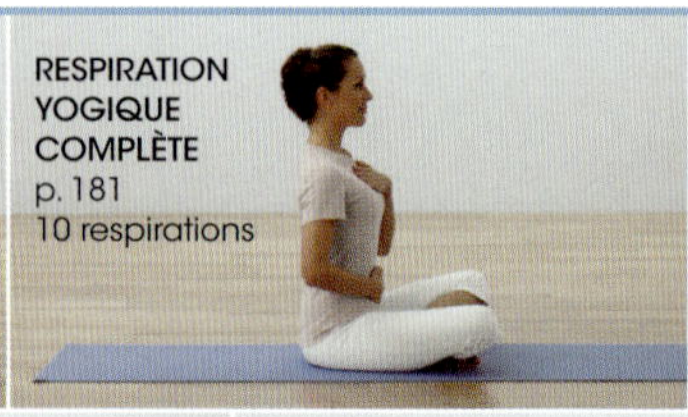
RESPIRATION YOGIQUE COMPLÈTE
p. 181
10 respirations

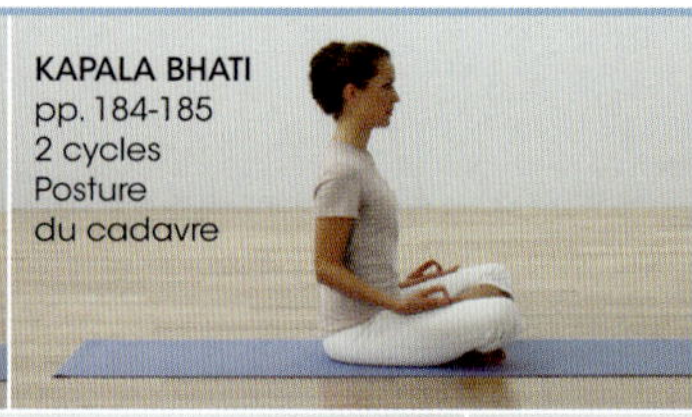
KAPALA BHATI
pp. 184-185
2 cycles
Posture du cadavre

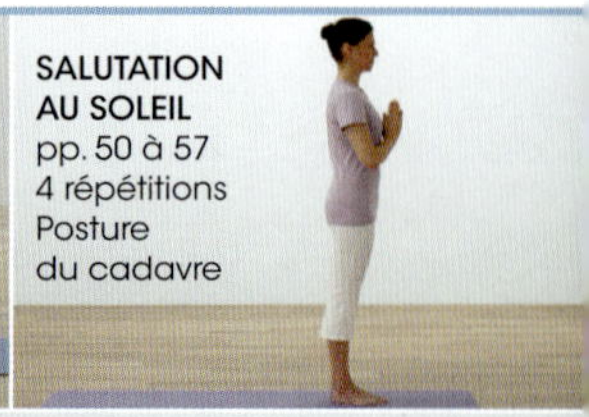
SALUTATION AU SOLEIL
pp. 50 à 57
4 répétitions
Posture du cadavre

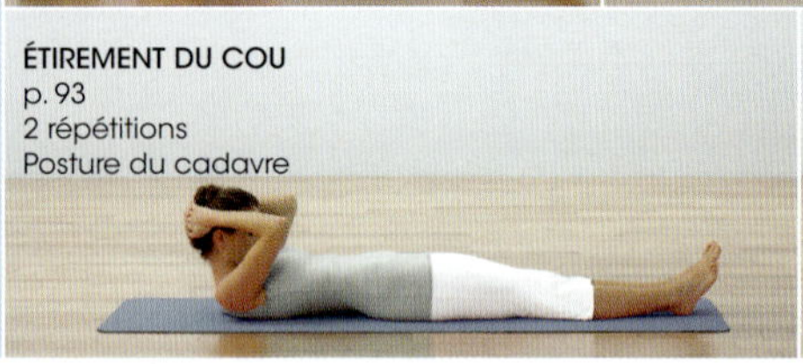
ÉTIREMENT DU COU
p. 93
2 répétitions
Posture du cadavre

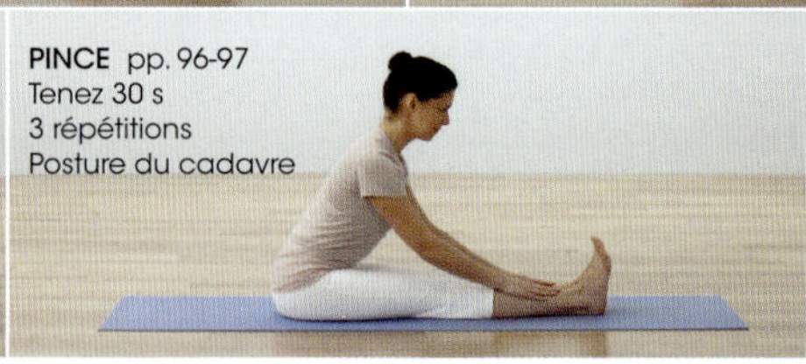
PINCE pp. 96-97
Tenez 30 s
3 répétitions
Posture du cadavre

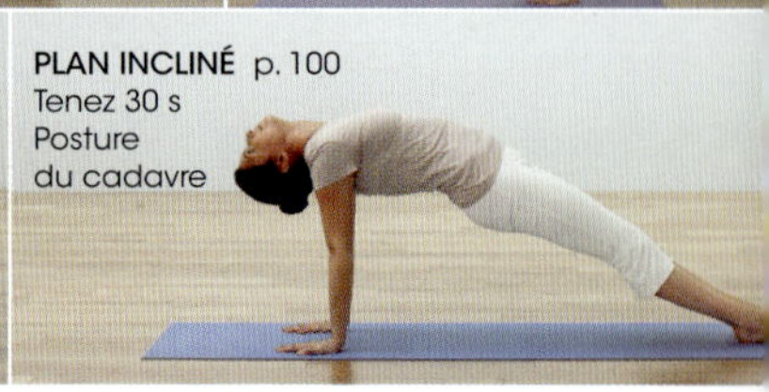
PLAN INCLINÉ p. 100
Tenez 30 s
Posture du cadavre

60 minutes

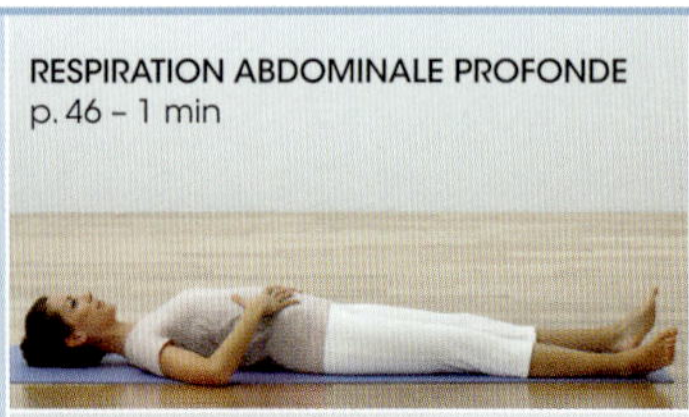
RESPIRATION ABDOMINALE PROFONDE
p. 46 – 1 min

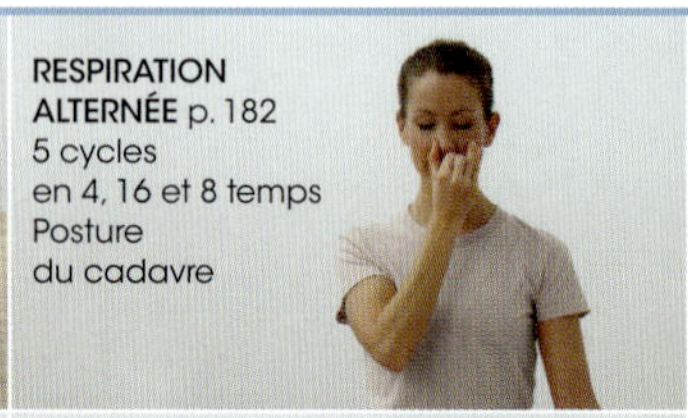
RESPIRATION ALTERNÉE p. 182
5 cycles
en 4, 16 et 8 temps
Posture du cadavre

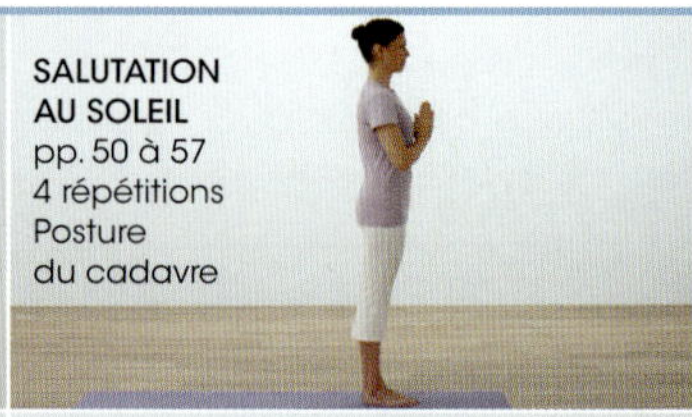
SALUTATION AU SOLEIL
pp. 50 à 57
4 répétitions
Posture du cadavre

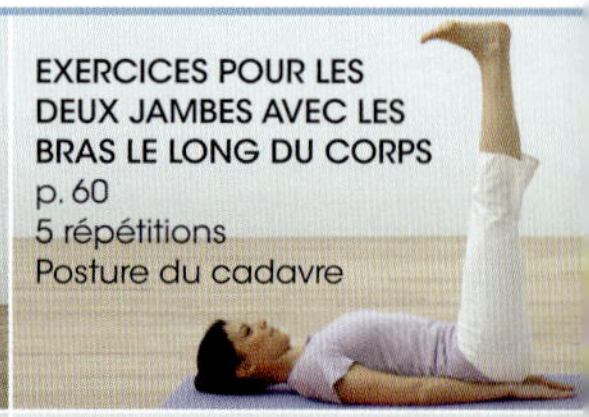
EXERCICES POUR LES DEUX JAMBES AVEC LES BRAS LE LONG DU CORPS
p. 60
5 répétitions
Posture du cadavre

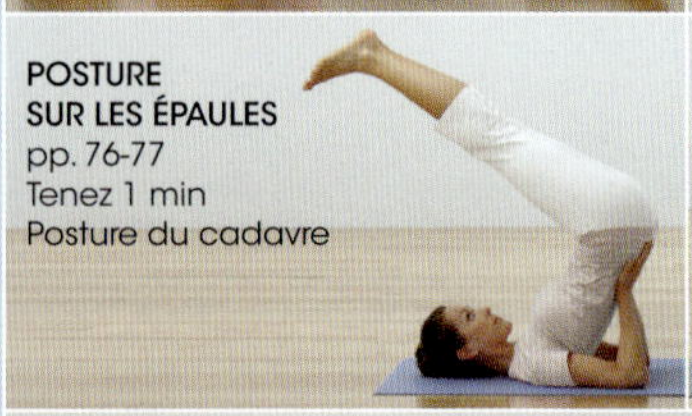
POSTURE SUR LES ÉPAULES
pp. 76-77
Tenez 1 min
Posture du cadavre

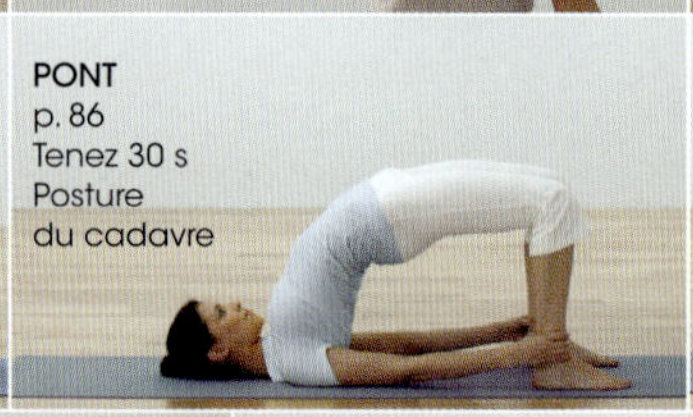
PONT
p. 86
Tenez 30 s
Posture du cadavre

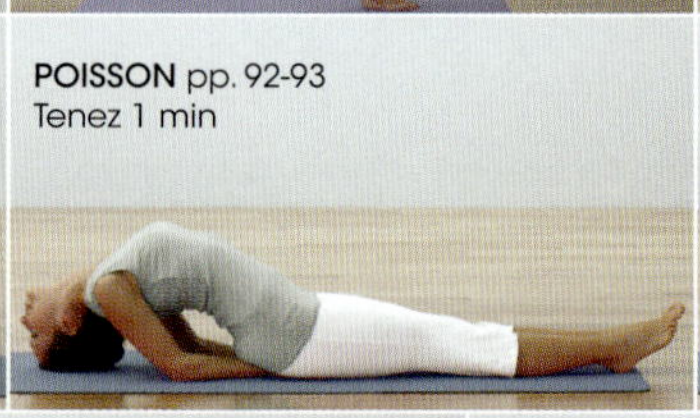
POISSON pp. 92-93
Tenez 1 min

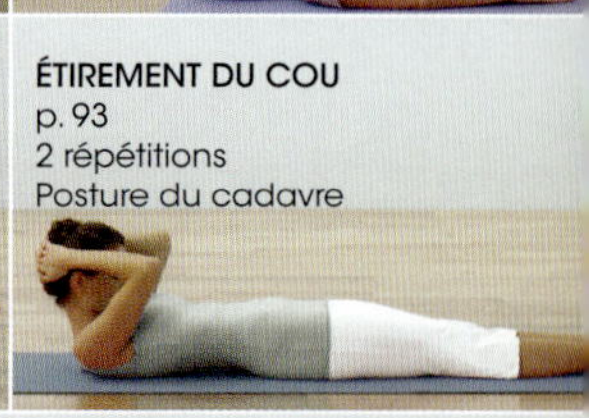
ÉTIREMENT DU COU
p. 93
2 répétitions
Posture du cadavre

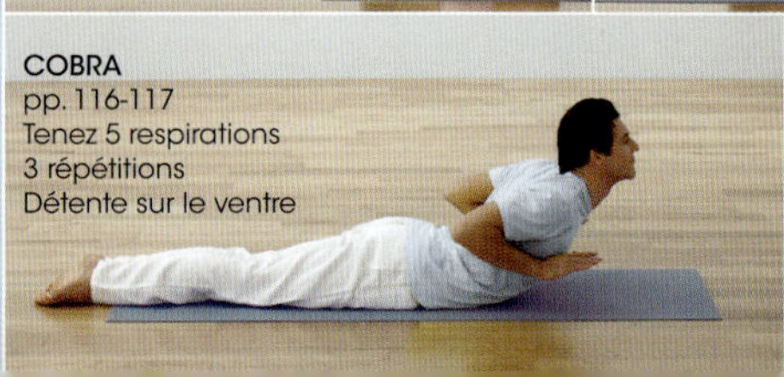
COBRA
pp. 116-117
Tenez 5 respirations
3 répétitions
Détente sur le ventre

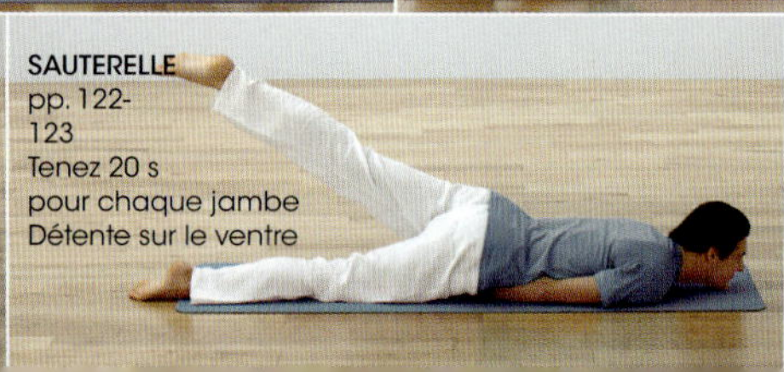
SAUTERELLE
pp. 122-123
Tenez 20 s
pour chaque jambe
Détente sur le ventre

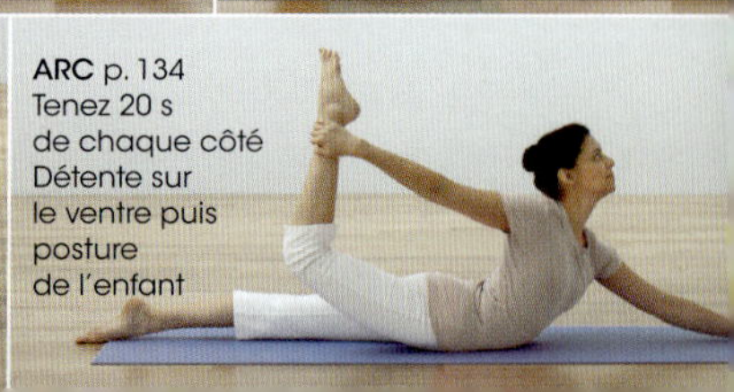
ARC p. 134
Tenez 20 s
de chaque côté
Détente sur le ventre puis posture de l'enfant

Postures de détente

POSTURE DU CADAVRE p. 46
8 respirations entre les postures – 6-10 min dans la relaxation finale (pp. 192-193)

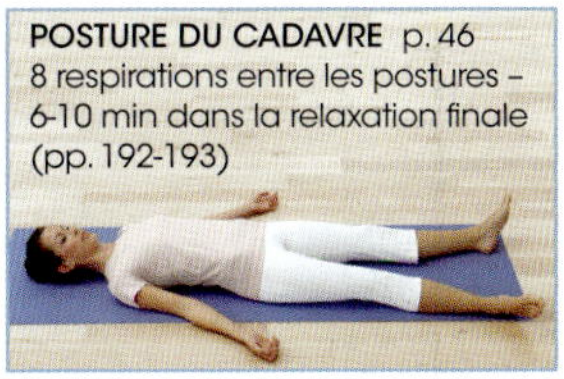

POSTURE DE L'ENFANT p. 191
8 respirations après des flexions arrière

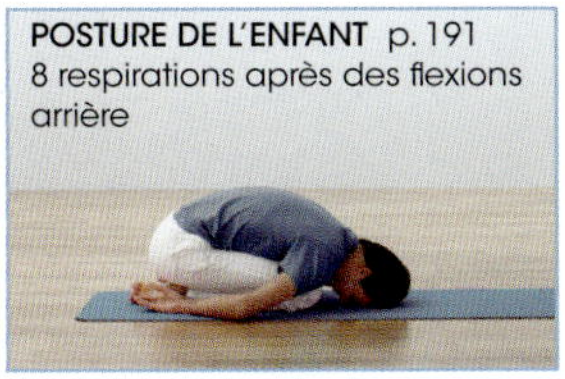

DÉTENTE SUR LE VENTRE p. 190
8 respirations après des flexions arrière

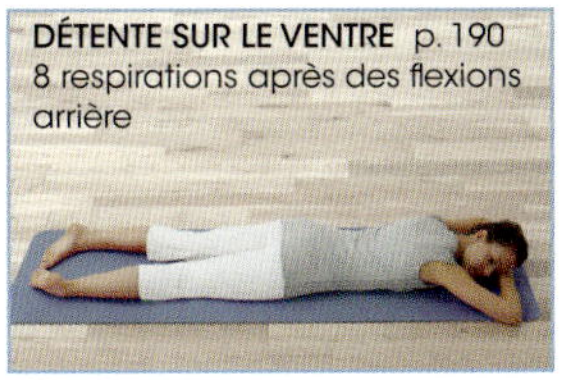

CHARRUE AVEC LES JAMBES SÉPARÉES p. 84
Tenez 1 min
Posture du cadavre

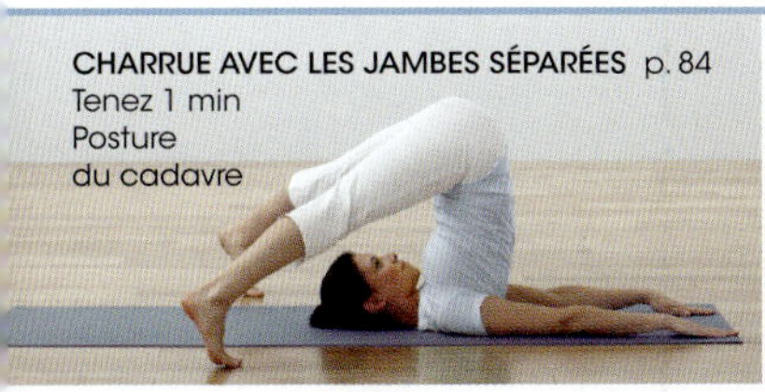

POISSON
pp. 92-93
Tenez 30 s

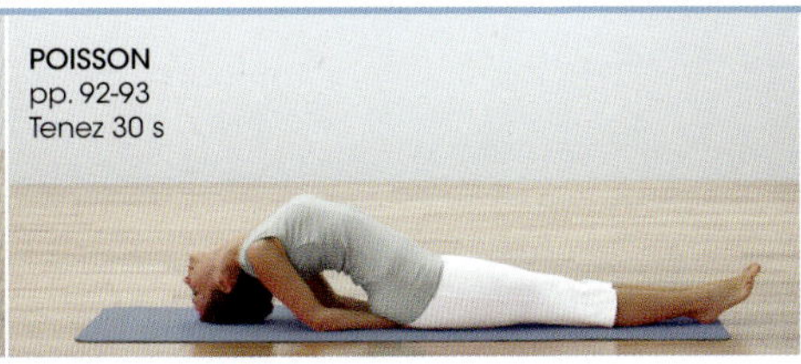

ÉTIREMENT DU COU p. 93
2 répétitions
Relaxation finale de 6 min

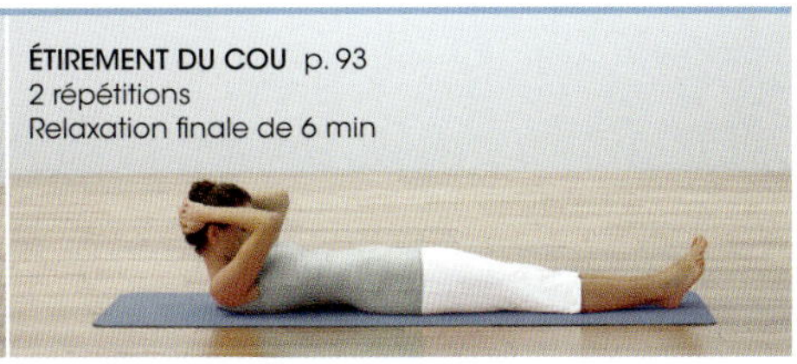

EXERCICES POUR JAMBES SÉPARÉES
p. 58
6 répétitions de chaque côté
Posture du cadavre

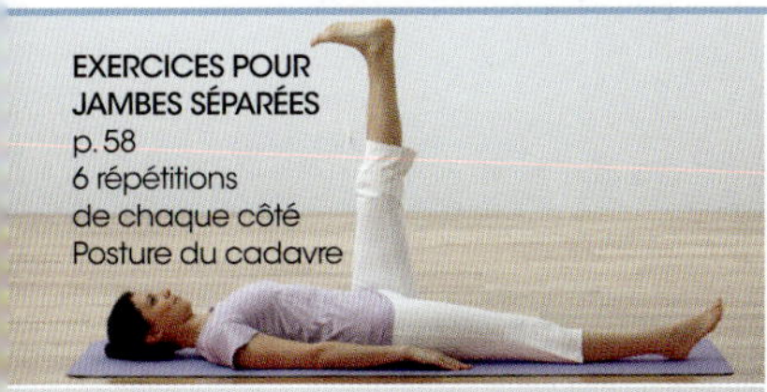

POSTURE SUR LES ÉPAULES
pp. 76-77
Tenez 1 min
Posture du cadavre

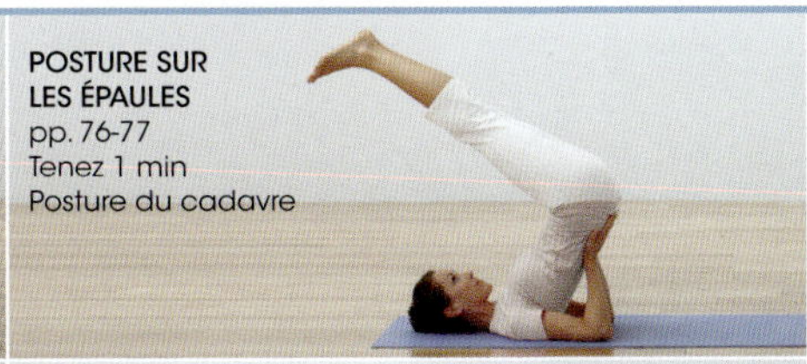

POISSON
pp. 92-93
Tenez 1 min

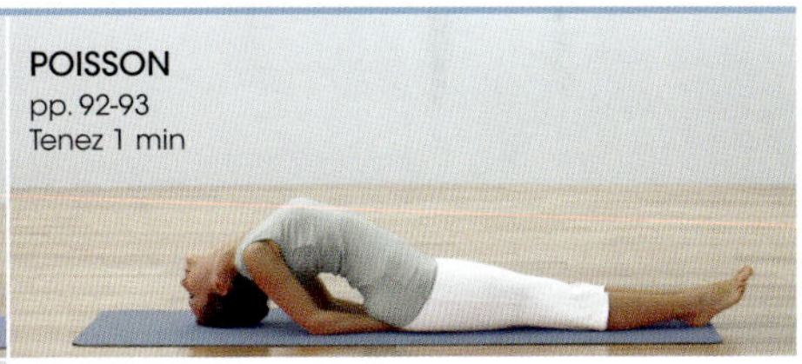

CHAMEAU
p. 128
Tenez 30 s maximum
Posture de l'enfant

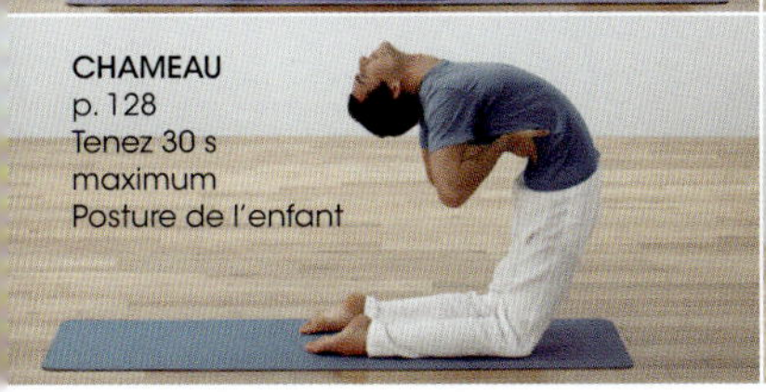

TRIANGLE
pp. 164-165
Tenez 20 s de chaque côté
Posture du cadavre
Relaxation finale de 10 min

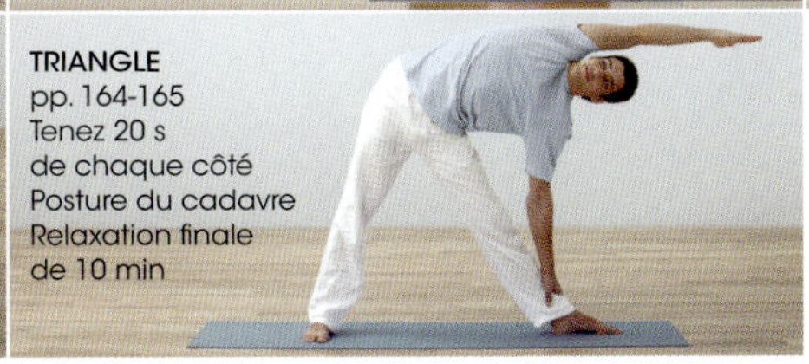

DAUPHIN
pp. 62-63
4 répétitions
Posture de l'enfant

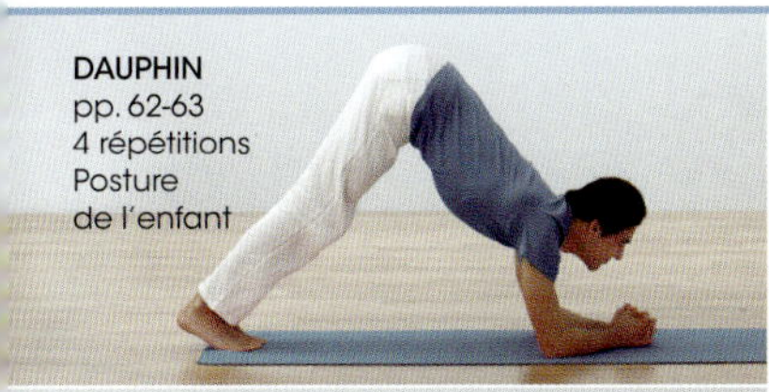

POSTURE SUR LES ÉPAULES
pp. 76-77
Tenez 1 min

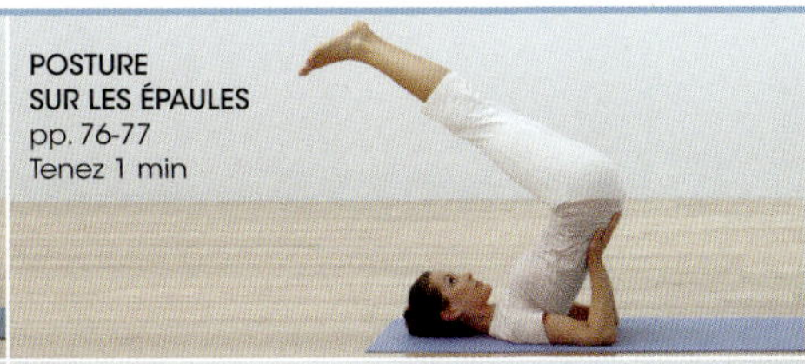

CHARRUE AVEC LES JAMBES SÉPARÉES
p. 84
Tenez 1 min

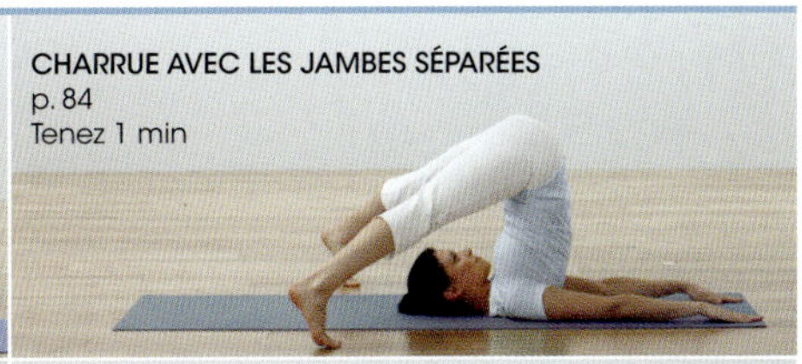

FLEXION AVANT AVEC UNE JAMBE
p. 102
Tenez 1 min de chaque côté

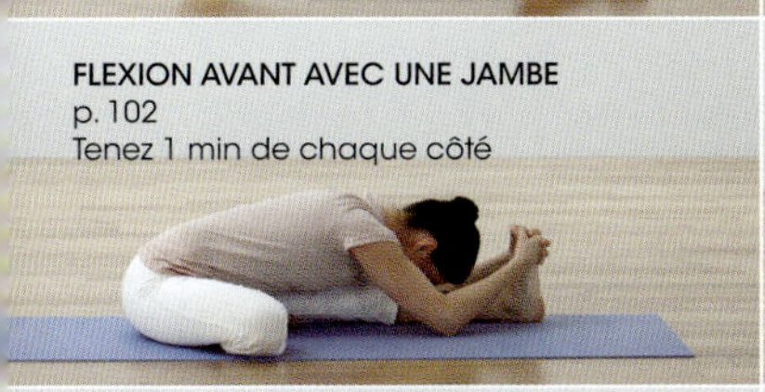

PINCE
pp. 96-97
Tenez 1 min
2 répétitions

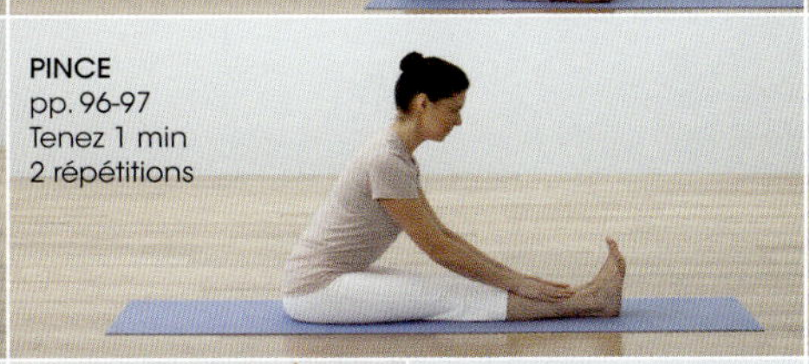

PLAN INCLINÉ
p. 100
Tenez 30 s
Posture du cadavre

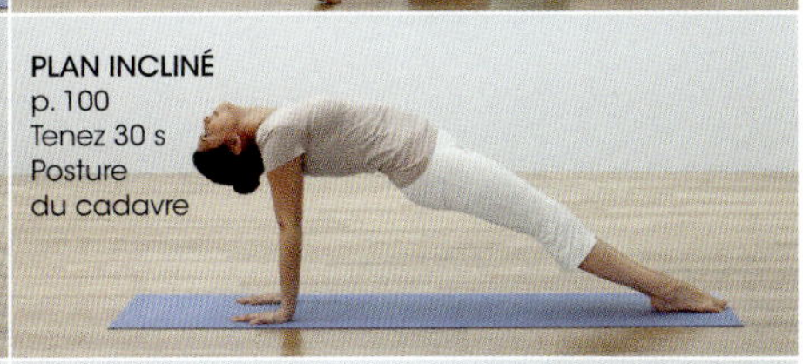

DEMI-TORSION VERTÉBRALE
pp. 144-145
Tenez 30 s de chaque côté
Posture de l'enfant

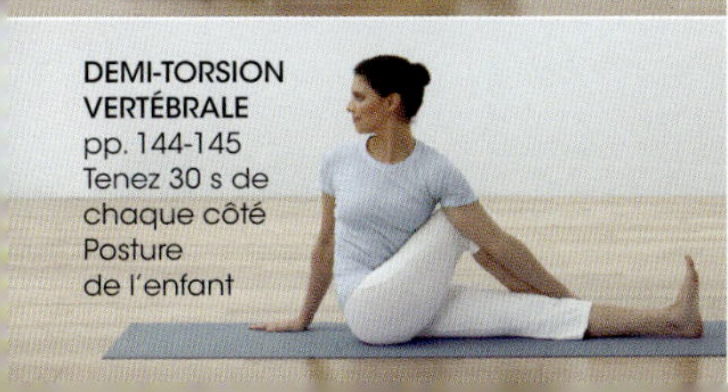

ARBRE p. 158
Tenez 20 s de chaque côté

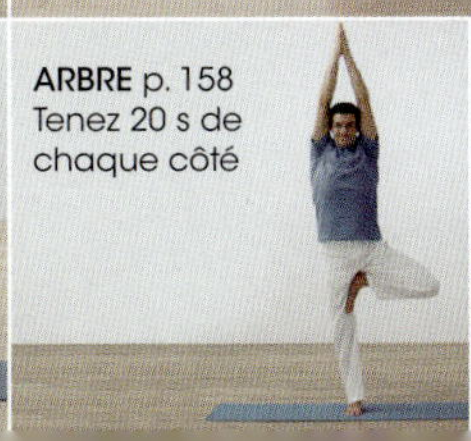

PINCE DEBOUT
pp. 162-163
Tenez 1 min

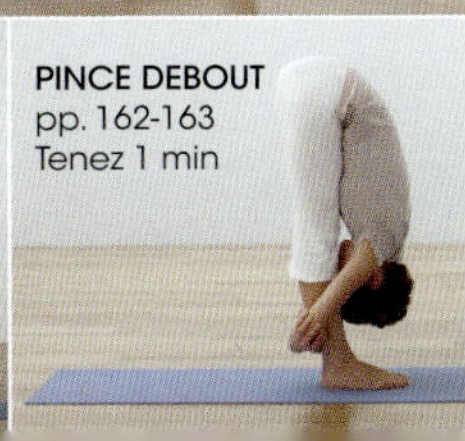

TRIANGLE pp. 164-165
Tenez 20 s de chaque côté
Relaxation finale de 10 min

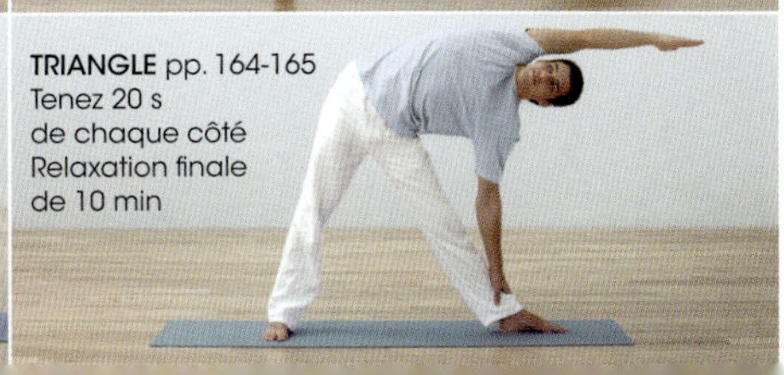

Niveau intermédiaire

DÉTAILS DES POSTURE DU CADAVRE/POSTURE DE L'ENFANT/DÉTENTE SUR LE VENTRE – Après chaque exercice, détendez-vous dans l'une de ces trois postures.

Postures de détente

POSTURE DU CADAVRE p. 46
8 respirations entre les postures
6-10 min dans la relaxation finale (pp. 192-193)

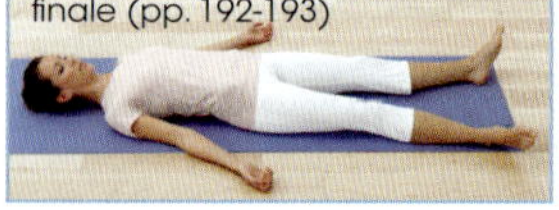

POSTURE DE L'ENFANT p. 191
8 respirations après des flexions arrière

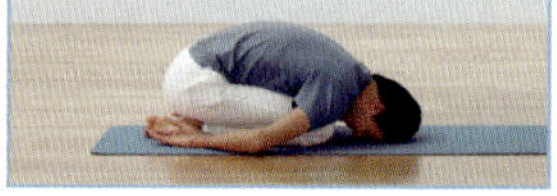

DÉTENTE SUR LE VENTRE p. 190
8 respirations après des flexions arrière

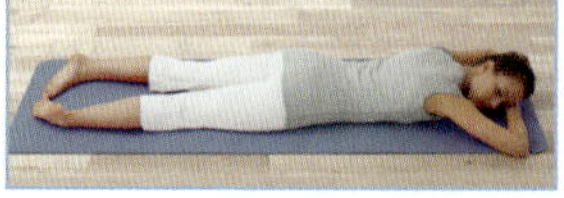

POSTURE SUR LA TÊTE
pp. 64 à 67
Tenez 1 min
Posture de l'enfant

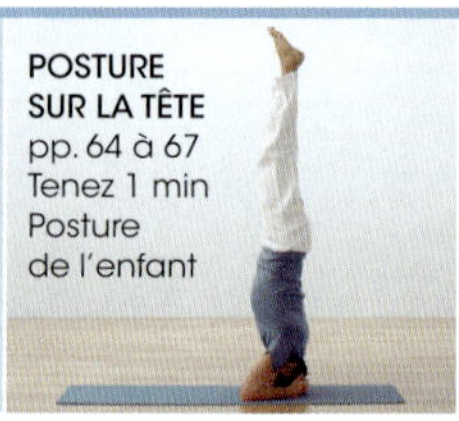

POSTURE SUR LES ÉPAULES
pp. 76 à 78
Tenez 1 min
Posture du cadavre

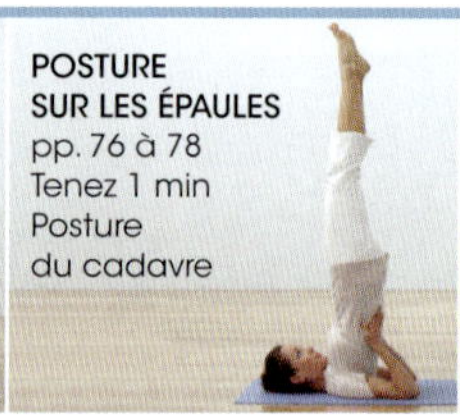

POISSON pp. 92-93
Tenez 30 s

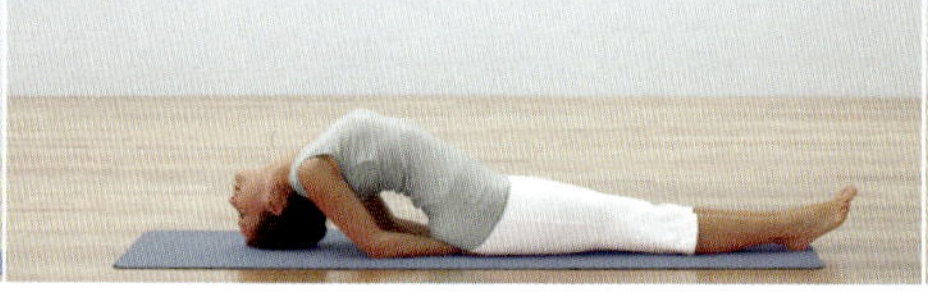

ÉTIREMENT DU COU
p. 93
2 répétitions
Posture du cadavre

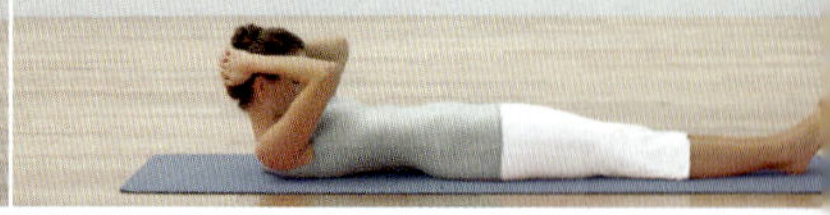

40 minutes

KAPALA BHATI
pp. 184-185
1 cycle

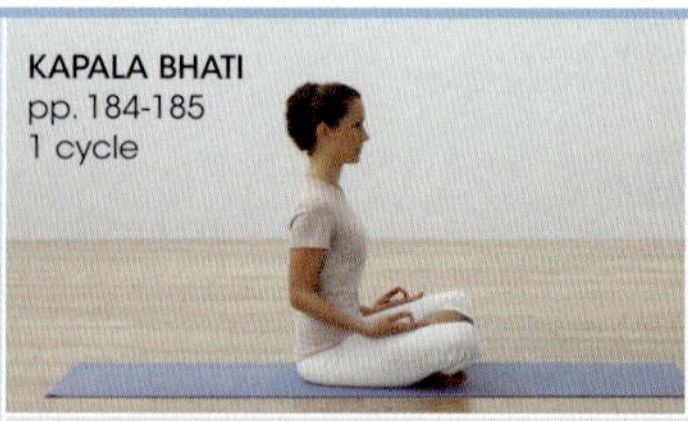

RESPIRATION ALTERNÉE p. 182
4 cycles de 5, 20 et 10 temps
Posture du cadavre

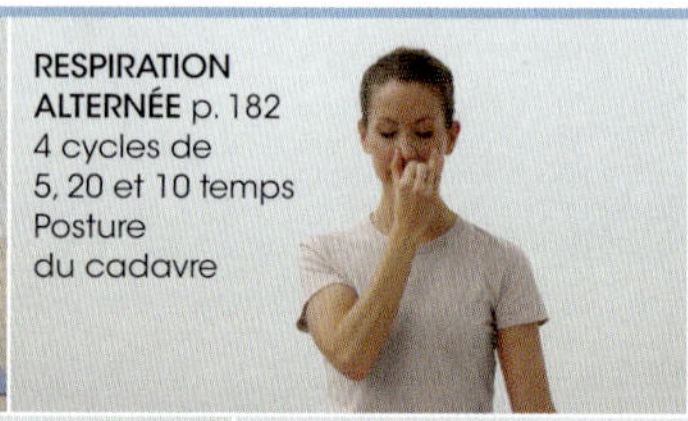

SALUTATION AU SOLEIL
pp. 50-57
6 répétitions
Posture du cadavre

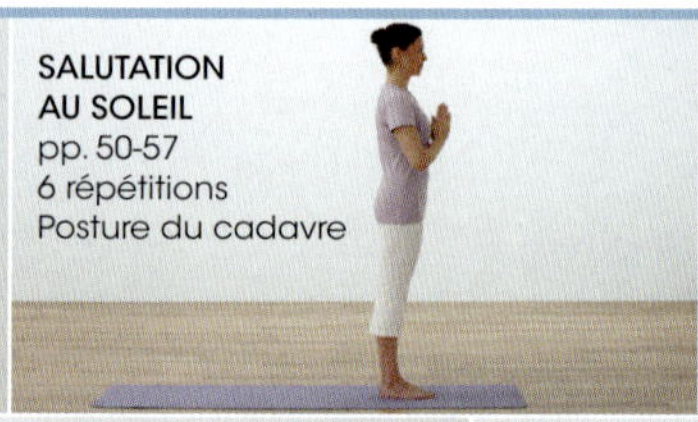

ÉTIREMENT PROFOND POUR JAMBES SÉPARÉES pp. 58-5
Tenez 30 s de chaque côté
Posture du cadav

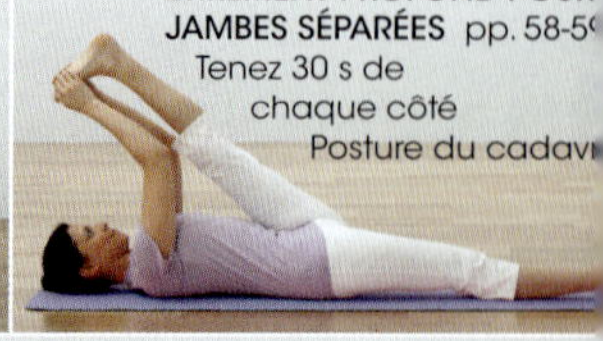

FLEXION AVANT AVEC LES JAMBES ÉCARTÉES
p. 104
Tenez 1 min

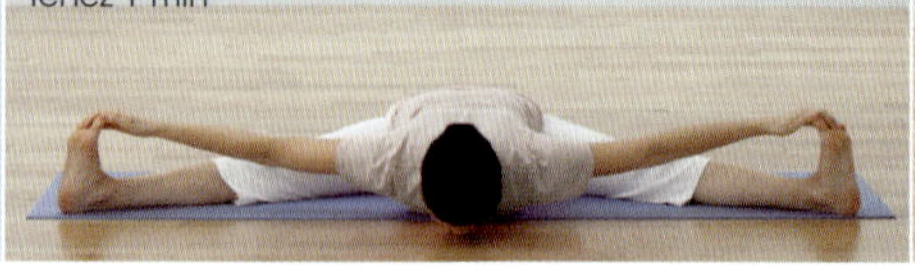

PINCE pp. 96 à 99
Tenez 1 min

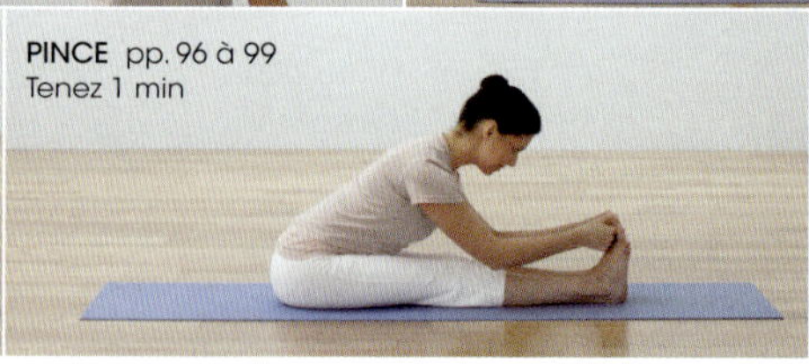

PLAN INCLINÉ p. 100
Tenez 30 s

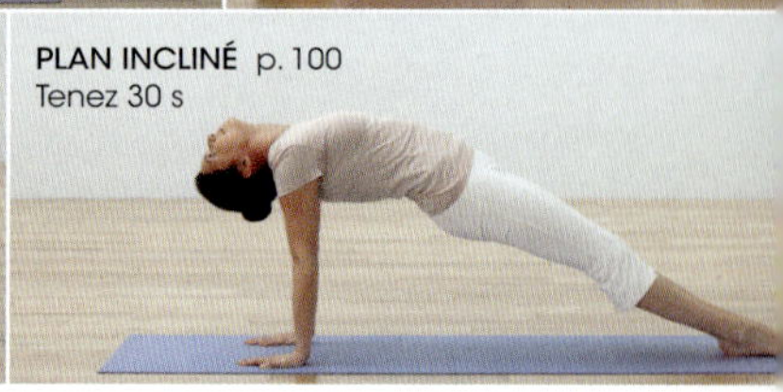

60 minutes

KAPALA BHATI
pp. 184-185
3 cycles

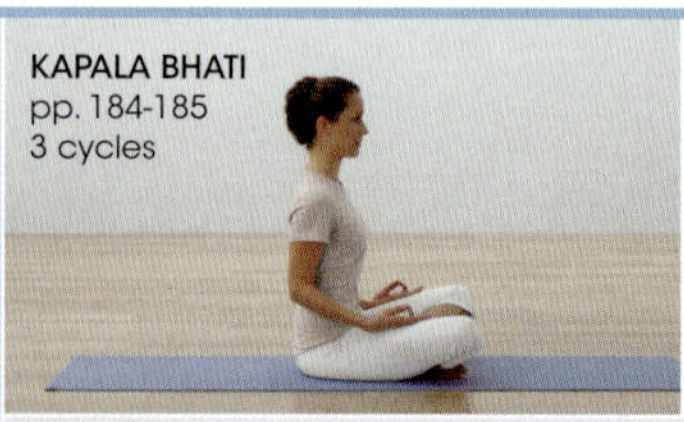

RESPIRATION ALTERNÉE p. 182
5 cycles de 5, 20 et 10 temps
Posture du cadavre

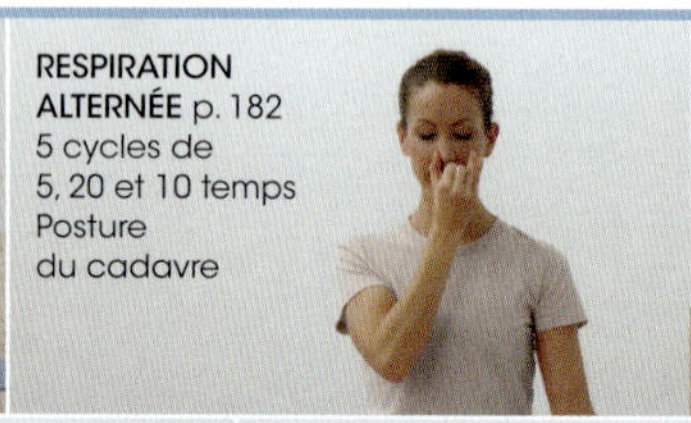

SALUTATION AU SOLEIL
pp. 50-57
10 répétitions
Posture du cadavre

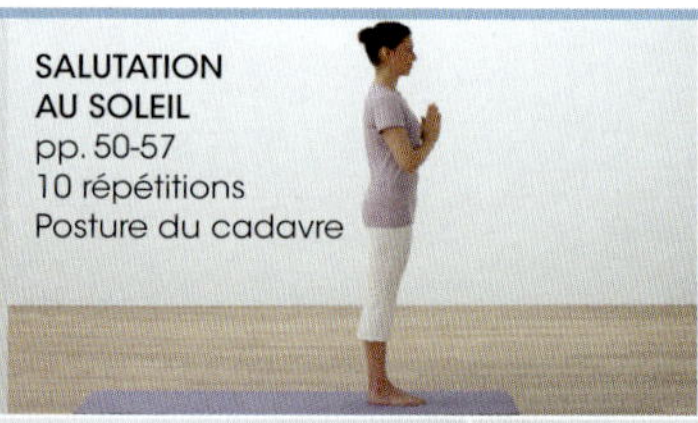

POSTURE SUR LA TÊTE GENOUX PLIÉS SUR LES CÔTÉS
p. 69
Tenez 1 min
Posture de l'enfant

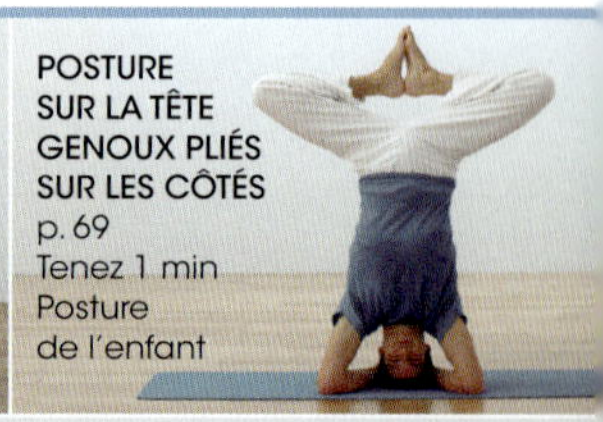

POISSON
pp. 92-93
Tenez 1 min
Posture du cadavre

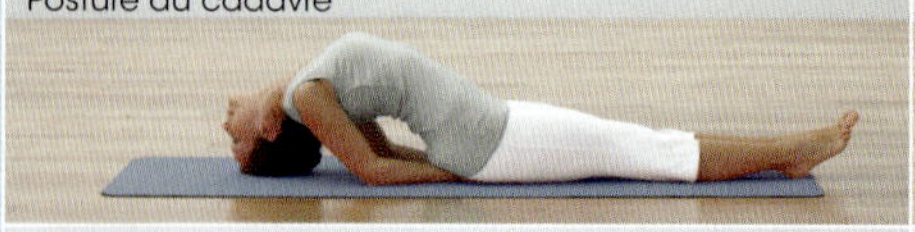

ARCHER p. 110
Tenez 30 s de chaque côté

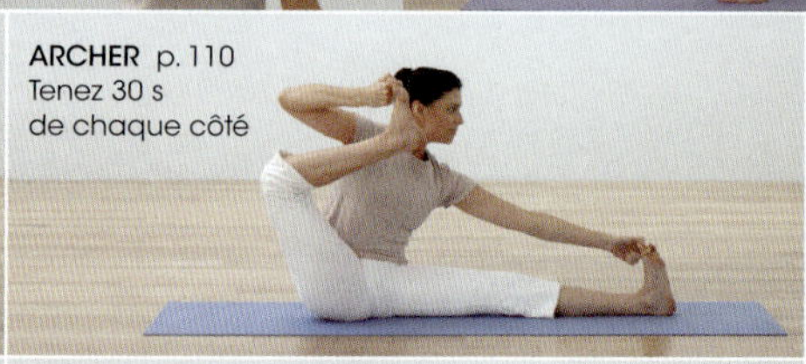

PINCE
pp. 96 à 99
Tenez 2 min

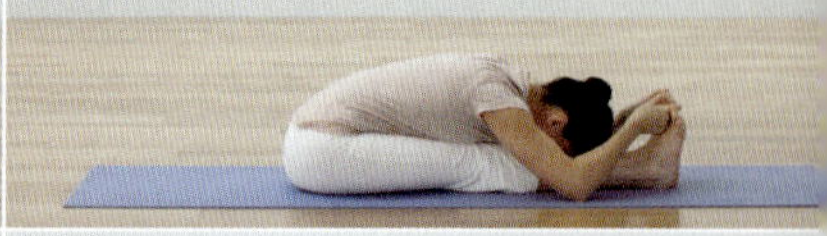

ARC DYNAMIQUE
p. 136
8 mouvements de balancier
Posture de l'enfant

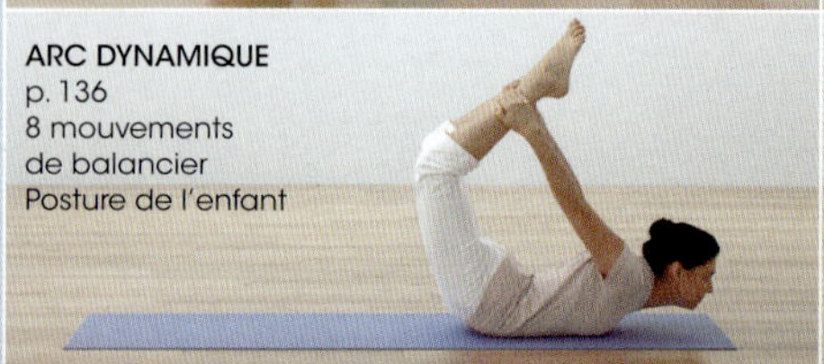

DEMI-TORSION VERTÉBRALE AVEC LE POIGNET
p. 148
Tenez 1 min de chaque côté
Posture de l'enfant

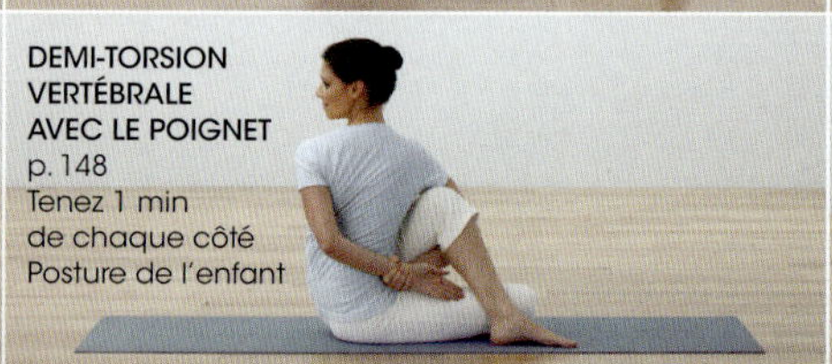

PINCE DEBOUT
pp. 162-163
Tenez 1 min

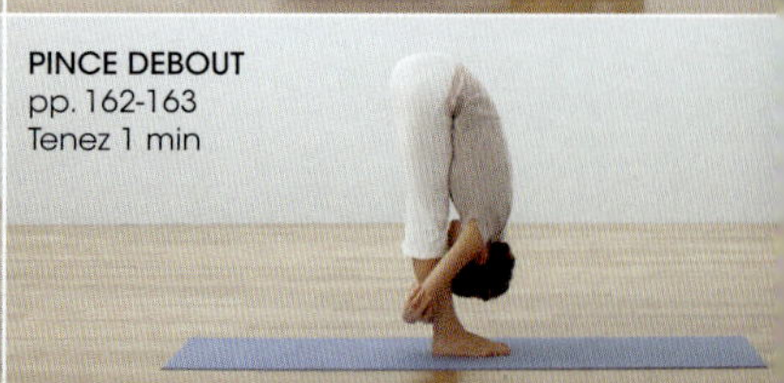

20 minutes

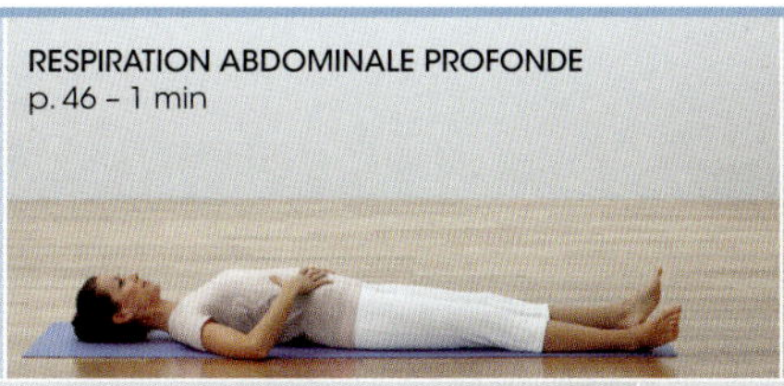
RESPIRATION ABDOMINALE PROFONDE
p. 46 – 1 min

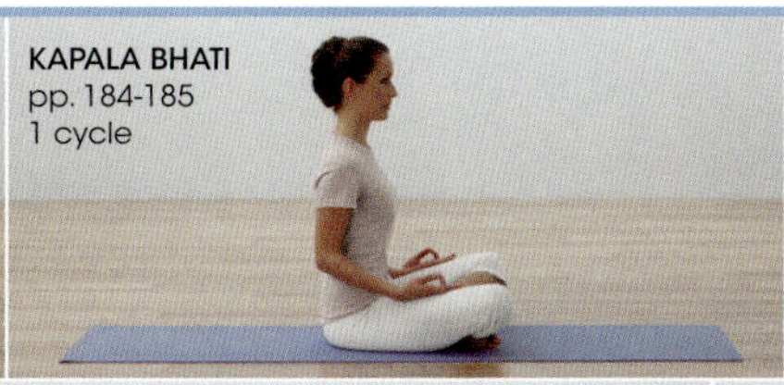
KAPALA BHATI
pp. 184-185
1 cycle

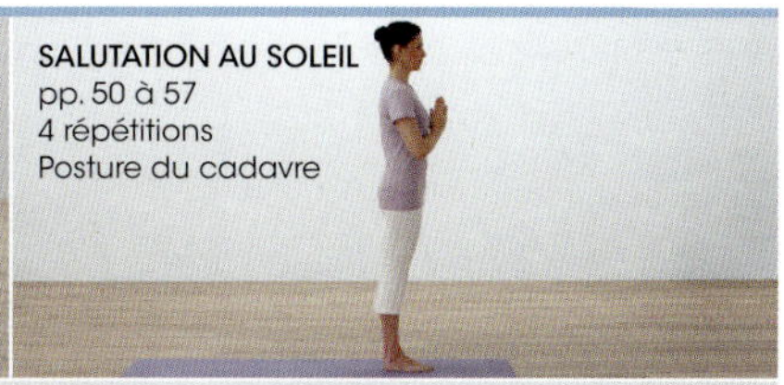
SALUTATION AU SOLEIL
pp. 50 à 57
4 répétitions
Posture du cadavre

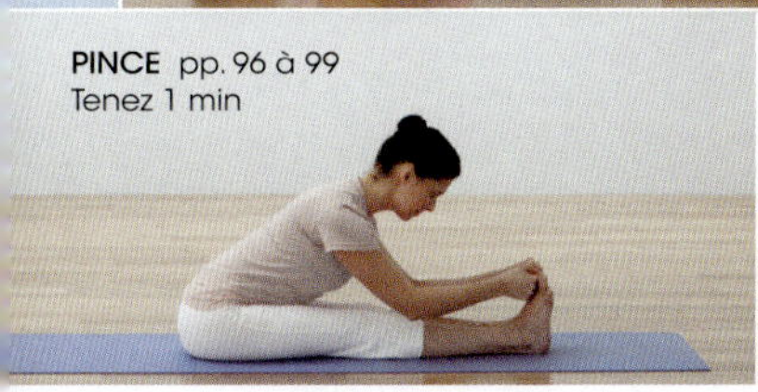
PINCE pp. 96 à 99
Tenez 1 min

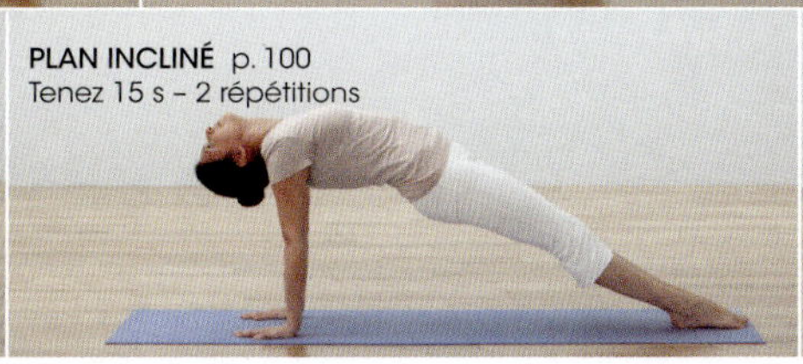
PLAN INCLINÉ p. 100
Tenez 15 s – 2 répétitions

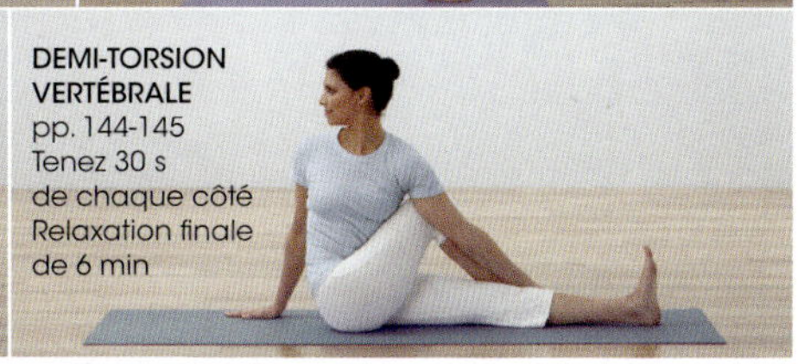
DEMI-TORSION VERTÉBRALE
pp. 144-145
Tenez 30 s
de chaque côté
Relaxation finale
de 6 min

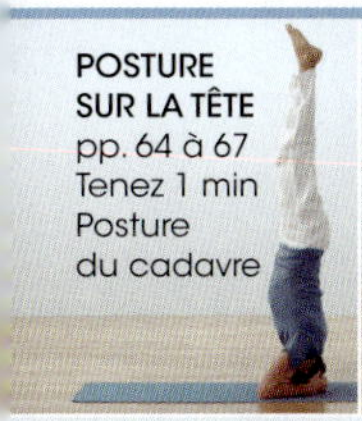
POSTURE SUR LA TÊTE
pp. 64 à 67
Tenez 1 min
Posture
du cadavre

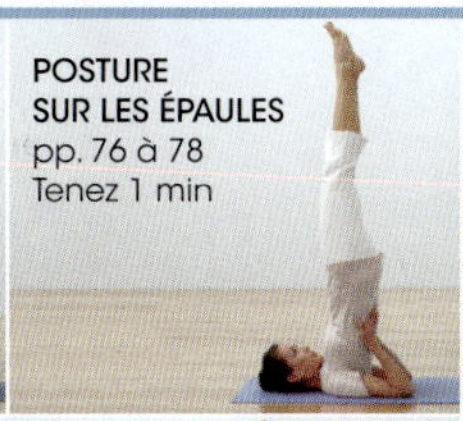
POSTURE SUR LES ÉPAULES
pp. 76 à 78
Tenez 1 min

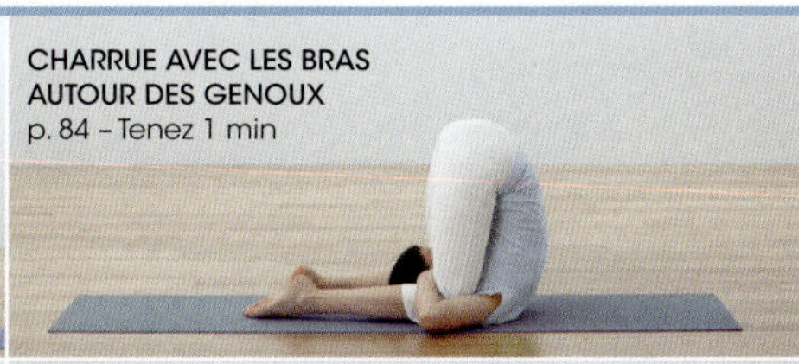
CHARRUE AVEC LES BRAS AUTOUR DES GENOUX
p. 84 – Tenez 1 min

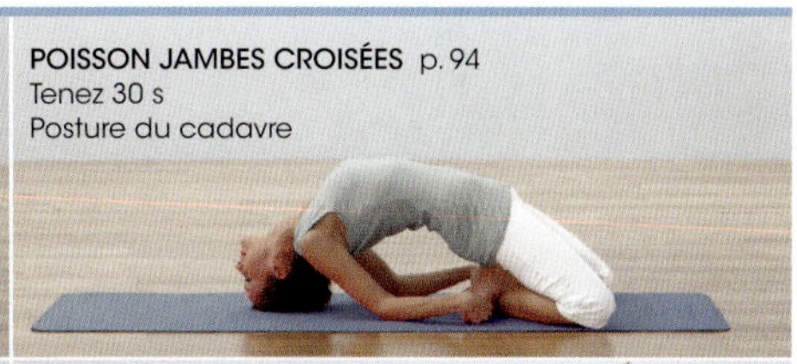
POISSON JAMBES CROISÉES p. 94
Tenez 30 s
Posture du cadavre

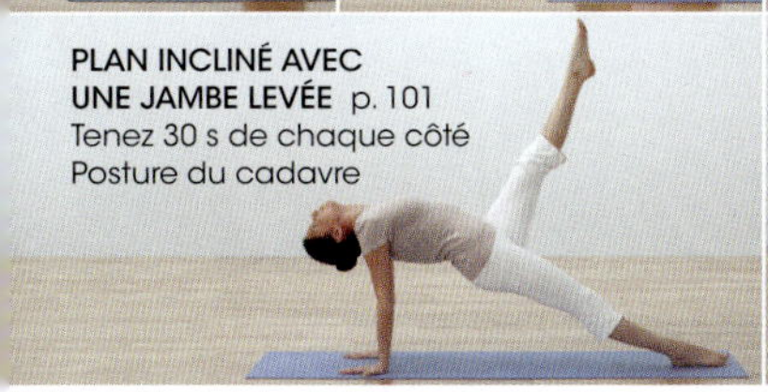
PLAN INCLINÉ AVEC UNE JAMBE LEVÉE p. 101
Tenez 30 s de chaque côté
Posture du cadavre

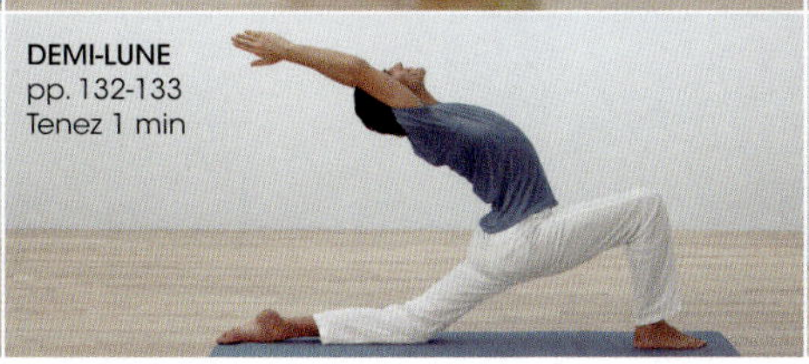
DEMI-LUNE
pp. 132-133
Tenez 1 min

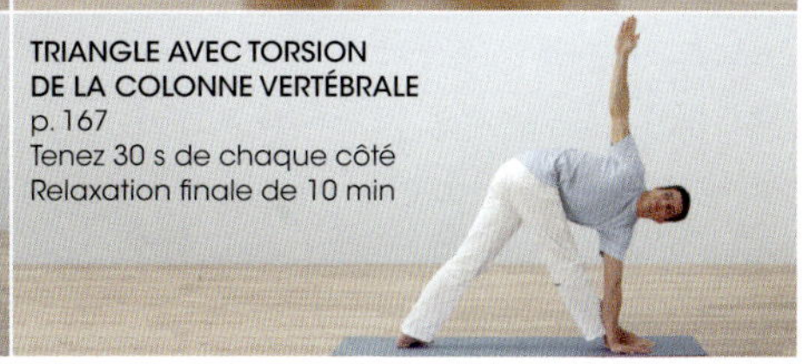
TRIANGLE AVEC TORSION DE LA COLONNE VERTÉBRALE
p. 167
Tenez 30 s de chaque côté
Relaxation finale de 10 min

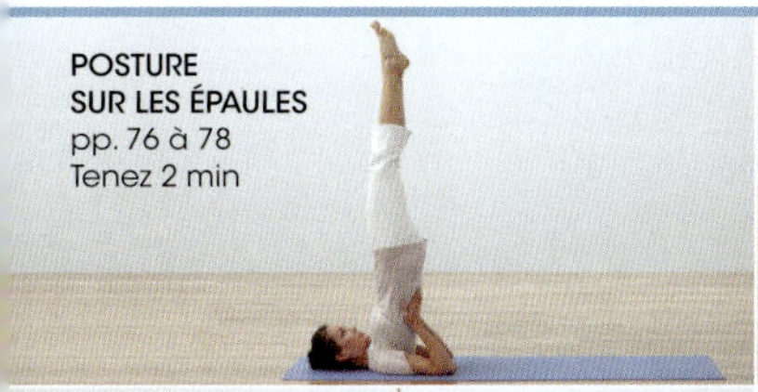
POSTURE SUR LES ÉPAULES
pp. 76 à 78
Tenez 2 min

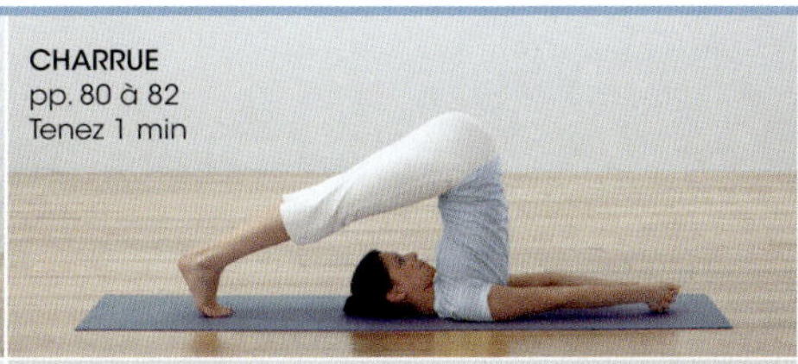
CHARRUE
pp. 80 à 82
Tenez 1 min

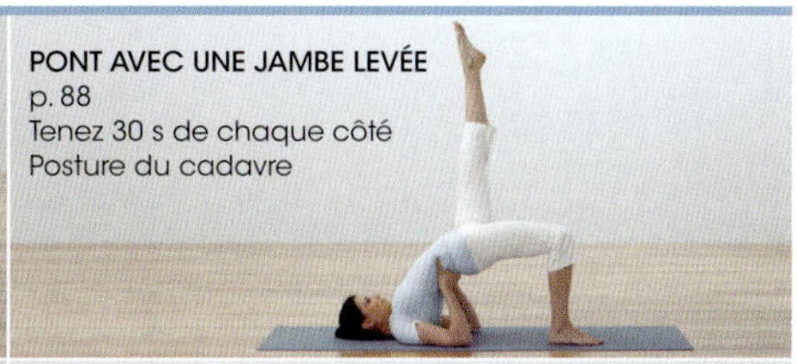
PONT AVEC UNE JAMBE LEVÉE
p. 88
Tenez 30 s de chaque côté
Posture du cadavre

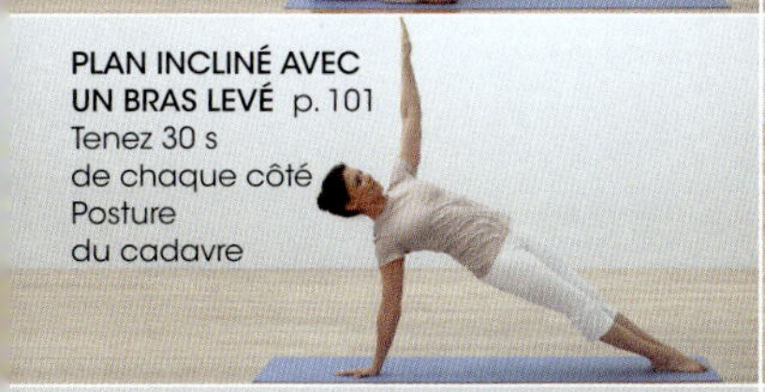
PLAN INCLINÉ AVEC UN BRAS LEVÉ p. 101
Tenez 30 s
de chaque côté
Posture
du cadavre

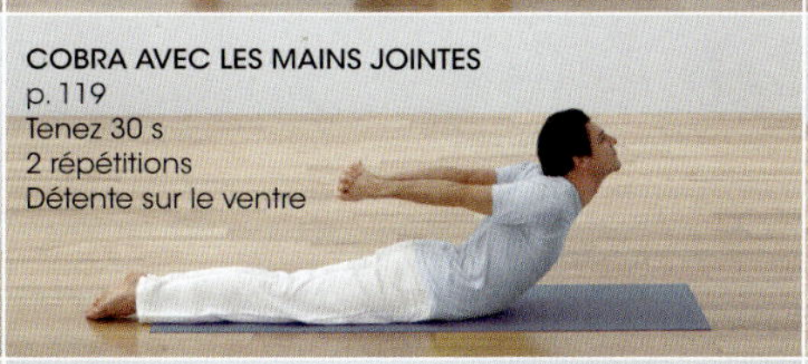
COBRA AVEC LES MAINS JOINTES
p. 119
Tenez 30 s
2 répétitions
Détente sur le ventre

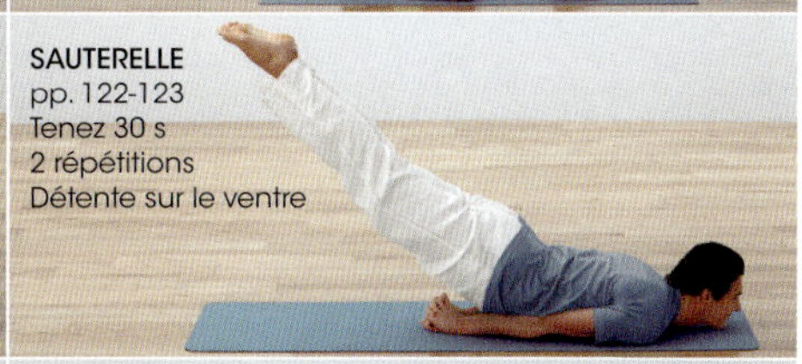
SAUTERELLE
pp. 122-123
Tenez 30 s
2 répétitions
Détente sur le ventre

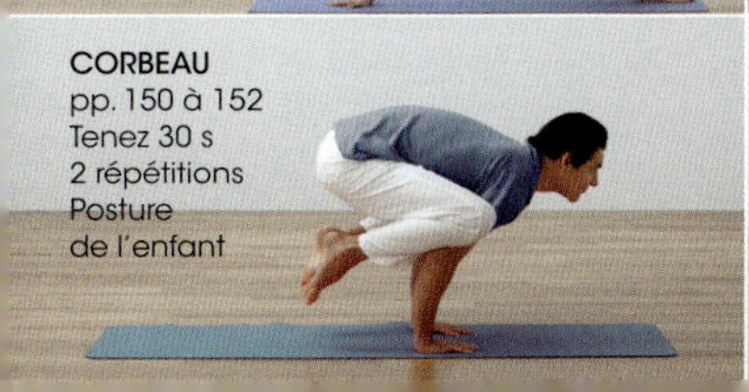
CORBEAU
pp. 150 à 152
Tenez 30 s
2 répétitions
Posture
de l'enfant

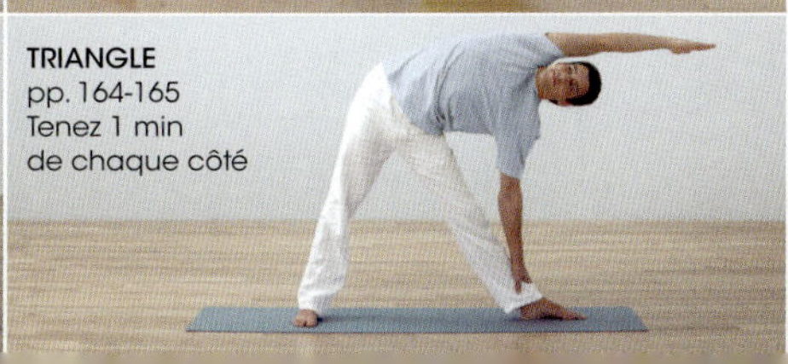
TRIANGLE
pp. 164-165
Tenez 1 min
de chaque côté

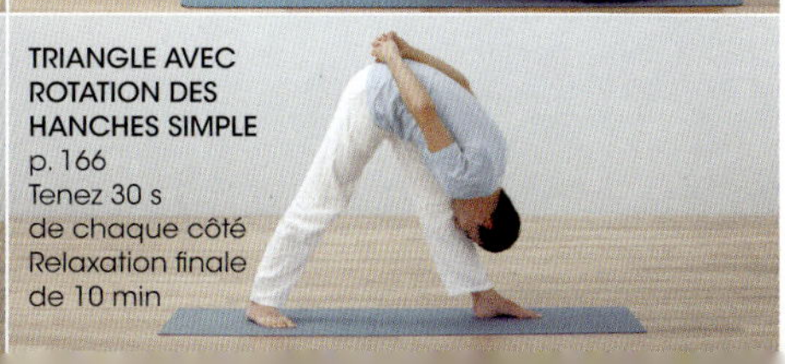
TRIANGLE AVEC ROTATION DES HANCHES SIMPLE
p. 166
Tenez 30 s
de chaque côté
Relaxation finale
de 10 min

Niveau avancé

DÉTAILS DES POSTURE DU CADAVRE/POSTURE DE L'ENFANT/DÉTENTE SUR LE VENTRE – Après chaque exercice, détendez-vous dans l'une de ces trois postures.

Postures de détente

POSTURE DU CADAVRE p. 46
8 respirations entre les postures
6-10 min dans la relaxation finale (pp. 192-193)

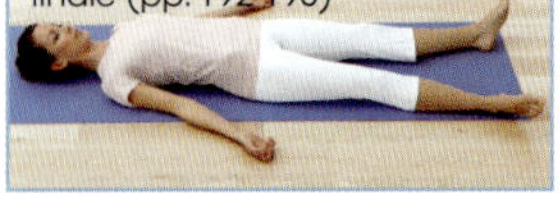

POSTURE DE L'ENFANT p. 191
8 respirations après des flexions arrière

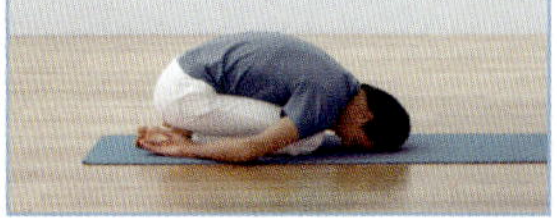

DÉTENTE SUR LE VENTRE p. 190
8 respirations après des flexions arrière

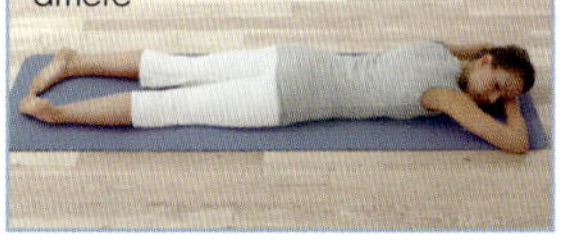

CHARRUE AVEC LES BRAS AUTOUR DES GENOUX
p. 84 – Tenez 30 s

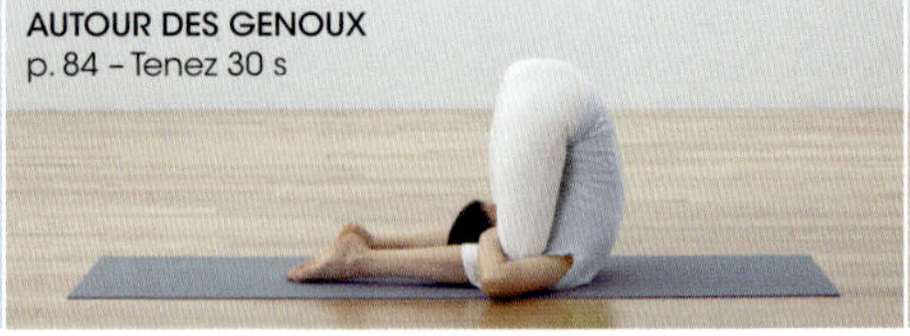

CHARRUE AVEC LES GENOUX DERRIÈRE LA TÊTE
p. 85 – Tenez 30 s

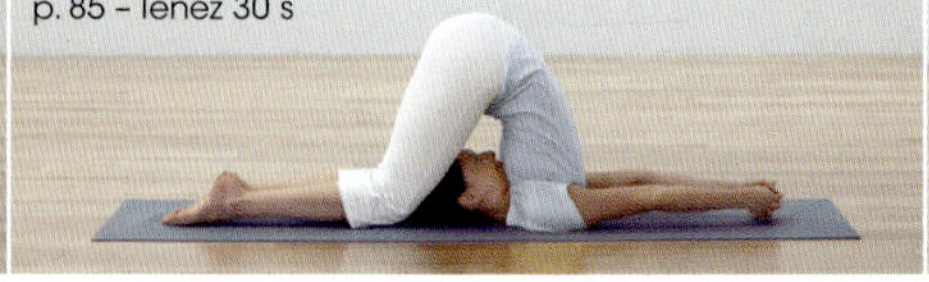

POISSON EN LOTUS p. 95
Tenez 30 s
Posture du cadavre

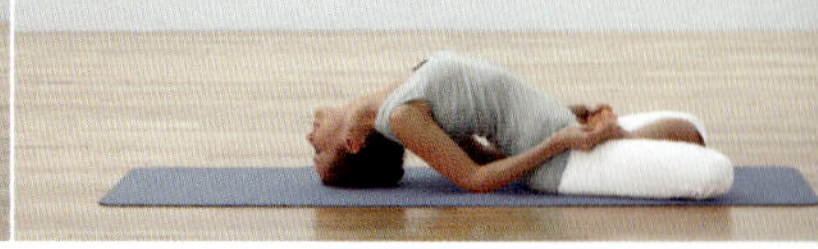

40 minutes

KAPALA BHATI
pp. 184-185
2 cycles

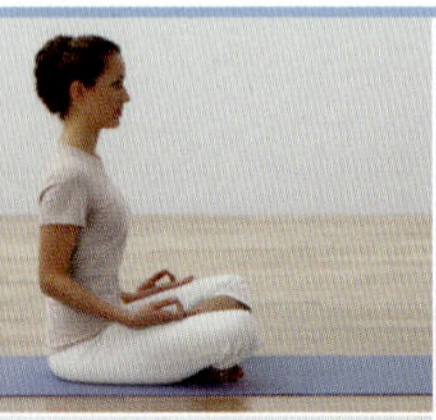

SALUTATION AU SOLEIL
pp. 50 à 57
6 répétitions
Posture du cadavre

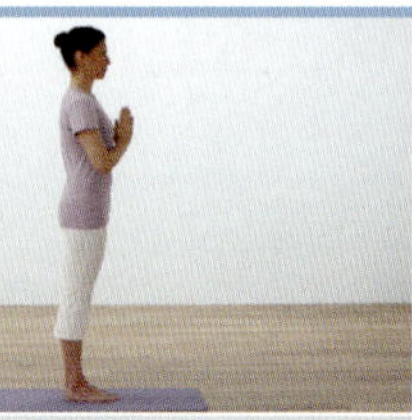

POSTURE SUR LA TÊTE EN LOTUS
p. 70
Tenez 1 min

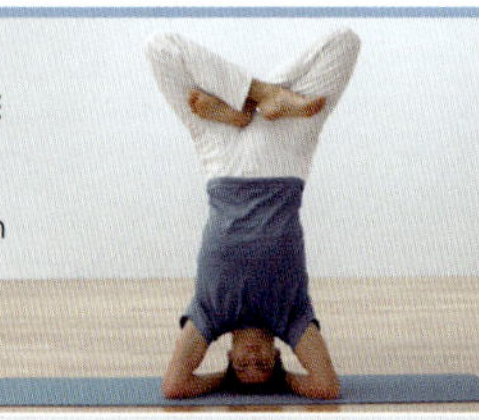

POSTURE SUR LA TÊTE EN LOTUS AVEC TORSION
p. 71
Tenez 15 s de chaque côté

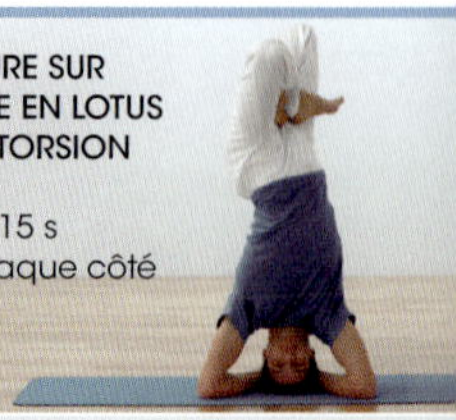

PINCE pp. 96 à 99
Tenez 2 min
Posture du cadavre

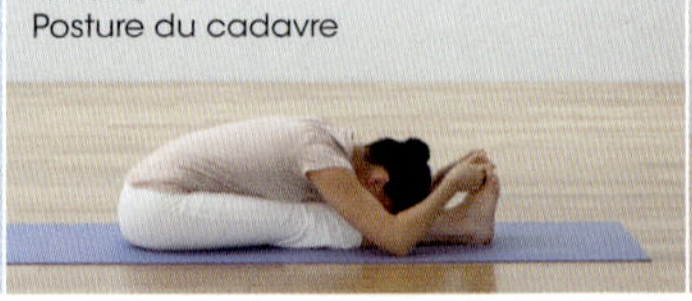

GRAND ÉCART AVEC FLEXION ARRIÈRE
pp. 112-113
Tenez 30 s de chaque côté

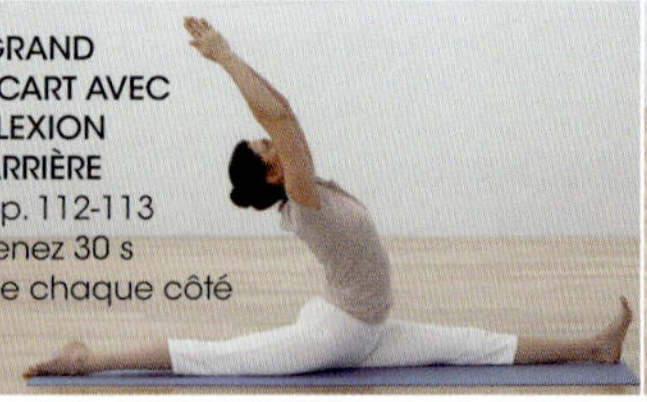

COBRA ROYAL pp. 120-121
Tenez 30 s

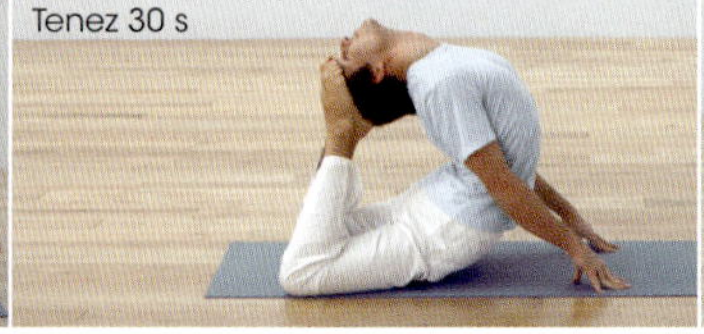

ARC DYNAMIQUE p. 136
Tenez 30 s
Posture de l'enfant

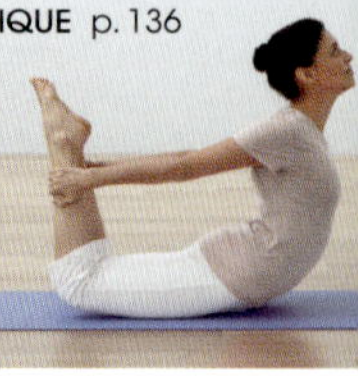

60 minutes

KAPALA BHATI
pp. 184-185
3 cycles

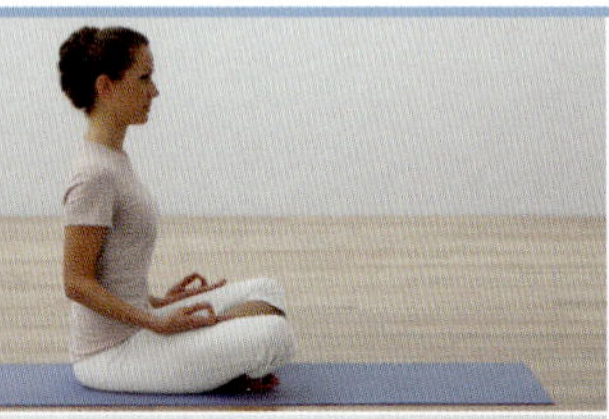

RESPIRATION ALTERNÉE p. 182
5 cycles
en 6, 24 et 12 temps
Posture du cadavre

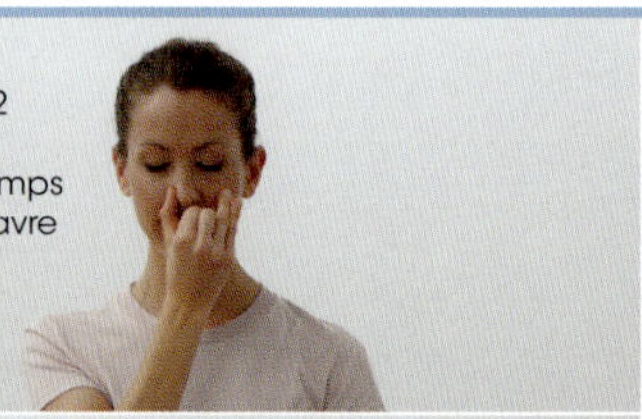

SALUTATION AU SOLEIL
pp. 50 à 57
8 répétitions
Posture du cadavre

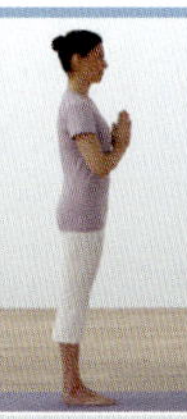

POSTURE SUR LA TÊTE
pp. 64 à 67
Tenez 3 min
Posture de l'enfant

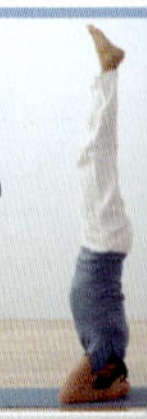

POISSON EN LOTUS
p. 95
Tenez 2 min
Posture du cadavre

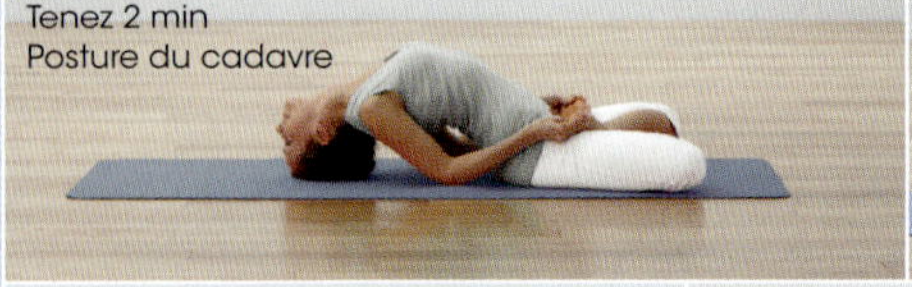

FLEXION AVANT AVEC LES BRAS TENDUS p. 105
Tenez 3 min

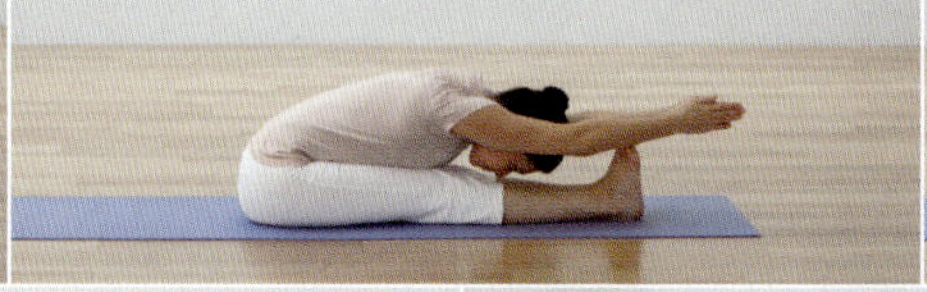

FLEXION LATÉRALE AVEC TORSION p. 107
Tenez 1 min de chaque côté

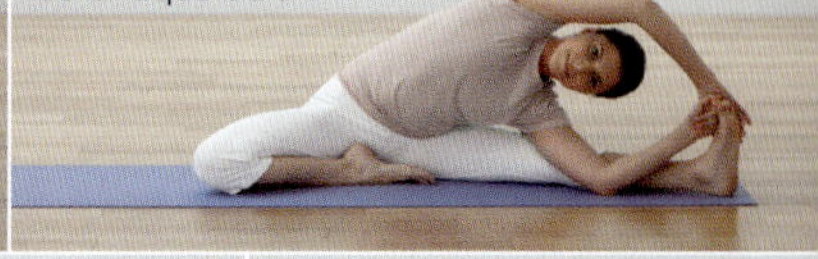

TORSION VERTÉBRALE COMPLÈTE
p. 149
Tenez 30 s de chaque côté

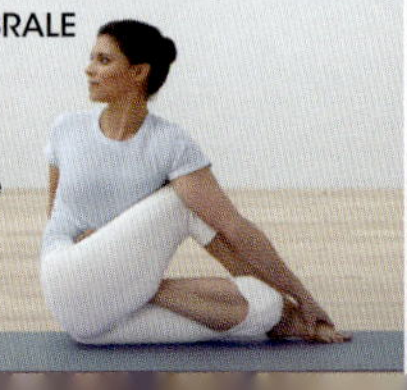

PAON EN LOTUS
p. 157
Tenez 1 min

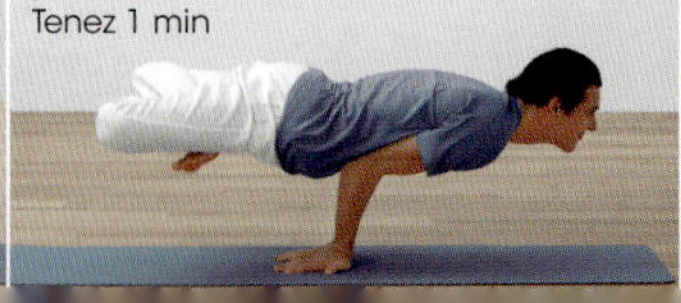

POSTURE DU DANSEUR
pp. 160-161
Tenez 1 min de chaque côté

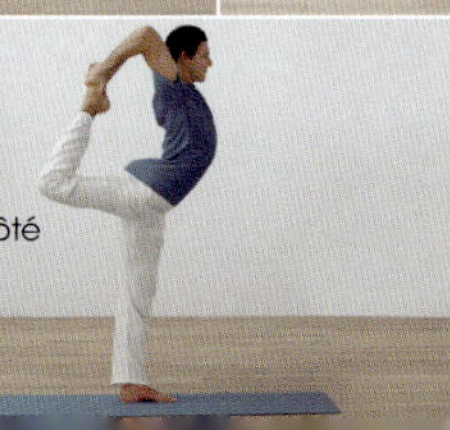

TRIANGLE, DE LA TÊTE AU PIED p. 16
Tenez 1 min de chaque côté
Relaxation finale de 8 min

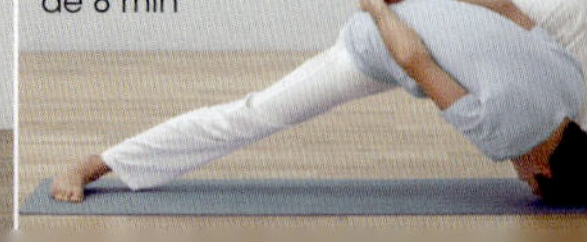

20 minutes

SALUTATION AU SOLEIL
pp. 50 à 57
4 répétitions
Posture du cadavre

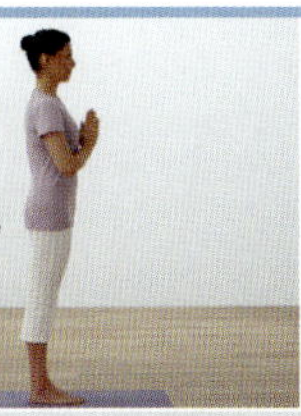

POSTURE SUR LA TÊTE
pp. 64 à 67
Tenez 1 min

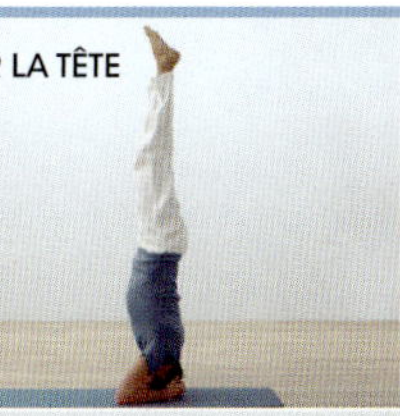

SCORPION AVEC LES PIEDS SUR LA TÊTE p. 73
Tenez 30 s
Posture de l'enfant

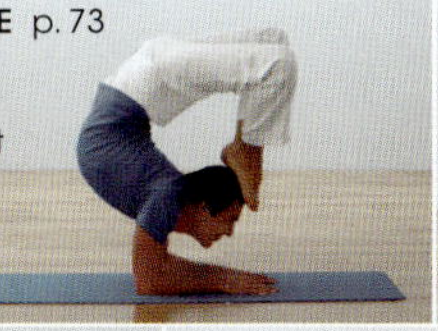

POSTURE SUR LES ÉPAULES
pp. 76 à 78
Tenez 1 min

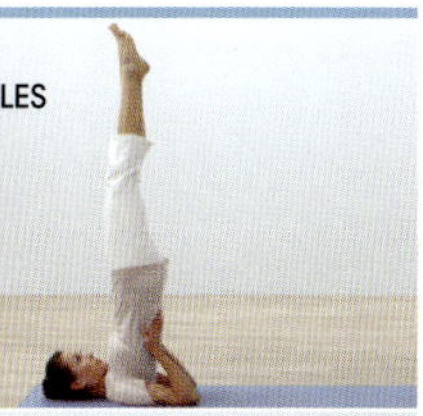

TORTUE p. 106
Tenez 1 min
Posture du cadavre

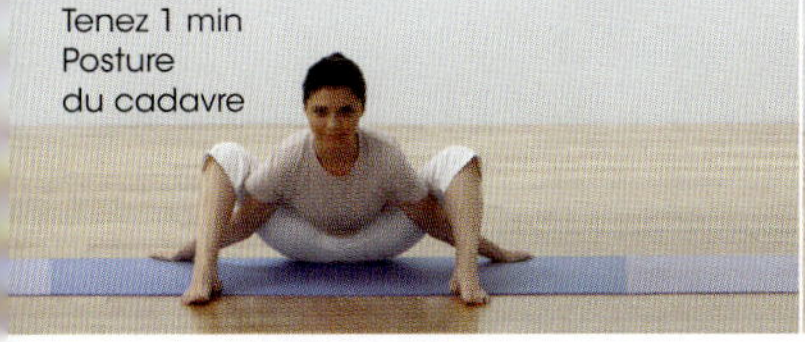

ARC COMPLET
p. 138
Tenez 30 s
Posture de l'enfant

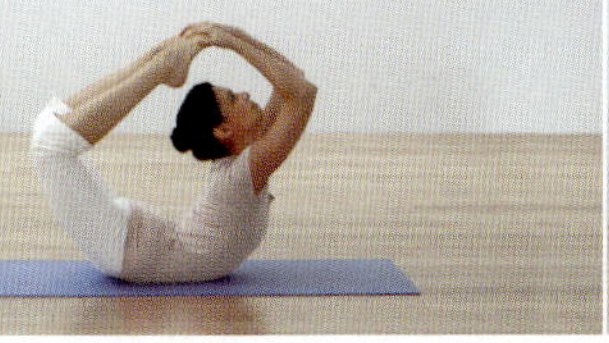

TRIANGLE AVEC TORSION DE LA COLONNE VERTÉBRALE
p. 167
Tenez 30 s de chaque côté
Relaxation finale de 5 min

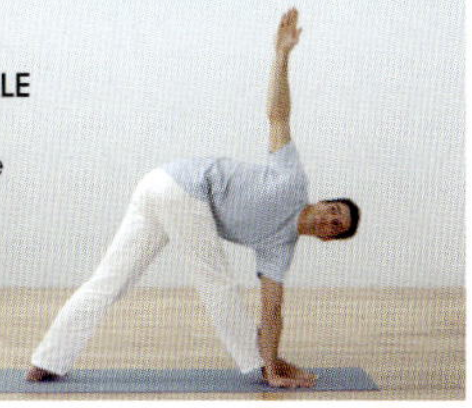

POSTURE SUR LA TÊTE EN LOTUS AVEC FLEXION
p. 71
Tenez 15 s de chaque côté
Posture de l'enfant

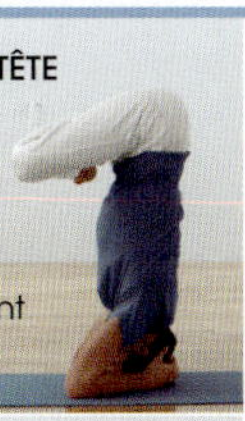

POSTURE SUR LES ÉPAULES
pp. 76 à 78
Tenez 2 min

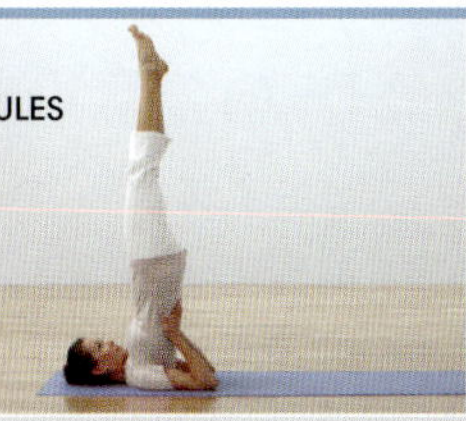

CHARRUE
pp. 80 à 83
Tenez 1 min

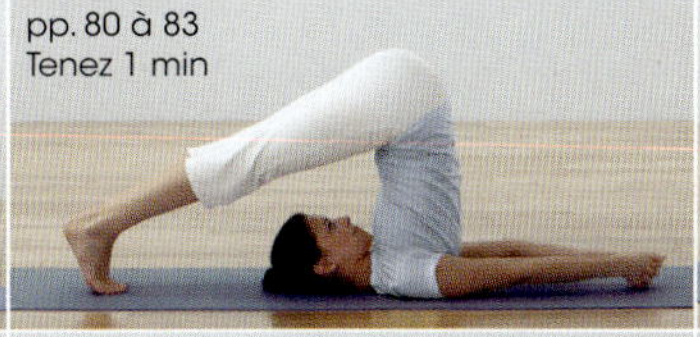

POISSON EN LOTUS p. 95
Tenez 1 min
Posture du cadavre

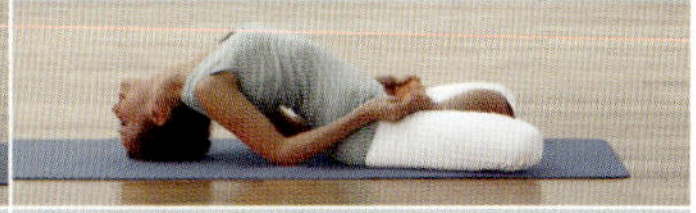

DEMI-TORSION VERTÉBRALE AVEC LA CHEVILLE
p. 148
Tenez 1 min de chaque côté

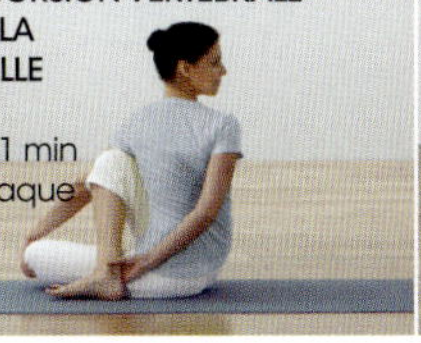

CORBEAU LATÉRAL p. 153
Tenez 30 s de chaque côté

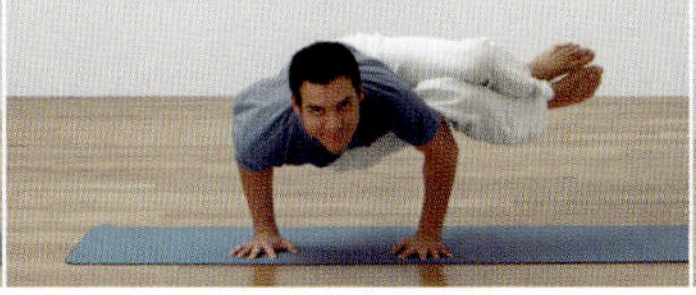

TRIANGLE AVEC UN GENOU PLIÉ p. 168
Tenez 1 min de chaque côté
Relaxation finale de 8 min

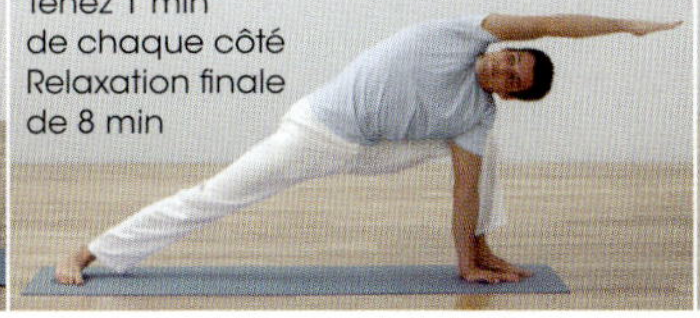

POSTURE DE MÉDITATION
p. 203
Restez assis 3 min

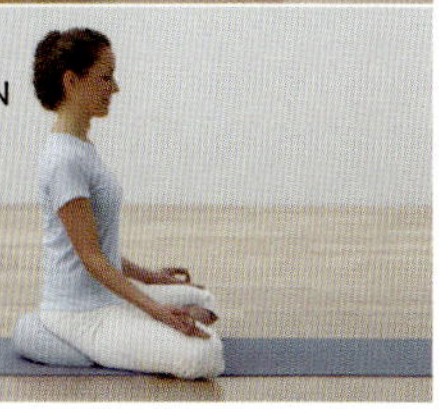

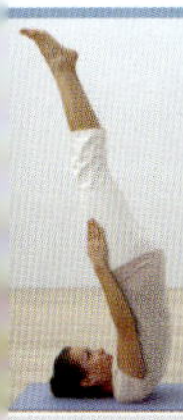

POSTURE SUR LES ÉPAULES, LES MAINS SUR LES CUISSES
p. 79 – Tenez 3 min

CHARRUE AVEC LES GENOUX VERS UNE ÉPAULE
p. 85
Tenez 1 min de chaque côté

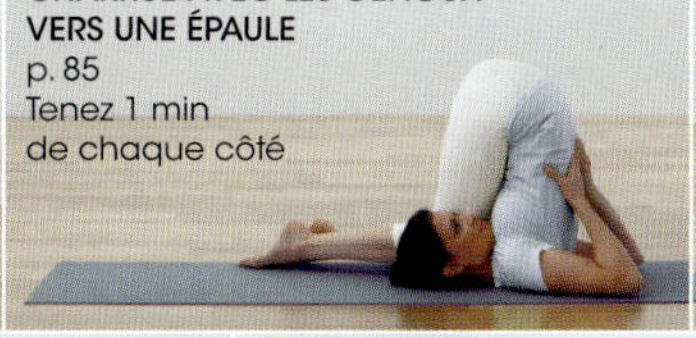

PONT AVEC LES JAMBES TENDUES
p. 88
Tenez 1 min

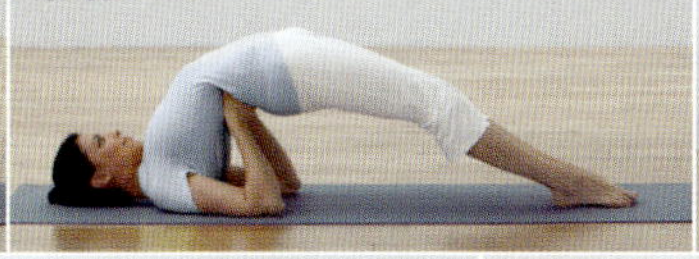

ROUE AVEC UNE JAMBE LEVÉE
p. 142
Tenez 30 s de chaque côté

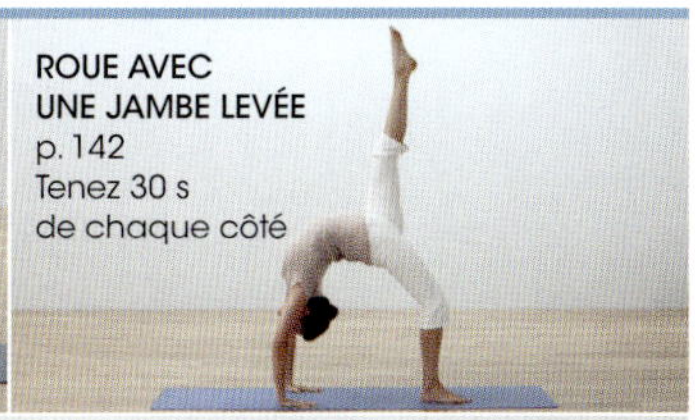

ARCHER EN DIAGONALE
p. 110
Tenez 30 s de chaque côté
Posture du cadavre

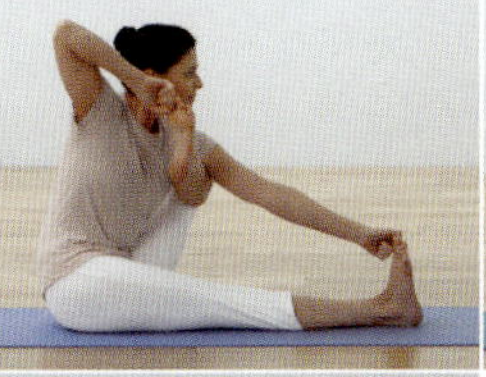

SAUTERELLE, JAMBES VERS LE HAUT
p. 126
Tenez 30 s

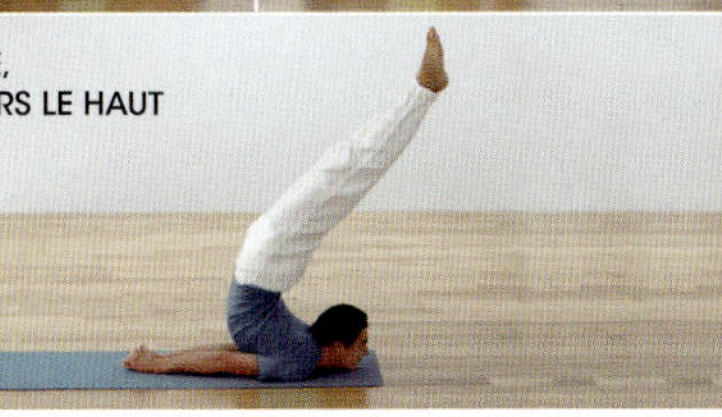

DIAMANT
p. 129
Tenez 1 min
Posture de l'enfant

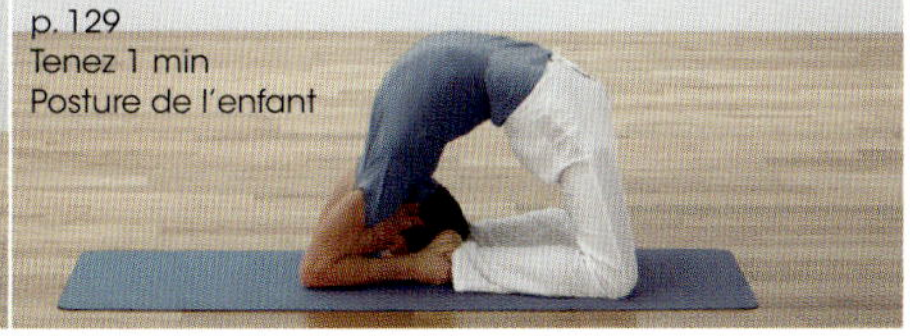

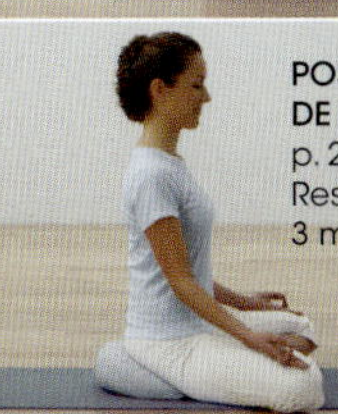

POSTURE DE MÉDITATION
p. 203
Restez assis 3 min

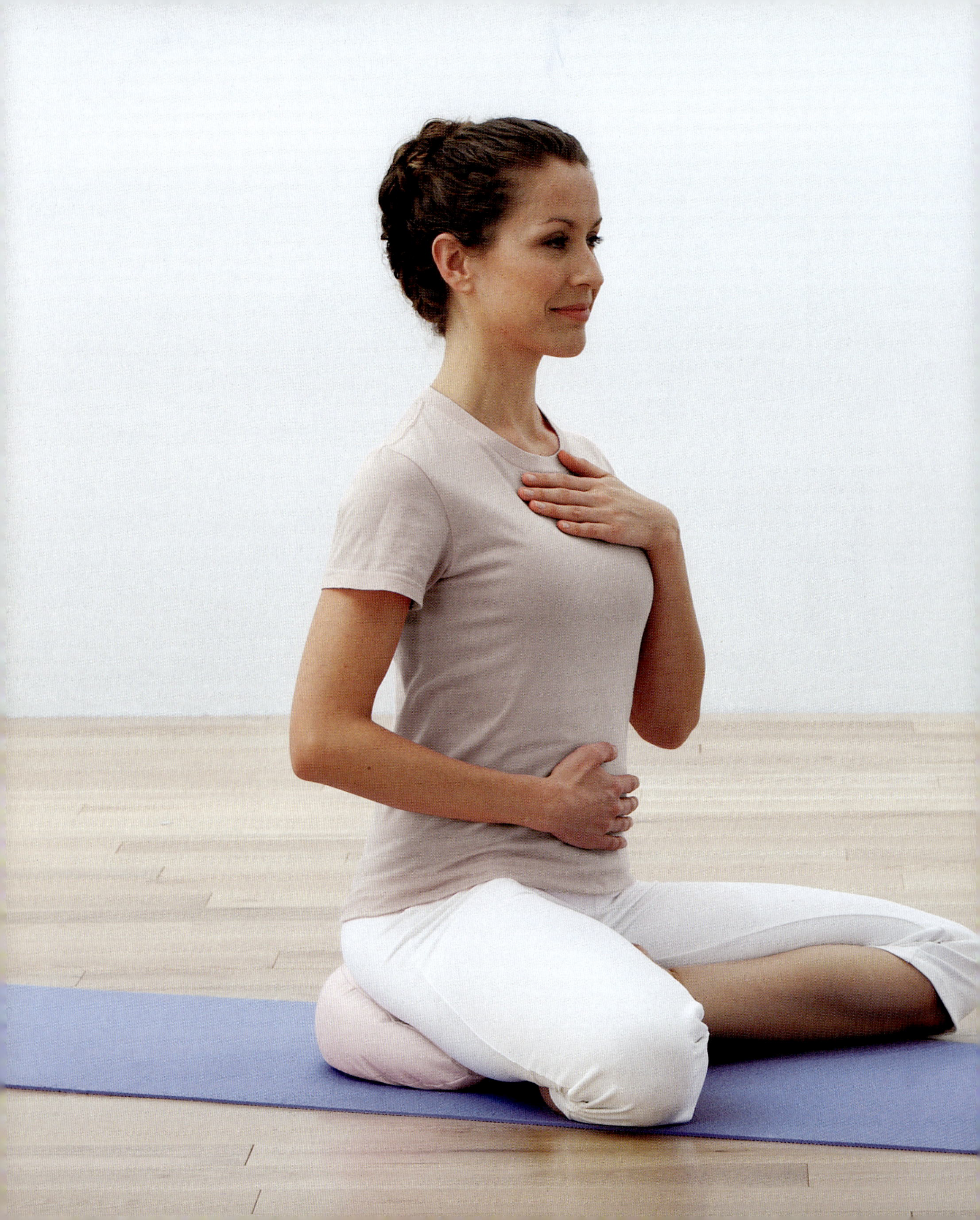

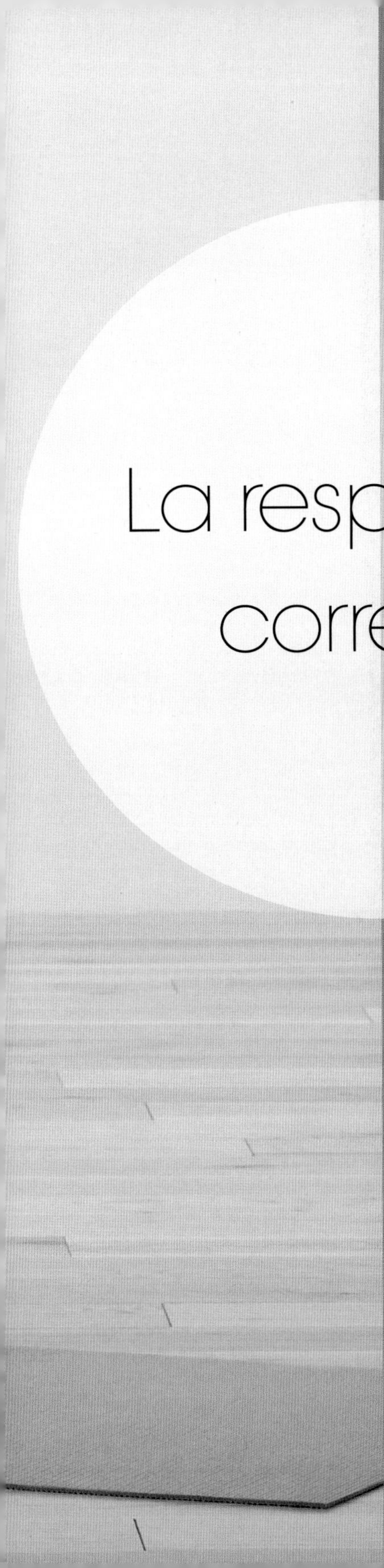

La respiration correcte

Le pranayama

Dans la tradition yogique, la respiration est la manifestation extérieure du *prana*, l'énergie vitale. En contrôlant sa respiration grâce à des exercices spécifiques (le *pranayama*), le flux du *prana* dans le corps s'accroît, rechargeant le corps et l'esprit. Le but est de pratiquer le *pranayama* jusqu'à 30 minutes par jour, avant ou après les *asanas*.

La circulation du *prana*

Selon les anciens textes yogiques, le *prana* circule dans le corps *via* un réseau de soixante-douze mille *nadis* (conduits astraux ou méridiens). Ils sont présents dans tout le corps, mais créent aussi un champ énergétique, ou aura, autour. Lorsque vous pratiquez les *asanas*, vous appuyez sur des points d'intersection de *nadis* importants, ce qui débloque l'énergie vitale.

Le renforcement du flux du *prana*

Les exercices de respiration du yoga se concentrent particulièrement sur l'ouverture de deux *nadis* importants – les *nadis pingala* et *ida* – et sur l'augmentation du flux du *prana* à l'intérieur. Le *nadi pingala* correspond à la narine droite et à l'hémisphère gauche du cerveau ; *le nadi ida* correspond à la narine gauche et à l'hémisphère droit. Dans le langage mystique du yoga, le *nadi pingala* réchauffe et correspond au *Ha*, le soleil, tandis que le *nadi ida* refroidit et correspond au *Tha*, la lune. L'étape finale du Hatha et du Raja Yoga (voir p. 11) survient lorsqu'un équilibre parfait est établi entre ces deux *nadis*. Le plus important *nadi* est le *sushumna*, qui correspond à la moelle épinière. Lorsque les nadis *pingala* et *ida* sont en équilibre, le *sushumna* s'ouvre, permettant à l'énergie vitale de circuler vers le haut et à l'« illumination » spirituelle de se produire.

L'entraînement des muscles respiratoires

Si le langage et l'iconographie du *pranayama* peuvent apparaître mystiques, ses effets sont concrets. Que vous débutiez ou soyez un pratiquant avancé, le *pranayama* exerce les muscles respiratoires, apprend à utiliser pleinement ses poumons et améliore l'apport en oxygène du corps tout en réduisant les niveaux de gaz carbonique. Il permet aussi de détendre et de renforcer le système nerveux, de calmer l'esprit et d'améliorer la concentration.

Débutez la pratique du *pranayama* en vous allongeant dans la posture du cadavre (voir p. 46) 2 à 3 minutes. Après les exercices, détendez-vous à nouveau dans cette posture afin de relâcher toutes les tensions créées dans les hanches ou le bas du dos par la position assise jambes croisées.

Qu'est-ce que le *prana* ?

Le *prana* ou énergie vitale est dans toutes les formes de vie, des minéraux à l'être humain où sa force contrôle et régule chaque partie du corps. Si le *prana* se trouve dans toutes les matières, il n'est pas lui-même une matière, mais l'énergie qui l'anime.

Le *prana* est dans l'air, mais ce n'est pas l'oxygène ni aucun autre composé chimique. Il est dans la nourriture, dans l'eau, dans la lumière du soleil, mais ce n'est ni une vitamine, ni la chaleur, ni la lumière. La nourriture, l'eau et l'air sont les moyens de transport du *prana*. Nous l'absorbons à travers eux.

La manière la plus aisée de contrôler le *prana* est de réguler sa respiration : c'est le *pranayama*. Chaque partie du corps peut être remplie de *prana*, et lorsque nous agissons en ce sens, nous pouvons contrôler notre corps tout entier.

LES CHAKRAS ET LES NADIS
Sept centres énergétiques, appelés chakras, sont localisés dans le corps astral ou « subtil » le long du *nadi sushumna*. Il s'agit d'un conduit énergétique qui correspond au canal central de la moelle épinière. Chacun des chakras est associé à un élément et peut être activé par le *prana* qui circule des *nadis ida* et pingal jusqu'au *nadi sushumna*.

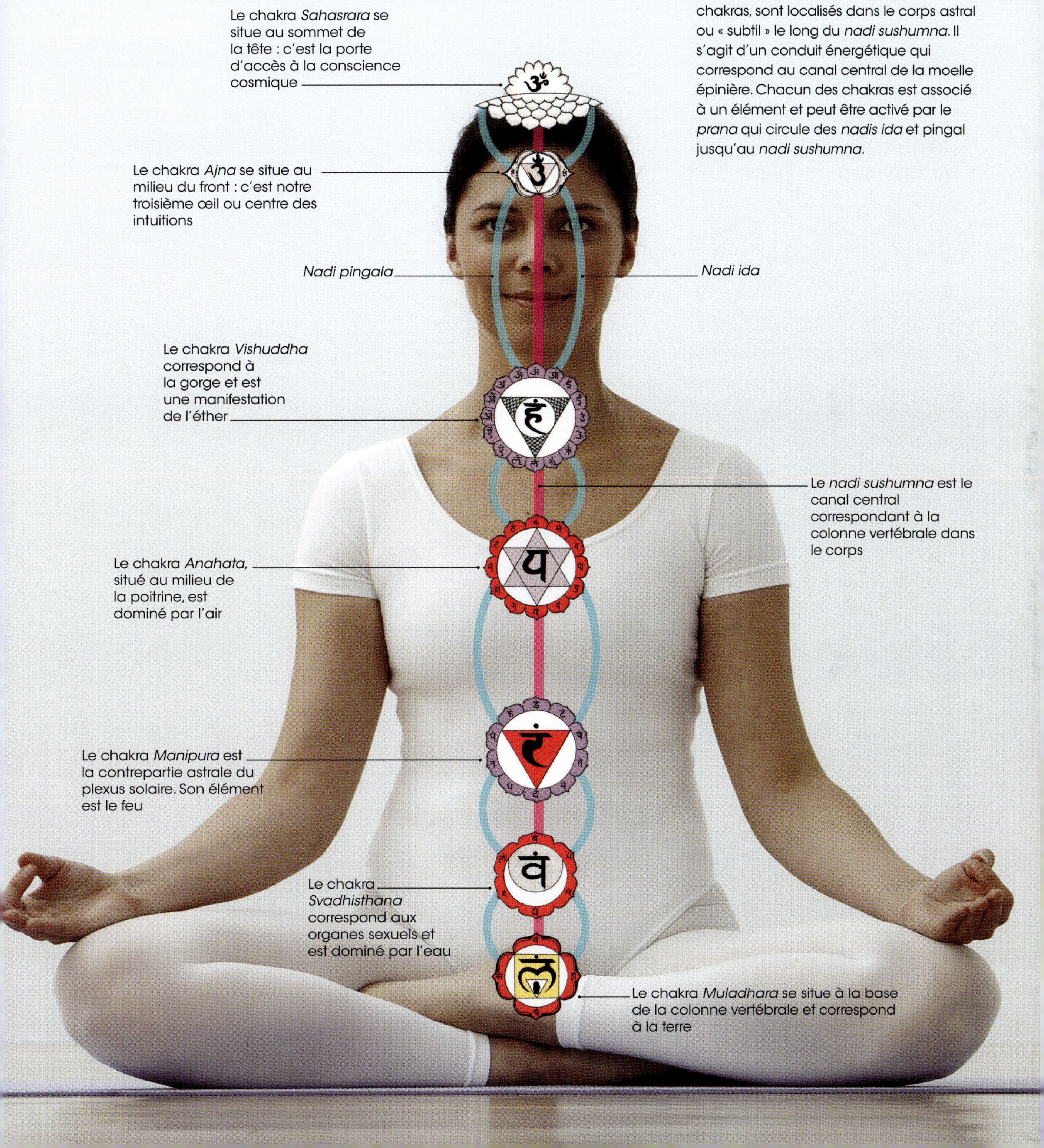
Le chakra *Sahasrara* se situe au sommet de la tête : c'est la porte d'accès à la conscience cosmique
Le chakra *Ajna* se situe au milieu du front : c'est notre troisième œil ou centre des intuitions
Nadi pingala
Nadi ida
Le chakra *Vishuddha* correspond à la gorge et est une manifestation de l'éther
Le *nadi sushumna* est le canal central correspondant à la colonne vertébrale dans le corps
Le chakra *Anahata*, situé au milieu de la poitrine, est dominé par l'air
Le chakra *Manipura* est la contrepartie astrale du plexus solaire. Son élément est le feu
Le chakra *Svadhisthana* correspond aux organes sexuels et est dominé par l'eau
Le chakra *Muladhara* se situe à la base de la colonne vertébrale et correspond à la terre

Exercices préparatoires

La respiration abdominale est la principale technique préparatoire qu'il faut maîtriser avant de commencer le *pranayama* proprement dit. C'est la première étape vers la respiration yogique complète qui vous apprend à utiliser pleinement vos poumons. Une fois cette respiration maîtrisée, vous pouvez passer aux exercices de *pranayama* (voir pp. 182 à 185).

La respiration abdominale

Apprendre à utiliser l'abdomen pour une respiration profonde est l'une des clés du *pranayama*. Pratiquez cette respiration lorsque vous vous détendez dans la posture du cadavre (voir p. 46), avant de débuter votre séance d'*asanas*. Pendant plusieurs minutes, mettez en place une respiration lente et régulière en vous concentrant sur votre abdomen.

Durant la respiration abdominale, le diaphragme fait circuler l'air et l'expulse de la partie basse – la plus large – des poumons. Afin que le diaphragme puisse agir librement, les abdominaux doivent être totalement relâchés. Pratiquez donc pendant quelques minutes.

« Si votre corps est fort et en bonne santé, regorgeant de prana, vous aurez une tendance naturelle à produire de la santé et de la vitalité pour tous ceux qui vous entourent. »

Swami Vishnudevananda

Pratiquer la respiration abdominale

Allongez-vous dans la posture du cadavre (voir p. 46), avec les paumes sur le ventre et les doigts bien écartés. En respirant, sentez le mouvement qui naît entre la première côte, le nombril et les hanches. Notez aussi le mouvement qui se crée dans votre dos, la région des reins, le bas du dos et sous la taille.

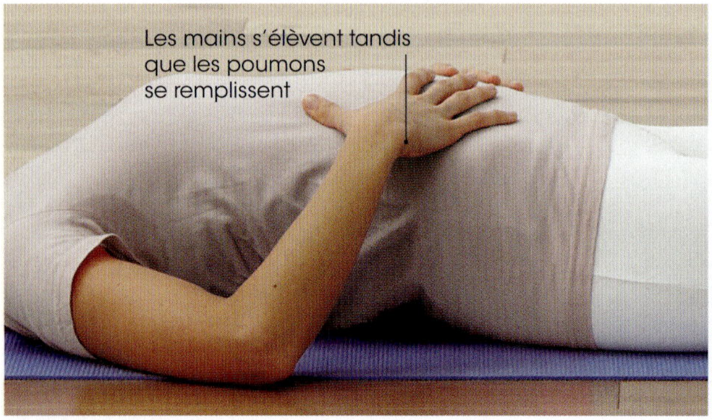
Les mains s'élèvent tandis que les poumons se remplissent

INSPIRATION
Inspirez durant 5 secondes. Alors que le ventre se gonfle, notez l'élévation des mains et l'écartement des doigts.

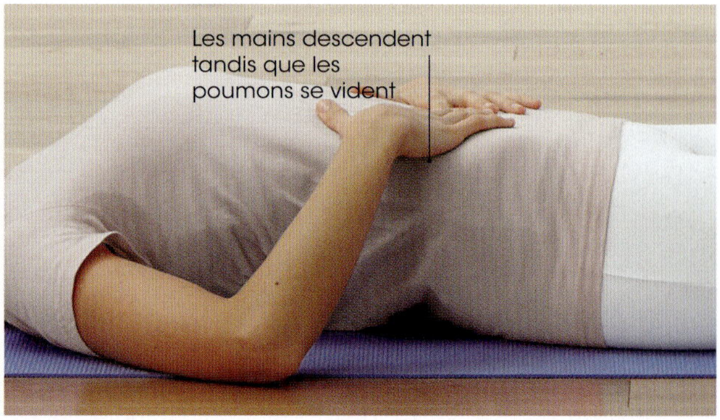
Les mains descendent tandis que les poumons se vident

EXPIRATION
Expirez durant 5 secondes. Notez les mains qui redescendent et les doigts qui se rejoignent. Répétez les inspirations et les expirations durant 2 minutes.

La respiration yogique complète

La respiration complète utilise pleinement les muscles respiratoires. Savoir remplir et vider ses poumons au maximum d'une façon contrôlée et détendue est extrêmement utile. Cette respiration vous aide à renforcer les muscles alors que vous prenez, tenez ou quittez une posture. En faisant plusieurs cycles de respiration yogique complète entre deux postures, vous renouvelez rapidement l'oxygène que vous venez d'utiliser durant l'*asana*. Le contrôle musculaire que permet de développer la respiration yogique complète - du bassin jusqu'au crâne - amène à mieux sentir l'alignement vertébral dans une *asana*. Vous pouvez aussi pratiquer quelques respirations yogiques complètes sur votre lieu de travail pour dynamiser votre énergie et restaurer votre concentration.

Pratiquer la respiration yogique complète

En plaçant les mains sur le ventre et la poitrine, vous apprendrez à contracter et à détendre les muscles respiratoires dans le bon ordre. Si cela vous est plus facile, commencez par quelques respirations dans la posture du cadavre (voir p. 46), avant de vous asseoir. Respirez très lentement pendant tout l'exercice.

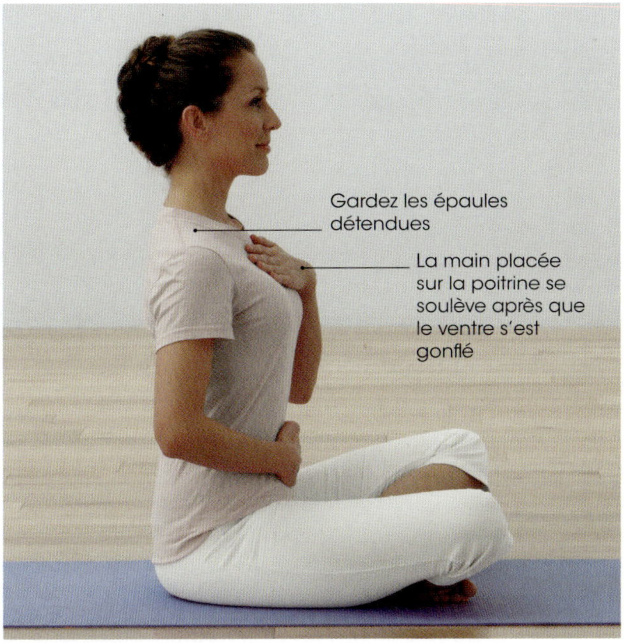
Gardez les épaules détendues
La main placée sur la poitrine se soulève après que le ventre s'est gonflé

INSPIRATION
Confortablement assis, les jambes croisées, placez une main sur la poitrine, l'autre sur l'abdomen. En inspirant, gonflez progressivement le ventre, puis faites monter le souffle, ouvrez la cage thoracique et faites monter l'air jusqu'aux clavicules.

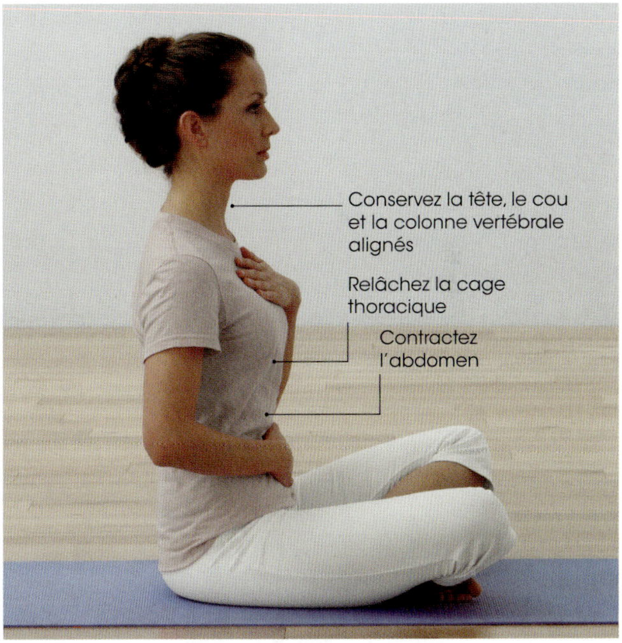
Conservez la tête, le cou et la colonne vertébrale alignés
Relâchez la cage thoracique
Contractez l'abdomen

EXPIRATION
Débutez l'expiration en détendant le ventre, puis relâchez la cage thoracique et contractez légèrement l'abdomen pour vider totalement les poumons. Répétez les inspirations et les expirations pendant 2 minutes environ.

La respiration alternée

C'est un excellent exercice pour équilibrer le système nerveux. Il peut vous calmer lorsque la nervosité vous envahit, mais aussi vous stimuler si vous vous sentez léthargique et vous aider à vous recentrer si votre esprit s'égare. Les expirations prolongées entraînent le relâchement des tensions, les profondes inspirations font monter le *prana* dans le plexus solaire et lorsque vous retenez le souffle, le *prana* est dirigé vers la zone du troisième œil, conférant un équilibre mental.

Comment pratiquer

Le *pranayama* doit être agréable et donc ne jamais créer de tensions. Les débutants trouveront les durées d'inspiration, de rétention et d'expiration trop difficiles. Ils commenceront donc par la respiration alternée. Ces exercices apportent des bienfaits, quel que soit le niveau de pratique.

La respiration avec une narine

La main droite devant le visage en Vishnu mudra (voir ci-dessous, à droite), fermez la narine droite avec le pouce (voir page ci-contre). Inspirez 3 secondes et expirez 6 secondes par la narine gauche. Ceci correspond à un cycle. Pratiquez 10 cycles au maximum, puis refaites pareil avec la narine gauche et l'annulaire droit, en inspirant et expirant par la narine droite. Pratiquez de chaque côté pendant plusieurs semaines. Puis augmentez les temps d'inspiration et d'expiration. Au début, vous pouvez inspirer 4 secondes et expirer 8 secondes (4/8), puis allonger l'écart à 5/10 puis à 6/12.

La respiration alternée simple

Lorsque vous êtes capable d'inspirer en 6 secondes et d'expirer en 12, passez à la respiration alternée simple. Fermez la narine droite à l'aide du pouce, inspirez par la narine gauche 4 secondes, fermez la narine gauche avec l'annulaire, puis expirez 8 secondes avec la narine droite. Inspirez par la narine droite 4 secondes, puis expirez par la narine gauche 8 secondes. Pratiquez 10 cycles au maximum. Augmentez les temps d'inspiration et d'expiration en passant à 5/10, à 6/12, puis à 7/14.

La respiration alternée avec rétention

Une fois que vous parvenez à inspirer 7 secondes et à expirer 14 secondes dans la respiration alternée simple, passez à la respiration alternée avec rétention. Inspirez par la narine gauche 4 secondes, fermez la narine (voir page ci-contre), retenez le souffle

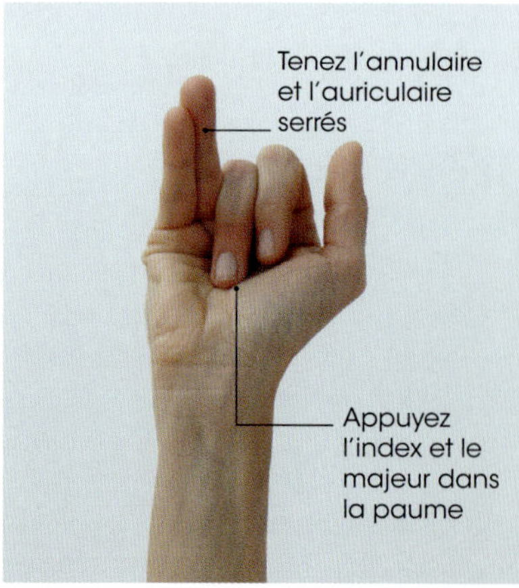

VISHNU MUDRA
La main droite devant le visage avec la paume vers vous, pliez l'index et le majeur dans la paume en essayant de garder le pouce, l'annulaire et l'auriculaire tendus.

Le placement de la main

L'utilisation d'un *mudra* (sceau énergétique), comme le Vishnu mudra (voir page ci-contre), aide à conserver le *prana* à l'intérieur du corps. Elle a aussi des conséquences plus immédiatement perceptibles, car elle favorise la concentration.

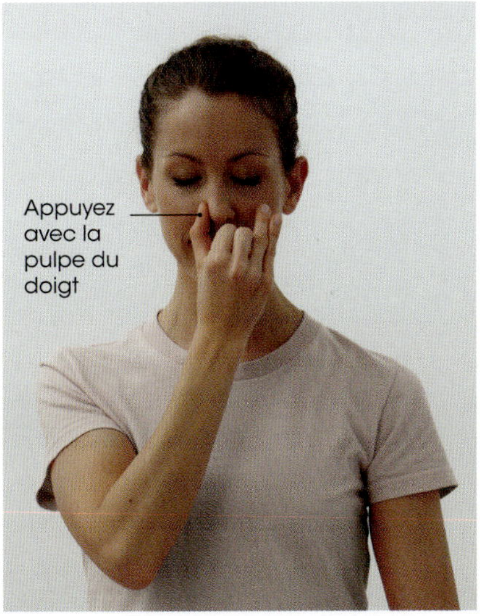
Appuyez avec la pulpe du doigt

RESPIRATION PAR LA NARINE GAUCHE
Avec la main droite en Vishnu mudra, fermez la narine droite avec le pouce, inspirez par la narine gauche.

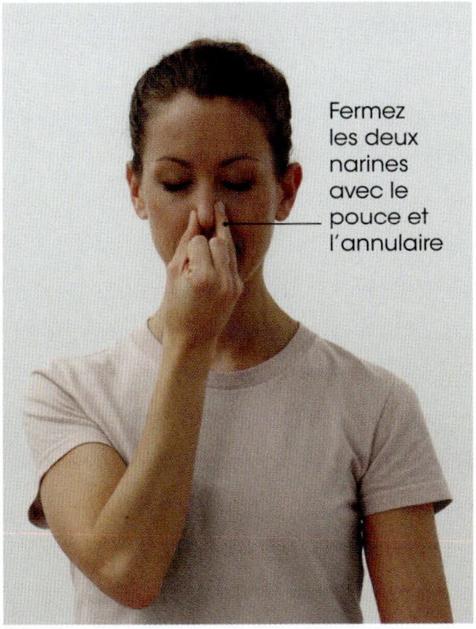
Fermez les deux narines avec le pouce et l'annulaire

RÉTENTION
Pour retenir le souffle, fermez les deux narines à l'aide du pouce et de l'annulaire.

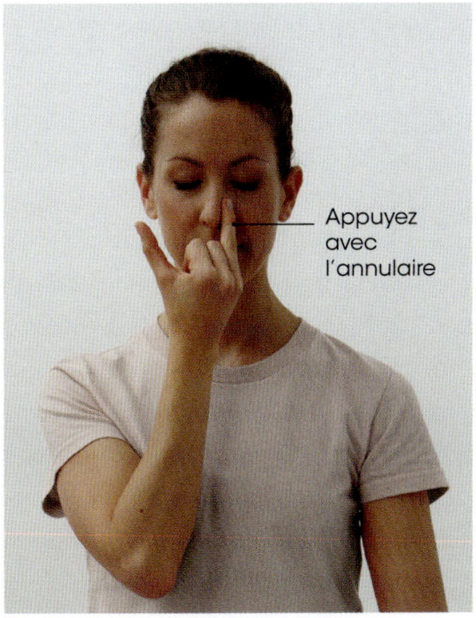
Appuyez avec l'annulaire

RESPIRATION PAR LA NARINE DROITE
Fermez la narine gauche avec l'annulaire et expirez par la narine droite.

8 secondes, puis expirez par la narine droite 8 secondes. Inspirez par la narine droite 4 secondes, retenez le souffle 8 secondes, puis expirez par la narine gauche 8 secondes. Pratiquez 10 cycles au maximum. Augmentez les temps d'inspiration, de rétention et d'expiration en passant à 5/10/10, 6/12/12 puis 7/14/14.

La respiration alternée complète

Alors que vous faites des progrès, essayez de retenir le souffle plus longtemps dans la respiration alternée complète. Inspirez par la narine gauche 4 secondes, retenez le souffle 16 secondes et expirez par la narine droite 8 secondes. Puis inspirez par la narine droite 4 secondes, retenez le souffle 8 secondes et expirez par la narine gauche 16 secondes. Pratiquez 10 cycles maximum. Augmentez la durée des inspirations, rétentions et expirations comme suit : 5/20/10, 6/24/12 puis 7/28/14.

Kapala Bhati

Signifiant littéralement « crâne brillant », cet exercice nettoie les voies respiratoires, dont les fosses nasales présentes dans la tête. C'est l'un des *kriyas* ou exercices de nettoyage des organes du Hatha et du Raja Yoga (voir pp. 10-11). Kapala Bhati augmente aussi la capacité pulmonaire, stimule la circulation sanguine et effectue un massage doux du cœur. Les personnes souffrant d'asthme le trouvent souvent efficace.

Comment pratiquer

Kapala Bhati est composé d'une série de courtes expirations actives, alternant avec des inspirations passives et détendues. Les expulsions d'air chargé de gaz carbonique des poumons augmentent l'apport d'oxygène dans le sang (voir pp. 32-33), ce qui peut être ressenti tout particulièrement dans le cerveau. Khapala Bhati est aussi un excellent moyen d'améliorer la concentration, que vous pratiquiez la méditation ou ayez besoin d'un petit coup de fouet au travail.

Cet exercice se pratique de préférence le matin durant une session de *pranayama* ou de méditation. Ne le faites pas tard le soir car il active le système nerveux et pourrait vous empêcher de dormir. Si vous débutez, ne vous lancez pas avant d'être parfaitement à l'aise dans la respiration alternée avec rétention (voir pp. 182-183).

Niveau intermédiaire

Asseyez-vous les jambes croisées et les mains en Chin mudra (voir p. 204), et pratiquez quelques respirations abdominales profondes. Notez comme le ventre se gonfle quand vous inspirez et reprend sa place lorsque vous expirez. Faites ensuite 10 expirations rapides, régulières (voir page ci-contre). Après chaque expiration active, laissez se faire une petite inspiration. L'ensemble expiration/inspiration dure 2 secondes environ.

Après cette série, pratiquez deux respirations yogiques complètes (voir p. 181), puis expirez tranquillement à 80 % de votre capacité et retenez ensuite le souffle entre 20 et 60 secondes. Expirez doucement et avec contrôle. Le premier cycle est achevé. Après quelques respirations détendues, faites 2 autres cycles.

Niveau avancé

En utilisant la même technique, augmentez progressivement le nombre d'expirations actives jusqu'à en faire 50. Vous pouvez aussi accélérer le rythme de la respiration, mais jamais plus vite qu'une seconde pour l'expiration et l'inspiration. Alors que votre concentration et votre détente augmentent, essayez de retenir le souffle jusqu'à 90 secondes. Durant ce temps, concentrez-vous sur la zone du troisième œil entre

Éviter l'hyperventilation

En pratiquant Kapala Bhati pour la première fois, vous aurez peut-être la tête qui tourne. Ceci est provoqué par l'hyperventilation. Si cela vous arrive, stoppez immédiatement, allongez-vous sur le dos et détendez-vous. Ensuite, vérifiez si vous ne commettiez pas l'une des erreurs ci-dessous et corrigez-vous.

La poitrine ou les clavicules bougent Durant les expirations et les inspirations, seul le ventre doit bouger.

Votre ventre ne bouge pas lorsque vous expirez Vérifiez bien que le ventre rentre et se contracte à chaque expiration.

Vous inspirez trop profondément ou vous poussez trop le ventre Inspirez de manière passive, de sorte que le ventre reprenne sa position neutre.

Vous expirez trop rapidement Ralentissez le rythme expiration/inspiration qui ne doit pas être inférieur à 2 secondes.

les sourcils. Vous ressentirez peut-être une douce chaleur dans le ventre : il s'agit du *prana* activé dans le plexus solaire. Avec chaque cycle, le plexus solaire se recharge un peu plus et le *prana* circule jusqu'à la colonne vertébrale. Après avoir pratiqué à ce niveau, vous découvrirez que la circulation du *prana* dépend de l'intensité de votre concentration. L'énergie se déplace vers l'endroit où se dirigent vos pensées, c'est pourquoi il est conseillé de se concentrer sur le troisième œil.

L'inspiration et l'expiration

Il est important de maîtriser l'expiration active dans cet exercice puissant. Mettez donc l'accent dessus : si vous le faites bien, un vide se crée et l'inspiration se fait naturellement, sans demander aucun effort.

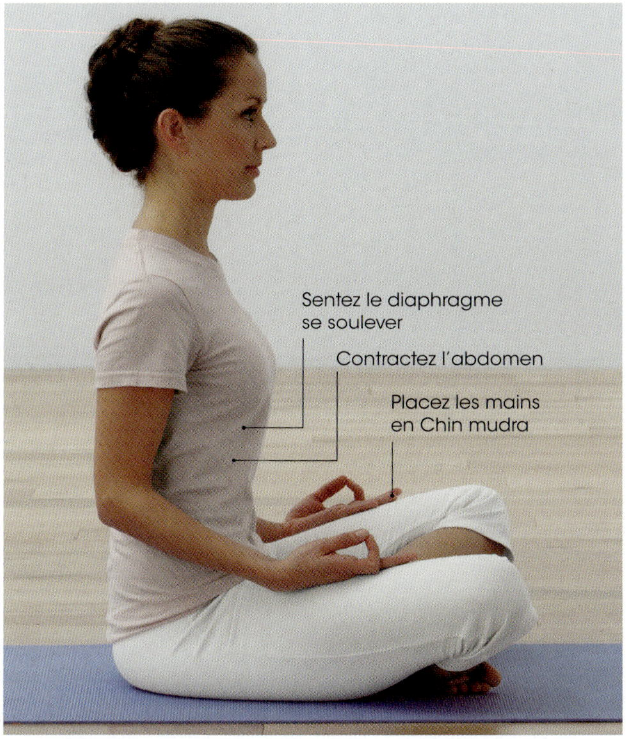
Sentez le diaphragme se soulever
Contractez l'abdomen
Placez les mains en Chin mudra

EXPIRATION ACTIVE
Pour expirer activement, contractez le ventre. Sentez le diaphragme se soulever pour expulser l'air des poumons avec force par les narines.

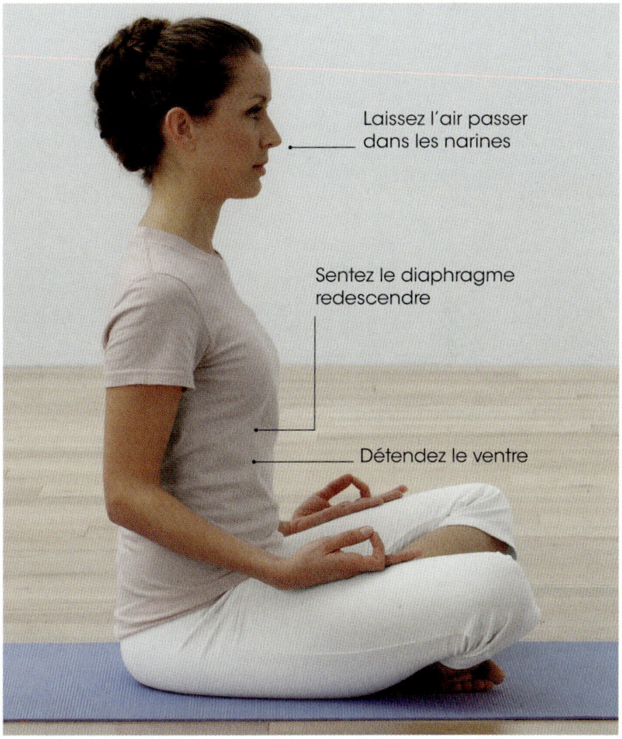
Laissez l'air passer dans les narines
Sentez le diaphragme redescendre
Détendez le ventre

INSPIRATION PASSIVE
Pour inspirer passivement, relâchez le ventre. Sentez le diaphragme redescendre et l'air pénétrer. N'essayez pas de prendre une inspiration, laissez-la se faire d'elle-même.

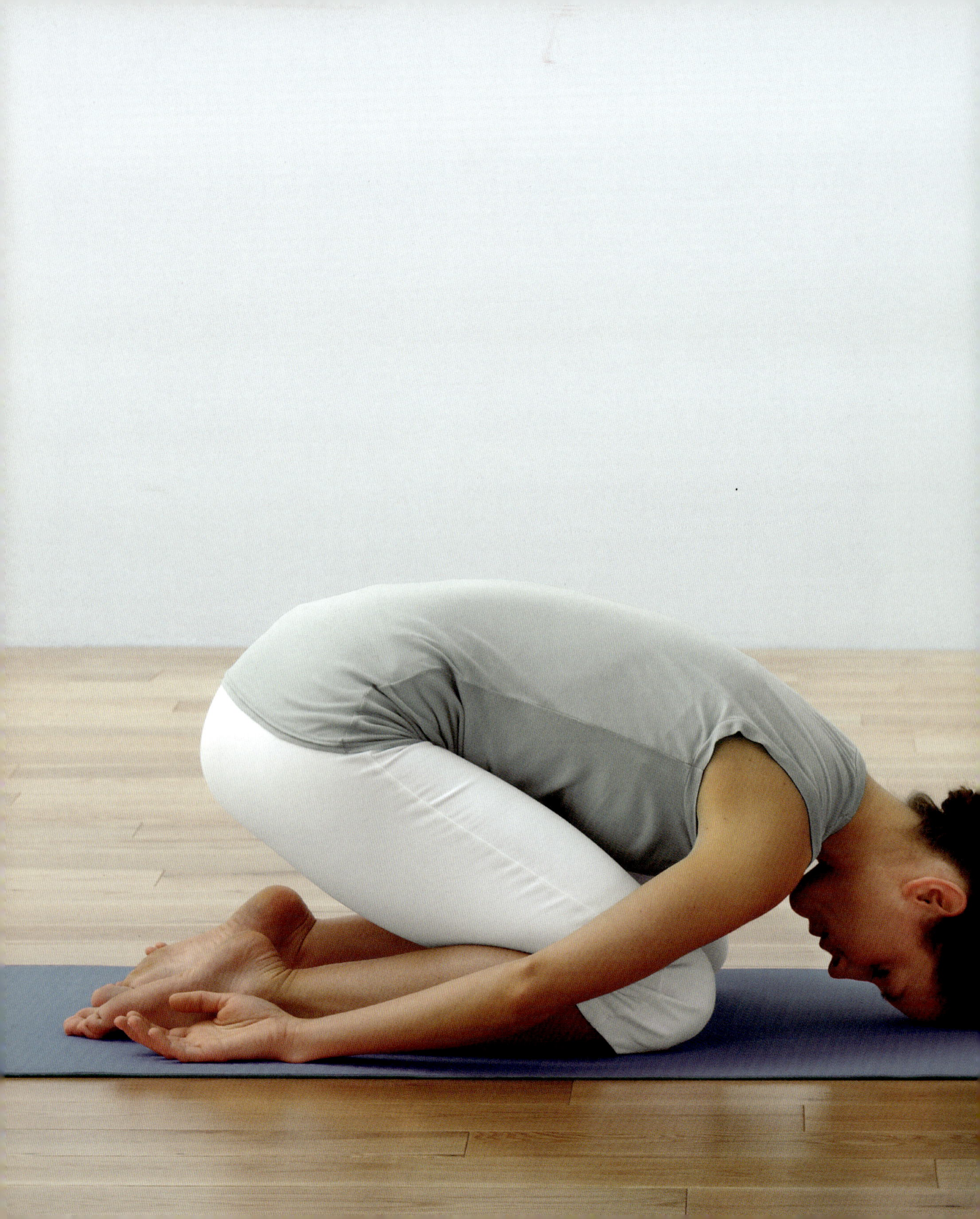

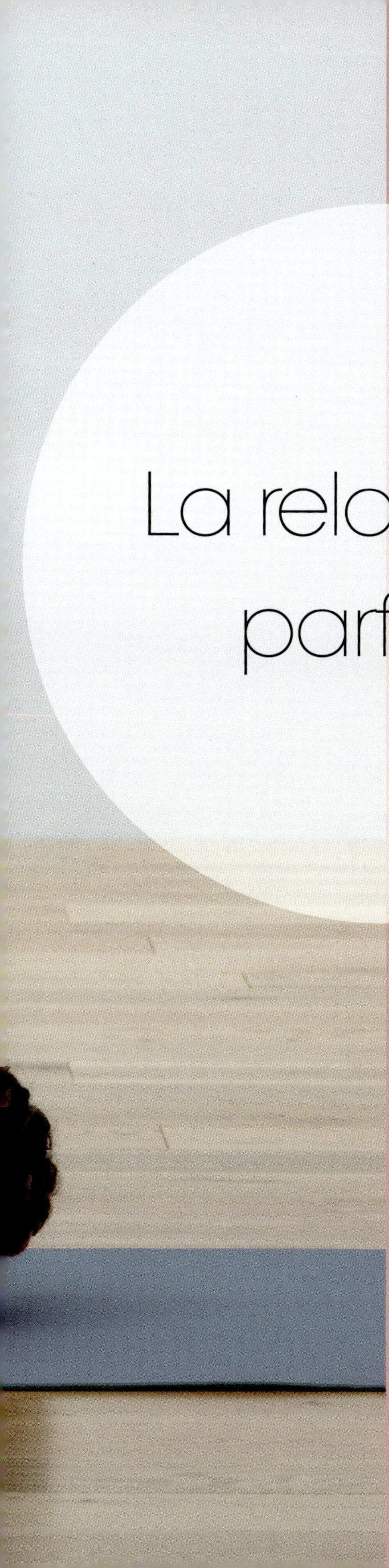

La relaxation parfaite

La relaxation entre les *asanas*

Vous détendre entre deux *asanas* permet au corps d'absorber les bienfaits de la posture et d'être régénéré. Faites-le au moins le temps de 8 respirations profondes, mais pas plus de 2 minutes afin que le corps reste chaud et prêt à prendre la posture suivante.

Pourquoi se détendre ?

Lorsque vous pratiquez des postures, vous observez comment chacune d'elles possède son propre rythme, alternant l'effort et la détente. Dans certaines *asanas*, les muscles sont d'abord étirés puis détendus, dans d'autres ils sont contractés et relâchés (voir p. 36). La détente entre les postures renforce cette alternance d'effort et de relâchement dans le système nerveux, de sorte que lorsque vous arrivez à la relaxation finale (voir pp. 192-193), le système nerveux est bien équilibré et vous pouvez vous détendre en visualisant votre corps détendu par l'autosuggestion (voir p. 194).

La détente sur le dos

La posture du cadavre est la posture de relaxation privilégiée parmi toutes les *asanas* - excepté les flexions arrière et les postures inversées. Si vous la trouvez inconfortable, utilisez l'une de celles qui vous sont proposées page ci-contre.

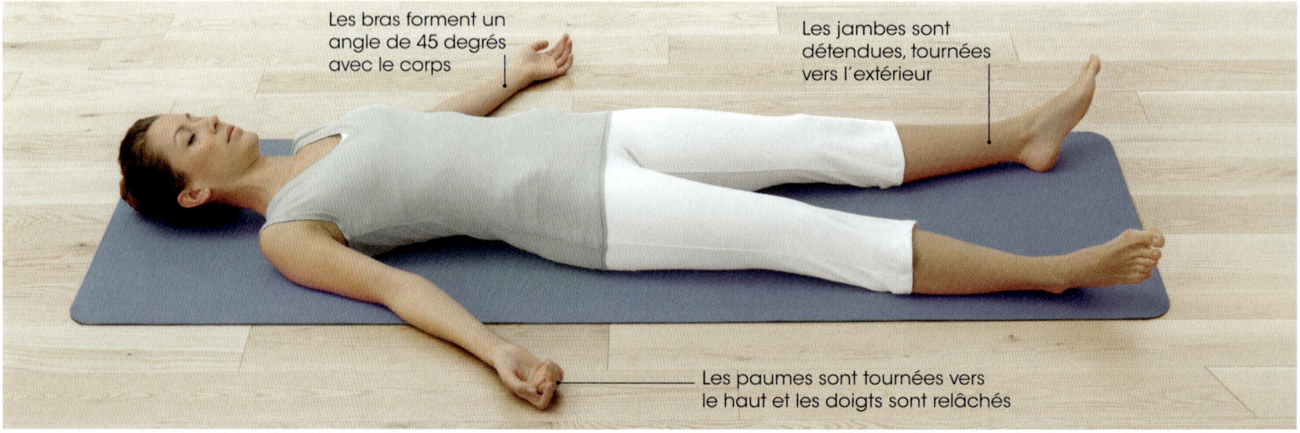
Les bras forment un angle de 45 degrés avec le corps
Les jambes sont détendues, tournées vers l'extérieur
Les paumes sont tournées vers le haut et les doigts sont relâchés

LA POSTURE DU CADAVRE
Pour vous placer dans la posture du cadavre, suivez les instructions données pour la relaxation initiale (voir p. 46). Prenez au moins 8 respirations profondes et régulières. Notez les effets de la posture que vous venez de prendre sur le corps et l'esprit. Pratiquez ensuite l'*asana* suivante.

Les autres positions allongées

Peut-être n'êtes-vous pas à l'aise dans la posture du cadavre, parce que vous ne parvenez pas à détendre les muscles du bas du dos. Dans ce cas, essayez l'exercice ci-dessous. Avec un peu de pratique, vous parviendrez à vous détendre dans la posture du cadavre entre les *asanas*.

Lorsque la posture du cadavre est inconfortable

Ramener les genoux sur la poitrine permet de relâcher les tensions du bas du dos. Vous pouvez alors ramener les pieds sur le sol et pratiquer les relaxations entre les *asanas* avec les genoux pliés et les pieds séparés de la largeur des hanches.

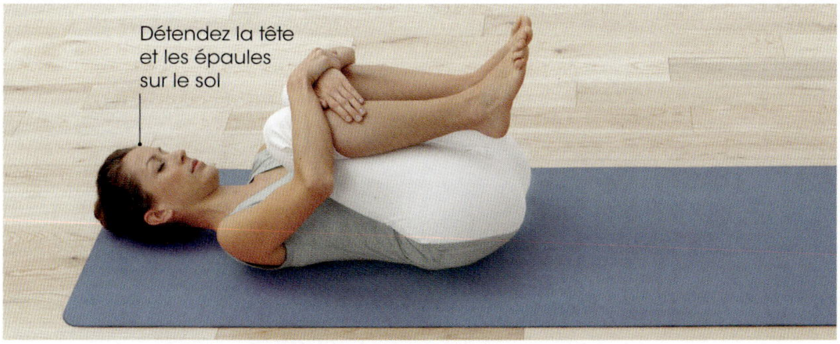
Détendez la tête
et les épaules
sur le sol

LES GENOUX CONTRE LA POITRINE
1 Pliez les jambes et ramenez les genoux sur la poitrine. Enveloppez-les avec les bras et tenez le poignet d'une main avec l'autre main. Cette posture permet un étirement en douceur du bas du dos et relâche les tensions de la colonne vertébrale à ce niveau.

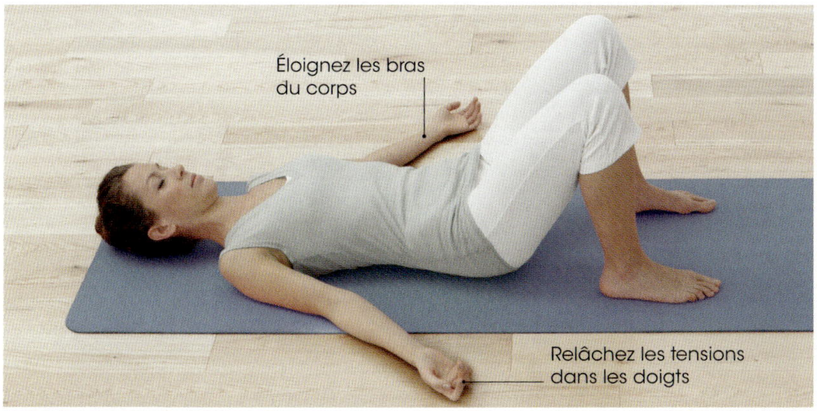
Éloignez les bras
du corps
Relâchez les tensions
dans les doigts

LES PIEDS AU SOL
2 Placez les pieds à plat sur le sol à environ 20 cm des fesses et détendez les bras avec les paumes tournées vers le plafond et les doigts détendus. Pratiquez un minimum de 8 respirations profondes et régulières avant de passer à la posture suivante.

« Afin de réguler et d'équilibrer le travail du corps et de l'esprit, il est nécessaire d'économiser l'énergie produite par le corps. C'est le but principal de l'apprentissage de la relaxation. »

Swami Vishnudevananda

La relaxation sur le ventre

Après des *asanas* tels le cobra (voir pp. 116 à 121), la sauterelle (voir pp. 122 à 133) ou l'une des variations, détendez-vous sur le ventre avant de passer à la posture suivante (voir ci-dessous). En vous détendant, prenez conscience des effets de la posture que vous venez de prendre sur le corps et l'esprit ainsi que de la respiration abdominale.

Détente sur le ventre

En faisant se toucher les gros orteils, vous créez une rotation de l'articulation des hanches qui contribue à la détente des muscles des jambes. Si vous sentez des tensions ou avez des crampes dans le pied, essayez la position ci-dessous, en bas.

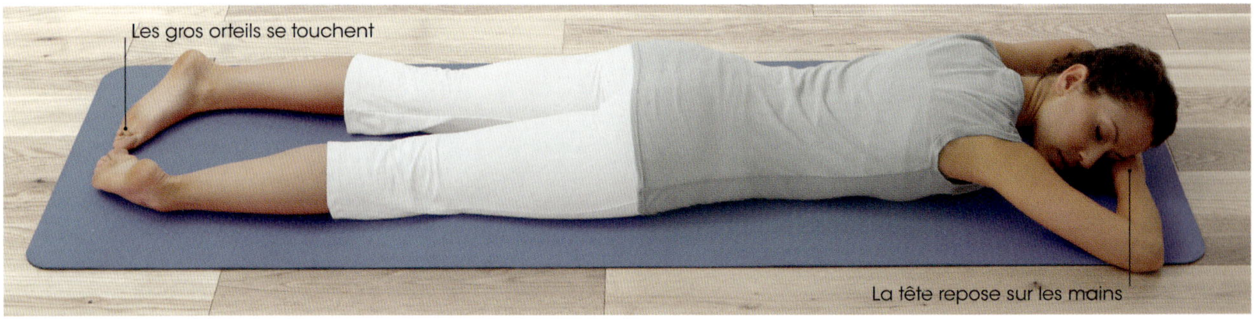
Les gros orteils se touchent
La tête repose sur les mains

LA POSITION DE BASE
Allongez-vous sur le ventre, les bras pliés et les mains superposées. Tournez la tête d'un côté et posez-la sur les mains afin de relâcher les tensions dans le cou et les épaules, et de rendre la respiration plus confortable. L'oreiller formé par les mains enlève toute pression au niveau des joues. Gardez les pieds légèrement écartés, les orteils orientés vers l'intérieur. Prenez au moins 8 respirations profondes et régulières avant de passer à l'*asana* suivante.

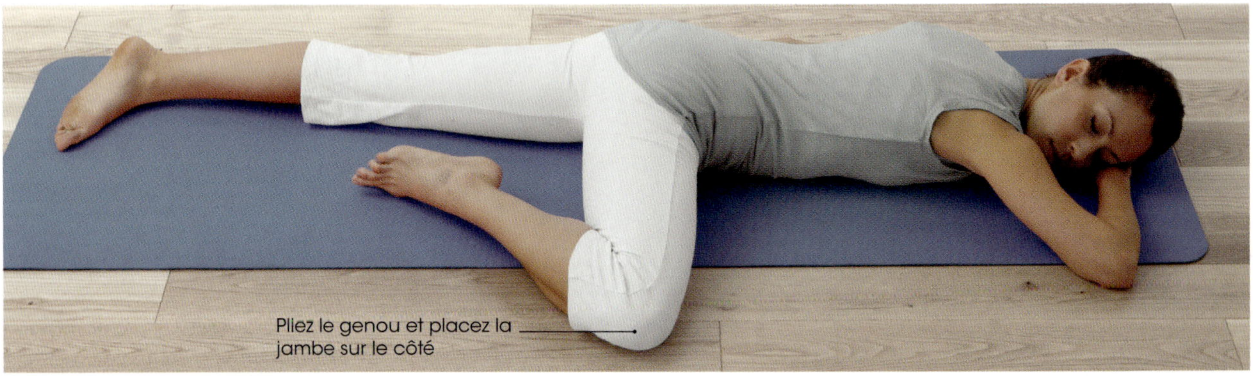
Pliez le genou et placez la jambe sur le côté

AUTRE POSITION POSSIBLE
Allongez-vous sur le dos, les bras pliés et les mains superposées. Tournez la tête d'un côté et posez-la sur les mains. Gardez les jambes légèrement écartées, les orteils orientés vers l'intérieur. Pliez un genou et montez la jambe sur le côté, vers le bras : c'est la posture de bébé Krishna. La jambe allongée, la colonne vertébrale et la tête sont alignées. Prenez au moins 8 respirations profondes et régulières avant de passer à l'*asana* suivante.

Après la posture sur la tête (voir pp. 62 à 75), la demi-torsion vertébrale (voir pp. 144 à 149) et toutes les postures de flexion arrière, détendez-vous dans la posture de l'enfant ci-dessous. Elle favorise le relâchement de la tête et des épaules et étire en douceur la colonne vertébrale, ce qui dynamise le système nerveux. Elle apporte un afflux de sang neuf au cerveau, avec un effet régénérant, avant de passer à la posture suivante.

Détente dans une flexion avant

La légère flexion avant créée par la posture de l'enfant provoque un étirement en douceur du dos et des muscles situés au niveau des hanches. Si vous avez du mal à rester sur les talons ou si le front ne touche pas le sol, pratiquez la variation (voir ci-dessous, en bas).

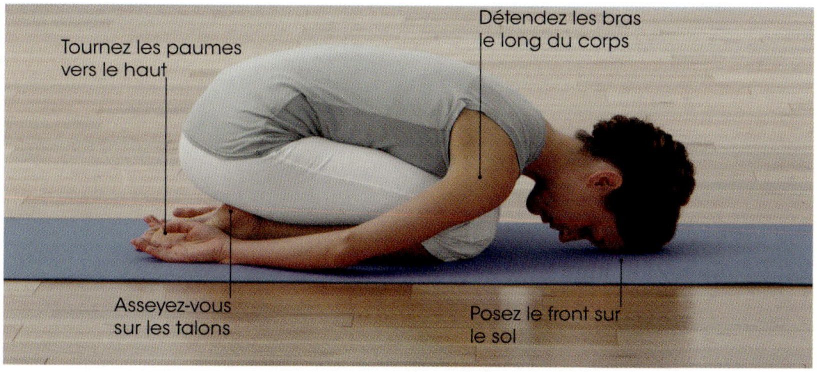
Tournez les paumes vers le haut
Détendez les bras le long du corps
Asseyez-vous sur les talons
Posez le front sur le sol

LA POSTURE DE L'ENFANT
Asseyez-vous sur les talons et penchez-vous vers l'avant jusqu'à ce que le front touche le tapis. Placez les bras le long des jambes, les paumes tournées vers le ciel. Pratiquez un minimum de 8 respirations profondes et régulières avant de passer à la posture suivante.

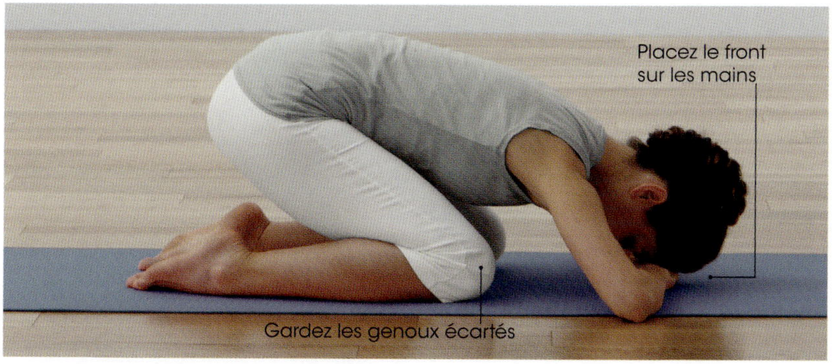
Placez le front sur les mains
Gardez les genoux écartés

VARIATION DE LA POSTURE DE L'ENFANT
Asseyez-vous sur les talons avec les genoux légèrement séparés ; pliez les bras sur le sol devant vous, superposez les mains et posez le front dessus. Prenez au moins 8 respirations profondes avant de pratiquer une autre posture.

« Il ne faut pas confondre détente et paresse. Les enfants se détendent naturellement et certains adultes possèdent cette qualité. Ces personnes se distinguent par leur endurance, leur force, leur vigueur et leur vitalité. »

Swami Vishnudevananda

La relaxation finale

À la fin de chaque séance de yoga, pratiquez une relaxation finale qui va durer entre 15 et 20 minutes. Elle vous apportera une détente physique, mentale et spirituelle complète, ce qui est l'expérience clé du yoga.

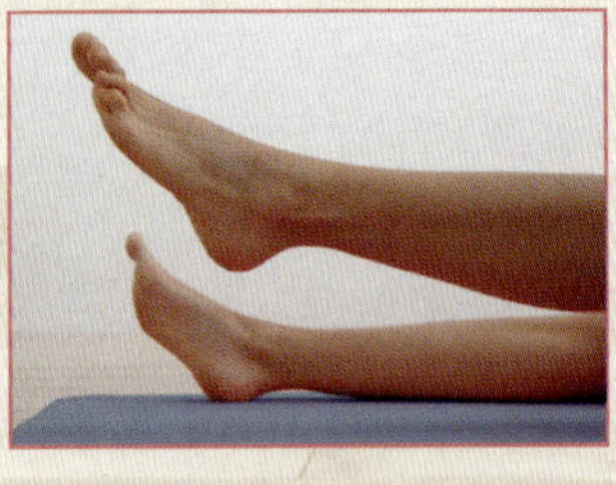

1 Inspirez et soulevez la jambe droite d'une dizaine de centimètres au-dessus du tapis. Retenez le souffle quelques secondes, tendez la jambe, puis expirez et laissez retomber la jambe. Reprenez avec la jambe gauche.

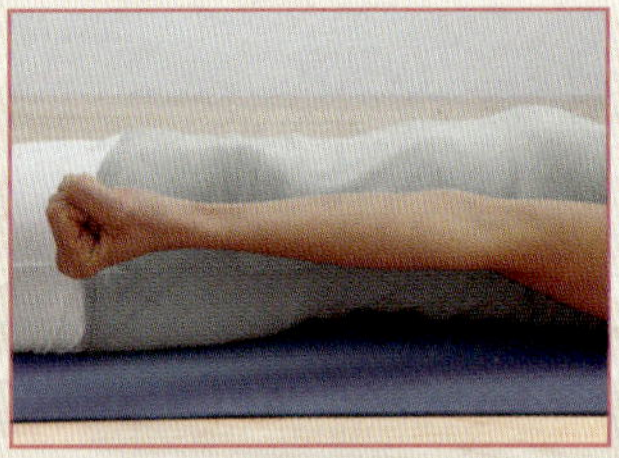

2 Inspirez et levez les deux bras d'une dizaine de centimètres au-dessus du tapis. Retenez le souffle quelques secondes et tendez les bras, puis expirez et laissez retomber les bras sur le tapis.

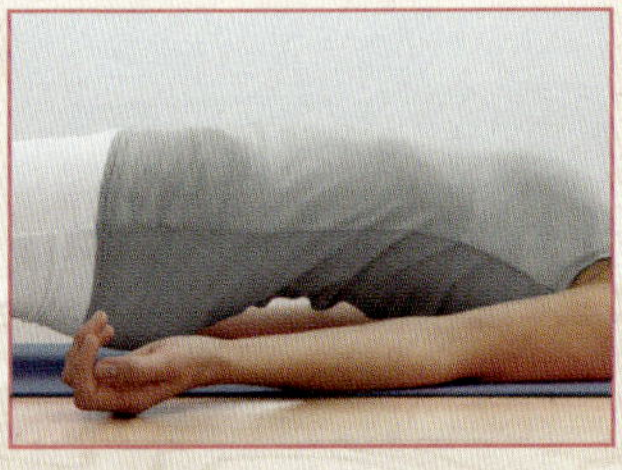

3 Inspirez et soulevez les hanches et les fesses. Retenez le souffle pendant quelques secondes, contractez les fesses puis expirez et relâchez.

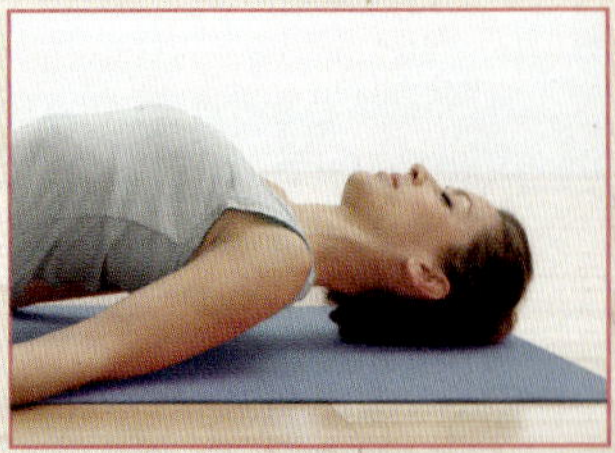

4 Inspirez et soulevez la poitrine. Retenez le souffle quelques secondes, rapprochez les omoplates puis expirez et relâchez.

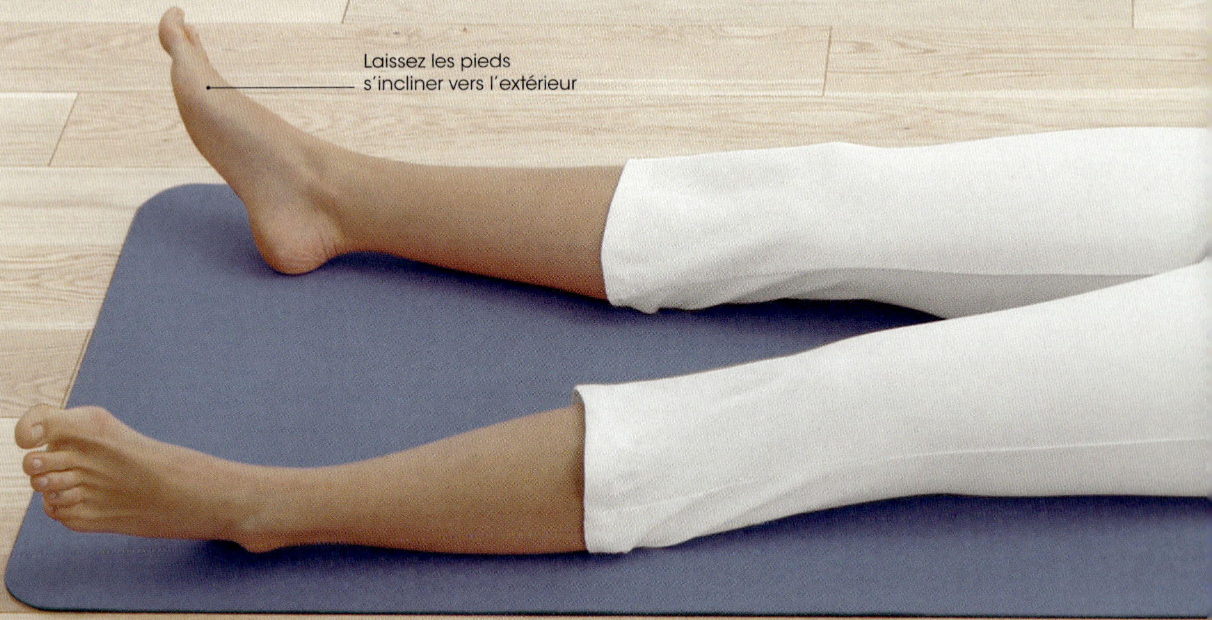

L'enchaînement à suivre

La tension artérielle et la température du corps s'abaissent durant la relaxation finale. Donc, selon la saison, prenez une couverture avant de débuter. Suivez les étapes 1 à 8 pour trouver une posture confortable, puis faites les exercices de relaxation physique, mentale et spirituelle des pages 194 et 195 dans l'ordre suggéré. Étirez-vous ensuite en douceur et asseyez-vous les jambes croisées durant 1 minute, afin de terminer la session avec le mantra « Om ».

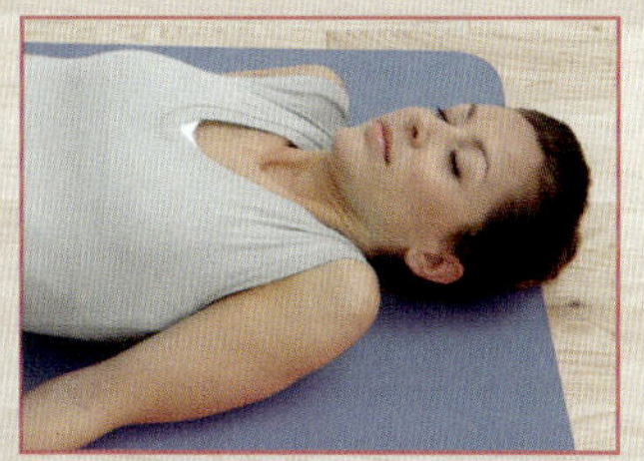

5 Inspirez et tirez les épaules vers les oreilles. Retenez le souffle quelques secondes puis expirez en relâchant les épaules.

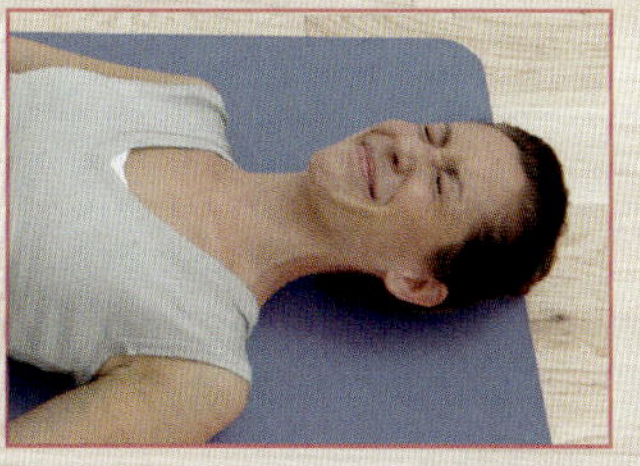

6 Inspirez et faites une grimace. Retenez le souffle quelques secondes avant d'expirer et de relâcher.

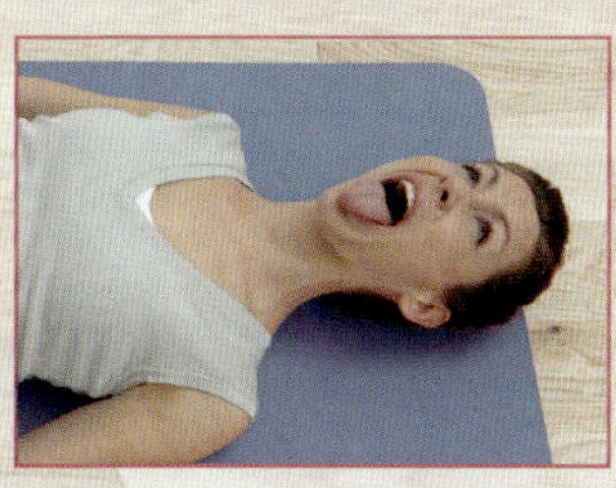

7 Inspirez, ouvrez la bouche, tirez la langue et orientez les yeux vers le front. Retenez le souffle quelques secondes avant d'expirer et de relâcher.

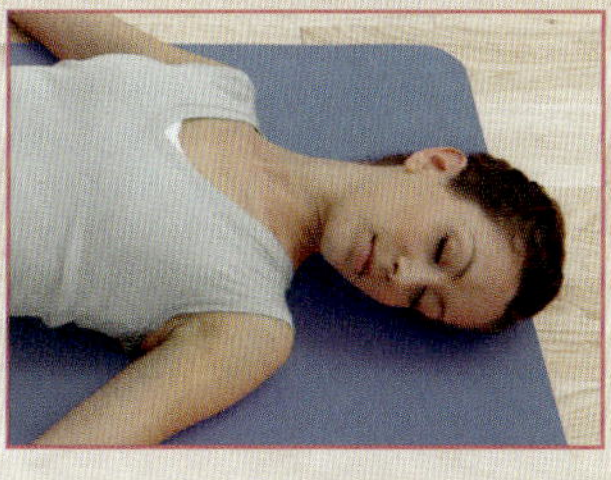

8 Dans une inspiration, roulez doucement la tête d'un côté et, dans l'expiration, tournez-la de l'autre côté avant de la ramener au centre.

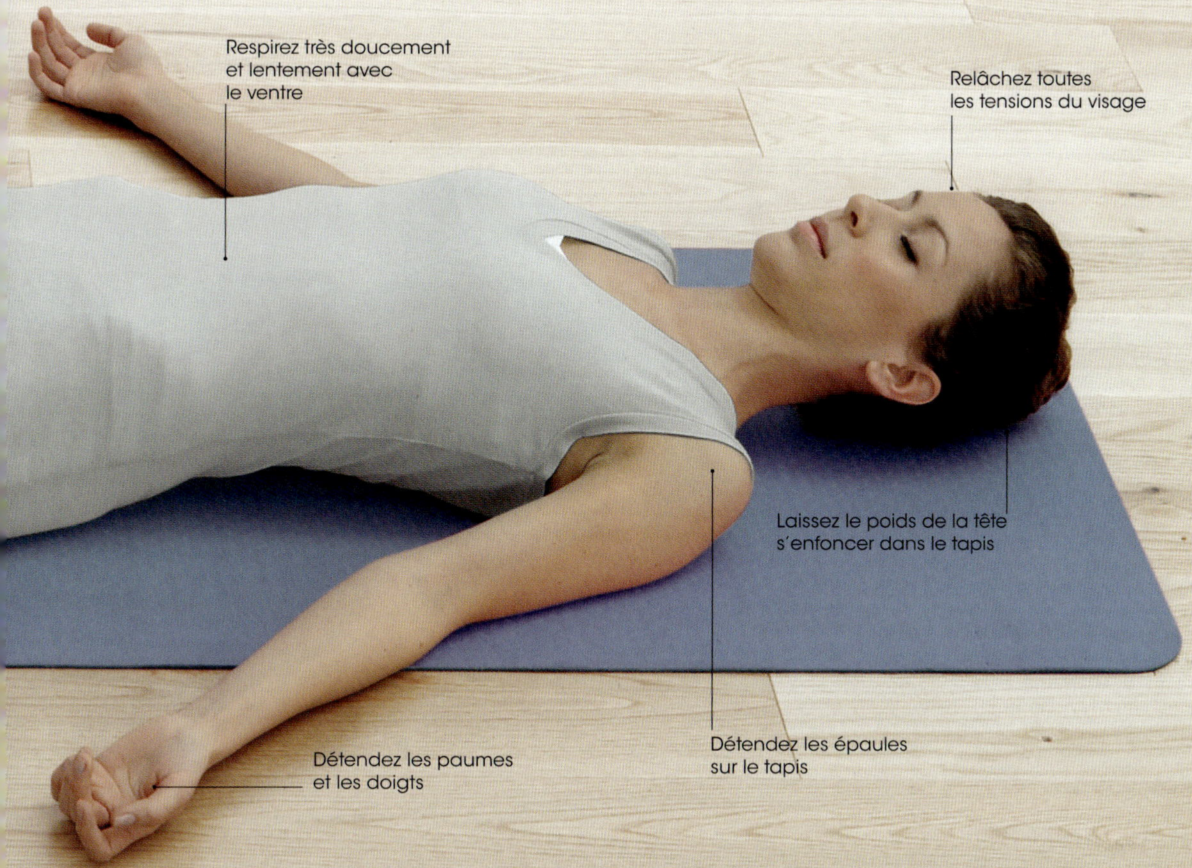
Respirez très doucement et lentement avec le ventre
Relâchez toutes les tensions du visage
Laissez le poids de la tête s'enfoncer dans le tapis
Détendez les paumes et les doigts
Détendez les épaules sur le tapis

La relaxation yogique complète

La relaxation yogique est triple puisqu'elle comprend les relaxations physique, mentale et spirituelle. Lorsque vous êtes allongé dans la posture du cadavre durant la relaxation finale (voir pp. 192-193), pratiquez les exercices de concentration ci-dessous.

1re partie : la relaxation physique

Pratiquez quelques respirations abdominales lentes et régulières (voir p. 180), puis faites l'exercice d'autosuggestion suivant entre 5 et 10 minutes. Ayez une image mentale claire de vos pieds, pensez à l'attraction de la gravité, puis envoyez des messages de détente du type : « Je détends les pieds, je détends les pieds, mes pieds sont détendus. » Faites-le pour chaque partie de votre corps en les visualisant. Poursuivez, donc, en envoyant des messages de détente vers les chevilles, les mollets, les genoux, les cuisses, les hanches, les fesses, l'abdomen et la poitrine, le bas du dos, le milieu du dos, le haut du dos, les épaules, le cou, les mains, les doigts, les bras,

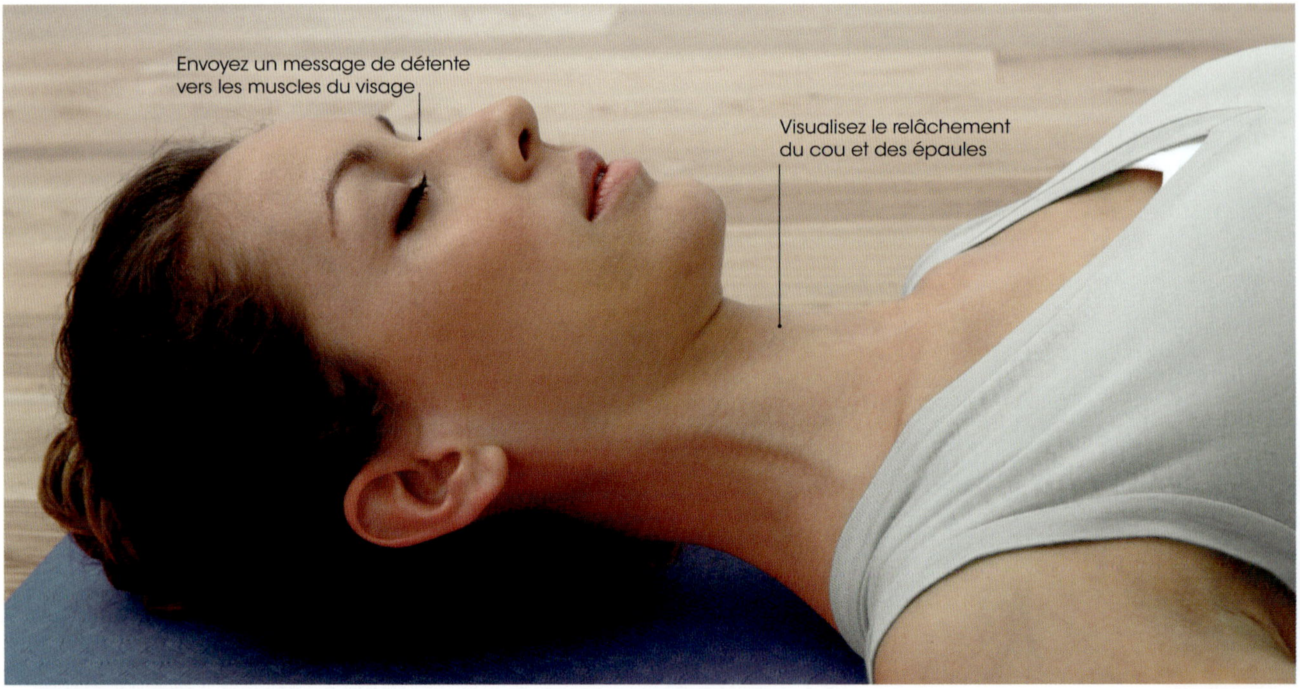

LA DÉTENTE PHYSIQUE
Pour chaque partie du corps que vous souhaitez détendre, assurez-vous d'avoir une image mentale claire de cette zone, avant de vous concentrer sur l'action de la gravité et sur une respiration régulière. Enfin, envoyez un message mental commençant par « Je détends… », en le répétant autant de fois que nécessaire.

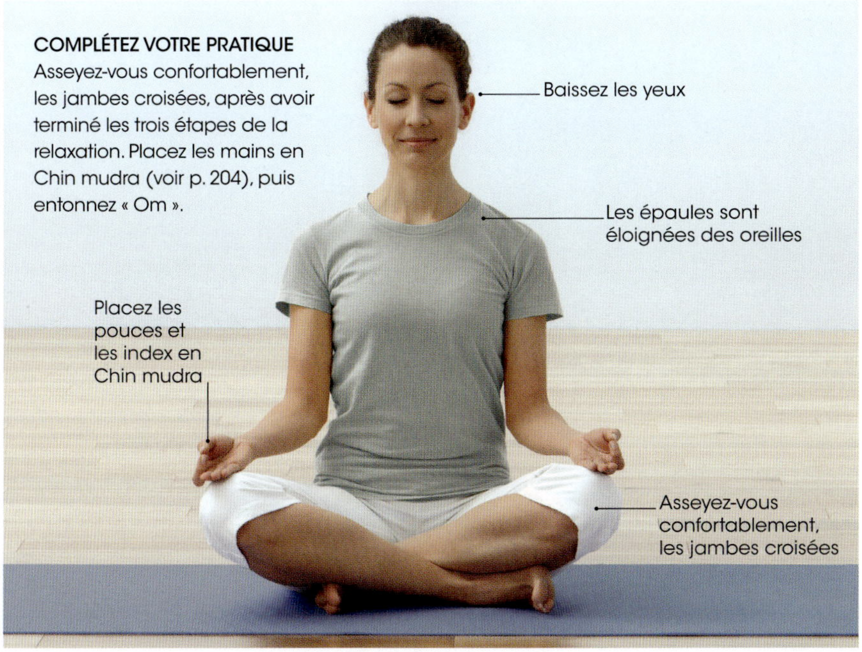
Baissez les yeux
Les épaules sont éloignées des oreilles
Placez les pouces et les index en Chin mudra
Asseyez-vous confortablement, les jambes croisées

COMPLÉTEZ VOTRE PRATIQUE
Asseyez-vous confortablement, les jambes croisées, après avoir terminé les trois étapes de la relaxation. Placez les mains en Chin mudra (voir p. 204), puis entonnez « Om ».

« Durant la relaxation spirituelle, le yogi s'identifie avec l'absolu d'immanence, de puissance, de paix et de joie qui est en lui, la véritable source de connaissance et de force. »

Swami Vishnudevananda

la bouche et les yeux, tous les muscles du visage et de la tête. Pour finir, détendez les organes internes. À nouveau, visualisez la zone concernée, respirez lentement et envoyez le message de détente en procédant organe par organe : les reins, le foie, les intestins, la rate, le pancréas, l'estomac, le cœur, les poumons et le cerveau.

2e partie : la relaxation mentale

Le cerveau est en constant mouvement entre le passé et l'avenir et, dans le présent, il est sollicité par les cinq sens. Il lui faut se détendre ; pratiquez donc une relaxation mentale de 2 minutes environ. Poursuivez une respiration abdominale, avec des inspirations et des expirations de 5 secondes chacune. La vitesse et le rythme de la respiration sont étroitement liés à vos pensées. Concentrez-vous sur l'air entrant et sortant des narines. Bientôt, votre cerveau sera calme et, si vous sentez qu'il est prêt à repartir, concentrez-vous sur la respiration pour l'apaiser.

3e partie : la relaxation spirituelle

La relaxation spirituelle ne peut être complète que si vos pensées sont concentrées sur une image calme : visualisez un lac à la surface immobile. Imaginez cette eau présente en vous, une eau éternelle et toujours identique. Poursuivez entre 5 et 8 minutes. Puis, prenez des respirations profondes, bougez doucement les jambes et les bras et étirez tout le corps. Enfin, passez 1 minute les jambes croisées, à chanter le mantra « Om ». Vous pourrez conserver ce sentiment de détente et de concentration pendant plusieurs heures.

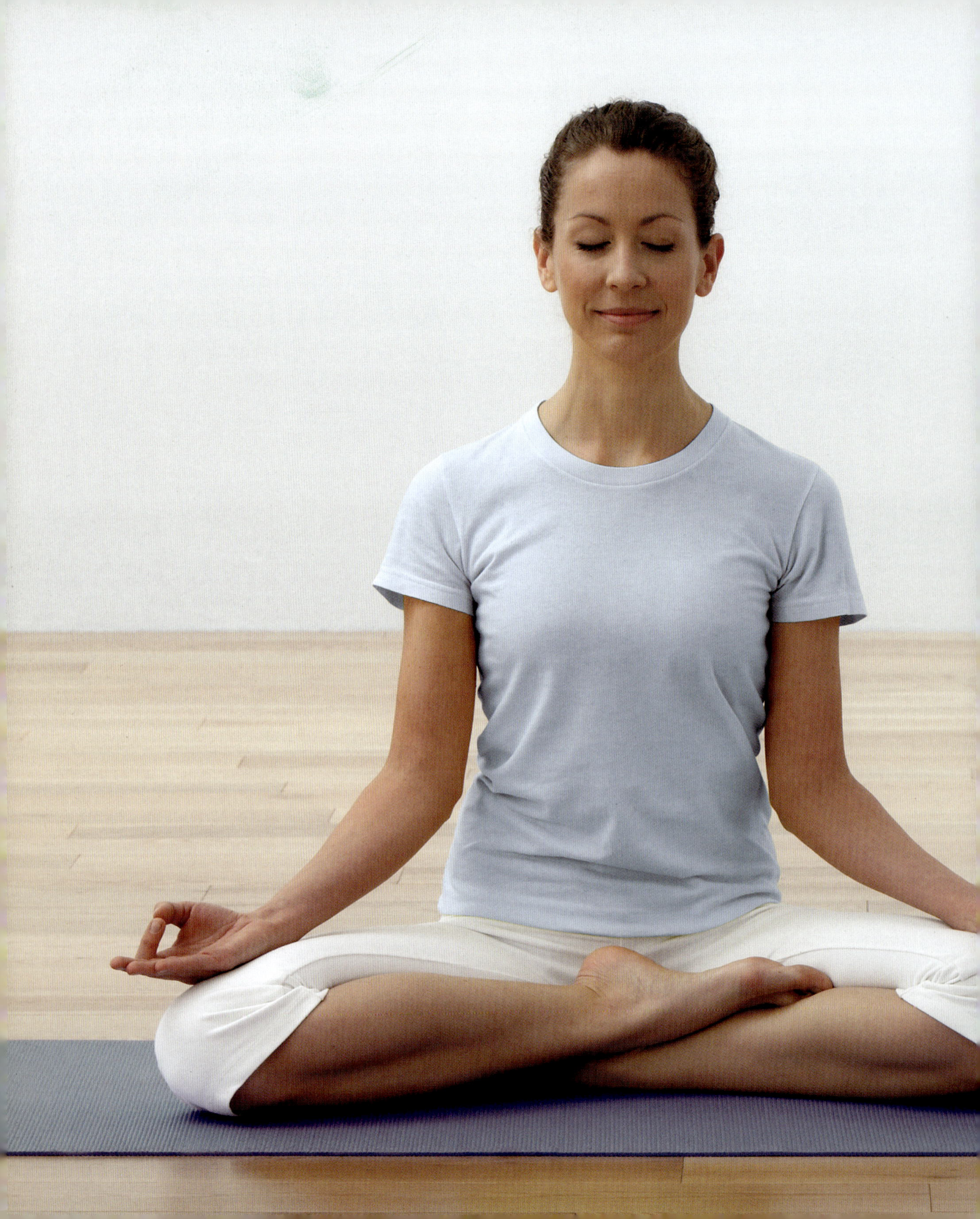

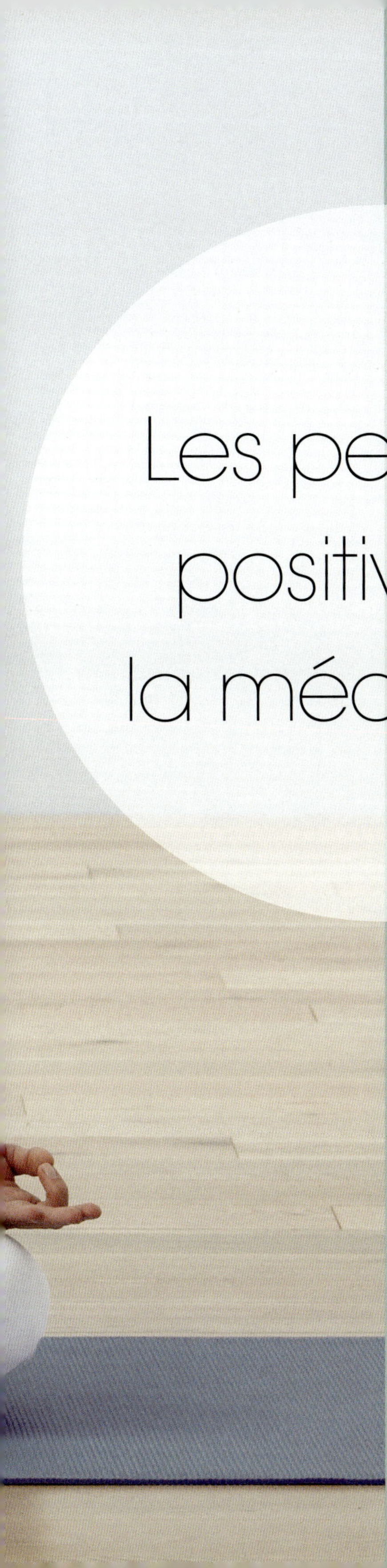

Les pensées positives et la méditation

Pourquoi méditer ?

La méditation est au cœur de la pratique du yoga. Une fois que vous pratiquerez les *asanas* et les exercices de respiration avec aise, votre corps sera plus détendu. Il vous semblera alors naturel de faire plus attention à votre esprit en pratiquant la méditation. Celle-ci apporte un meilleur équilibre mental et psychique pour aboutir à la paix intérieure.

Les bienfaits physiques

Durant la méditation, l'agitation du monde disparaît et le système nerveux parasympathique (voir pp. 34-35) donne un sentiment de détente et d'équilibre. Les battements cardiaques et le rythme de la respiration ralentissent, les organes internes se reposent. Des recherches ont montré que la méditation stimule le système immunitaire, favorise une bonne santé et protège des maladies.

Les pratiquants du yoga ont depuis longtemps compris que les vibrations engendrées par les pensées et les émotions affectent chacune des cellules du corps et que les pensées négatives perturbent la régénération et l'homéostasie cellulaire (voir p. 206). Dans la méditation, la concentration sur des pensées positives et harmonieuses est favorable à la bonne santé et au bien-être au niveau cellulaire.

Les bienfaits mentaux

De vénérables yogis comparaient à juste titre un cerveau non concentré à un singe fou et ivre, qui saute d'une pensée à l'autre dans un cycle sans fin. Il est loin d'être impossible d'empêcher l'esprit de passer d'une pensée à l'autre. Durant la méditation, vous apprenez à vous concentrer sur le présent. Cela vous évite de vous arrêter sur le passé ou de vous inquiéter pour l'avenir.

Alors que vous vous concentrez, la confusion cède la place à la clarté. Vous découvrez que vous êtes capable d'affronter des problèmes qui vous troublent et de leur trouver des solutions inventives, positives.

En outre, vous ne ressentez pas uniquement ces bienfaits durant la méditation. Ils perdurent le restant de la journée, vous aidant à mieux vous concentrer. En favorisant un équilibre des émotions, plus de patience et de compréhension, la méditation améliore les relations avec votre entourage. Vous vous irriterez moins des petites manies des autres, ferez preuve de plus de compréhension et serez capable d'accepter leurs limites.

Le but ultime de la méditation

D'anciens textes sur le yoga décrivent le but de la méditation comme le *samadhi*, la « conscience cosmique ».

Dans cet état de compréhension calme, l'illusion de l'ego (le sentiment que vous êtes distinct du monde) s'évanouit. Tout disparaît en une conscience unique. Dans cet état, vous pouvez penser : « Je ne suis pas mon corps ou mon esprit. Mon esprit est seulement mon histoire, mais je ne suis pas mon histoire. Mon corps ne me sépare pas des autres. Je ne suis jamais seul, mais toujours un avec tous. » Toutes les émotions négatives, les idées limitées sur le corps et soi-même s'évanouissent, vous libérant de tout sentiment négatif. Vous prenez conscience du but de la vie et, finalement, ne craignez plus la mort.

Les yogis expérimentés tentent d'être constamment dans cet état, vivant la vie comme une méditation ininterrompue. En tant que débutant, commencez par vous débarrasser de cette habitude mentale profondément ancrée en chacun de nous de s'identifier à chaque chose. Cela demande de la pratique mais, comme le dit le proverbe, tout voyage de milliers de kilomètres débute par un premier pas.

Les bienfaits spirituels

Alors que votre pratique de la méditation s'approfondit, vous goûtez furtivement un état que vous n'avez sans doute jamais connu auparavant. Vous pouvez avoir l'impression que les nuages de votre vie se sont levés et que le ciel est plus bleu. Vous aurez une sensation de bien-être, de positivité et une véritable confiance dans la vie. Vous comprendrez bientôt que, au-delà du monde familier des pensées et des émotions, se trouve un autre royaume de la conscience. Vous sentirez que votre être va au-delà du corps et de l'esprit pour finalement expérimenter l'union avec tout ce qui vous entoure.

La méditation est si puissante que ses bienfaits s'étendent bien au-delà de la personne qui médite. Les yogis pensent que les puissantes vibrations apaisées émanant d'une personne expérimentée en la matière ont des effets positifs sur tous les êtres avec lesquels elle entre en contact, influençant au final le monde entier. Ainsi, l'apaisement de votre esprit par la méditation est aussi l'une des contributions les plus positives que vous puissiez offrir en faveur de la paix de la planète.

« La méditation est la cessation des activités mentales. En réduisant de seulement 20 % vos pensées, vous éprouverez un soulagement et aurez une meilleure maîtrise de vous-même. »

Swami Sivananda

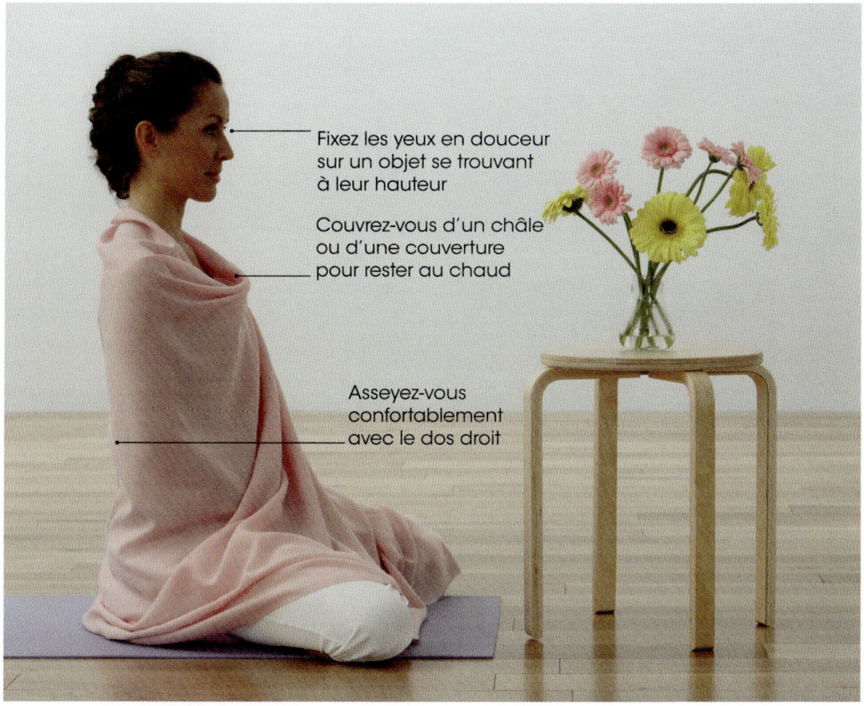

Fixez les yeux en douceur sur un objet se trouvant à leur hauteur
Couvrez-vous d'un châle ou d'une couverture pour rester au chaud
Asseyez-vous confortablement avec le dos droit

LA MÉDITATION ASSISE
Lorsque vous pratiquez la méditation, votre corps doit se détendre. Une fois le corps installé, l'esprit ralentit et l'objet sur lequel vous vous concentrez se distingue plus clairement.

L'art de la concentration

Avant d'apprendre à méditer, vous devez être capable de vous concentrer. Nous possédons tous la capacité de nous concentrer mais, à cause de la façon dont nous vivons et travaillons – constamment liée aux nouvelles technologies –, elle est extrêmement limitée. En pratiquant les exercices simples proposés ici, vous parviendrez à être attentif plus longtemps et à améliorer votre capacité de concentration ; votre mémoire et votre bien-être psychologique en seront améliorés.

Qu'est-ce que la concentration ?

Se concentrer signifie se consacrer entièrement à une pensée ou à un objet pendant un temps suffisamment long. Vous êtes concentré lorsque vous êtes pris par un livre, que vous mangez sans penser au travail ou oubliez votre vie personnelle lorsque vous travaillez. La capacité de concentration est non seulement essentielle pour la méditation, mais c'est la clé du succès dans tout ce que vous entreprenez. Une fois cette capacité maîtrisée, vous pourrez l'utiliser dans de nombreux secteurs de votre vie.

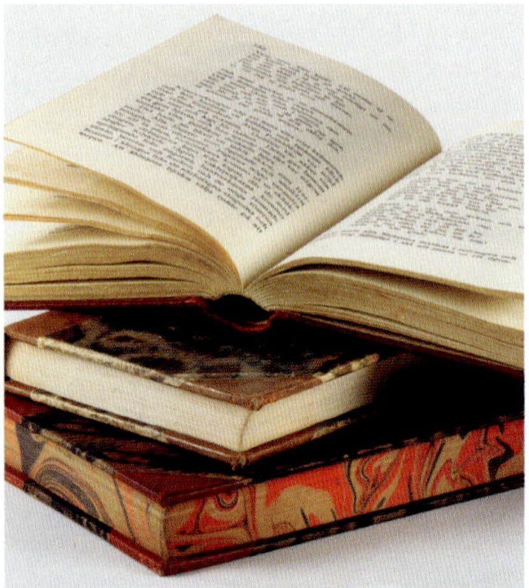

PERDEZ-VOUS DANS UN LIVRE
Lisez deux ou trois pages en y consacrant toute votre attention. Puis testez votre concentration en arrêtant en fin de page. Qu'avez-vous retenu de l'histoire ? Pouvez-vous classer, regrouper ou comparer les éléments que vous venez de lire ?

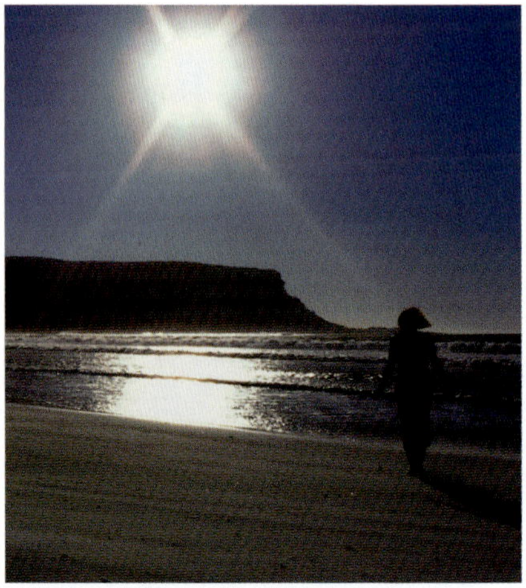

CONTEMPLEZ LA NATURE
Dans la journée, concentrez-vous sur le ciel. Sentez votre esprit prendre de l'ampleur alors que vous réfléchissez sur l'immensité environnante. La nuit, focalisez-vous sur la lune. Si vous êtes près de la mer, optez pour les vagues. Ou regardez alternativement des éléments proches et éloignés.

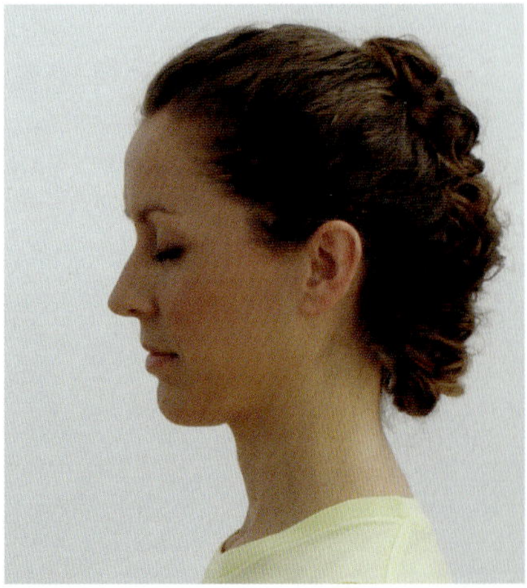

ÉCOUTEZ UN SON
Écoutez attentivement le tic-tac d'une montre. Lorsque votre esprit se disperse, ramenez-le au son. Combien de temps pouvez-vous vous concentrer sur ce son ? Vous pouvez aussi écouter un moment un son dominant, sans réagir, puis tourner votre attention vers un autre son.

Les bienfaits de la concentration

La concentration a de nombreux bienfaits. Elle renforce les « courants de pensée », c'est-à-dire la façon dont sont associées les pensées et les idées dans le cerveau, permettant de comprendre plus aisément des concepts difficiles ou déroutants. Elle éclaircit les idées, aide à s'exprimer plus clairement. Les exercices de concentration dynamisent l'esprit, améliorant votre efficacité au travail et dans votre vie personnelle, tout en renforçant la volonté et la capacité à influencer les autres de manière positive. Elle apporte aussi la sérénité, la lucidité et la joie.

Les exercices pratiques

Les exercices ci-dessous vous offrent des moyens faciles de commencer à développer votre capacité de concentration. Dans un premier temps, vous entraînez votre esprit à se concentrer sur des objets extérieurs. Il pourra s'agir d'un livre, d'un son, d'une fleur, etc. En progressant, vous serez capable de vous concentrer sur des sujets plus subtils, tels qu'une idée abstraite. Notez avec quelle intensité vous prenez conscience de l'expérience lorsque vous êtes concentré et combien il est difficile de l'assimiler lorsque vous ne l'êtes pas. Lorsque votre esprit est nomade - ce qui lui arrive souvent -, ramenez-le à la contemplation de l'objet ou de la qualité sur laquelle vous vous focalisez. Progressivement, allongez le temps de pratique jusqu'à pouvoir vous concentrer une demi-heure.

« L'équilibre émotionnel maintenu dans toutes les activités est le véritable signe de l'accomplissement de progrès... »

Swami Sivananda

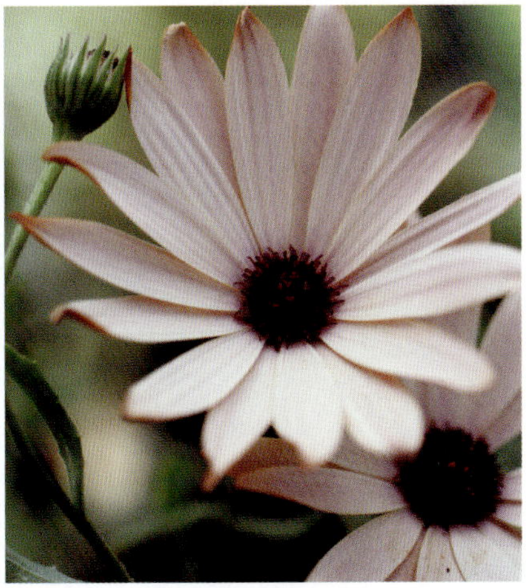

FOCALISEZ-VOUS SUR UNE FLEUR
Asseyez-vous confortablement, les yeux fermés. Imaginez un jardin débordant de fleurs. Peu à peu, focalisez-vous sur une fleur. Visualisez sa couleur et explorez sa texture, sa forme, son parfum. Concentrez-vous sur les qualités de la fleur aussi longtemps que possible.

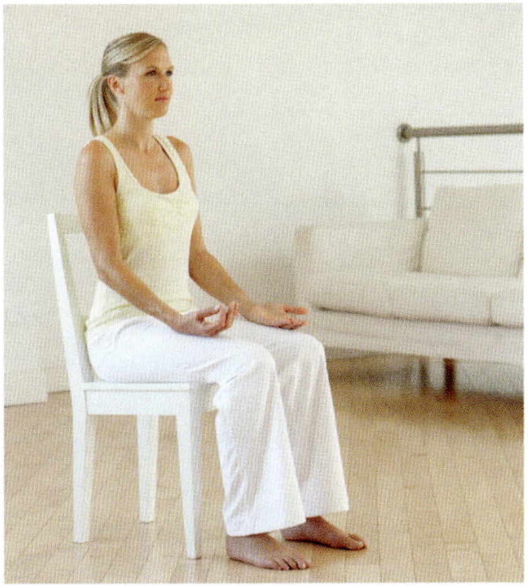

RÉFLÉCHISSEZ SUR UNE IDÉE
Détendez corps et esprit, et pensez à une qualité, la compassion par exemple. Imaginez comment vous pourriez l'exprimer dans la vie. Pensez à de grands personnages qui l'incarnent. Demandez à cette qualité de remplir votre cœur avant de se répandre dans le monde entier.

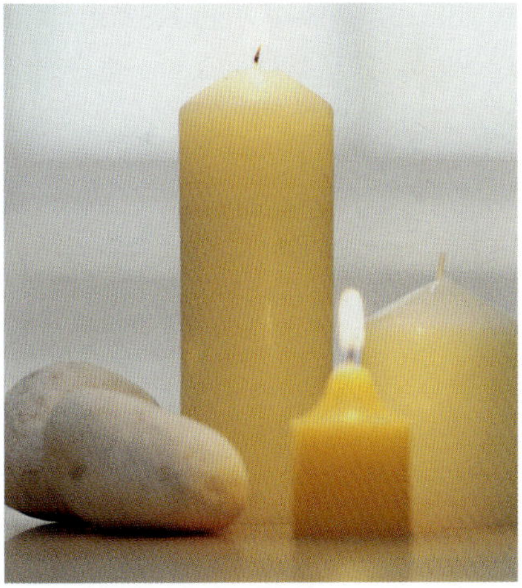

CONTEMPLEZ UNE BOUGIE
Asseyez-vous jambes croisées dans une pièce obscure éclairée par une bougie placée à hauteur des yeux, proche de vous. Observez votre respiration 2 à 3 minutes, puis regardez la flamme 1 minute sans cligner des yeux. Fermez les yeux et visualisez la flamme entre vos sourcils 1 minute.

Pratiquer la méditation

La méditation est un état détendu de conscience. Swami Vishnudevananda avait coutume de dire qu'il est aussi impossible d'enseigner l'accès à cet état que d'apprendre à dormir. Cependant, plus vous mettrez de soin et d'attention à la préparation de la méditation, plus les résultats seront positifs. Cette préparation peut se diviser en deux parties : se familiariser avec la méditation physique, puis concentrer l'esprit pour la méditation mentale (voir p. 204).

La méditation physique

Si vous trouvez l'atmosphère propice à la méditation, la pureté de cet espace sera si tangible que, lors de périodes de stress, vous pourrez vous asseoir en ce lieu, pratiquer une demi-heure et en ressentir soulagement et bien-être.

LE LIEU Il vaut mieux réserver une pièce à la méditation. Mais, si ce n'est pas possible, essayez de garder une partie de la pièce choisie pour cela. Tenez ce lieu propre et rangé, et créez un point focal en plaçant, à hauteur des yeux, devant l'endroit où vous vous asseyez pour méditer, une bougie et une image qui élèvera votre esprit. Fixer la flamme de la bougie avant de débuter aide à concentrer l'esprit et à le tourner à l'intérieur de vous-même. Brûler de l'encens peut aussi favoriser la méditation. Un tapis ou une couverture repliée vous servira de siège. De nombreux yogis aiment se placer face au nord ou à l'est afin de profiter de vibrations magnétiques. Avec une pratique assidue, les vibrations créées durant la méditation construiront une aura magnétique. En six mois, la paix et la pureté de l'atmosphère devraient être tangibles.

LE MOMENT L'aube et le crépuscule, lorsque l'atmosphère est chargée d'une force spirituelle particulière, sont les meilleurs moments pour méditer. À l'aube, durant les heures calmes qui suivent le réveil, l'esprit est particulièrement clair. Si cela vous est difficile, pratiquez au crépuscule ou juste avant d'aller vous coucher. Vous pouvez aussi trouver un moment dans la journée.

LA RÉPÉTITION Pratiquez tous les jours à la même heure. Alors que votre subconscient s'accoutume à cette régularité, vous aurez plus de facilités à vous installer et à vous concentrer. Commencez par 15 à 20 minutes et jusqu'à 1 heure – le but étant de méditer au moins 30 minutes.

« Sentez le silence, écoutez le silence, touchez et goûtez le silence. Le silence est la musique de votre âme. »

Swami Vishnudevananda

LA POSITION ASSISE Asseyez-vous par terre, dans une position que vous pourrez conserver en gardant le dos et le cou droits mais non tendus. Vous n'êtes pas obligé de vous asseoir en lotus ; vous pouvez simplement croiser les jambes ou vous placer en demi-lotus (voir ci-dessous). S'asseoir sur un coussin permet aux cuisses de se détendre et aux genoux de se rapprocher du sol. Dans toutes ces positions, les jambes forment un triangle. Cette forme contient l'énergie créée durant la méditation.

Si la position assise sur le sol vous est difficile, asseyez-vous sur une chaise avec les chevilles croisées. Ne vous allongez pas, vous risqueriez de vous endormir. Choisissez l'une des trois positions de mains proposées page 204.

LA RESPIRATION Une fois confortablement assis, détendez votre corps autant que possible, surtout les muscles du visage, du cou et des épaules. Sortez la poitrine et soulevez la cage thoracique pour faciliter la respiration abdominale (voir p. 180), qui apporte de l'oxygène au cerveau. Inspirez (3 secondes) et expirez (3 secondes) en ralentissant imperceptiblement le souffle. Remarquez que ce dernier se fait plus léger et totalement silencieux.

Les positions assises

La position doit être confortable. Vous devez être capable de rester assis le dos droit sans bouger 30 minutes. Si ces postures sont douloureuses pour les hanches ou les genoux, asseyez-vous sur une chaise. Puis choisissez une position de mains (voir p. 204).

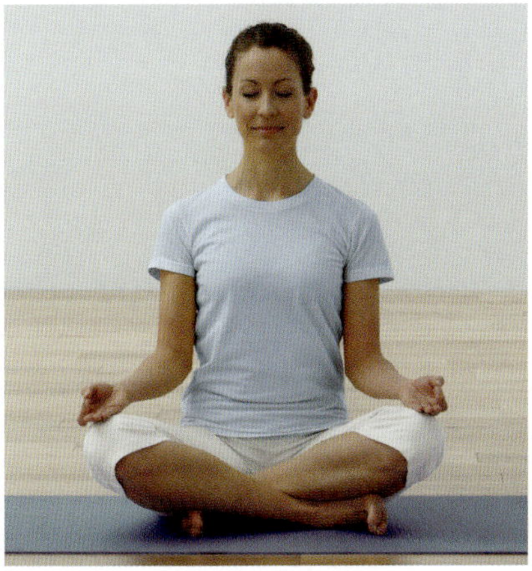

LES JAMBES CROISÉES
Asseyez-vous confortablement le dos droit, et pliez les genoux (les deux tibias face à face). Essayez de les rapprocher du sol.

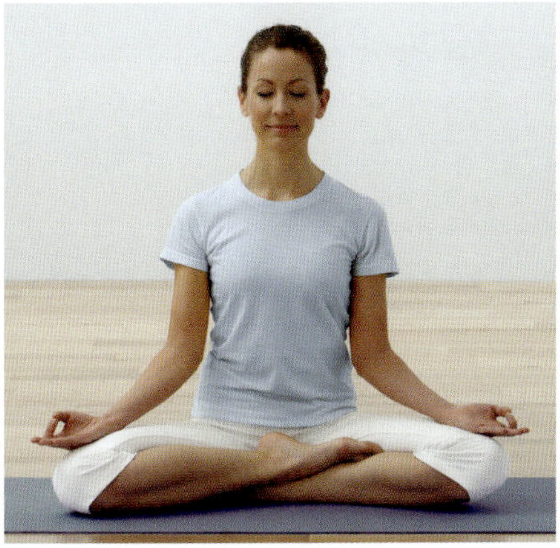

LA POSTURE DU DEMI-LOTUS
Asseyez-vous confortablement les jambes écartées, pliez un genou et placez la plante du pied contre l'aine. Placez l'autre pied sur la jambe pliée.

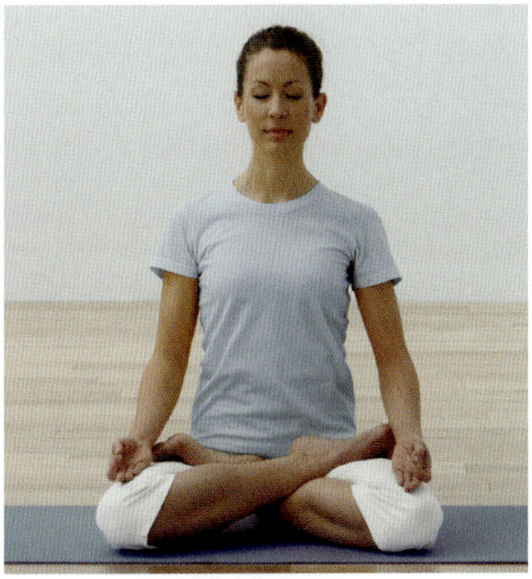

LA POSTURE DU LOTUS
Asseyez-vous, les jambes croisées. Levez une jambe et placez le haut du pied sur la cuisse opposée. Placez délicatement l'autre pied sur l'autre cuisse.

La position des mains

Une fois confortablement assis, placez le dos droit et détendez les épaules. Adoptez l'un des *mudras* pour que les bras et les épaules restent détendus et pour vous concentrer sur le *prana*, l'énergie vitale.

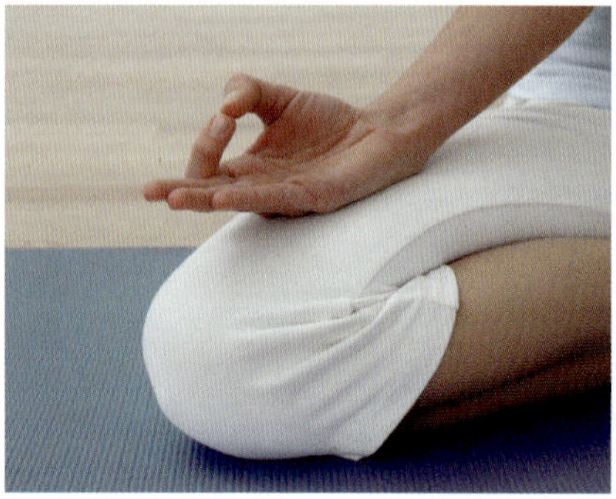

CHIN MUDRA
Placez le dos des mains sur les genoux ou les cuisses et joignez l'extrémité du pouce et de l'index. Étendez les autres doigts.

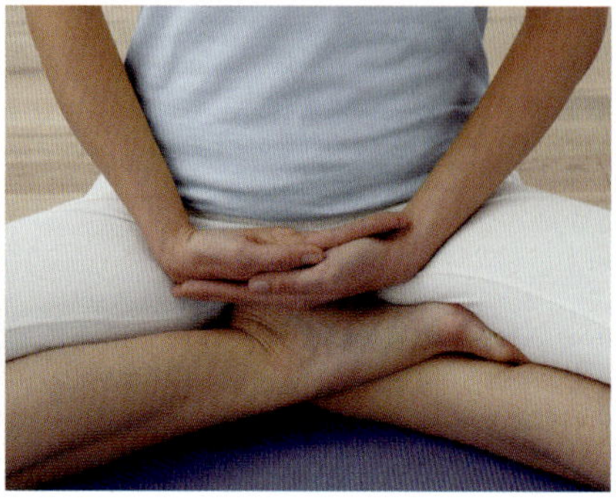

LES MAINS SUPERPOSÉES
Tournez les paumes des mains vers le haut devant l'aine et placez le dos de la main droite dans la main gauche.

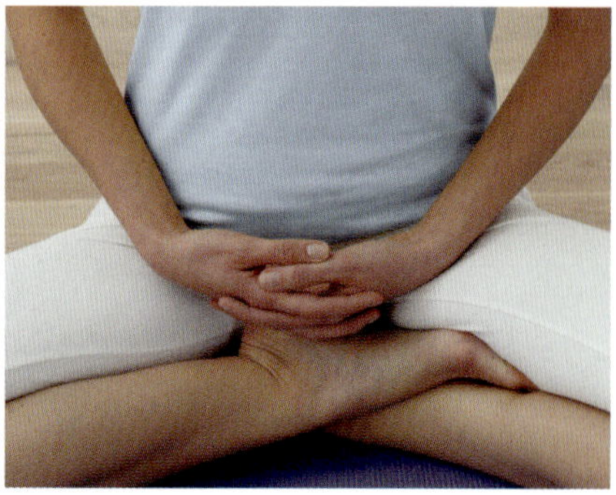

LES MAINS CROISÉES
Tournez les paumes des mains vers le haut devant l'aine et croisez les doigts en superposant les pouces.

La méditation mentale

Suivez ces techniques de méditation pour stabiliser votre énergie mentale et concentrer votre esprit. Mais, au début, laissez votre esprit voguer. Si vous cherchez trop à contrôler votre esprit, vous pourriez déclencher un mal de tête.

DONNER DE L'ESPACE À VOTRE ESPRIT Focalisez-vous sur la respiration pour donner de l'espace à l'esprit. Puis observez-le de près. Faites preuve de patience et de compassion : en développant une relation de confiance avec lui, vous vous assurerez sa coopération.

DISSOCIATION Si votre esprit se fait nomade, observez-le avec objectivité. Observez vos pensées pendant quelques minutes et elles se réduiront.

UN POINT DE CONCENTRATION Placez votre conscience sur un chakra (voir p. 179). Si vous nouez aisément des contacts, focalisez-vous sur le chakra *Anahata*, au milieu de la poitrine. Si vous avez un esprit analytique, concentrez-vous sur le chakra *Ajna*, entre les sourcils.

UN OBJET DE CONCENTRATION Concentrez-vous sur un symbole. Pensez à un élément concret, comme le soleil ou le ciel, ou à une qualité, telle que l'amour ou la compassion. Ou concentrez-vous sur un mantra (« Om » par exemple). Répétez le son dans votre esprit au rythme de votre respiration.

« Durant la méditation, nous observons notre esprit sans attente. L'attention soutenue alliée au détachement révèle au final l'océan de sagesse qui se trouve en nous. »

Swami Vishnudevananda

Maîtriser le stress

Il est désormais largement reconnu, même par la médecine officielle, que la méditation est très utile pour traiter la dépression et les situations de stress. Pour comprendre comment cela fonctionne, il est utile de connaître les modifications physiologiques qui ont lieu en cas de stress, la « réaction de combat ou de fuite » qui a beaucoup aidé les hommes préhistoriques à affronter des dangers exigeant une immense force physique.

La réponse du corps au stress

Cette « réaction de combat ou de fuite » active le système nerveux, des hormones passent alors dans la circulation sanguine, dont l'adrénaline, la noradrénaline et le cortisol. Ces substances augmentent le rythme respiratoire, dilatent les pupilles, améliorent la vue et dirigent le sang en direction des muscles, préparant le corps à accomplir un effort physique. Grâce à ces changements, les réflexes sont plus vifs, la douleur est atténuée et le système immunitaire se prépare à agir. Percevant soudain toute chose comme une menace à votre survie, vous êtes rapide à réagir avec colère ou agressivité et aurez du mal à agir de façon positive. Autrefois, de telles réactions étaient indispensables pour écarter les dangers physiques et s'achevait par le combat ou la fuite mais, de nos jours, ce stress peut ne pas avoir une issue aussi claire. Si le système nerveux ne reçoit pas le message que le danger est passé, le stress persiste et, au fil du temps, provoque l'épuisement.

COMBATTRE LE STRESS Pour que le corps fonctionne à nouveau bien, il faut activer le système nerveux parasympathique (voir pp. 34 à 36). Vous pouvez le faire en suivant la préparation physique à la méditation (voir pp. 202-203) : asseyez-vous tranquillement et respirez régulièrement. Utilisez ensuite les techniques de préparation (voir page ci-contre) pour détendre l'esprit, le focaliser sur un but positif en laissant de côté la cause du stress. Vous pouvez aussi utiliser des phrases positives pour considérer votre situation sous un autre angle. Dites-vous : « Je me détends. Je suis vivant et je peux respirer. La situation est temporaire et finira. L'aide est disponible. » Concentrez ensuite votre esprit sur un paysage apaisé, un son harmonieux ou un souvenir agréable. Vous pouvez aussi visualiser un sage ou un saint et sentir des vibrations fortes et apaisantes pénétrer dans votre cœur. C'est ainsi qu'est créé un lien avec quelque chose de plus grand que soi, qui donne confiance pour faire face au stress.

Des outils anti-stress

Commencez par vous occuper des symptômes du stress dès que vous les percevez, grâce à ces moyens simples.

Combattez un souffle court en prenant quelques respirations abdominales profondes (voir p. 180). Utilisez le diaphragme et faites de longues expirations.

Asseyez-vous confortablement sur une chaise avec le dos droit, les pieds sur le sol, les paumes sur les cuisses et les yeux fermés. Respirez profondément et placez votre attention sur les parties du corps où vous ressentez des tensions. Demandez à chacune d'elles de se détendre. Répétez 3 fois avec concentration et assurance.

Si vous avez de longues journées de travail devant un ordinateur, pratiquez les exercices pour les yeux (voir p. 48) 2 à 3 fois par jour et regardez régulièrement le ciel.

Si vous êtes assis presque toute la journée, levez-vous toutes les heures et étirez-vous. Penchez-vous vers l'avant quelques instants, puis vers l'arrière. Faites des torsions vers la droite, puis vers la gauche et pratiquez un étirement latéral.

Enlevez les tensions dans le cou en le faisant bouger (voir p. 49).

La loi du karma

Dans le yoga, le but de la méditation est lié à la loi du karma – la conviction que rien n'arrive par hasard et que toute action suscite une réaction. Votre pratique de la méditation encouragera votre esprit à penser de manière positive, ce qui attirera la joie dans votre vie. Swami Sivananda recommandait de se focaliser sur une qualité pendant un mois ; le tableau ci-contre vous aidera à suivre ce conseil.

Qu'est-ce que le karma ?

La loi de l'action et de la réaction enseigne que les bonnes actions attirent le bien sur nous, et inversement. Cela est vrai aussi pour les pensées. La réaction provoquée par une pensée sera de la même nature et qualité que la pensée elle-même. C'est ainsi qu'une pensée négative entraîne une réaction négative, mais qu'une pensée positive entraîne une réaction positive. De nos jours, nous avons tendance à croire que les autres sont responsables de ce qui nous arrive. D'emblée, nous blâmons notre entourage ou la société sans réaliser que nos pensées et nos émotions négatives génèrent de puissantes vibrations négatives. Celles-ci attirent une énergie négative qui influe sur les événements, les personnes rencontrées et même les maladies que nous contractons. Ainsi, en nous concentrant sur de tristes souvenirs ou sur l'inquiétude de la survenue d'événements douloureux, nous créons des vibrations de peur qui attirent la peur et la douleur. C'est la loi du karma.

RESPONSABLE DE VOTRE VIE Comprendre la loi du karma vous permet de réaliser que vous êtes responsable de votre vie. Il est inutile de blâmer les autres ou les événements pour des malheurs qui vous accablent. Le secret du bonheur et de la douleur se trouve entre vos mains, ou plutôt dans votre esprit. Si l'univers apporte seulement et exactement ce qui se trouve sur la même longueur d'onde que vos pensées et vos sentiments, la clé du bonheur réside donc dans l'attention à leur porter. Si vous constatez que vos pensées sont négatives, empressez-vous de leur donner une orientation positive.

L'HABITUDE DE LA PENSÉE POSITIVE Chaque fois que c'est possible, ayez des pensées joyeuses et harmonieuses. Les yogis sont convaincus qu'elles apportent le bien-être au corps et à l'esprit. La méditation est une bonne façon de guider votre esprit vers le positif. Si vous pratiquez le matin, les effets perdureront toute la journée. Vous pouvez aussi répéter l'affirmation du jour (voir page ci-contre).

« Les yogis insistent sur le fait que l'esprit peut et doit être très dynamique et que c'est la qualité de notre monde intérieur qui détermine la qualité de nos vies. »

Swami Sivadasananda

Une année de pensées positives

Débutez chaque jour en vous concentrant sur la qualité du mois. Laissez l'énergie vibrer dans votre esprit et visualisez les bienfaits des interactions avec les autres en utilisant cette qualité. Répétez cela une fois dans la journée, que vous terminerez par une courte méditation sur ce sujet. À la fin du mois, vous aurez développé l'habitude de la pensée positive.

JANVIER	FÉVRIER	MARS	AVRIL
Patience *« Je fais confiance à la vie pour m'apporter ce dont j'ai besoin. »*	Compassion *« J'éprouve de la compassion pour tous les êtres. »*	Adaptabilité *« Je m'adapte facilement à des circonstances nouvelles. »*	Bonne humeur *« Je fais face à chaque situation avec bonne humeur. »*
MAI	**JUIN**	**JUILLET**	**AOÛT**
Amour *« J'accueille chacun avec amour. »*	Paix *« Mon esprit reste paisible en toute circonstance. »*	Courage *« J'ai beaucoup de courage. »*	Volonté *« Ma volonté est toute puissante. »*
SEPTEMBRE	**OCTOBRE**	**NOVEMBRE**	**DÉCEMBRE**
Humilité *« Je m'abandonne à la volonté cosmique. »*	Détachement *« J'appréhende les circonstances de ma vie avec une perspective nouvelle. »*	Confiance en soi *« Je sais que mon être intérieur est entièrement positif. »*	Endurance *« J'aborde les difficultés comme un moyen d'avancer. »*

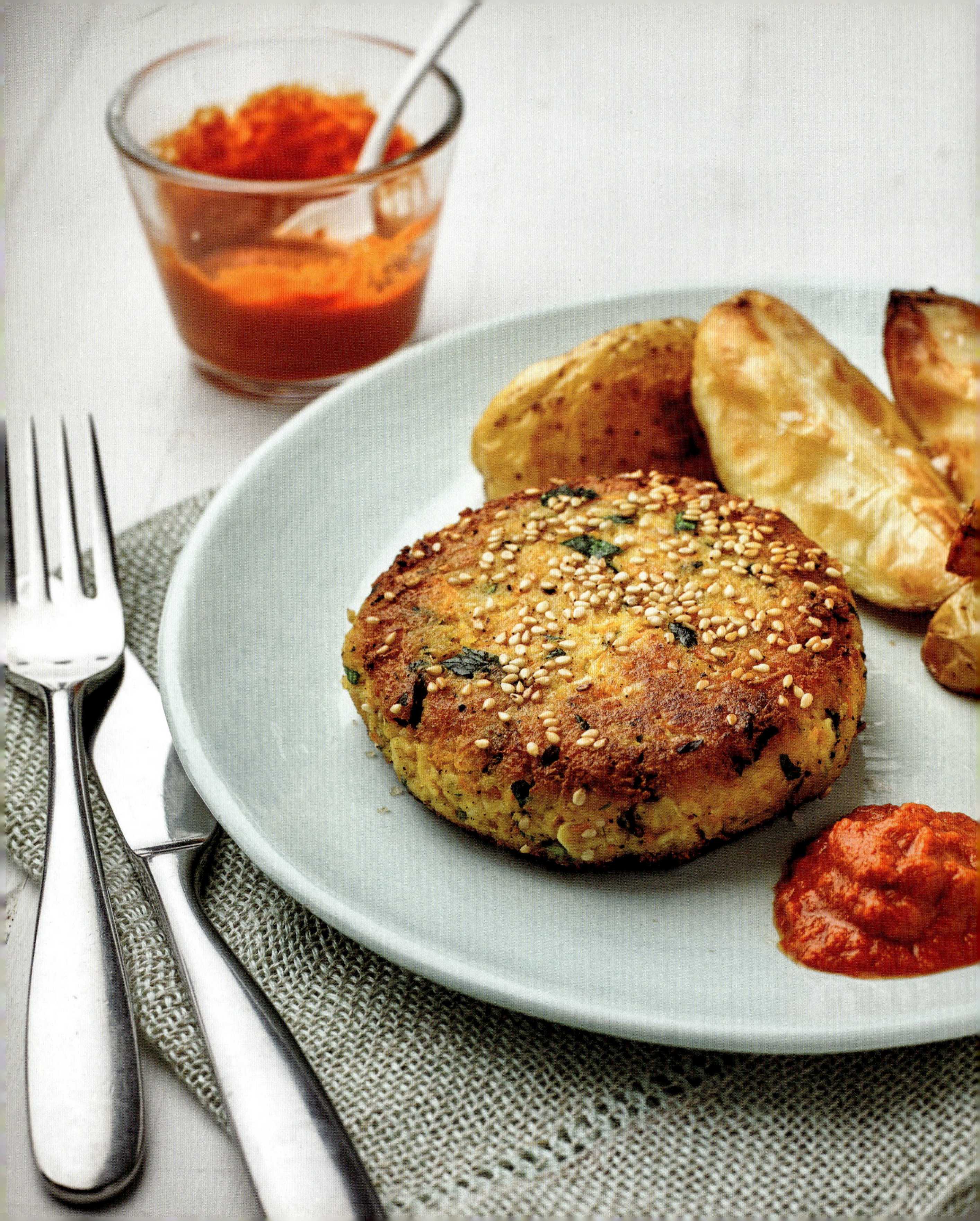

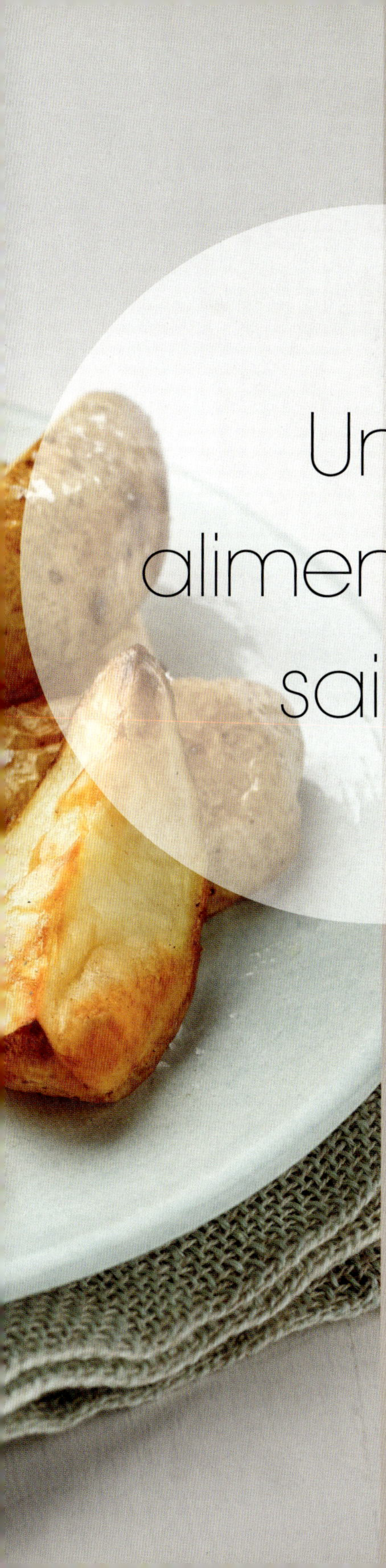

Une alimentation saine

Yoga et végétarisme

La tradition yogique préconise un régime lacto-végétarien, qui exclut la viande, le poisson, les œufs et limite l'apport en produits laitiers. Essentiellement basé sur les végétaux, il assure une nourriture qui tire son énergie directement du soleil, la source de toute vie, et qui, autant que possible, sera biologique et préparée juste avant d'être consommée.

Pourquoi être végétarien ?

Selon la tradition yogique, un régime non végétarien viole le principe de l'*ahimsa*, la nature sainte de tout ce qui est vivant. Mais le régime végétarien est aussi bénéfique pour la santé. Des recherches ont montré que, dans les pays riches, les végétariens vivent plus longtemps que les mangeurs de viande. Ils sont plus minces, ont une tension artérielle plus basse et souffrent moins de maladies cardiaques, de diabète, de démences et de nombreux cancers.

LE PROBLÈME DE LA VIANDE Elle contient de grandes quantités de cholestérol, de graisses saturées et de composés potentiellement cancérigènes, dont des résidus de pesticides. Lorsqu'elle est grillée ou poêlée, elle forme des hydrocarbures aromatiques polycycliques cancérigènes, tandis que fumée et séchée elle renferme des nitrates et des nitrites qui peuvent augmenter les risques de cancer, particulièrement chez les enfants. Une étude menée en Chine en 2006 a montré, d'une part que plus le pourcentage d'aliments d'origine animale consommés est faible et meilleure est la santé, d'autre part que l'absorption de nutriments issus des végétaux réduit le développement de tumeurs cancéreuses.

Autre problème posé par la viande : les fermes industrielles sont le terrain de prédilection des salmonelles, *Escherichia coli*, listérioses et autres *Campylobacter*. De plus, les hormones, les antibiotiques et les vaccins reçus par les animaux pourraient menacer la santé humaine.

LES BIENFAITS DES VÉGÉTAUX Ils contiennent des taux notablement plus élevés d'antioxydants, de fibres et de vitamines. Ils renferment aussi des phytonutriments qui semblent apporter une protection contre de nombreux cancers, participer à l'équilibre hormonal, protéger le cœur et contribuer à la baisse de la tension artérielle.

Le régime végétarien permet aussi d'avoir une attitude responsable vis-à-vis de la planète : il faut 11 000 litres d'eau pour produire 500 g de viande, contre 110 litres pour produire 500 g de blé. On comprend mieux pourquoi de nombreuses voix s'élèvent pour dire que la façon la plus efficace de nourrir la population planétaire est l'alimentation végétarienne.

Le calcium qu'il vous faut

Le calcium est essentiel pour la santé des os, pour la contraction musculaire et la coagulation sanguine. Si vous suivez un régime lacto-végétarien, il y a plusieurs possibilités pour consommer suffisamment de calcium.

Un individu a besoin de 6 à 8 portions de nourriture riche en calcium par jour. Voici une liste des aliments qui vous en apporteront une portion :

- 120 g de quinoa cuit,
- 115 g de brocolis, chou rouge, chou chinois, gombo ou épinards crus ou cuits,
- 30 ml de tahini,
- 100 g de tofu,
- 125 ml de lait de vache, yaourt ou lait de soja enrichi,
- 130 g d'abricots secs ou de raisins secs.

LA PYRAMIDE DE L'ALIMENTATION LACTO-VÉGÉTARIENNE

Elle est basée sur des recherches récentes et reflète les besoins nutritionnels quotidiens d'une femme adulte. Si vous menez une vie active, faites du sport deux à trois fois par semaine, vous devrez augmenter les apports dans tous les groupes. Si vous êtes à la retraite ou peu actif, les quantités seront à diminuer.

Les fondations de la pyramide sont les céréales complètes, l'élément essentiel d'une alimentation végétarienne saine. Une femme adulte doit en consommer 6 portions par jour. Puis viennent les légumineuses, les produits laitiers, les noix et les graines, qui devraient être de 5 portions par jour. Arrivent ensuite les légumes dont il faut manger 4 portions par jour – ce sont les principales sources de vitamines, de minéraux et de phytonutriments – et les fruits (2 portions par jour). Mangez avec modération les graisses et les huiles, pas plus de 2 portions par jour.

COMMENT MESURER LES PORTIONS

Vous vous servirez d'un verre gradué en sachant que pour les recettes qui suivent 1 portion correspond à 1 tasse et que :
1 tasse équivaut à 230 ml
½ tasse à 115 ml
¼ tasse à 55 ml

Graisses et huiles

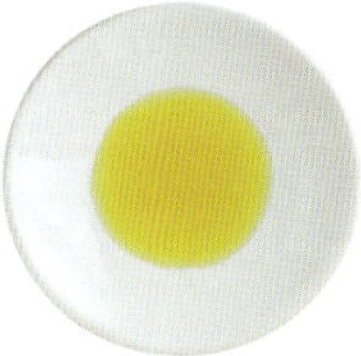

HUILE D'OLIVE
2 portions de n'importe quelle huile végétale = 10 ml (2 cuill. à café)

Fruits

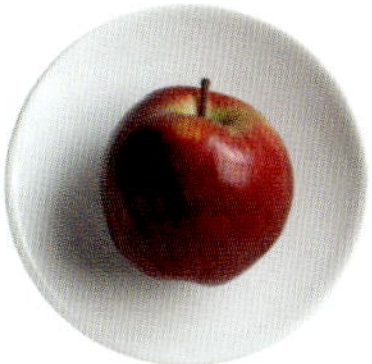

POMMES
1 pomme crue = 90 g

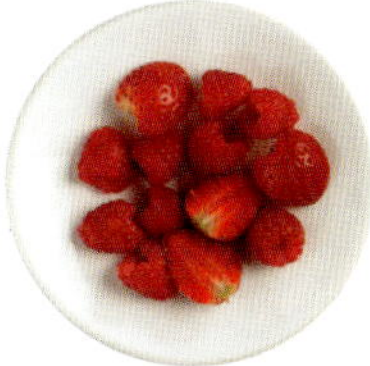

BAIES
1 portion de n'importe quelle baie = 75 g (½ tasse)

Légumes

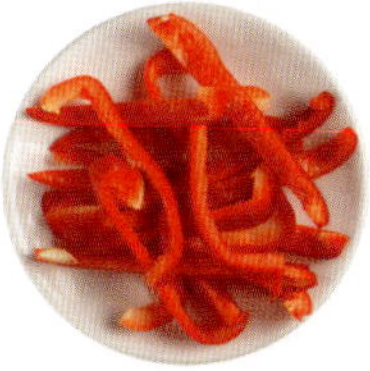

POIVRON ROUGE
1 portion, cru = 90 g (1 tasse)

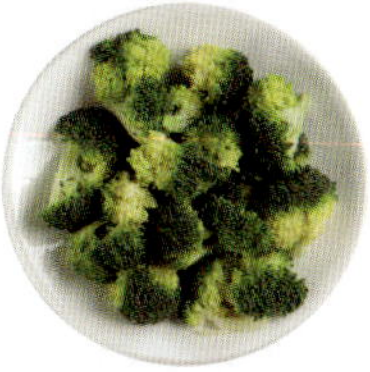

BROCOLI
1 portion, cru = 90 g (1 tasse)

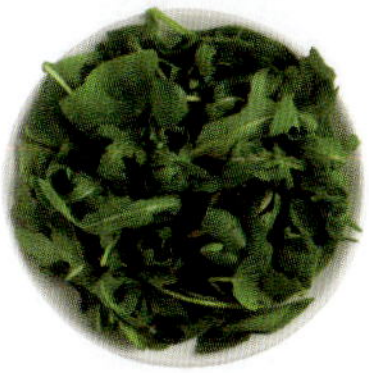

SALADE
1 portion de n'importe quelle salade = 35 g (1 tasse)

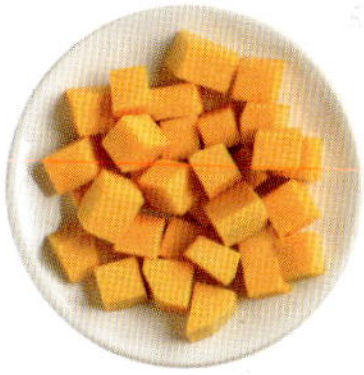

POTIRON
1 portion, cru = 140 g (1 tasse)

Légumineuses, laitages, noix et graines

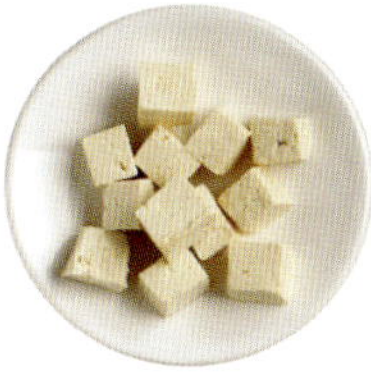

TOFU
1 portion = 110 g (½ tasse)

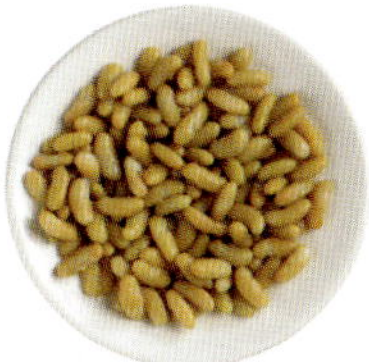

FLAGEOLETS
1 portion de n'importe quelle légumineuse cuite = 90 g (½ tasse)

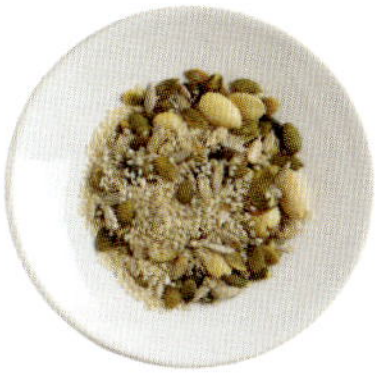

NOIX ET GRAINES
1 portion de n'importe lesquelles = 40 g (¼ tasse)

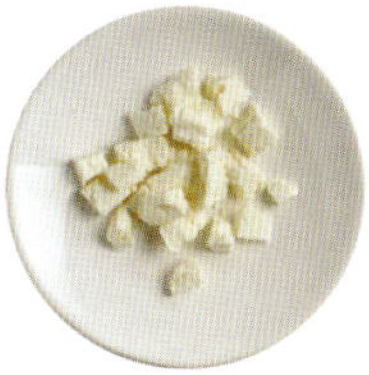

FETA
1 portion de n'importe quel fromage à pâte molle = 30 g (¼ tasse)

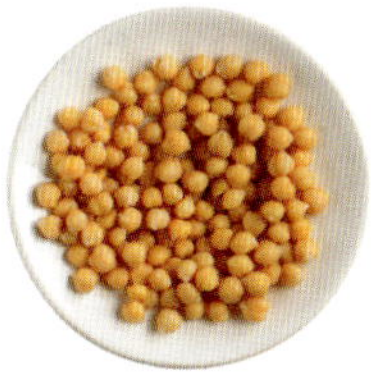

POIS CHICHES
1 portion de n'importe quelle légumineuse cuite = 90 g (½ tasse)

Céréales complètes

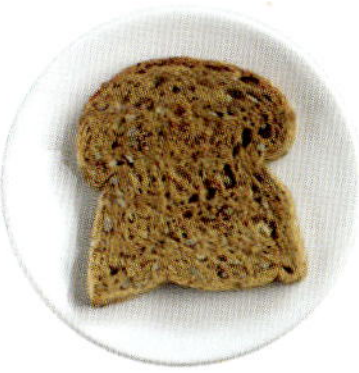

PAIN COMPLET
1 portion : 1 tranche fine = 35 g

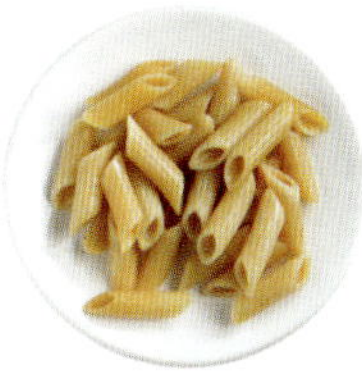

PÂTES COMPLÈTES
1 portion, cuites = 70 g (½ tasse)

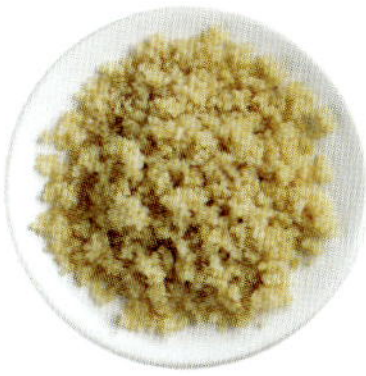

QUINOA
1 portion, cuit = 95 g (½ tasse)

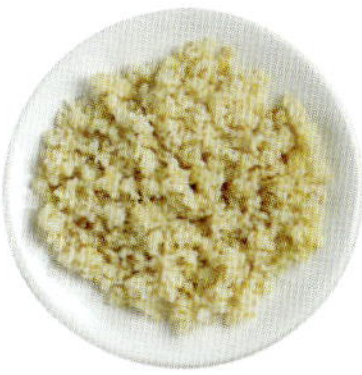

BOULGOUR
1 portion, cuit = 90 g (½ tasse)

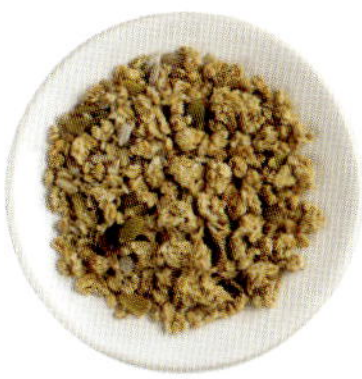

MUESLI
1 portion = 75 g (½ tasse)

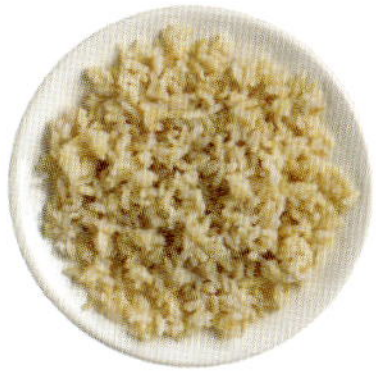

RIZ BRUN
1 portion, cuit = 100 g (½ tasse)

Vous êtes ce que vous mangez

Selon les *Upanishad*, textes sanskrits, la nourriture est *brahman* (« Réalité divine »). Quand nous mangeons, nous sommes unis aux autres et à l'environnement. Notre nourriture produit de l'énergie qui fait fonctionner notre corps, donne forme à nos émotions et affecte notre esprit.

Avoir conscience de ce qu'on mange

De nos jours, nombreux sont ceux qui mangent vite. « Avaler » un repas implique que vous n'avez pas le temps de le goûter, que vous ne sentez pas quand votre estomac est plein, que vous ne vous rendez pas compte de l'effet qu'un type de nourriture peut avoir sur votre humeur ou vos émotions. Sur le plan physique, cela compromet votre digestion. Sur le plan émotionnel et psychologique, vous êtes séparé de ce que vous mangez. Manger de façon yogique signifie avoir conscience de ce que l'on mange et du moment où l'on mange.

L'APPROCHE DE LA NOURRITURE Adoptez une approche équilibrée et joyeuse vis-à-vis de ce que vous mangez. C'est un don de la nature. Lorsque vous cuisinez, vos émotions passent dans la nourriture. Préparez les repas avec amour, afin que votre *prana* passe dans vos plats et nourrisse ainsi votre entourage.

COMMENT MANGER ? Installez-vous bien dans un endroit calme. Si vous êtes seul, mangez en silence. Si vous êtes avec des amis ou en famille, évitez les disputes. Mangez doucement pour goûter la nourriture, mâchez-la afin de la préparer pour l'estomac et ne mangez pas plus que nécessaire. Soyez pleinement conscient.

QUAND MANGER ? Prenez trois repas par jour à des heures régulières. Ne mangez pas si vous n'avez pas faim et ne faites pas de grand repas le soir. Près du coucher, évitez les mets les plus lourds, tels les laitages et les légumineuses.

QUE MANGER ? Une nourriture biologique et, de préférence, des produits locaux et de saison. Ne mangez pas de fruits pendant les repas car ils provoquent gonflements et indigestions. Commencez le repas par les mets les plus légers. Ne buvez que quelques gorgées d'eau chaude durant les repas. Les liquides diluent les enzymes et compromettent la digestion. Ne buvez jamais d'eau glacée.

Les *gunas*

Sattva C'est une qualité correspondant à la pureté, la vérité, la lumière et l'amour. C'est la plus haute qualité qui favorise la santé physique, mentale et spirituelle, en apaisant l'esprit. Cette nourriture est fraîche, pure et remplie de *prana*, digeste et dépourvue de produits chimiques, de pesticides, de fertilisants... La nourriture *sattvique* doit constituer l'essentiel de vos repas.

Rajas C'est la qualité du changement, de l'activité et du mouvement. La nourriture *rajasique* est stimulante. Elle comprend les mets réchauffés ou trop cuits, mais aussi les mets périmés ou pourris. Utilisée avec modération, elle fournit au corps une énergie essentielle, mais consommée à l'excès elle crée des déséquilibres conduisant à l'instabilité, l'hyperactivité et la colère.

Tamas Correspond à tout ce qui est lié à la léthargie, l'obscurité et l'inertie. La nourriture *tamasique* aboutit à la lenteur, la torpeur et oriente le corps vers la maladie. Difficile à digérer et dépourvue de *prana*, elle est à éviter. Elle comprend des mets vieux, réchauffés, des restes, des plats passés au four à micro-ondes, en conserve et surgelés.

Les types d'aliments

Dans l'alimentation yogique, il est important de conserver les trois *gunas* (*sattva, rajas, tamas*) en équilibre. La nourriture est répartie en fonction des effets qu'elle a sur chacun des *gunas*. La nécessité d'équilibrer les *gunas* explique pourquoi certains mets sont interdits dans le régime yogique, même si les Occidentaux considèrent qu'ils n'ont pas d'effets nocifs sur le corps.

	Aliments *sattviques*	Aliments *rajasiques*	Aliments *tamasiques*
Céréales	Céréales fraîchement préparées : riz, blé complet, avoine, orge, millet, pain sans levain	Mets à base de céréales très épicés ou salés : comme du porridge salé ou du pain frit	Mets à base de farine raffinée : pâtes, pizza, céréales vendues dans les grandes surfaces
Légumes	La majorité des légumes frais et des salades	Oignons, poireaux, radis, ail, okra (gombo), pommes de terre, carottes, poivrons, piments	Champignons, pommes de terre
Fruits	La plupart des fruits et jus de fruits frais (dattes fraîches, mets *sattviques* par excellence)	Fruits verts, citrons, citrons verts, olives, avocats, tomates, jus en bouteille, fruits en conserve ou sucrés	Fruits en conserve et sucrés, fermentés et surgelés
Mets sucrés	Miel, sucre non raffiné	Sucre blanc (pour ses effets immédiats), sirop d'orge malté, sirop de maïs, mélasse	Sucre blanc (pour ses effets sur le long terme), pâtisseries, chocolat, glaces, confitures
Sauces	Épices douces : cumin, coriandre, aneth, fenugrec, cardamome, cannelle, safran	Vinaigre, épices fortes (piment, poivre de Cayenne), moutarde, conserves au vinaigre, herbes fortes, sel, sauce de soja	Conserves au vinaigre et amuse-gueules
Légumineuses	Légumineuses fraîchement préparées : lentilles noires et brunes, haricots rouges	Légumineuses très salées ou épicées	Légumineuses en conserve ou surgelées
Protéines	Noix (notamment les amandes), graines de sésame, de tournesol, tofu, lait frais	Œufs, fromages à pâte dure, cacahuètes, noix salées, crème aigre	Viande, poisson, noix salées, protéines de soja texturisé, lait pasteurisé ou homogénéisé
Boissons	Jus de fruits frais, lait frais, lassi frais, infusions	Café, thé, petites quantités d'alcool	Alcool, boissons sucrées, lait pasteurisé ou homogénéisé
Matières grasses	Beurre frais biologique, ghee et yaourt, huile d'olive, de sésame, de lin	Beurre salé, aliments frits	Mets baignant dans la graisse, lard, margarine

Les interrogations sur le régime yogique

Si vous n'avez jamais suivi de régime végétarien, vous avez sûrement une foule de questions à poser. Et si vous pratiquez le yoga, ou pensez débuter, vous pourriez avoir envie de comprendre comment cette alimentation peut avoir des répercussions sur votre pratique.

« Pourquoi le régime lacto-végétarien comprend-il du lait et du fromage alors que les recherches montrent que ces deux aliments sont source de problèmes de santé ? »

Traditionnellement, le lait, la crème, le beurre et les yaourts sont des aliments *sattviques* (voir pp. 212-213) et donc privilégiés dans l'alimentation yogique. Mais aujourd'hui, le lait de vache contient des résidus d'antibiotiques et d'hormones qui peuvent perturber l'équilibre hormonal des êtres humains. La pasteurisation et l'homogénéisation détruisent les bactéries bénéfiques présentes dans le lait ; c'est pourquoi il est difficile à digérer et participe à l'augmentation des allergies et des problèmes digestifs.

Le corps a besoin de matières grasses : le beurre et le fromage frais constituent une bonne source de nutriments et ne font pas de mal en petites quantités.

« Je fais au moins deux heures de yoga par jour. Comment vais-je consommer suffisamment de protéines pour maintenir et développer mes muscles et ma force avec un régime lacto-végétarien yogique ? »

C'est une erreur de penser qu'il faut consommer beaucoup de protéines pour faire du sport. Certains des animaux les plus forts et les plus grands de la planète sont végétariens. Le mythe des protéines est basé sur de fragiles études du début du XXe siècle sur les besoins du rat en protéines. Les besoins humains, mesurés dans les années 1950, montrent que les hydrates de carbone (ou glucides) les plus complexes (qui se trouvent dans les haricots, les céréales et les légumes) possèdent les acides aminés dont ont besoin les humains.

De plus, l'idée selon laquelle les végétariens ont besoin de manger plusieurs protéines végétales au cours d'un même repas pour faire le plein a été rejetée. Nous savons maintenant que le corps emmagasine des acides aminés pour compléter ceux qui viennent d'être ingérés.

En outre, vos besoins en protéines sont sans doute inférieurs à ce que vous imaginez. Selon l'Organisation mondiale de la santé, les protéines doivent correspondre à 5 % du total de calories absorbées. Chaque lentille, haricot, légume, noix, céréale et fruit fournit plus de 5 % de ses calories sous forme de protéines – certains les possèdent en grande concentration.

Les protéines ne sont pas une source efficace d'énergie. La fatigue musculaire s'installe lorsque les réserves en glucides des muscles et du foie s'épuisent, de sorte que les régimes riches en glucides (céréales complètes, légumes et légumineuses) préviennent la fatigue et les lésions musculaires. Si vous vous entraînez à un haut niveau, un repas ou un en-cas riche en protéines après l'effort vous aidera à conserver des réserves d'acides aminés dans le corps.

En résumé, si vous absorbez suffisamment de calories pour faire face à vos dépenses énergétiques et ne consommez pas d'aliments mauvais ou raffinés, le régime lacto-végétarien pourra aisément combler vos besoins en protéines.

« J'ai entendu parler de l'équilibre acido-basique. Qu'est-ce que c'est et quel rapport a-t-il avec le régime végétarien ? »

L'acide est produit dans notre corps pour différentes raisons et, généralement, l'équilibre acido-basique est précisément contrôlé par des mécanismes biochimiques complexes. Le métabolisme, conséquence de notre alimentation et de notre mode de vie, peut produire beaucoup d'acide. Chaque fois que nous faisons du sport, ou que nous bougeons tout simplement, notre corps en produit. Lorsque nous sommes tendus, les niveaux d'acide s'élèvent. Les aliments d'origine animale, les céréales raffinées, les graisses et le sucre favorisent la formation d'acides ; cela est aussi vrai pour l'alcool, le café, le thé noir, les cacahuètes, les noix, les conservateurs et les fromages à pâte dure.

Un excès d'acide dans le corps provoque une acidose, phénomène au cours duquel l'acide se dépose dans nos tissus, et qui peut aboutir à de nombreuses maladies : goutte, rhumatismes, calculs rénaux, artériosclérose et maladies cardiaques. Les migraines et les cancers ont aussi été liés à de hauts niveaux d'acidité. Et ce n'est pas tout. Pour lutter contre les hauts niveaux d'acide, le corps peut utiliser les sels basiques tels que le calcium des os, et cela aboutit à l'ostéoporose.

Pour combattre l'acidose, pratiquez le yoga. C'est un excellent outil de lutte contre le stress. De plus, faites en sorte que 80 % de votre alimentation et de vos boissons produisent des alcalins. C'est là que le régime végétarien entre en jeu. La plupart des végétaux, à l'exception des lentilles, sont alcalins.

« Ce régime alimentaire peut-il augmenter mes capacités de concentration pour le yoga ? »

Il est recommandé de suivre un régime à base d'aliments *sattviques*. Si votre alimentation est trop riche en *rajas*, vous serez agité et incapable de méditer, si elle est trop riche en *tamas* (voir pp. 212-213), vous vous sentirez trop lourd et léthargique pour penser clairement. Évitez les stimulants, tels que le thé, le café et le chocolat.

Nous savons que les neurones ont besoin d'acides gras essentiels pour bien fonctionner ; incluez donc une petite quantité de graines et de noix, ainsi que leurs huiles, dans votre alimentation. Les huiles de lin et de chanvre sont particulièrement recommandées. Enfin, utilisez le romarin et la sauge dans votre cuisine ou en infusion. Le romarin stimule le cerveau, tandis que la sauge dissipe les blocages émotionnels et promeut le calme et la lucidité.

Vers un régime yogique

Ce planning de 6 semaines vous aidera à passer à un régime lacto-végétarien ou végétarien. Faites des changements progressifs et adaptez le régime à vos besoins. Vous aurez peut-être des symptômes

Semaine 1

☐ Commencez par prendre vos repas à des heures régulières. Mangez doucement et mâchez bien.

☐ Examinez vos placards et terminez, donnez ou jetez les aliments raffinés (sucres, biscuits), ainsi que les sauces en boîte.

☐ Achetez des aliments biologiques dont des fruits et des légumes de saison, des céréales et des légumineuses, des huiles pressées à froid pour cuire ou assaisonner, de la viande, du poisson, des œufs et des produits laitiers.

☐ Réduisez les quantités de viande et mangez plus de légumes. Supprimez définitivement la charcuterie de votre alimentation.

☐ Arrêtez les boissons sucrées (sodas et sirops).

Le conseil de la semaine

« Préparez un plat végétarien en prenant des idées dans les recettes de cet ouvrage. »

Semaine 2

☐ Ne mangez plus de viande rouge. Remplacez le bœuf, l'agneau et le porc par des viandes plus légères telles que le poulet.

☐ Cette semaine, préparez deux repas végétariens. Utilisez les pois chiches et les lentilles pour remplacer la viande dans les lasagnes ou les ragoûts. Essayez de cuisiner avec du tofu.

☐ Essayez une céréale complète différente par repas (riz brun, quinoa, couscous, etc.). Mâchez bien pour éviter de gonfler et d'avoir de l'aérophagie.

☐ Essayez le café de céréales ou réduisez votre consommation de café.

☐ Ne buvez pas d'alcool trois jours de cette semaine. Essayez les jus de fruits dilués dans de l'eau gazeuse.

☐ Allez dans une librairie choisir un livre consacré à la cuisine végétarienne qui vous inspire.

« Allez dans une librairie choisir un livre consacré à la cuisine végétarienne qui vous inspire. »

Semaine 3

☐ Si vous vous en sentez capable, ne mangez plus de viande. Si la texture de la viande vous manque, utilisez d'épaisses tranches d'aubergine ou préparez du pain aux noix.

☐ Réduisez vos portions de poisson et d'œufs et augmentez celles de légumes.

☐ Limitez votre consommation de thé ou de café à deux tasses par jour.

☐ Efforcez-vous de mâcher chaque bouchée 5 à 10 fois plus qu'à l'accoutumée ; gardez en bouche et mâchez environ 10 secondes vos boissons.
Cela vous fera peu à peu « manger ce que vous buvez et boire ce que vous mangez » et vous aidera à mieux apprécier et digérer vos repas.

« Essayez un plat végétarien à l'extérieur. La plupart des restaurants en proposent désormais. »

de désintoxication : maux de tête, fatigue, problèmes dermatologiques. Dans ce cas, ralentissez la progression. Il vous faudra peut-être 6 mois, ou plus, pour atteindre votre but.

Semaine 4

- [ ] Mangez du poisson un jour sur deux au maximum. Utilisez les propositions de menus (voir pp. 220-221) pour vos repas sans poisson.
- [ ] Si les plats plus traditionnels vous manquent, cherchez une version végétarienne de vos recettes préférées sur Internet ou dans des livres de cuisine. Essayez les burgers légumes-tofu (voir p. 228).
- [ ] Réduisez votre consommation de thé et de café à une tasse par jour.
- [ ] Ne vous sentez pas coupable si vous n'atteignez pas tous vos objectifs. Réfléchissez sur ce qui vous est le plus difficile et sur les solutions possibles.

« Invitez des amis à dîner et préparez-leur un repas végétarien. »

Semaine 5

- [ ] Ne mangez plus que deux fois par semaine du poisson.
- [ ] Si vous mangez des œufs tous les jours, essayez de passer à un jour sur deux.
- [ ] Essayez de remplacer les œufs par des bananes dans la préparation des gâteaux ou achetez des substituts d'œufs dans les magasins biologiques.
- [ ] Si vos repas semblent trop légers, ajoutez un peu d'huile d'olive ou de lin sur vos légumes ou préparez un assaisonnement à base de tahini (voir p. 235). Assurez-vous de manger suffisamment de céréales complètes.
- [ ] Essayez de stopper complètement votre consommation d'alcool, sauf dans les grandes occasions.
- [ ] Si vous êtes invité à dîner par des amis ou en famille, précisez que vous préféreriez ne manger ni viande ni poisson, mais ne faites pas de prosélytisme.

« Dites à votre famille et à vos amis que vous essayez de manger plus sain. »

Semaine 6

- [ ] Ne consommez plus de poisson ni d'œufs et remplacez-les par toutes sortes de végétaux.
- [ ] Assurez-vous de manger le nombre de portions nécessaires dans tous les groupes (voir la pyramide alimentaire p. 211).
- [ ] Élargissez votre répertoire culinaire en cherchant des recettes dans des livres ou sur Internet.
- [ ] Ne vous imposez pas une date limite pour changer votre alimentation. Au lieu de vous inquiéter sur ce que vous n'avez pas réussi, réjouissez-vous de vos succès.

« Félicitations ! Vous avez réussi à adopter une alimentation yogique saine. »

Les techniques de cuisson

Les céréales et les légumes sont essentiels dans un régime lacto-végétarien, mais il est important de bien les cuire pour éviter les ballonnements ou les indigestions. Les huiles utilisées dans un régime lacto-végétarien remplacent les graisses animales. Il est essentiel de savoir comment les conserver pour qu'elles ne rancissent pas.

Les céréales

La clé de leur cuisson réside dans leur pesée, car ainsi vous savez quelle quantité d'eau utiliser. Le tableau ci-dessous vous donne la bonne proportion de céréales et de liquide pour obtenir environ 3 ½ fois le volume des céréales sèches.

TREMPER ET RINCER La plupart des céréales (excepté le quinoa et le millet) seront plus digestes si vous les laissez tremper dans l'eau froide au moins 30 minutes ; l'idéal est de les laisser une nuit entière. Que vous les ayez trempées ou non préalablement, passez-les 2 à 3 fois sous l'eau froide jusqu'à ce que l'eau soit claire.

LA CUISSON Mettez le bon volume d'eau à bouillir (voir ci-dessous), ajoutez les céréales et une pincée de sel. Portez à ébullition, réduisez le feu et couvrez. Laissez frémir jusqu'à l'évaporation de l'eau. Ôtez la casserole du feu, mais laissez les céréales dedans à couvert quelques minutes avant de servir.

Temps de cuisson et volumes d'eau

Céréale	Poids sec	Volume d'eau	Temps de cuisson	Poids après cuisson
Avoine	115 g	2 ¾ fois	10 min	800 g
Boulgour	175 g	2 fois	35-40 min	630 g
Couscous	185 g	2 fois	15 min	540 g
Flocons de riz	105 g	1 ¼ fois	5-7 min	315 g
Millet	195 g	3 fois	25-30 min	600 g
Orge	200 g	2 ½ fois	35-40 min	560 g
Quinoa	180 g	2 fois	15-20 min	800 g
Riz blanc basmati	205 g	2 fois	15-20 min	650 g
Riz brun basmati	205 g	2 ½ fois	30-35 min	600 g
Riz sauvage	180 g	4 fois	50 min	600 g
Sarrasin	170 g	2-2 ½ fois	35-40 min	600 g

Les légumineuses

Souvent, les haricots et les légumineuses provoquent flatulences et allergies. Si vous ajoutez des haricots dans votre alimentation, n'en consommez pas plus d'une à deux fois par semaine les premières semaines. Après, vous pourrez sans doute passer à trois ou quatre fois par semaine. Les haricots les plus faciles à digérer sont les haricots mungo et les haricots rouges. En suivant les indications ci-dessous, vous digérerez plus facilement.

TREMPER ET RINCER Faire tremper les haricots avant de les cuire permet de retirer les oligosaccharides (une forme de glucide) donnant des gaz. Laissez 4 heures (ou une nuit entière) dans 3 à 4 fois leur volume d'eau (24 heures pour les fèves). Rincez avant de faire cuire.

CUISSON Faites cuire les haricots dans 6 fois leur volume en eau. Portez à ébullition, couvrez en partie et laissez frémir jusqu'à ce qu'ils soient tendres. Ne les mangez jamais pas assez cuits, ne les faites pas bouillir, n'ajoutez pas de sel ni d'ingrédients acides qui les rendraient durs et difficiles à digérer.

PRÉSENTATION Pour la digestion, ajoutez du gingembre, de l'aneth, du cumin ou du poivre noir aux haricots cuits. Traditionnellement, ces épices sont sautées dans du ghee (beurre clarifié) ou de l'huile.

Les huiles

Des recherches ont montré que les acides gras trans contribuent plus que les acides gras insaturés aux maladies cardio-vasculaires. Ils se forment lorsque les huiles sont exposées à la chaleur et à l'air. Il est donc essentiel de savoir les conserver et lesquelles choisir.

CONSERVATION Choisissez des huiles présentées dans des bouteilles de verre foncé ou de métal et conservez-les dans un lieu sombre. Les huiles stables – qui ne sont pas endommagées lorsqu'elles sont exposées à de hautes températures, telles que le ghee et l'huile d'olive – peuvent être rangées dans des placards. Des huiles de première pression à froid telles que les huiles d'avocat, de lin, de carthame et de tournesol sont très instables et doivent être conservées au réfrigérateur.

CUISSON Pour faire cuire à de hautes températures, surtout au-dessus de 160 °C avec le four, utilisez les huiles les plus stables. Choisissez parmi le ghee, les huiles de sésame, de noix, de palme ou de noix de coco. Vous pouvez faire des sautés à température modérée avec de l'huile d'olive. N'utilisez jamais les huiles instables de première pression à froid pour cuisiner.

Une semaine de menus

La semaine de menus ci-dessous vous aidera dans votre transition vers un régime végétarien. Pour chaque jour de la semaine, un petit déjeuner, un déjeuner, un dîner, des snacks et des desserts sont

	Lundi	Mardi	Mercredi
Petit déjeuner	• Riz au lait vanillé aux amandes *p. 224*	• Smoothie du petit déjeuner *p. 224*	• Porridge pomme-cannelle *p. 222*
Déjeuner	• Semoule à la roquette et à la mozzarella *p. 227* • Lassi digestif *p. 249*	• Pâtes au pesto vert *p. 233* • Salade verte et sauce orange-tahini *p. 230*	• Soupe au mung dal *p. 226*, servie avec du riz basmati complet à la vapeur • Endives, sauce au yaourt et aneth *p. 231*
Dîner	• Upma *p. 232* • Raïta rose *p. 231*	• Soupe de légumes au gingembre *p. 235* • Parathas *p. 240*	• Boulgour et bâtons de courgette rôtie *p. 233* • Raïta rose *p. 231*
Snacks et desserts	• Muffins au chocolat *p. 244*	• Fruits frais bio et mélange de graines	• Wraps en feuilles de riz *p. 246*

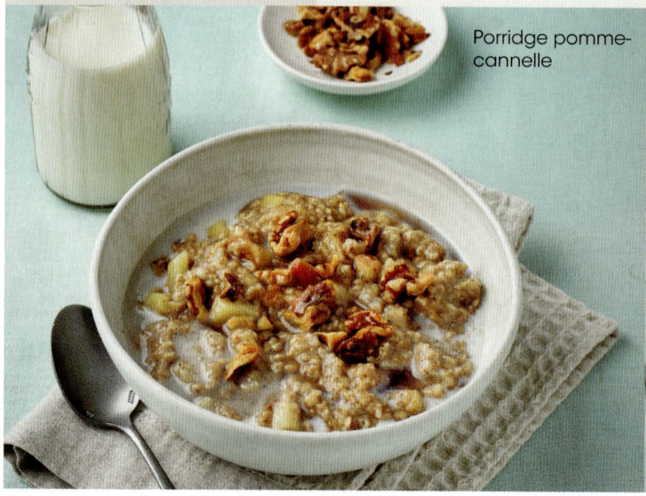
Porridge pomme-cannelle

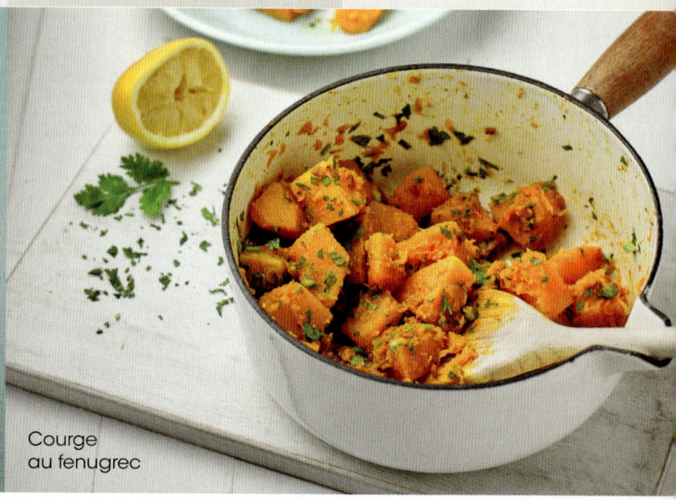
Courge au fenugrec

suggérés. Toutes les recettes se trouvent dans ce chapitre. Ces menus sont conçus pour leur variété et leur intérêt, mais vous pouvez faire des substitutions en fonction de vos goûts.

Jeudi	Vendredi	Samedi	Dimanche
• Tartinade de légumes et tahini *p. 225*, sur pain de seigle toasté	• Porridge pomme-cannelle *p. 222*	• Riz au lait vanillé aux amandes *p. 224*	• Délice chocolaté *p. 225*, sur pain complet toasté • Salade de fruits frais bio
• Rajma *p. 227*, servi avec du quinoa bouilli • Chutney à la noix de coco *p. 239*	• Soupe au mung dal *p. 226*, servie avec du riz complet ou du boulgour à la vapeur • Courge au fenugrec *p. 236*	• Cillas *p. 241* • Chutney aux dattes et figues *p. 239* • Soupe de légumes au gingembre *p. 235*	• Burgers légumes-tofu *p. 228* • Quartiers de pommes de terre au four *p. 238* • Ketchup du yogi *p. 238* • Citronnade à la menthe fraîche et la fleur d'oranger *p. 249*
• Pâtes au pesto vert *p. 233* • Haricots verts aux pignons *p. 238*	• Upma *p. 232* • Chutney à la menthe et coriandre *p. 239*	• Boulgour et bâtons de courgette rôtie *p. 233* • Guacamole *p. 248*	• Parathas *p. 240* • Brocoli aux amandes grillées, sauce à la lime *p. 236* • Chutney à la noix de coco *p. 239*
• Sticks de légumes et dip au fromage de chèvre *p. 248*	• Gâteau aux flocons d'avoine et épices *p. 244*	• Poires vanillées au cœur crémeux *p. 242*	• Sablés cardamome-gingembre *p. 245*

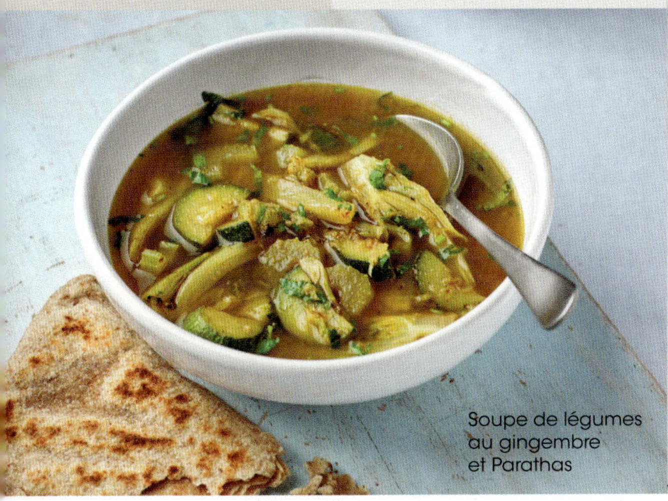

Soupe de légumes au gingembre et Parathas

Cillas et chutneys

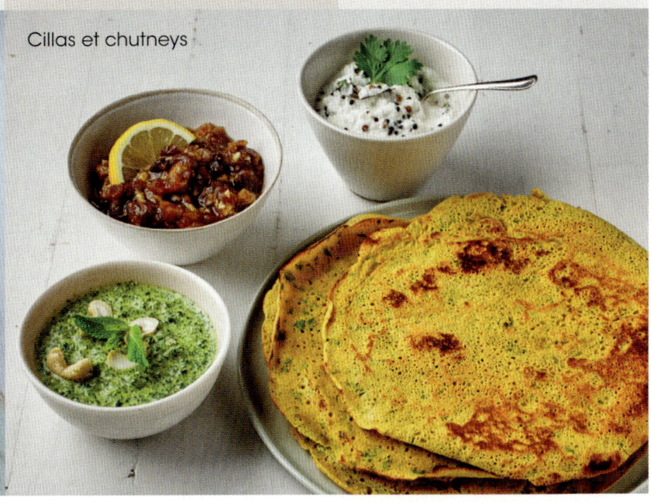

Le petit déjeuner

Dans nos sociétés pressées, le petit déjeuner consiste trop souvent à avaler un croissant et un café, ou des céréales industrielles. Prenez plutôt quinze minutes pour manger tranquillement des céréales fraîchement préparées qui soutiendront votre énergie et votre moral.

Porridge pomme-cannelle

Riches en son, germes et protéines, les flocons d'avoine sont une excellente source de fibres et de nutriments. La pomme apporte des vitamines et la cannelle, une délicieuse touche épicée.

Pour 4 personnes

2 pommes sucrées

125 g de flocons d'avoine, de sarrasin ou de millet

1 pincée de sel

2 cuill. à café de cannelle en poudre

4 cuill. à soupe de noix hachées (ou d'autres fruits à coques)

4 cuill. à soupe de sirop d'érable ou d'agave, de miel ou de sucre de canne

400 ml de lait de vache, de riz, d'amande ou de soja

1. Épluchez, enlevez le trognon et coupez les pommes en dés (laissez la peau si elles sont bio).

2. Dans une casserole, portez 1 litre d'eau à ébullition. Ajoutez les flocons, les pommes, le sel et la cannelle. Faites mijoter doucement environ 10 minutes, en mélangeant fréquemment à l'aide d'un fouet.

3. Faites chauffer une poêle à feu moyen et faites-y griller les noix environ 5 minutes ou jusqu'à ce qu'elles soient dorées.

4. Répartissez le porridge dans quatre bols. Ajoutez le sirop d'érable ou le sucre de votre choix et un peu de lait. Saupoudrez de noix grillées et servez.

Notes

- Ne jamais ajouter de fruits crus au porridge. Le mélange de fruits frais et de céréales est difficile à digérer.
- Si vous avez choisi de sucrer au miel, laissez d'abord le porridge refroidir à 40 °C avant de l'ajouter. Le miel perd ses vertus s'il est trop chaud !

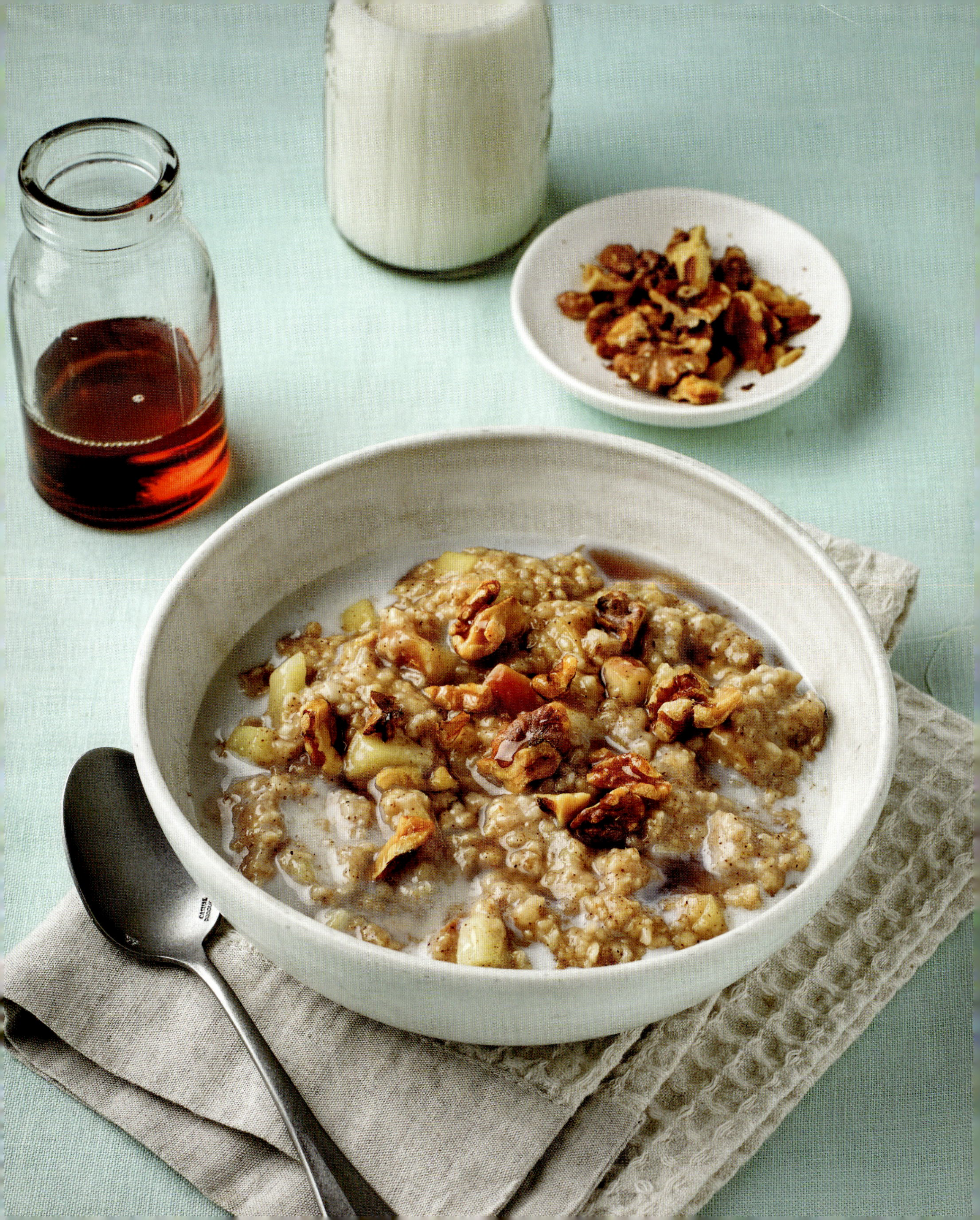

Riz au lait vanillé aux amandes

Crémeux et rassasiant, voici un petit déjeuner gourmand et nourrissant, avec une touche de saveur sucrée. Idéal aussi en dessert.

Pour 4 personnes

12 amandes entières, avec la peau, trempées une nuit dans l'eau froide

6 dattes sèches, dénoyautées

200 g de brisures de riz, basmati ou thaï

½ gousse de vanille (ouverte) ou 1 cuill. à café de vanille en poudre (voir note)

600 ml de lait de vache, riz, amande ou soja

4 cuill. à café d'huile de coco, de ghee (beurre clarifié) ou de beurre

1 cuill. à café de cardamome en poudre

4 cuill. à soupe de sucre de canne non raffiné ou de sirop d'agave

1. Égouttez les amandes, retirez la peau et coupez-les en deux. Coupez les dattes en dés. Réservez le tout.

2. Faites cuire le riz dans 600 ml d'eau portée à ébullition dans une casserole de taille moyenne. Ajoutez la vanille, couvrez et faites cuire à basse température environ 10 minutes, jusqu'à ce que le riz soit moelleux. Mélangez à l'aide d'une cuillère en bois pour que le riz prenne une texture crémeuse.

3. Ajoutez le lait, les amandes et les dattes, et mélangez bien. Poursuivez la cuisson encore 5 minutes sans cesser de mélanger.

4. Hors du feu, ajoutez l'huile de coco, la cardamome, le sucre ou le sirop d'agave. Mélangez et servez.

Notes

- La vanille en poudre apportera davantage de saveur si elle est ajoutée à la fin, avec le sucre, l'huile de coco et la cardamome.
- Le riz entier peut être utilisé, mais il doit être cuit 10 minutes de plus.

Smoothie du petit déjeuner

Cette boisson revitalisante vous aidera à booster votre concentration. Les amandes et les noix de cajou sont riches en minéraux essentiels, les figues et les dattes regorgent d'antioxydants et apportent un goût sucré naturel délicieux.

Pour 4 personnes

75 g d'amandes entières, avec la peau

75 g de noix de cajou

16 dattes séchées, dénoyautées

8 figues sèches

600 ml d'eau (plus pour un smoothie moins épais)

1 pincée de safran

½ cuill. à café de cardamome en poudre

2 cuill. à soupe d'eau de rose

1. Faites tremper séparément les amandes, les noix de cajou, les dattes et les figues une nuit dans l'eau froide. Égouttez-les le lendemain, jetez l'eau des fruits à coque et réservez celle des fruits secs.

2. Faites tremper le safran quelques minutes dans un peu d'eau chaude. Émondez les amandes.

3. Placez les dattes, les figues et fruits à coque dans un blender avec l'eau des fruits secs et le reste des ingrédients. Mixez jusqu'à ce que le smoothie soit crémeux et un peu croquant. Servez aussitôt.

Délice au chocolat

Cette fabuleuse pâte à tartiner se conserve quatre jours au réfrigérateur.

Pour 4 personnes

- 5 cuill. à soupe d'amandes ou de noisettes pilées
- 125 g de beurre doux à température ambiante, de margarine ou d'huile de coco
- 5 figues sèches, hachées finement
- 10 dattes séchées, hachées finement
- 4 cuill. à soupe de miel, de sirop d'agave ou d'érable
- 2,5 cuill. à soupe de cacao en poudre
- 1 cuill. à café de cannelle en poudre

1. Faites chauffer une poêle à feu moyen. Grillez-y les amandes ou les noisettes pilées jusqu'à ce qu'elles dorent un peu. Placez-les ensuite dans un saladier et laissez refroidir.

2. Quand les fruits à coque sont froids, ajoutez le reste des ingrédients dans le saladier. Mélangez. Servez sur du pain complet grillé.

Note

- Cette pâte sera tout aussi utile pour fourrer ou glacer un gâteau.

Tartinade de légumes et tahini

Grâce au tahini, cette tartinade est une bonne source de vitamines et de minéraux.

Pour 4 personnes

- 1 carotte, épluchée et râpée
- ½ bulbe de fenouil, épluché et râpé
- ⅛ de céleri-rave, épluché et râpé
- 4 cuill. à soupe de tahini
- 1 cuill. à café de sel
- 1 pincée de poivre du moulin
- 4 cuill. à soupe d'herbes fraîches ciselées, telles que sauge, basilic, romarin ou aneth
- 2 cuill. à café de jus de citron

1. Placez la carotte, le fenouil et le céleri dans un saladier.

2. Ajoutez le tahini, salez et poivrez.

3. Mélangez, puis ajoutez les herbes ciselées et le jus de citron. Mélangez à nouveau tous les ingrédients. Servez sur du pain complet grillé.

Note

- Cette tartinade peut se transformer en sauce pour les pâtes en ajoutant de l'eau chaude, du sel, du poivre et des herbes selon votre convenance.

Le déjeuner

Le déjeuner est le repas clé de la journée. Même en cas d'emploi du temps chargé, il devrait toujours comprendre au moins une céréale cuisinée, un légume cuit et, selon la saison, une petite portion de légumes crus sous forme de salade. Du tofu ou des haricots, une petite portion de fromage à pâte molle ou une poignée de noix ou de graines assurent un apport en protéines supplémentaire.

Soupe au mung dhal

Associé au riz basmati complet, c'est le repas standard du yogi contenant les essentiels d'un régime végétarien équilibré. Les haricots mungo apportent des protéines qui donnent de l'énergie, le curry de légumes, des vitamines et le riz, des glucides sains et faciles à digérer.

Pour 4 personnes

Pour le dhal

160 g de haricots mungo secs

½ bâton de cannelle ou ½ cuill. à café de cannelle en poudre

6 capsules de cardamome, un peu écrasées ou ½ cuill. à soupe de cardamome en poudre

2 cuill. à soupe de curcuma

2 cuill. à café de sel

200 g de feuilles d'épinards frais ou d'une bette, lavées et déchirées

2 cuill. à café de jus de citron

1 brin de coriandre fraîche pour décorer

Pour la base du curry

4 cuill. à soupe d'huile d'olive ou de sésame ou de ghee (beurre clarifié)

1 cuill. à café de graines de cumin

2 cuill. à soupe de gingembre épluché et haché

⅛ de chili vert frais ou une pincée de poudre de chili

1 cuill. à café de cumin en poudre

2 cuill. à café de coriandre en poudre

¼ cuill. à café de clou de girofle en poudre

½ cuill. à café de muscade en poudre

1. Rincez les haricots mungo à l'eau froide. Placez-les dans une grande casserole avec 900 ml d'eau, et ajoutez le bâton de cannelle et les capsules de cardamome. Si vous utilisez de la cannelle et de la cardamome en poudre, ajoutez-les à la base du curry à l'étape 3. Ajoutez le curcuma.

2. Portez à ébullition. Retirez l'écume blanche apparaissant à la surface avec une écumoire. Laissez mijoter à feu doux pendant 30 minutes. Ajoutez le sel, les épinards ou la bette, puis laissez mijoter 10 minutes de plus.

3. Pendant ce temps, préparez la base du curry. Chauffez l'huile ou le ghee dans une petite casserole. Ajoutez les graines de cumin, le gingembre, le chili, puis les épices moulues dont la cannelle et la cardamome si ça n'a pas été fait à l'étape 1. Quand les épices dégagent leur arôme (en quelques secondes), retirez la casserole du feu et ajoutez 3 cuillerées à café d'eau. La casserole est assez chaude pour que l'eau s'évapore, laissant une base de curry. Ne la laissez pas brûler pour ne pas altérer le goût de la soupe.

4. Mélangez la base de curry au dhal avec le jus de citron. Garnissez de feuilles de coriandre et servez.

Semoule à la roquette et à la mozzarella

Voici une façon créative de manger un repas chaud préparé sur son lieu de travail. Il suffit d'une bouilloire électrique et d'un bol à couvercle résistant à la chaleur.

Pour 4 personnes

200 g de semoule
1 cuill. à café de sel
1 pincée de poivre du moulin
1 poignée de roquette, lavée et déchirée
200 g de mozzarella ou de tofu fumé en dés
12 olives dénoyautées
4 cuill. à soupe d'huile d'olive
le jus d'¼ de citron

1. Mettez la semoule, le sel et le poivre dans un bol résistant à la chaleur. Versez-y 450 ml d'eau bouillante, couvrez et laissez reposer 10 minutes.
2. Ajoutez la roquette, la mozzarella ou le tofu et les olives dans la semoule. Assaisonnez d'huile d'olive et de jus de citron.

Rajma

Ce ragoût consistant est riche en protéines. Contrairement à leur réputation, les légumineuses peuvent se manger sans causer de flatulence : il suffit de les cuire assez longtemps et d'employer les bonnes épices.

Pour 4 personnes

150 g de haricots rouges secs, trempés une nuit dans l'eau froide
4 tomates mûres
4 cuill. à soupe d'huile de cuisson
1 cuill. à café de graines de moutarde noire
2 cuill. à café de graines de cumin
2 cuill. à café de gingembre épluché et haché
12 feuilles de curry
1 cuill. à café de cumin en poudre
2 cuill. à café de curcuma
1 pincée de poudre de chili
1 cuill. à café de coriandre en poudre
2 cuill. à café de curry en poudre
½ cuill. à café de cannelle en poudre
2 cuill. à café de sel
8 pommes de terre, épluchées, en dés
4 carottes, épluchées, en dés
2 courgettes, en dés
4 branches de céleri, en dés
2 cuill. à café de coriandre fraîche ciselée, pour décorer
¼ citron, en rondelles, pour décorer

1. Égouttez et rincez les haricots rouges. Placez-les dans une grande casserole d'eau, portez à ébullition et faites cuire environ 1 heure, jusqu'à ce qu'ils soient tendres. Égouttez et réservez.
2. Placez les tomates 2 à 3 minutes dans un bol d'eau bouillante. Sortez-les de l'eau avec une écumoire et, dès que possible, épluchez-les et coupez-les grossièrement.
3. Faites chauffer l'huile à haute température dans un wok ou une grande poêle. Ajoutez les graines de moutarde. Quand elles commencent à éclater, ajoutez les graines de cumin, puis après quelques secondes, le gingembre et les feuilles de curry. Laissez frire l'ensemble pendant 30 secondes avant d'ajouter le cumin, le curcuma, le chili en poudre, la coriandre, la cannelle en poudre et le sel.
4. Mettez les tomates dans le wok et faites-les sauter 3 minutes. Puis ajoutez les pommes de terre et 250 ml d'eau chaude. Baissez la température, couvrez et faites cuire 10 minutes. Ajoutez les carottes et le céleri. Couvrez à nouveau et faites cuire jusqu'à ce que les légumes soient tendres (environ 10 à 15 minutes).
5. Ajoutez les haricots rouges et poursuivez la cuisson 2 à 3 minutes, en ajoutant de l'eau chaude pour un curry plus proche de la soupe. Décorez de coriandre fraîche et de rondelles de citron.

Burgers légumes-tofu

C'est le repas idéal pour faire plaisir aux enfants ou initier en douceur des carnivores confirmés à une autre façon de manger. Les burgers restants sont délicieux froids, avec un peu de ketchup du yogi (voir p. 238).

Pour 4 personnes

225 g de céleri épluché
1 bulbe de fenouil moyen, sans tige
2 carottes moyennes, épluchées
400 g de tofu ferme
1 bouquet de persil ou de basilic
4 cuill. à soupe de farine de riz, de pois chiche ou de maïs
3 cuill. à café de sel
½ cuill. à café de poivre moulu
2 cuill. à café de muscade en poudre
4 cuill. à soupe de graines de sésame brun
4 cuill. à soupe d'huile de cuisson

1. Râpez finement le céleri, le fenouil et les carottes. Rincez le tofu à l'eau froide, séchez-le et râpez-le finement.

2. Retirez les tiges dures du persil ou du basilic, puis ciselez le bouquet.

3. Mélangez les légumes râpés, le tofu, la farine, les herbes, le sel, le poivre et la muscade dans un grand saladier. Façonnez à la main 8 petits burgers plats d'environ 2 cm d'épaisseur, en pressant bien pour qu'ils se tiennent – si nécessaire, utilisez plus de farine de riz pour les lier. Placez les burgers au réfrigérateur 30 minutes pour les raffermir.

4. Sortez les burgers du réfrigérateur et saupoudrez-les de graines de sésame. Pressez doucement les graines sur les burgers pour les faire adhérer.

5. Chauffez l'huile à feu moyen dans une poêle antiadhésive. Faites cuire les burgers 5 à 7 minutes de chaque côté, jusqu'à ce qu'ils soient croustillants à l'extérieur et moelleux à l'intérieur. Servez avec du ketchup du yogi et des quartiers de pommes de terre au four.

Burgers légumes-tofu accompagnés de ketchup du yogi et de quartiers de pommes de terre au four (voir p. 238 pour les deux recettes).

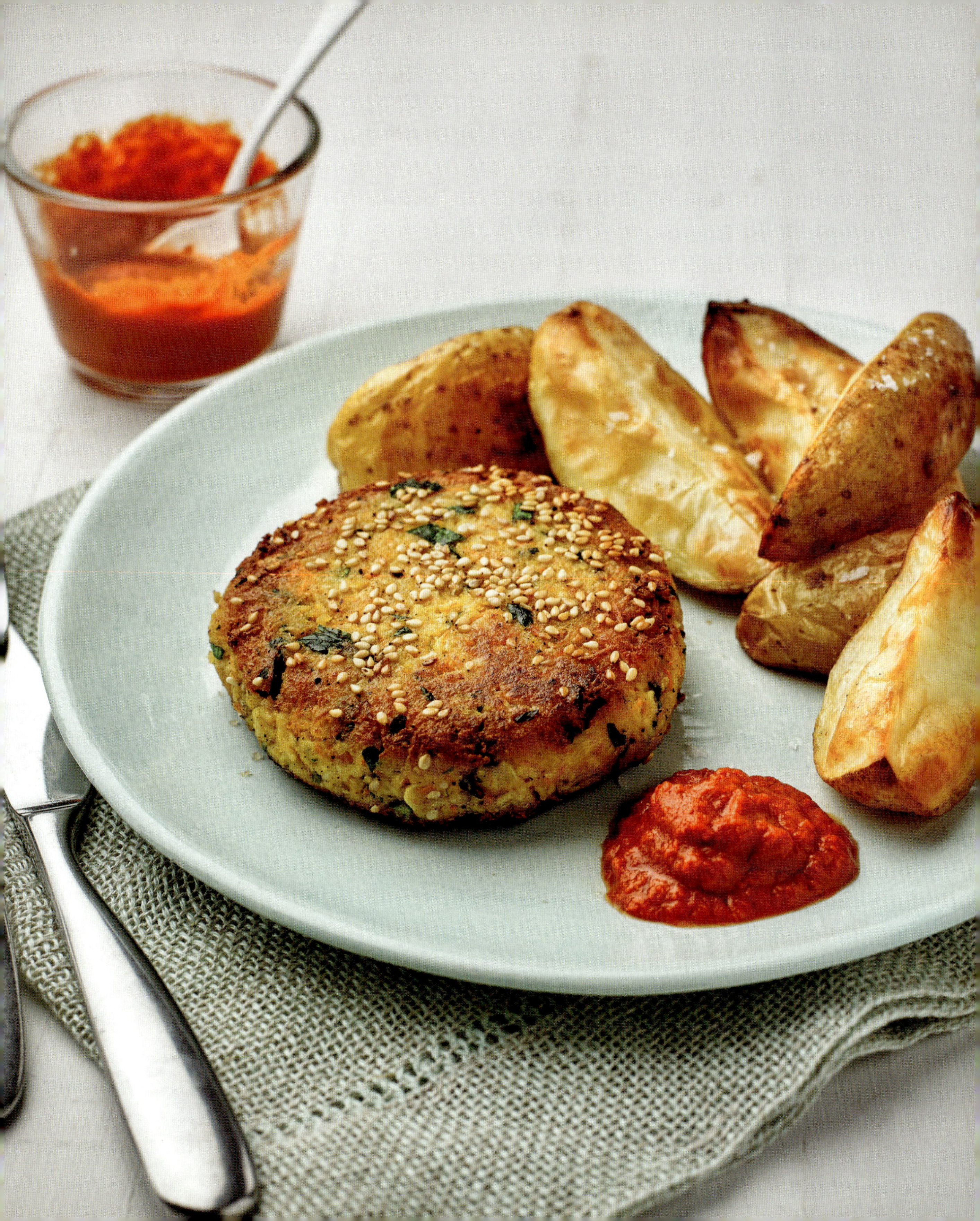

Salades et sauces

Les aliments crus sont une importante source de *prana* (voir p. 178). Les salades sont un excellent moyen d'inclure légumes crus, feuilles et herbes dans les repas. Mais il vaut mieux les consommer au déjeuner, au moment où la digestion se fait le mieux.

Salade verte et sauce orange-tahini

Cette sauce, riche en vitamine C et sans sel, est délicieuse. Elle est parfaite pour accompagner des légumes à la vapeur.

Pour 4 personnes

Pour la salade

½ laitue ou une autre salade au choix (batavia, feuille de chêne, romaine ou pousses d'épinards…)

½ concombre, épluché, tranché

2 tomates mûres, lavées et en dés, ou 8 tomates cerise coupées en 2

4 cuill. à soupe de pousses de luzerne, rincées et égoutées (optionnel)

Pour la sauce

300 ml de jus d'orange pressée

4 cuill. à soupe de jus de citron

6 cuill. à soupe de tahini épais

1. Mélangez la laitue, le concombre, les tomates et les pousses de luzerne dans un saladier.

2. Préparez la sauce dans un blender pour former un mélange crémeux avec les jus d'orange et de citron et le tahini. Laissez la sauce reposer 5 minutes pour qu'elle épaississe. Si elle est trop épaisse, ajoutez du jus d'orange. À l'inverse, ajoutez un peu de tahini.

3. Versez la sauce sur la salade et servez.

Endives, sauce au yaourt et aneth

L'endive croquante est associée ici à une sauce faible en lipide et riche en goût.

Pour 4 personnes

4 petites endives
200 g de yaourt, entier ou maigre
4 cuill. à soupe de jus de citron
1 petite poignée d'aneth frais, ciselé et 1 brin en décoration
1 pincée de sel
1 pincée de poivre moulu

1. Lavez et essorez les endives avant de les effeuiller. Disposez les feuilles sur un plat ou sur 4 assiettes à salade.
2. Fouettez le yaourt, le jus de citron, l'aneth, le sel et le poivre en une sauce crémeuse.
3. Versez la sauce sur les endives, décorez d'un brin d'aneth et servez.

Note

- Les végans peuvent utiliser du yaourt de soja ou de coco.

Raïta rose

Le raïta est une sauce pouvant accompagner des plats chauds indiens, comme l'upma (voir p. 232) ou le boulgour et bâtons de courgette rôtie (voir p. 233). Si vous en êtes friand, préparez une plus grande quantité que vous conserverez dans une boîte hermétique dans un lieu frais et sombre.

Pour 4 personnes

2 cuill. à soupe de graines de cumin
2 betteraves, épluchées et râpées finement
200 g de yaourt
1 pincée de poudre de chili
Sel
1 petite poignée de coriandre fraîche ou de persil plat, ciselée

1. Faites dorer les graines de cumin dans une poêle à feu moyen – attention à ne pas les brûler ! Laissez refroidir, puis réduisez en poudre dans un mortier ou un moulin à café.
2. Dans un bol, mélangez la betterave râpée au yaourt, au cumin, à la poudre de chili, au sel et à la moitié de la coriandre ou du persil. Décorez avec le reste des herbes et servir.

Notes

- Pour gagner du temps, utilisez du cumin en poudre, sans le griller !
- La betterave peut être légèrement cuite à la vapeur.
- Les végans peuvent utiliser du yaourt de soja ou de coco.

Le dîner

Selon les enseignements du yoga et de l'Ayurveda, le dîner doit être léger et facile à assimiler, car nos capacités digestives sont réduites la nuit et notre métabolisme ralentit. Ainsi, un repas lourd pris tard le soir peut encombrer le foie et aboutir à la formation de toxines ou *ama*. Dînez trois heures avant le coucher, évitez les produits laitiers et les légumineuses en quantité. Soupes, pâtes et ragoûts végétariens sont de bonnes options. Testez ces recettes et voyez si vous vous réveillez avec plus d'énergie le matin.

Upma

Originaire d'Inde du Sud, ce plat est devenu populaire dans tout le sous-continent. La recette est rapide, simple à réaliser et nourrissante.

Pour 4 personnes

175 g de semoule
4 cuill. à soupe d'huile ou de ghee (beurre clarifié)
1 cuill. à café de graines de moutarde noire
2 cuill. à café de graines de cumin
1 cuill. à café de graines de fenugrec
2 cuill. à café d'urid dhal (lentilles décortiquées) (optionnel)
4 cuill. à soupe de noix de cajou
¼ cuill. à café de piment vert haché finement, ou une pincée de poudre de chili
2 cuill. à café de gingembre frais haché finement
12 feuilles de curry (optionnel)
2 cuill. à café de sel
2 carottes, épluchées et coupées finement
150 g de petits pois, ou de haricots verts hachés finement
2 cuill. à soupe de jus de citron
Coriandre fraîche, pour décorer

1. Mettez la semoule dans une poêle sèche très chaude et faites-la griller environ 5 minutes, jusqu'à ce qu'elle dore. Retirez la semoule du feu et réservez-la.
2. Faites chauffer l'huile ou le ghee dans une casserole ou une grande poêle, ajoutez les graines de moutarde et faites-les cuire jusqu'à ce qu'elles éclatent. Ajoutez ensuite les graines de cumin et de fenugrec, l'urid dhal (optionnel) et les noix de cajou, faites frire 2 à 3 minutes jusqu'à ce qu'elles dorent. Ajoutez le chili, le gingembre, les feuilles de curry (optionnel), le sel, les carottes et les petits pois ou haricots verts. Poursuivez la cuisson 1 minute, avant d'ajouter 500 ml d'eau que vous portez à ébullition.
3. Ajoutez la semoule et faites cuire à basse température 5 minutes, en mélangeant constamment. L'upma doit avoir une texture friable une fois cuit, mais s'il semble trop sec, ajoutez de l'eau. Servez arrosé de jus de citron et décoré de coriandre.

Notes

- La coriandre fraîche ciselée peut remplacer les feuilles de curry.
- Pour une version sans gluten, remplacez la semoule par de la polenta ou des flocons de riz. Si vous utilisez des flocons de riz, trempez-les 5 minutes dans de l'eau chaude au lieu de les griller et n'ajoutez pas d'eau quand vous les mélangez aux légumes.

Pâtes au pesto vert

Le pesto se conserve deux jours au réfrigérateur. Il est également délicieux avec des pommes de terre cuites à l'eau.

Pour 4 personnes

- 150 g de noix de cajou ou d'amandes épluchées
- 4 cuill. à soupe de pignons
- 25 g de mélange d'herbes fraîches (basilic, sauge, romarin)
- 1 pincée de sel
- 4 cuill. à soupe d'huile d'olive
- ½ cuill. à café de poivre moulu
- 4 cuill. à soupe de jus de citron
- 8 cuill. à soupe de parmesan ou de pecorino râpé (optionnel)
- 325 g de pâtes complètes

1. Faites griller les noix de cajou et les pignons dans une poêle très chaude, jusqu'à ce qu'ils dorent. Puis laissez refroidir.

2. Préparez le pesto en mettant dans un blender les noix grillées, les herbes, l'huile d'olive, le poivre et le sel. Mixez en ajoutant peu à peu de l'eau pour former une sauce épaisse et crémeuse. Versez le jus de citron et la moitié du fromage (optionnel) dans le pesto.

3. Faites cuire les pâtes *al dente* dans de l'eau bouillante salée. Égouttez et ajoutez le pesto.

4. Servez immédiatement, saupoudré du reste de fromage râpé.

Notes

- Vous pouvez aussi utiliser des pâtes sans gluten.
- Les végans peuvent supprimer le fromage râpé du pesto.

Boulgour et bâtons de courgette rôtie

Ce mélange de céréales bouillies et de courgettes est idéal pour le dîner, à la fois nourrissant et digeste, de quoi se coucher sans avoir faim tout en assurant un sommeil paisible.

Pour 4 personnes

- 200 g de boulgour
- Sel et poivre du moulin
- 4 cuill. à soupe d'huile d'olive
- 3 courgettes, lavées et coupées en bâtons
- 4 cuill. à soupe de graines de tournesol
- 2 cuill. à café de jus de citron
- 4 cuill. à soupe de menthe fraîche ciselée

1. Mettez le boulgour dans une grande casserole avec 450 ml d'eau et ½ cuillerée à café de sel, couvrez et portez à ébullition. Quand l'eau commence à bouillir, baissez le feu et laissez cuire 10 minutes à couvert, sans mélanger.

2. Pendant ce temps, faites chauffer l'huile dans une poêle à feu moyen. Ajoutez les bâtons de courgettes, couvrez et faites cuire à couvert en retournant de temps en temps les courgettes, jusqu'à ce qu'elles soient tendres (environ 12 minutes). Hors du feu, salez, poivrez, saupoudrez de graines de tournesol, de jus de citron et de menthe et servez avec le boulgour cuit.

Notes

- Le chutney est délicieux avec ce plat.
- Vous pouvez aussi rôtir les courgettes au four à 200 °C (th. 6/7) au lieu de les poêler.
- Pour un plat sans gluten, le quinoa peut remplacer le boulgour. Cuisez-le 20 minutes.

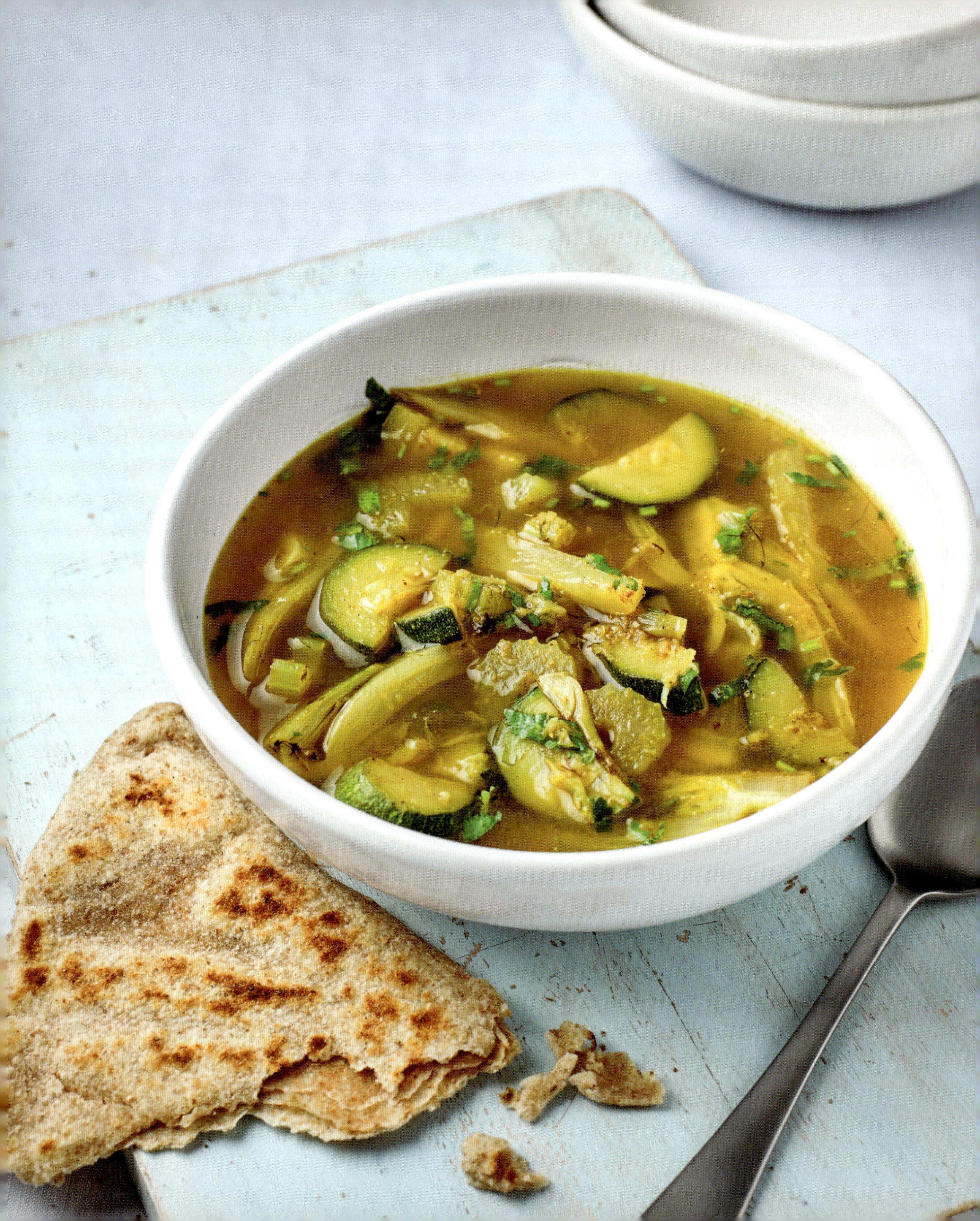

Soupe de légumes au gingembre

Cette soupe digeste est idéale pour le dîner puisqu'elle ne surcharge pas l'estomac avant de dormir. Pour qu'elle soit plus substantielle, vous pouvez ajouter des pommes de terre en dés aux légumes ou la servir avec des parathas (voir p. 240).

Pour 4 personnes

4 cuill. à soupe d'huile d'olive
4 cuill. à soupe de gingembre haché finement
2 courgettes, équeutées, coupées en demi-lune
2 bulbes de fenouil, sans tige, coupés en quartiers
4 branches de céleri, coupés en morceaux de 3 cm
4 cuill. à café de sel
4 cuill. à café de curry en poudre
1 cuill. à café de muscade en poudre
4 cuill. à café de jus de citron
4 cuill. à soupe de coriandre fraîche, pour décorer

1. Faites chauffer l'huile dans une casserole à feu moyen. Ajoutez le gingembre et faites frire environ 30 secondes. Ajoutez les légumes, le sel, le curry et la muscade et faire revenir 5 minutes.

2. Ajoutez 1 litre d'eau. Portez à ébullition, couvrez et faites cuire 8 minutes à feu doux.

3. Ajoutez le jus de citron et servez, décoré de coriandre fraîche.

Notes

- Le persil ou le basilic frais peuvent remplacer la coriandre.
- Vous pouvez aussi utiliser un mélange de légumes de votre choix (400 g de légumes au total). Essayez des alternatives colorées comme le kale, les carottes ou les betteraves blanches.

Soupe de légumes au gingembre accompagnée de parathas (voir p. 240).

Légumes et condiments

Non seulement les légumes sont d'excellentes sources de vitamines et de minéraux, mais ils contiennent aussi des phytonutriments qui protégeraient contre le cancer. Ils ont un effet alcalin sur le corps et doivent donc former une grande partie de l'alimentation de chacun. Hormis les légumes de votre plat principal, il serait bon d'en consommer d'autres en accompagnement.

Brocoli aux amandes grillées, sauce à la lime

Riche en antioxydants et en vitamine C, le brocoli est excellent pour stimuler le système immunitaire. Il renforce aussi les os et le tissu cellulaire.

Pour 4 personnes

4 cuill. à soupe d'amandes, pelées, coupées en 2
800 g de brocoli, lavé, en florettes, tiges pelées et tranchées
2 cuill. à soupe de jus de lime ou de citron
4 cuill. à soupe d'huile de sésame
Sel et poivre du moulin
1 cuill. à café de muscade en poudre
2 cuill. à soupe de menthe fraîche ciselée

1. Grillez les amandes dans une poêle sèche pour les dorer, puis laissez-les refroidir dans une assiette.

2. Faites cuire le brocoli à la vapeur 3 à 4 minutes ou dans l'eau bouillante 6 à 8 minutes. Il doit être cuit tout en restant ferme.

3. Préparez la sauce en mélangeant le jus de lime ou de citron, l'huile, le sel, le poivre et la muscade avec un fouet ou une fourchette. Ajoutez la menthe et versez la sauce sur le brocoli cuit. Saupoudrez d'amandes grillées et servez.

Courge au fenugrec

La courge trouve un équilibre avec l'amertume des graines de fenugrec et l'acidité du jus de citron. Riches en fibres et en antioxydants, les graines de fenugrec assurent le bon fonctionnement du système digestif en éliminant les toxines.

Pour 4 personnes

4 cuill. à soupe de ghee (beurre clarifié), d'huile de tournesol ou de sésame
2 cuill. à soupe de graines de fenugrec
1 cuill. à café de curcuma en poudre
2 cuill. à café de sel
1 pincée de poudre de chili
1 gros potimarron ou 1 butternut, épluchée, épépinée, en dés
4 cuill. à soupe de jus de citron, quelques rondelles pour décorer
1 gros bouquet de coriandre, ciselé, quelques brins pour décorer

1. Chauffez le ghee ou l'huile dans une poêle à feu moyen. Ajoutez les graines de fenugrec, puis après 15 secondes, le curcuma, le sel et le chili. Ajoutez la courge en dés et faites revenir 5 minutes. Couvrez et laissez mijoter 15 à 20 minutes, en remuant de temps en temps, jusqu'à ce que la courge soit tendre.

2. Retirez la poêle du feu et ajoutez le jus de citron et la coriandre. Décorez de rondelles de citron et de brins de coriandre.

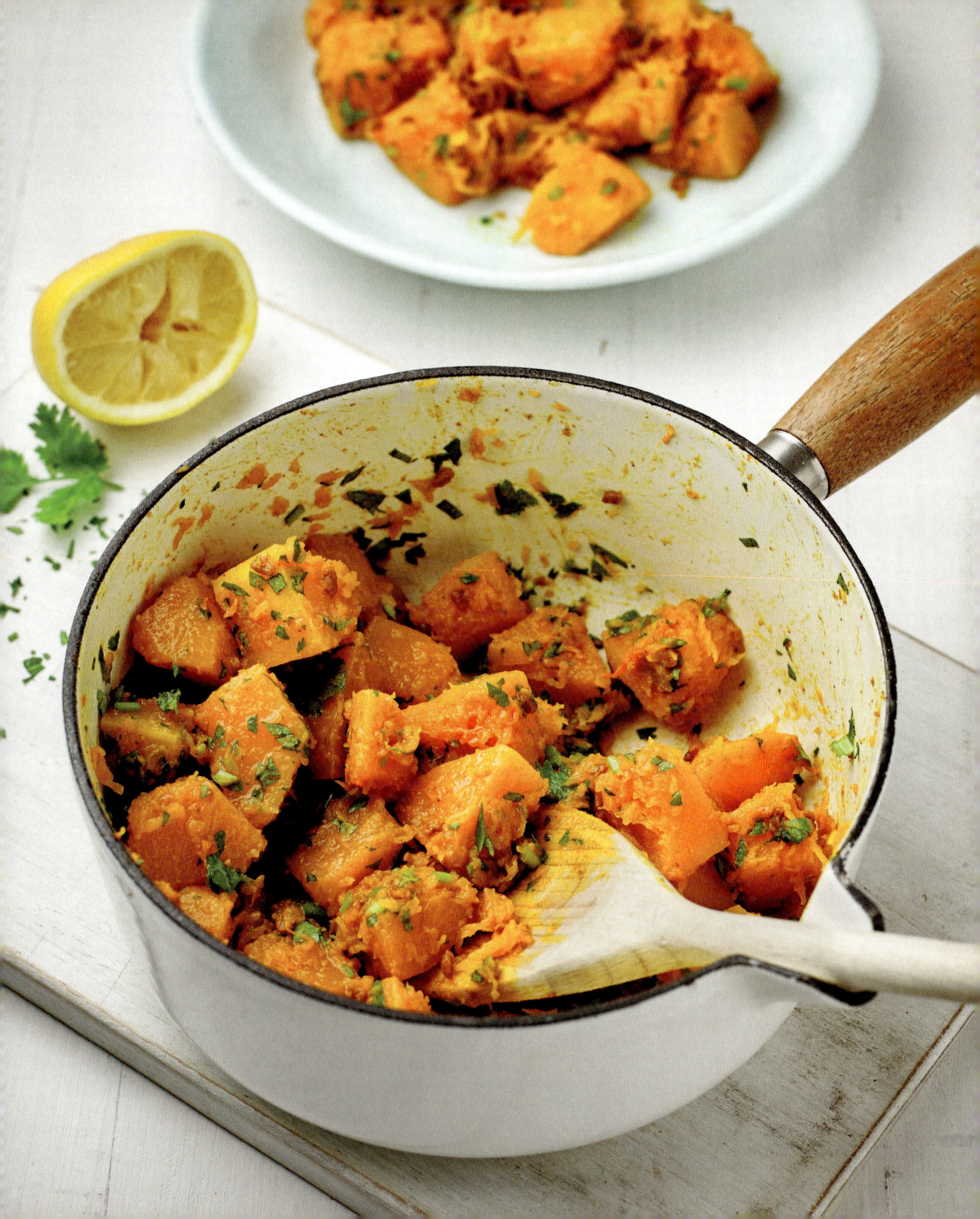

Haricots verts aux pignons

Les haricots verts sont riches en fibres et en vitamines A, C et K. Les pignons contiennent du magnésium et des antioxydants ralentissant le vieillissement, et apportent une délicieuse note méditerranéenne à ce plat simple.

Pour 4 personnes

4 cuill. à soupe de pignons
4 cuill. à soupe d'huile d'olive
800 g de haricots verts, équeutés
Sel et poivre du moulin
4 cuill. à soupe de sauge ciselée
2 cuill. à soupe de jus de citron
4 cuill. à soupe de fromage de chèvre ou de feta émietté

1. Dans une poêle, faites griller à sec les pignons. Une fois dorés, laissez les pignons refroidir dans une assiette.

2. Faites chauffer 1 cuillerée à soupe d'huile d'olive dans une casserole, ajoutez les haricots verts, le sel, le poivre et 4 cuillerées à soupe d'eau. Couvrez, portez à ébullition et faites cuire à feu doux jusqu'à ce que les haricots verts soient tendres – environ 20 minutes, en ajoutant de l'eau si besoin. Ajoutez la sauge dans les 30 dernières secondes.

3. Enlevez la casserole du feu, égouttez les haricots verts et ajoutez le jus de citron et le reste de l'huile d'olive. Transférez dans un plat, saupoudrez de fromage émietté et de pignons grillés et servez immédiatement.

Notes

- Le romarin frais peut remplacer la sauge.
- Ce plat devient végan en remplaçant le fromage par du tofu fumé.

Quartiers de pommes de terre au four

Délicieuses seules, avec du ketchup du yogi (voir ci-dessous), elles sont parfaites avec les burgers légumes-tofu (voir p. 228).

Pour 4 personnes

12 pommes de terre moyennes, épluchées (avec la peau si elles sont bio), coupées en quartiers
4 cuill. à soupe d'huile d'olive
Sel

1. Préchauffez le four à 200 °C (th. 6/7).

2. Placez les quartiers de pommes de terre dans un saladier avec l'huile. Mélangez pour enrober d'huile les quartiers. Placez sur une plaque de four et salez.

3. Faites cuire 40 minutes, jusqu'à ce que les pommes de terre soient dorées à l'extérieur et tendres à l'intérieur.

Ketchup du yogi

Bien meilleur que le ketchup industriel, il se conserve 3 jours au réfrigérateur.

Pour 4 personnes

4 tomates moyennes, mûres, en dés
4 tomates séchées, en dés
2 cuill. à café d'huile d'olive
4 cuill. à café de tamari
2 cuill. à café de paprika en poudre
1 pincée de poudre de chili
4 cuill. à café de jus de citron
4 cuill. à café de sirop d'érable

1. Mixez les tomates fraîches et séchées, l'huile d'olive et 4 cuillerées à soupe d'eau dans un blender afin d'obtenir une fine purée, en ajoutant de l'eau si besoin.

2. Placez cette purée dans une casserole et ajoutez-y le tamari, le paprika et la poudre de chili. Portez doucement à ébullition avant de couvrir et de laisser mijoter à feu doux environ 25 minutes. Mouillez avec un peu d'eau si la mixture devient trop sèche.

3. Enlevez la casserole du feu et ajoutez le jus de citron et le sirop d'érable. Laissez refroidir le ketchup dans un bol.

Chutney à la noix de coco

Ce chutney crémeux d'Inde du Sud accompagne merveilleusement un curry doux. Il se conserve 3 jours au réfrigérateur.

Pour 4 personnes

8 cuill. à soupe de noix de coco séchée

4 cuill. à soupe de yaourt

½ cuill. à café de sel

2 cuill. à café de ghee, d'huile de sésame ou de coco

2 cuill. à café de graines de moutarde noire

1 cuill. à café de graines de fenugrec

¼ de piment vert, épépiné et haché finement

12 feuilles de curry, fraîches ou sèches

1 brin de coriandre pour décorer

1. Dans un bol, laissez tremper environ 15 minutes la noix de coco recouverte d'eau.

2. Mélangez la noix de coco, le yaourt et le sel dans un blender pour former une pâte. Puis versez dans un bol.

3. Chauffez le ghee ou l'huile dans une casserole. Incorporez-y les graines de moutarde noire et, dès qu'elles éclatent, ajoutez les graines de fenugrec, le piment et les feuilles de curry. Faites frire environ 10 secondes.

4. Incorporez le mélange d'épices à la pâte de yaourt et noix de coco et mélangez soigneusement. Versez dans un plat de service et décorez d'un brin de coriandre fraîche.

Note

- Pour un chutney végan, remplacez le yaourt ordinaire par un yaourt de soja ou de coco.

Chutney aux dattes et aux figues

Ce chutney épicé, aigre-doux se conserve 3 jours au réfrigérateur. Les dattes et les figues sont riches en fibres, en vitamines et minéraux essentiels, et en antioxydants.

Pour 4 personnes

8 dattes sèches, hachées finement

4 figues sèches, équeutées, hachées finement

2 cuill. à soupe de raisins secs, hachés finement

3 cuill. à soupe de gingembre frais haché

1 pincée de poudre de chili

4 cuill. à soupe de jus de citron, quartiers pour décorer

1. Mettez les dattes, les figues et les raisins dans un bol et couvrez d'eau chaude. Laissez tremper environ 20 minutes. Égouttez si besoin.

2. Ajoutez aux fruits le gingembre, le chili et le jus de citron et mélangez bien. Versez dans un plat de service et décorez de quartiers de citron.

Chutney menthe et coriandre

Le goût astringent de ce chutney vert s'accorde bien avec le pain ou les snacks frits.

Pour 4 personnes

1 poignée de coriandre fraîche

1 petit bouquet de menthe

2 cuill. à soupe de jus de citron

2 cuill. à café d'huile d'olive

12 noix de cajou

1 pincée de poudre de chili

1 pincée de sel

Brin de menthe et noix de cajou pour décorer

1. Placez tous les ingrédients dans un blender, à l'exception de la menthe et des noix de cajou. Réduisez en purée et ajoutez un peu d'eau pour former une pâte lisse.

2. Versez dans un bol de service et décorez de noix de cajou et d'un brin de menthe.

Les pains

Les pains complets sont une bonne source de fibres, de vitamines B et de protéines. Si vous ne souhaitez pas manger de blé ou de levure, vous trouverez d'autres céréales dans les magasins diététiques. Les recettes proposées ici se font sans levure.

Parathas

Ces pains sans levain simples et délicieux accompagnent une soupe ou un plat principal, ou se mangent en snack avec un chutney. Pour une option sans gluten, la farine de blé peut être remplacée par un mélange équilibré de farines de sarrasin et de riz.

Pour 8 pièces

250 g de farine de blé complet, et plus pour le plan de travail

½ cuill. à café de sel

4 cuill. à soupe de ghee (beurre clarifié) ou d'huile

1. Dans un saladier, mélangez la farine et le sel avec un peu d'eau pour former une pâte molle, mais non collante. Sur un plan de travail fariné pétrissez-la jusqu'à ce que la pâte devienne élastique. Plus le pétrissage est énergique, meilleur sera le paratha. Couvrez la pâte d'un linge humide et laissez reposer 1 heure à température ambiante.

2. Divisez la pâte en 8 boules. Farinez légèrement le plan de travail et, avec un rouleau à pâtisserie, aplatissez chaque boule pour former une mince galette. Saupoudrez de farine, si elle attache au rouleau.

3. Graissez avec un peu d'huile ou de ghee chaque galette et pliez-les en deux. Huilez à nouveau et repliez en deux, pour former un quart de cercle. Aplatissez-le avec soin pour obtenir un grand triangle.

4. Faites chauffer une poêle antiadhésive, ajoutez un peu de ghee ou d'huile et faites frire les triangles de pâte environ 2 à 3 minutes d'un côté, puis retournez-les. Ajoutez un peu de ghee ou d'huile et faites frire l'autre face.

5. Servez immédiatement si possible, ou gardez-les au chaud.

Cillas

Ces crêpes salées à base de farine de pois chiche sont un snack savoureux et gorgé de protéines. Si vous en préparez plusieurs, vous pouvez les garder chaudes jusqu'à 20 minutes en les plaçant au four.

Pour 8 pièces

250 g de farine de pois chiche, tamisée
4 cuill. à soupe d'huile de tournesol, olive, sésame ou colza
2 cuill. à café de sel
1 piment vert frais, épépiné, haché finement
4 cuill. à soupe de gingembre frais haché
2 cuill. à café de curcuma en poudre
2 cuill. à café de curry en poudre
4 cuill. à soupe de coriandre hachée

1. Placez tous les ingrédients dans un grand saladier avec un peu d'eau afin d'obtenir une pâte épaisse.

2. Faites chauffer à haute température une poêle antiadhésive légèrement huilée. Mettez à feu moyen et versez-y une grosse louche de pâte. Répartissez la pâte de façon homogène et faites cuire jusqu'à ce que la crêpe commence à dorer. Retournez et faites cuire 1 à 2 minutes l'autre côté en versant un peu d'huile sur les bords.

3. Servez chaud avec des chutneys (voir p. 239) et du yaourt.

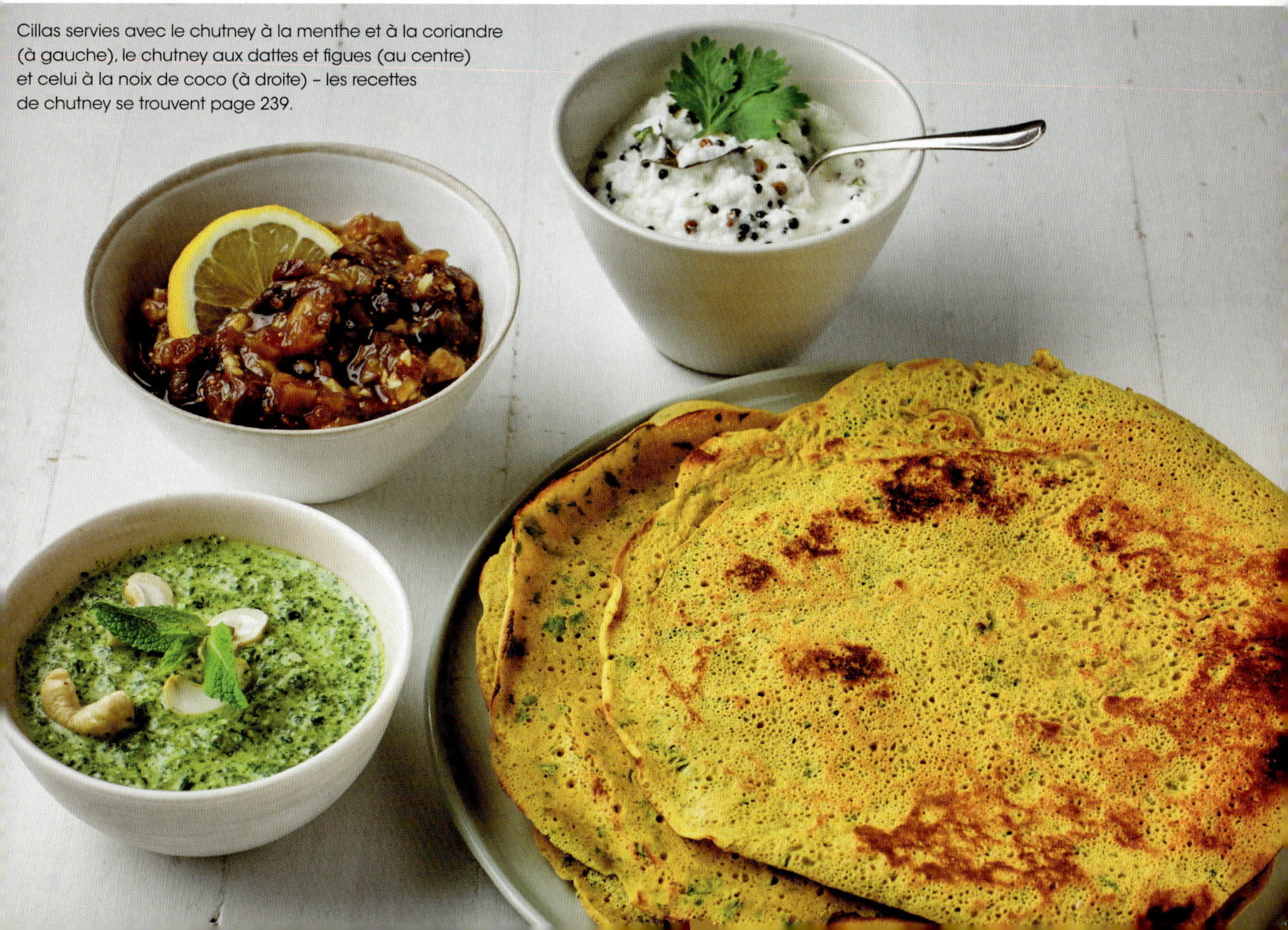

Cillas servies avec le chutney à la menthe et à la coriandre (à gauche), le chutney aux dattes et figues (au centre) et celui à la noix de coco (à droite) – les recettes de chutney se trouvent page 239.

Gourmandises et desserts

Les gourmandises doivent être l'exception dans votre régime alimentaire. Ainsi, vous les servez pour des célébrations, en famille ou avec des amis, et elles doivent être dégustées avec bonheur et la conscience légère ! En utilisant de la cannelle, du miel, du sirop d'érable et de la noix de coco plutôt que du sucre, vos recettes seront tout à la fois savoureuses, satisfaisantes pour votre palais et bienfaisantes.

Poires vanillées au cœur crémeux

Voici un dessert fruité léger, vitaminé et rafraîchissant. En saison, vous pouvez utiliser des pommes ou des pêches fraîches à la place des poires.

Pour 4 personnes

2 grosses poires mûres
2 cuill. à café de jus de citron
8 cuill. à soupe de ricotta ou de cottage cheese
4 cuill. à soupe de sucre de canne complet
2 cuill. à café d'extrait de vanille
½ cuill. à café de cannelle en poudre, plus pour décorer
4 amandes entières, pelées, pour décorer

1. Épluchez les poires (gardez la peau si elles sont bio), coupez-les dans le sens de la longueur et retirez le trognon. Placez-les dans une casserole avec 4 cuillerées à soupe d'eau. Portez à ébullition, puis laissez cuire à feu doux environ 10 minutes, jusqu'à ce qu'elles soient tendres. Retirez les poires de la casserole, arrosez-les de jus de citron et laissez refroidir.
2. Dans un bol, mélangez soigneusement le fromage, l'extrait de vanille et la cannelle.
3. Posez chaque demi-poire dans une assiette. Accompagnez d'un quart du fromage et décorez d'une amande et d'un peu de cannelle. Servez.

Note

- Pour un dessert végan, remplacez le fromage par du yaourt de soja ou de noix de coco épaissi. Pour épaissir le yaourt, placez une mousseline ou un torchon propre dans une passoire posée sur un saladier. Déposez 250 g de yaourt de soja ou de noix de coco sur la mousseline et laissez égoutter 1 heure environ.

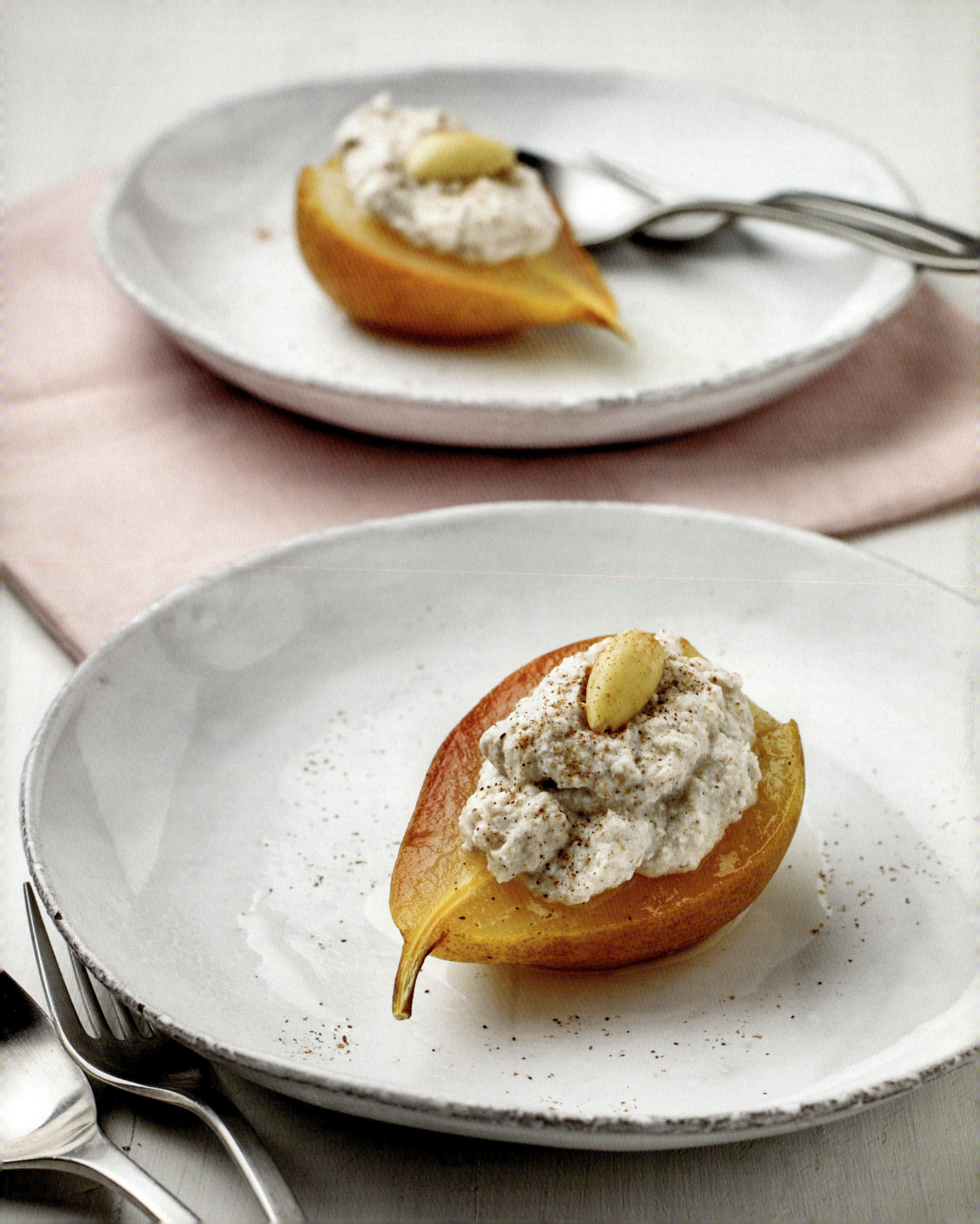

Gâteau aux flocons d'avoine et épices

Si vous aimez les gâteaux maison, essayez cette recette végane simple qui donne toujours satisfaction. Ce gâteau se conserve dans du papier d'aluminium pendant une semaine.

Pour 8 personnes

- 85 g de flocons d'avoine
- 125 g de farine complète
- 170 g de sucre de canne complet
- 75 g de raisins secs
- 100 g d'un mélange de noix hachées ou graines (amandes, noix de cajou, noisettes, noix, graines de sésame ou de tournesol et noix de coco)
- 2 cuill. à café de levure
- 1 cuill. à café de cannelle en poudre
- 1 cuill. à café de cardamome en poudre
- 1 cuill. à café de muscade en poudre
- 1 pincée de clou de girofle en poudre
- 4 cuill. à soupe d'huile de tournesol

1. Préchauffez le four à 180 °C (th. 6). Graissez légèrement un moule de 23 cm de diamètre.

2. Placez tous les ingrédients sauf l'huile dans un saladier et mélangez. Faites un puits et versez-y l'huile de tournesol et 175 ml d'eau. Mélangez à nouveau.

3. Versez la pâte dans le moule de façon homogène. Enfournez environ 45 minutes, et vérifiez la cuisson, en y insérant la pointe d'un couteau, qui doit ressortir sèche. Sortez du four et laissez légèrement refroidir. Démoulez le gâteau et laissez-le refroidir complètement avant de le servir.

Note

- Pour une version sans gluten, utilisez de la farine de sarrasin ou de quinoa et des flocons de millet.

Muffins au chocolat

Les amoureux de chocolat vont les adorer. La banane donne une texture moelleuse à ces délicieux muffins.

Pour 12 muffins

- 250 g de farine complète
- 2 cuill. à café de levure
- 125 g de cacao en poudre
- 350 g de sucre de canne complet
- 2 cuill. à café de jus de citron
- 1 cuill. à café de poudre ou d'essence de vanille
- 3 cuill. à soupe d'huile de tournesol
- 3 bananes moyennes, mûres, écrasées

Pour le glaçage

- 125 g de beurre ou de margarine bio, à température ambiante
- 2 cuill. à soupe de sucre glace
- ½ cuill. à café d'extrait de vanille

1. Préchauffez le four à 160 °C (th. 5/6). Placez des moules en papier dans les emplacements d'un moule pour 12 muffins.

2. Dans un saladier, mélangez la farine, la levure et le cacao en poudre.

3. Dans un bol à part, mélangez le sucre, le jus de citron, la poudre de vanille et 300 ml d'eau chaude. Mélangez jusqu'à dissolution du sucre, puis ajoutez l'huile et les bananes écrasées.

4. Incorporez cette pâte au mélange de farine. Répartissez la pâte dans les moules à muffins et faites cuire au four 25 à 30 minutes, jusqu'à ce qu'ils soient gonflés et dorés. Démoulez les muffins et laissez-les refroidir.

5. Pendant ce temps, préparez le glaçage. Mélangez le beurre ou la margarine avec le sucre et l'extrait de vanille dans un bol. Nappez le dessus des muffins refroidis avec ce glaçage.

Note

- Pour une version sans gluten, remplacez la farine complète par un mélange de 125 g de farine de riz et de 125 g de farine de sarrasin.

Sablés cardamome-gingembre

Accompagnez ces sablés fondants d'une tasse de tisane rafraîchissante. C'est un régal réconfortant à tout moment, en particulier par un après-midi d'hiver froid et humide.

Pour 60 sablés

350 g de farine complète
175 g de farine de riz
175 g de sucre de canne complet, et plus pour décorer
350 g de beurre froid, coupé en cubes
1 pincée de sel
1 cuill. à café de zeste d'orange râpé (bio de préférence)
3 cuill. à café de cardamome en poudre
2 cuill. à café de gingembre en poudre

1. Recouvrez une plaque de four de papier sulfurisé.

2. Dans un grand saladier, mélangez tous les ingrédients. Travaillez vite en évitant de trop pétrir pour éviter que les biscuits ne soient trop durs.

3. Étalez la pâte de façon homogène sur la plaque, sur environ 1 cm d'épaisseur. Placez 1 heure au réfrigérateur.

4. Préchauffez le four à 160 °C (th. 5/6). Sortez la plaque du réfrigérateur et avec un couteau pointu coupez la pâte en 60 rectangles de taille égale. Percez le dessus de chaque sablé à la fourchette.

5. Enfournez 20 à 35 minutes jusqu'à ce que les sablés soient dorés. Sortez du four et avec un couteau pointu recoupez les biscuits selon les lignes prédécoupées.

6. Saupoudrez de sucre les sablés encore chauds. Laissez refroidir avant de les retirer de la plaque et de servir.

Notes

- Pour une version sans gluten, remplacez la farine complète par de la farine de sarrasin.
- Pour une version végane, utilisez de la margarine au lieu du beurre.

Snacks et boissons

Les snacks ne sont pas recommandés dans le yoga, puisque manger entre les repas réduirait la capacité digestive et chargerait inutilement le corps. Cependant, en raison de nos emplois du temps surchargés, des snacks sains sont parfois nécessaires. Afin d'éviter les produits industriels riches en sucre, en sel et en graisses, essayez ces alternatives faciles à préparer ou grignotez des fruits et des noix.

Wraps en feuilles de riz

Ce snack végan énergisant et savoureux est riche en protéines ainsi qu'en vitamines et en minéraux.

Pour 8 pièces

200 g de pousses d'épinards
1 gros avocat mûr
2 cuill. à café de jus de citron
8 feuilles de riz, d'environ 23 cm de diamètre
16 tomates cerise, coupées en 2
16 olives noires ou vertes, dénoyautées, coupées en 2
150 g de tofu fumé, coupé 24 lamelles
4 cuill. à café d'huile de sésame grillé

Pour le dip

6 cuill. à soupe de tamari
3 cuill. à café de sirop d'érable
1 pincée de poudre de chili

1. Préparez le dip. Mélangez le tamari, le sirop d'érable et le chili.
2. Répartissez la préparation dans 4 petits bols de service et réservez.
3. Pour préparer la garniture, divisez les épinards en 8 portions égales et réservez. Coupez l'avocat en deux, enlevez le noyau et la peau. Coupez chaque moitié d'avocat en 16 tranches et versez-y le jus de citron. Réservez.
4. Plongez quelques secondes la feuille de riz dans une assiette à soupe remplie d'eau tiède, égouttez-la et posez-la sur un plan de travail propre.
5. Étalez une portion d'épinards, 4 moitiés de tomates, 4 olives, 3 lamelles de tofu fumé et 4 tranches d'avocats sur la feuille de riz. Placez la garniture au milieu de la feuille en laissant vides quelques centimètres sur les bords. Versez ½ cuillerée à café d'huile de sésame grillé.
6. Repliez un côté de la feuille de riz sur la garniture, puis repliez les deux autres côtés autour de la garniture pour former un wrap serré et ouvert en haut.
7. Répétez l'opération avec les 7 autres feuilles et le reste de la garniture.
8. Servez 2 wraps par personne sur une petite assiette accompagnés d'un bol de dip.

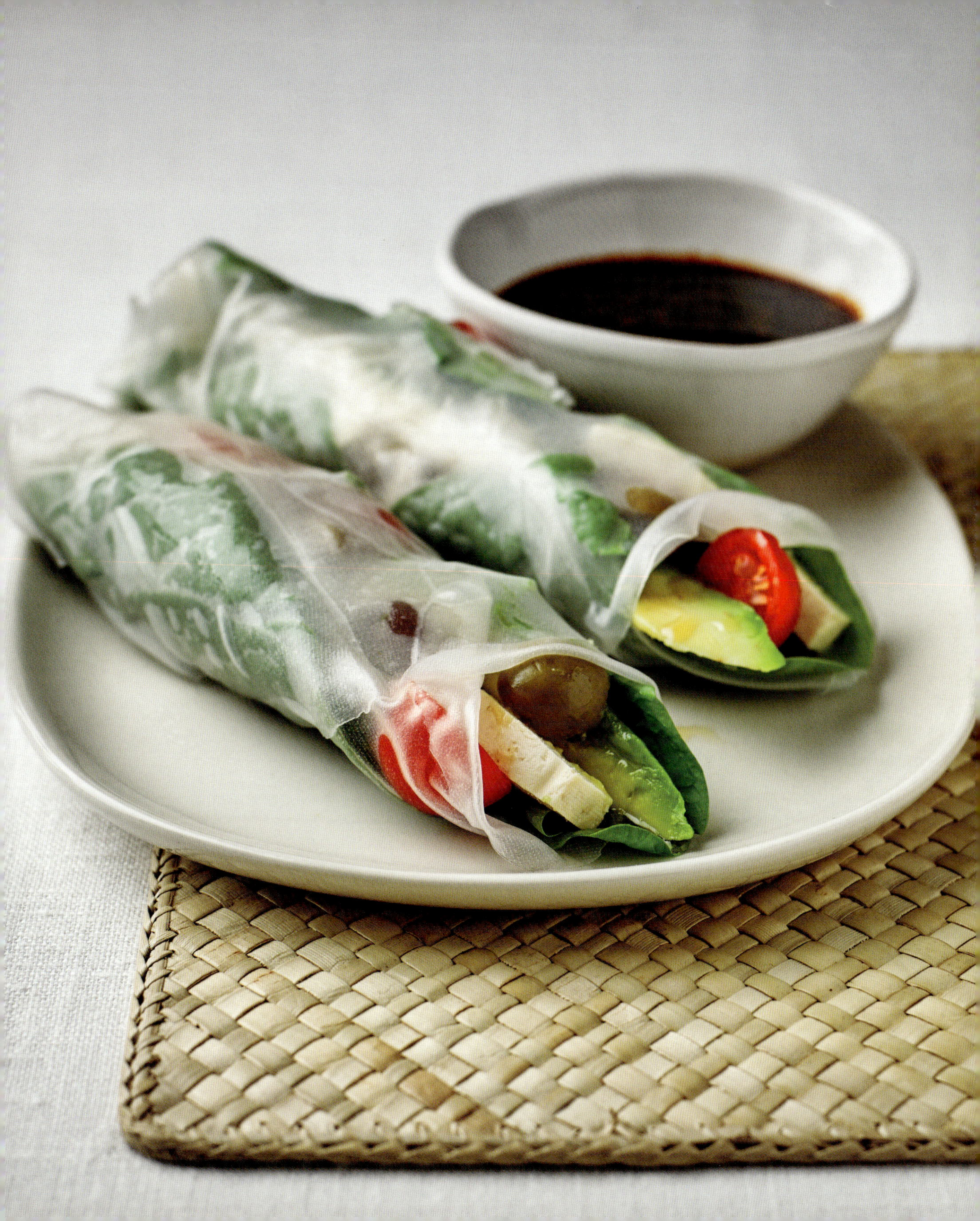

Sticks de légumes et dip au fromage de chèvre

Ce snack rafraîchissant est idéal par une chaude journée d'été. Servez-le avec du pain pita complet pour en faire un repas léger.

Pour 4 personnes

200 g de fromage de chèvre à tartiner
200 g de yaourt, entier ou maigre
2 cuill. à café de jus de citron
2 cuill. à café de basilic, haché finement
Sel et poivre du moulin
4 carottes
1 concombre
1 poivron de n'importe quelle couleur

1. Préparez le dip en mélangeant bien le fromage, le yaourt, le jus de citron, le sel et le poivre avec une fourchette. Réservez au frais.
2. Épluchez les carottes et le concombre et coupez-les en larges bâtonnets. Coupez le poivron en deux, épépinez et coupez-le en lamelles épaisses.
3. Servez le dip avec les légumes découpés.

Note

- Pour une version végane, remplacez le fromage et le yaourt par du yaourt de soja ou de noix de coco épaissi (voir note p. 242). Utilisez 500 g de yaourt et laissez-le égoutter 2 heures. Il faudra saler ce dip un peu plus.

Guacamole

Les avocats regorgent de fibres, de bon gras et de plusieurs vitamines et minéraux. N'utilisez que des avocats mûrs pour votre guacamole : leur pulpe doit être tendre et onctueuse.

Pour 4 personnes

2 avocats mûrs
4 cuill. à soupe d'huile d'olive
1 pincée de poudre de chilli
4 cuill. à soupe de coriandre ou de basilic frais ciselé
4 cuill. à soupe de jus de citron
Sel
8 olives noires, pour décorer
Quelques feuilles de basilic ou de coriandre pour décorer
Quartiers de citron pour décorer

1. Coupez l'avocat en deux, retirez le noyau et la peau. Placez la chair dans un bol et écrasez-le à la fourchette.
2. Incorporez l'huile, le chili, la coriandre ou le basilic ciselé, le jus de citron et salez.
3. Placez le guacamole dans un bol de service, décorez d'olives, de feuilles de basilic ou de coriandre et de quartiers de citron. Servez aussitôt.

Lassi digestif

Il est recommandé de boire un verre de ce lassi chaque jour après le déjeuner pour stimuler la digestion. Il se conserve dans un récipient hermétique au réfrigérateur.

Pour 5 personnes

3 cuill. à café de graines de cumin
300 g de yaourt entier
Sel
½ cuill. à café de gingembre en poudre
1 pincée de poudre de chili

1. Dans une poêle sèche à feu moyen, jetez les graines de cumin et faites-les dorer, en faisant attention de ne pas les brûler. Broyez les graines dans un mortier ou un moulin à café pour obtenir une poudre.
2. Avec un fouet ou un blender, mélangez tous les ingrédients, dont les graines de cumin broyées, avec 600 ml d'eau, pour obtenir une boisson crémeuse.

Notes

- Pour gagner du temps, utilisez du cumin en poudre (sans le griller).
- Les végans peuvent prendre du yaourt de soja ou de noix de coco.

Citronnade à la menthe fraîche et la fleur d'oranger

La menthe est une herbe très rafraîchissante et cette citronnade orientale est idéale pour se désaltérer l'été. Ne la buvez pas glacée, cela pourrait perturber votre digestion.

Pour 4 personnes

4 cuill. à soupe de menthe fraîche ciselée, plus 4 brins pour décorer
750 ml d'eau de source plate
8 cuill. à soupe de jus de citron (ou plus selon les goûts)
2 cuill. à café d'eau de fleur d'oranger (ou plus selon les goûts)
Édulcorant : sirop d'agave, miel ou stevia
4 rondelles de citron

1. Placez la menthe ciselée dans un récipient résistant à la chaleur avec un couvercle. Versez un peu d'eau bouillante sur la menthe, couvrez et laissez infuser quelques minutes. Versez à travers un tamis et récupérez le liquide.
2. Mélangez l'eau de source, l'eau à la menthe, le jus de citron et l'eau de fleur d'oranger dans une carafe. Sucrez selon votre convenance.
3. Mettez un brin de menthe et une rondelle de citron dans chaque verre, versez la citronnade et servez aussitôt.

Adresses dans le monde

Centres internationaux
et ashrams Sivananda de Yoga Vedanta
Fondateur : Swami Vishnudevananda

www.sivananda.org

Ashrams

SIÈGE : CANADA

Sivananda Ashram Yoga Camp
673, 8th Avenue Val Morin
Québec J0T 2R0, Canada
www.sivananda.org/camp

AUTRICHE

Sivananda Yoga Retreat House
Bichlach 40
A-6370 Reith bei Kitzbühel
Tyrol, Autriche
www.sivananda.at

BAHAMAS

Sivananda Ashram Yoga Retreat
PO. Box N7550 Paradise Island
Nassau, Bahamas
www.sivanandabahamas.org

ÉTATS-UNIS

Sivananda Ashram Yoga Ranch
PO Box 195, 500 Budd Road
Woodbourne, NY 12788, États-Unis
www.sivanandayogaranch.org

Sivananda Ashram Yoga Farm
14651 Ballantree Lane
Grass Valley, CA 95949, États-Unis
www.sivanandayogafarm.org

FRANCE

Château du Yoga Sivananda
26, impasse du Bignon
45170 Neuville-aux-bois, France
www.sivanandaorleans.org

INDE

Sivananda Yoga Vedanta
Meenakshi Ashram
(Près de Pavanna Vilakku Junction)
New Natham Road
Saramthangi Village
Madurai Dist. 625 503
Tamil Nadu, Inde du Sud
www.sivananda.org/madurai

Sivananda Kutir
(Près du pont de Siror)
PO Netala, Uttar Kashi Dt.
Uttaranchal, Himalayas, 249 193, Inde du Nord
www.sivananda.org/netala

Sivananda Yoga Vedanta
Dhanwantari Ashram
PO Neyyar Dam
Thiruvananthapuram Dt.
Kerala 695 572, Inde
www.sivananda.org/neyyardam

International Sivananda Yoga Vedanta
Tapaswiri Ashram
Guthravaripalem, Kadivedu PO
Chilakur Mandalam, Gudur, Inde
www.silvananda.org.in/gudur

VIETNAM

Sivananda Yoga Vietnam Resort et Centre
K'Lan Eco Resort Tuyen Larn Lake
Dalat, Vietnam
www.sivanandayogavietnam.org

Centres

ALLEMAGNE

Sivananda Yoga Vedanta Zentrum
Steinheilstrasse 1
D-80333 Munich, Allemagne
www.sivananda.org/munich

Sivananda Yoga Vedanta Zentrum
Schmiljanstrasse 24
D-I 2161 Berlin, Allemagne
www.sivananda.org/berlin

ARGENTINE

Centro Internaciónal de Yoga Sivananda
Sánchez de Bustamante 2372
(C.P. 1425)
Capital Federal, Buenos Aires, Argentine
www.sivananda.org/buenosaires

Centro de Yoga Sivananda
Rioja 425, 8300 Neuquén
Argentina
www.facebook.com/SivanandaNequen

AUTRICHE

Sivananda Yoga Vedanta Zentrum
Prinz Eugen Strasse 18
A-1040 Vienne, Autriche
www.sivananda.org/vienna

BRÉSIL

Centro Sivananda de Yoga Vedanta
Rua Santo Antônio 374, Barrio Floresta
Porto Alegre 90220-010, Brazil
www.sivananda.org/portoalegre

Centro International Sivananda de Yoga e Vedanta
Rua Girassol 1088, Vila Madalena
Sao Paulo 05433-002, Brazil
www.sivananda.org/saopaulo

CANADA

Sivananda Yoga Vedanta Centre
5178 boulevard Saint-Laurent
Montréal
Québec H2T 1R8, Canada
www.sivananda.org/montreal

Sivananda Yoga Vedanta Centre
77 Harbord Street
Toronto
Ontario M5S 1G4, Canada
www.sivananda.org/toronto

CHINE

Sivananda Yoga Vedanta Center
Zhonghuayuan Xiuyuan 30-3-202
5 Tongzilin East Road
Wuhou District, Chengdu, Sichuan
610041, China
www.sivanandayogachina.org

ESPAGNE

Centro de Yoga Sivananda Vedanta
Calle Eraso 4
28028 Madrid, Espagne
www.sivananda.org/madrid

ÉTATS-UNIS

Sivananda Yoga Vedanta Center
1246 West Bryn Mawr Avenue
Chicago, IL 60660, USA
www.sivanandachicago.org

Sivananda Yoga Vedanta Center
243 West 24th Street
New York NY 10011, USA
www.sivanandanyc.org

Sivananda Yoga Vedanta Center
1185 Vicente Street
San Francisco, CA 94122, USA
www.sivanandasf.org

Sivananda Yoga Vedanta Center
13325 Beach Avenue
Marina del Rey, CA 90292, USA
www.sivanandala.org

FRANCE

Centre Sivananda de Yoga Vedanta
140, rue du Faubourg-Saint-Martin
75010 Paris, France
www.sivananda.org/paris

GRANDE-BRETAGNE

Sivananda Yoga Vedanta Centre
45-51 Felsham Road
Londres SW15 1AZ, Grande-Bretagne
www.sivananda.co.uk

INDE

Sivananda Yoga Vedanta Nataraja Centre
A-41 Kailash Colony
New Delhi 110 048, Inde
www.sivananda.org/delhi

Sivananda Yoga Vedanta Dwarka Centre
PSP Pocket, Swami Sivananda Marg.
Sector -6 (derrière l'école DAV)
Dwarka, New Delhi 110 075, Inde
www.sivananda.org/dwarka

Sivananda Yoga Vedanta Centre
TC37/1927 (5), Airport Road
West Fort P. O.
Thiruvananthapuram Kerala 695 023, Inde
www.sivananda.org/trivandrum

Sivananda Yoga Vedanta Centre
3/655 (Plot No. 131) Kaveri Nagar, Kuppam Road, Kottivakkam
Chennai, Tamil Nadu 600 041, Inde
www.sivananda.org/chennai

Sivananda Yoga Vedanta Centre
444, K. K. Nagar, East 9e Rue
Madurai, Tamil Nadu 625 020, Inde
www.sivananda.org/maduraicentre

ISRAËL

Sivananda Yoga Vedanta Centre
6 Lateris St
Tel Aviv 64166, Israël
www.sivananda.co.il

ITALIE

Centro Yoga Vedanta Sivananda Roma
Via Oreste Tommasini, 7
00162 Rome, Italie
www.sivananda-yoga-roma.it

JAPON

Sivananda Yoga Vedanta Centre
4-15-3 Koenji-kita, Suginami-ku
Tokyo 1660002, Japon
www.sivananda.jp

LITUANIE

Šivananda jogos vedantos centras
M. K. Čiurlionio g.66
03100 Vilnius, Lituanie
www.sivananda.org/vilnius

SUISSE

Centre Sivananda de Yoga Vedanta
1, rue des Minoteries
1 205 Genève, Suisse
www.sivananda.org/geneva

URUGUAY

Asociación de Yoga Sivananda
Acevedo Díaz 1523
11200 Montevideo, Uruguay
www.sivananda.org/montevideo

VIETNAM

Sivananda Yoga Vedanta Centre
25 Tran Quy Khoach Street, District 1
Ho Chi Minh City, Vietnam
www.sivanandayogavietnam.org

Index

S

T

U

V

W

Y

Remerciements

REMERCIEMENTS DES AUTEURS

Le centre Sivananda de yoga Vedanta aimerait remercier Prema, Satyadev et Liese pour leur expertise et leur enthousiasme à montrer des techniques de yoga ; Hilary Mandleberg pour son minutieux travail d'édition ; Swani Bhagavatananda pour les délicieuse recettes *healthy* ; et toute l'équipe enthousiaste de DK.
Pour obtenir plus d'informations sur les centres Sivananda de yoga Vedanta, rendez-vous sur www.sivananda.org ou contactez Swami Sivadasananda à l'adresse courriel suivante : sws@sivanada.net

REMERCIEMENTS DE L'ÉDITEUR

Dorling Kindersley aimerait remercier John Freeman pour toutes les photographies de postures réalisées par Prema (Karina Andrea Arenas Bonansea), Satyadev (Steeve Petteau) et Liese Grillmayer ; Rachel Jones pour les coiffures et le maquillage ; Kevin Boak du studio Kevin Boak ; le centre Sivananda de Yoga Vedanta de Londres pour le prêt de tapis et d'accessoires ; William Reavell pour les photographies des recettes ; Jane Lawrie pour le stylisme de l'alimentation ; Rob Merrett pour les accessoires du stylisme de l'alimentation ; l'équipe éditoriale : Nicky Collings, Mandy Earey, Anne Fisher, Ruth Hope et Helen McTeer ; Danaya Bunnag pour son aide à l'équipe éditoriale ; Anna Burges-Lumsden pour avoir goûté les recettes ; Susannah Marriott pour son aide à l'équipe éditoriale ; Annelise Evans pour la révision des épreuves ; Hilary Bird pour l'index original de 2010 ; et le studio Peter Bull Arts pour les anatomies en surimpression.

PREMIÈRE ÉDITION

Responsable du projet Hilary Mandleberg ; **responsable éditorial** Jennifer Latham ; **directeur artistique** Susan Downing ; **équipe éditoriale** Danaya Bunnag, Caroline de Souza, Mandy Earey, Anne Fisher, Helen McTeer ; **directrice de la rédaction** Dawn Henderson ; **directrice de la rédaction artististique** Christine Keilty ; **directeur artistique** Peter Luff ; **éditeur** Mary-Clare Jerram ; **éditeur DPT** Sonia Charbonnier ; **contrôleur de production** Alice Holloway ; **chef de production** Ben Marcus ; **illustrations** studio Peter Bull Arts

CRÉDITS PHOTOGRAPHIQUES

Page 9 : Centre Sivananda de Yoga Vendata.
Page 200 (deuxième photo à gauche) : Dorling Kindersley © Angus Beare.
Toutes les autres photographies sont la propriété de Dorling Kindersley.
Pour de plus amples informations, rendez-vous sur www.dkimages.com